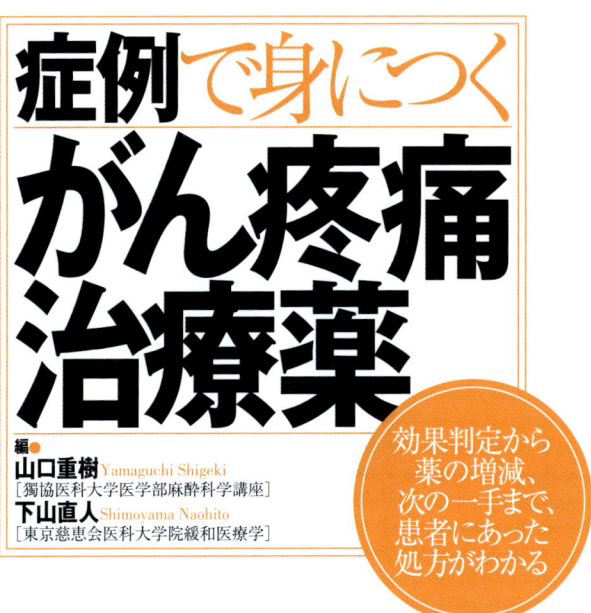

**謹告**

　本書に記載されている診断法・治療法に関しては，発行時点における最新の情報に基づき，正確を期するよう，著者ならびに出版社はそれぞれ最善の努力を払っております．しかし，医学，医療の進歩により，記載された内容が正確かつ完全ではなくなる場合もございます．

　したがって，実際の診断法・治療法で，熟知していない，あるいは汎用されていない新薬をはじめとする医薬品の使用，検査の実施および判読にあたっては，まず医薬品添付文書や機器および試薬の説明書で確認され，また診療技術に関しては十分考慮されたうえで，常に細心の注意を払われるようお願いいたします．

　本書記載の診断法・治療法・医薬品・検査法・疾患への適応などが，その後の医学研究ならびに医療の進歩により本書発行後に変更された場合，その診断法・治療法・医薬品・検査法・疾患への適応などによる不測の事故に対して，著者ならびに出版社はその責を負いかねますのでご了承ください．

# 序

　がん対策基本法が2007年に施行され，がん治療初期からの緩和ケアが推奨されるようになった．また，がん患者の約70％が疼痛を訴えるが，そのうち90％は鎮痛薬によって治療することができるため，鎮痛薬を使用した疼痛治療はがんの治療において重要な役割を担っている．さらに，オピオイド鎮痛薬だけでも，2000年以降に新規承認された製剤は30種類を超え，個々の患者にオーダーメイドな薬物療法を容易に行えるようになっている．

　その一方，緩和医療の専門医以外からは，「鎮痛薬の選び方や使い方に難渋し，痛みを上手くコントロールできない」という声も多く耳にする．また，各々の鎮痛薬の特徴の理解不足から，患者の状態や希望に応じた薬物療法が行われていない現状も否定できない．

　そこで，がん疼痛治療薬の選び方・使い方を丁寧に解説した入門書として本書を企画した．

　治療薬の解説では，機序，処方例，副作用といった基本的な解説はもちろんのこと，どのような患者に使うのか，同種薬との使い分けはどのように行うのか，効果判定のタイミングなど，現場で役立つ内容を掲載した．

　また，さまざまな患者に対応できるよう，経験豊富な臨床医の方々に多くの症例をご執筆いただき，がんの種類や痛みの出現状況に合わせた薬物選択のポイントや，患者への説明の仕方，効果が出ないときの薬の切り替え方など，実践的な解説を行っている．

　本書には専門医ならではのアドバイスやコツなどメッセージが凝縮されている．少しずつ実践し体得していただくことで，身近にいるがん患者の疼痛コントロールに役立てていただければ望外の喜びである．

2014年8月

山口重樹  
下山直人

# 症例で身につく がん疼痛治療薬 contents

- ●序 ································································ 山口重樹，下山直人
- ●カラーアトラス ······································································· 10

## 序章 がん疼痛治療をはじめる前に

1. がんの痛みについて考える ································· 北島敏光　16

## 第1章 がん疼痛について

### §1 がん疼痛の特徴
1. がん患者の痛みを捉える ························· 橋本龍也，齊藤洋司　18

### §2 がん疼痛の分類
1. がんによる痛み（がん疼痛）······························ 細川豊史　20
2. 合併症およびがん治療に伴う痛み ······················ 佐藤哲観　25
3. 突出痛と持続痛 ······················ 山口重樹，Donald R. Taylor　30

### §3 がん疼痛の評価法
1. 問診によるがん疼痛の鑑別診断 ············· 小杉寿文，佐藤英俊　34
2. 痛みの強さの評価 ···························· 小杉寿文，佐藤英俊　37

## 第2章 がん疼痛治療の基本

1. WHO方式がん疼痛治療法 ······························· 下山直人　39
2. WHO方式3段階除痛ラダー ····························· 下山直人　42

# contents

 3. 鎮痛薬の作用機序 ……………………………………… 下山直人   45
 4. 非オピオイドの使い分け ………………………………… 阿部泰之   48
 5. 弱オピオイドの開始時期 ………………………………… 生駒美穂   52
 6. 弱オピオイドと強オピオイドの使い分け …………… 生駒美穂   54
 7. 強オピオイドの開始時期 ………………………………… 生駒美穂   56
 8. 強オピオイドの使い分け ………………………………… 生駒美穂   58
 9. 突出痛治療薬（レスキュー）………………… 山口重樹, Donald R. Taylor   61
 10. ROO製剤の特徴と注意点 ……………………………… 坂下美彦   65
 11. オピオイド鎮痛薬使用時の心得（麻薬鎮痛薬の誤解を解く）
  …………………………………………… 山口重樹, Donald R. Taylor   68

## 第3章　鎮痛薬の種類

### §1 非オピオイド鎮痛薬
 1. アセトアミノフェン ……………………………………… 山口重樹   71
 2. COX-2非選択性のNSAIDs ………………… 神山直也, 粟屋敏雄   77
 3. COX-2選択性の高い阻害薬 …………………………… 平川奈緒美   81

### §2 弱オピオイド鎮痛薬
 1. コデイン …………………………………………………… 佐伯　茂   86
 2. トラマドール ……………………………………………… 山口重樹   92

### §3 強オピオイド鎮痛薬
 1. フェンタニル注射剤 …………………………… 坂本明之, 川股知之   96
 2. フェンタニル即効製剤 ………………… 石井浩二, 北條美能留, 原　哲也   99
 3. フェンタニル徐放製剤 ………………………… 井関雅子, 洪　景都   104
 4. モルヒネ注射剤 …………………………………………… 井口清吾   113
 5. モルヒネ速放製剤 ………………………………………… 井口清吾   117
 6. モルヒネ徐放製剤 ………………………………………… 山口重樹   126
 7. オキシコドン注射剤 ……………………………………… 橋爪隆弘   142
 8. オキシコドン速放製剤 …………………………………… 橋爪隆弘   145

9. オキシコドン徐放製剤……………………………………………橋爪隆弘　148
　　10. メサドン……………………………下山直人，久保田敬乃，下山恵美　151
　　11. タペンタドール……………………………山口重樹，Donald R. Taylor　154

## §4 鎮痛補助薬
　　1. 抗うつ薬①………………………………………住谷昌彦，山田芳嗣　157
　　2. 抗うつ薬②…………………………下山直人，久保田敬乃，下山恵美　162
　　3. 抗痙攣薬…………………………………………住谷昌彦，山田芳嗣　165
　　4. 抗不整脈薬………………………………………………佐野智美　170
　　5. NMDA受容体拮抗薬…………………………………………佐野智美　176
　　6. ステロイド………………………………………………佐野智美　184
　　7. 漢方薬……………………………………………………恵紙英昭　193

## §5 その他
　　1. ゾレドロン酸水和物……………………………………………江島泰生　199
　　2. 塩化ストロンチウム（$^{89}$Sr）…………………………………江島泰生　203
　　3. 抗コリン薬………………………………………………稲田深雪　207
　　4. オクトレオチド…………………………………………稲田深雪　210

# 第4章　鎮痛薬の副作用対策

## §1　NSAIDsの副作用対策
　　1. NSAIDsによる副作用の発生機序と対策……………………三木健司　213

## §2　オピオイドの副作用対策
　　1. 便秘，嘔気嘔吐，眠気………………下山直人，久保田敬乃，下山恵美　217
　　2. せん妄……………………………………………三浦智史，木下寛也　221

## §3　ゾレドロン酸水和物の副作用対策
　　1. 顎骨壊死………………………………………海老原　充，小西哲仁　224

## §4　トラマドールの副作用対策
　　1. セロトニン症候群………………………………………………山口重樹　227

# contents

## 症例で学ぶ鎮痛薬の選び方・使い方

### §1 侵害受容性疼痛（内臓痛）の治療

1. 頭頸部がんの痛み ……………… 住本和歌子，石井純一，余宮きのみ　230
2. 食道がんの痛み ………………………………………… 中西京子　234
3. 胃がんの痛み …………………………………………… 余宮きのみ　238
4. 大腸がんの痛み ………………………………………… 余宮きのみ　242
5. 肝がんの痛み …………………………………………… 黒澤　永　246
6. 胆嚢がんの痛み ………………………………………… 黒澤　永　249
7. 膵がんの痛み …………………………………………… 中西京子　252
8. 子宮がんの痛み ……………………… 駒澤伸泰，吉野　葵，池垣淳一　256
9. 卵巣がんの痛み ……………………… 駒澤伸泰，吉野　葵，池垣淳一　259
10. 乳がんの痛み ………………………… 駒澤伸泰，吉野　葵，池垣淳一　262
11. 腎がんの痛み ………………………… 駒澤伸泰，浅湫美穂，池垣淳一　266
12. 膀胱がんの痛み ……………………… 駒澤伸泰，浅湫美穂，池垣淳一　270
13. 前立腺がんの痛み …………………… 駒澤伸泰，吉野　葵，池垣淳一　273
14. 肺がんの痛み ……………………………………… 儀賀理暁，松崎正子　276
15. 肺がんの痛み（肺がんの治療が奏効した症例） …………… 田口奈津子　280
16. 胸膜播種（胸壁腫瘍）の痛み …………………… 儀賀理暁，小峰和美　284
17. 悪性リンパ腫の痛み …………………………………………… 今井洋介　288
18. 多発性骨髄腫の痛み …………………………………………… 今井洋介　294
19. 成人白血病の痛み ……………………………………………… 今井洋介　300
20. 小児白血病の痛み ……………………………………………… 大園秀一　306
21. 小児固形腫瘍の痛み …………………………………………… 大園秀一　311

### §2 侵害受容性疼痛（骨転移等）の治療

1. 骨肉腫の痛み …………………………………………… 坂下美彦　316
2. 上腕骨転移の痛み ……………………………………… 坂下美彦　319
3. 椎体転移の痛み ………………………………………… 坂下美彦　322
4. 全身骨転移の痛み ……………………………………… 坂下美彦　325

## §3 神経障害性疼痛の治療

1. 原発性悪性脳腫瘍に伴う痛み ………………………… 渡辺邦彦　328
2. 転移性脳腫瘍に伴う痛み ……………………………… 渡辺邦彦　331
3. 脊髄・脊椎腫瘍に伴う痛み …………………………… 渡辺邦彦　334
4. 脊髄圧迫症状に伴う痛み ……………………………… 樋口比登実　336
5. 腕神経叢浸潤に伴う痛み ……………………………… 窪田靖志　342
6. 坐骨神経浸潤による痛み ……………………………… 窪田靖志　346
7. 四肢浮腫による神経絞扼による痛み ………………… 窪田靖志　350
8. 腸腰筋症候群による痛み ……………………… 久保田敬乃，下山直人　354
9. メサドンによる治療 …………………………………… 関根龍一　359

## §4 混合性疼痛の治療

1. 混合性疼痛とは ………………………………………… 飯嶋哲也　365
2. 椎体転移および脊髄神経圧迫に伴う痛み …………… 飯嶋哲也　367
3. 肋骨転移および肋間神経浸潤に伴う痛み …………… 飯嶋哲也　371
4. 仙骨転移および仙骨神経浸潤に伴う痛み …………… 飯嶋哲也　374

## §5 筋膜性疼痛の治療

1. 肺がん頸椎転移に伴う筋膜性疼痛 …………… 吉澤明孝，吉澤孝之　378
2. 長期臥床による筋膜性疼痛 …………………… 吉澤明孝，吉澤孝之　383

## §6 抗がん治療に伴う痛みの治療

1. 化学療法後の痛み ………………………………… 上元洵子，三宅　智　389
2. 手術後の痛み ……………………………………………… 三宅　智　393
3. 放射線照射後の痛み ……………………………………… 三宅　智　397

## §7 呼吸困難

1. 呼吸困難への対応 ……………………………………… 松島秀和　401

# 第6章　症例で学ぶ突出痛への対応

1. 体動時の突出痛 ……………………………… 三田礼子，有賀悦子　407

2. 消化管蠕動による突出痛……………………………赤司雅子, 有賀悦子 412
3. 予想できない突出痛…………………………………山田佐世子, 有賀悦子 416
4. 薬の切れ目による突出痛……………………………赤司雅子, 有賀悦子 420
5. フェンタニル即効製剤による治療……………………………樋口比登実 424

## 第7章 Patient-Controlled Analgesiaと持続皮下注入

1. Patient-Controlled Analgesia……………………………………粕田晴之 437
2. 持続皮下注入………………………………………………………粕田晴之 441

## 第8章 治療困難ながん疼痛

1. オピオイド抵抗性のがん疼痛の判断……………………中島信久, 佐竹宣明 446
2. オピオイドスイッチング…………………………………中島信久, 佐竹宣明 449
3. オピオイドの硬膜外持続注入（硬膜外鎮痛法）………………小杉寿文 455
4. オピオイドのくも膜下持続注入（くも膜下鎮痛法）…………小杉寿文 459
5. 鎮痛補助薬の検討…………………………………………中島信久, 佐竹宣明 464
6. 非薬物療法：神経ブロック………………………………………小杉寿文 469
7. 非薬物療法：放射線治療…………………………………………江島泰生 473

● Column　麻薬性鎮痛薬の依存・乱用……………………………鈴木 勉, 芝﨑真裕 478

● 略語一覧　　　　　　　　　　　　　　　　　　　　　　　　　　　　480

● 索　引　　　　　　　　　　　　　　　　　　　　　　　　　　　　　482

※本書内の用語は「がん疼痛の薬物療法に関するガイドライン2014版」（日本緩和医療学会/編）に対応しています
※症例等は治療当時のガイドラインに基づき文献を掲載しています

# Color Atlas

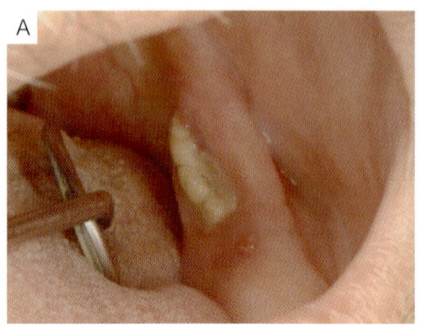 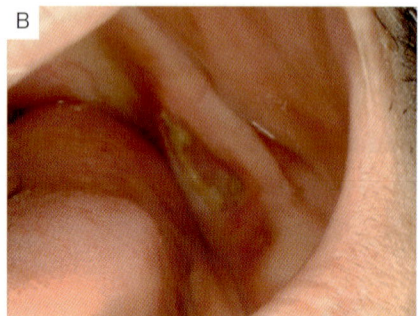

**写真1　下顎骨壊死の口腔内所見**
A) 骨露出と歯肉の腫脹, B) 抗菌剤投与・口腔ケア後
国立がん研究センター中央病院歯科上野尚雄先生より
(p.225, 図参照)

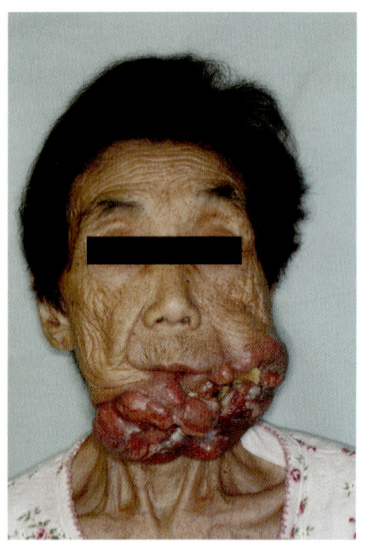

**写真2　症例写真**
(p.231, 図参照)

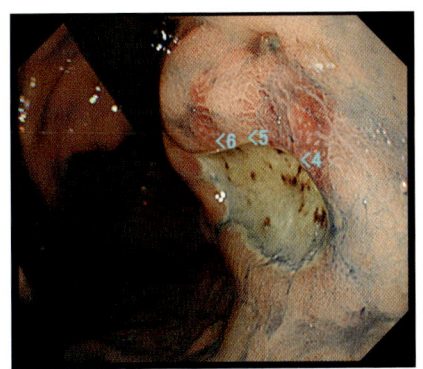

**写真3　胃潰瘍発症時**
(p.289, 図1参照)

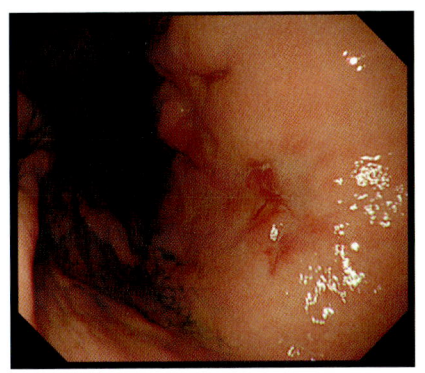

**写真4　胃潰瘍治療実施後**
ヘリコバクターピロリ菌除菌療法を含む
(p.289, 図2参照)

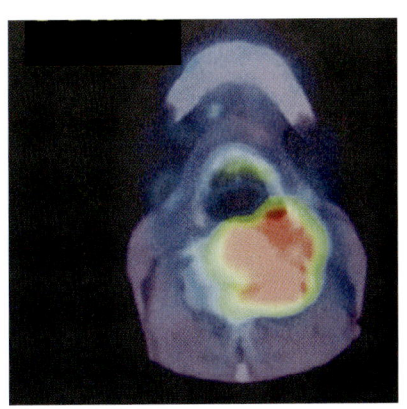

**写真5　C4C5にわたる頸椎転移**
(p.379, 図参照)

# 執筆者一覧

■ **編　集**

| | |
|---|---|
| 山口　重樹 | 獨協医科大学医学部麻酔科学講座 |
| 下山　直人 | 東京慈恵会医科大学院緩和医療学 |

■ **執筆者**（掲載順）

| | |
|---|---|
| 山口　重樹 | 獨協医科大学医学部麻酔科学講座 |
| 下山　直人 | 東京慈恵会医科大学院緩和医療学 |
| 北島　敏光 | 那須赤十字病院 |
| 橋本　龍也 | 島根大学医学部附属病院緩和ケアセンター |
| 齊藤　洋司 | 島根大学医学部麻酔科学教室 |
| 細川　豊史 | 京都府立医科大学大学院疼痛緩和医療学講座 |
| 佐藤　哲観 | 弘前大学医学部附属病院麻酔科緩和ケア診療室 |
| Donald R. Taylor | Comprehensive Pain Care, P. C., US |
| 小杉　寿文 | 佐賀県医療センター好生館緩和ケア科 |
| 佐藤　英俊 | 佐賀大学医学部附属病院地域包括緩和ケア科 |
| 阿部　泰之 | 旭川医科大学病院緩和ケア診療部 |
| 生駒　美穂 | 新潟大学大学院医歯学総合研究科腫瘍内科学分野緩和医療学 |
| 坂下　美彦 | 千葉県がんセンター緩和医療科 |
| 神山　直也 | 旭川医科大学教育研究推進センター |
| 粟屋　敏雄 | 旭川医科大学病院薬剤部薬務・薬品情報部門 |
| 平川　奈緒美 | 佐賀大学医学部麻酔・蘇生学 |
| 佐伯　茂 | 日本大学医学部麻酔科学系麻酔科学分野，駿河台日本大学病院麻酔科 |
| 坂本　明之 | 信州大学医学部麻酔蘇生学教室 |
| 川股　知之 | 和歌山県立医科大学麻酔科学教室 |
| 石井　浩二 | 長崎大学病院麻酔科・緩和ケアチーム |
| 北條　美能留 | 長崎大学病院麻酔科・緩和ケアチーム |
| 原　哲也 | 長崎大学病院麻酔科 |
| 井関　雅子 | 順天堂大学医学部麻酔科学・ペインクリニック講座 |
| 洪　景都 | 順天堂大学医学部麻酔科学・ペインクリニック講座 |
| 井口　清吾 | 上尾甦生病院ホスピス・緩和ケア |
| 橋爪　隆弘 | はしづめクリニック |
| 久保田　敬乃 | 東京慈恵会医科大学院緩和医療学 |
| 下山　恵美 | 帝京大学ちば総合医療センター麻酔科 |
| 住谷　昌彦 | 東京大学医学部附属病院緩和ケア診療部／麻酔科・痛みセンター |
| 山田　芳嗣 | 東京大学医学部附属病院麻酔科・痛みセンター |
| 佐野　智美 | 久留米大学病院緩和ケアチーム |
| 恵紙　英昭 | 久留米大学医学部先進漢方医学講座 |
| 江島　泰生 | 神戸大学医学部附属病院放射線腫瘍科 |
| 稲田　深雪 | 名古屋医療センター緩和医療室 |

| | | |
|---|---|---|
| 三木　健司 | 近畿大学医学部整形外科 | |
| 三浦　智史 | 国立がん研究センター東病院緩和医療科 | |
| 木下　寛也 | 国立がん研究センター東病院緩和医療科 | |
| 海老原　充 | 海老原耳鼻咽頭科医院 | |
| 小西　哲仁 | 国立がん研究センター東病院歯科 | |
| 住本　和歌子 | 国立がん研究センター中央病院歯科 | |
| 石井　純一 | 埼玉県立がんセンター口腔外科 | |
| 余宮　きのみ | 埼玉県立がんセンター緩和ケア科 | |
| 中西　京子 | 旭川医科大学病院緩和ケア診療部 | |
| 黒澤　永 | 行田総合病院緩和ケア内科 | |
| 駒澤　伸泰 | 兵庫県立がんセンター（現 大阪医科大学麻酔科学教室） | |
| 吉野　葵 | 兵庫県立大学大学院 | |
| 池垣　淳一 | 兵庫県立がんセンター麻酔科・緩和ケア内科 | |
| 浅湫　美穂 | 兵庫県立大学大学院 | |
| 儀賀　理暁 | 埼玉医科大学総合医療センター緩和ケア推進室 | |
| 松崎　正子 | 埼玉医科大学総合医療センター緩和ケア推進室 | |
| 田口　奈津子 | 千葉大学医学部附属病院麻酔・疼痛・緩和医療科 | |
| 小峰　和美 | 埼玉医科大学総合医療センター緩和ケア推進室 | |
| 今井　洋介 | 新潟県立がんセンター新潟病院内科（血液、化学療法） | |
| 大園　秀一 | 久留米大学医学部小児科 | |
| 渡辺　邦彦 | 在宅ホスピスとちの木 | |
| 樋口　比登実 | 昭和大学病院緩和医療科 | |
| 窪田　靖志 | 杏林大学麻酔科学教室 | |
| 関根　龍一 | 亀田総合病院疼痛緩和ケア科 | |
| 飯嶋　哲也 | 山梨大学大学院医学工学総合研究部麻酔科学教室 | |
| 吉澤　明孝 | 医療法人社団愛語会 要町病院 | |
| 吉澤　孝之 | 医療法人社団愛語会 要町病院 | |
| 上元　洵子 | 聖隷浜松病院緩和医療科 | |
| 三宅　智 | 東京医科歯科大学臨床腫瘍学分野 | |
| 松島　秀和 | さいたま赤十字病院呼吸器内科 | |
| 三田　礼子 | 社会保険神戸中央病院内科（緩和ケア） | |
| 有賀　悦子 | 帝京大学医学部緩和医療学講座 | |
| 赤司　雅子 | 東京新宿メディカルセンター緩和ケア内科 | |
| 山田　佐世子 | 井上レディースクリニック麻酔科 | |
| 粕田　晴之 | 栃木県済生会宇都宮病院緩和ケア科 | |
| 中島　信久 | 東北大学大学院医学系研究科医科学専攻外科病態学講座緩和医療学分野 | |
| 佐竹　宣明 | 東北大学大学院医学系研究科医科学専攻外科病態学講座緩和医療学分野 | |
| 鈴木　勉 | 星薬科大学薬品毒性学教室 | |
| 芝﨑　真裕 | 星薬科大学薬品毒性学教室 | |

# 症例で身につく
# がん疼痛治療薬

効果判定から薬の増減、次の一手まで、
患者にあった処方がわかる

**序章** がん疼痛治療をはじめる前に

# 1. がんの痛みについて考える

北島敏光

　痛みは生体にとって必要不可欠な感覚である．外傷や炎症の直後に生じる急性痛は生体への警告反応であり，これによってわれわれは異常を察知して疾病を回避する．しかし，痛みが継続して慢性痛に移行すると，疼痛に替わって精神症状が前面に現れる．うつ状態，不安，睡眠障害，全身倦怠感，食欲不振，性欲減退，行動意欲の減退，無気力などに陥る．がんの痛みはさらに複雑で，急性痛と慢性痛の要素が混在し，また痛み以外の様々な症状を伴うために治療に難渋することが多い．

　がんの痛みの治療としては，早期がんの場合は病巣部を切除することである．しかし，進行がんになると腫瘍そのものによる痛みと治療によって生じる痛みがあるので，疼痛の原因を正しく診断して適切な治療を行うことが必要である．さらに，がんが進行して末期あるいは終末期になると身体症状と共に精神症状が出現して治療を一層困難なものにさせる．わが国では，2006年6月にがん対策基本法が成立し，疼痛等の緩和を目的とする医療を早期から適切に行うよう定めた．

　それでは，わが国ではいつ頃からがん患者の痛みを積極的に治療するようになったのであろうか．歴史的には，ペインクリニックの黎明期である40年前では末期がん患者に病名を告知することはほとんどなく，がんの痛みに関心を持って治療を行う医師も極めて少なかった．最初にわが国でがんの痛みを軽減させるために治療を開始したのは，ペインクリニックを始めた麻酔科医ではなかろうか．彼らは神経ブロックによってあらゆる疼痛疾患の除痛に努め，末期がん患者の疼痛軽減にも積極的に参加した．そして，当時は末期がん患者の痛みに対しては，主に神経破壊薬であるアルコールあるいはフェノールを用いた神経ブロックを行った．顔面の痛みに対しては三叉神経節ブロック，体幹の疼痛に対してはくも膜下ブロックなどによって激痛が軽減するまで治療を繰り返した．神経ブロックのみで治療を行ったのはブロックの有効性を確認するためで，麻酔科医が主治医に代わって今日のような全人的医療を実践していたとは言えなかった．

　がんの痛み治療が大きく進歩したのは，WHOが1986年に「Cancer Pain Relief」を出版し，WHO方式がん疼痛治療法を提唱してからである．モルヒネの経口投与を中心としたWHO方式3段階除痛ラダーは，またたく間に世界中で実践された．わが国では，1990年代になってホスピスや緩和ケア病棟が徐々に設立されるように

なり，身体的な痛みばかりでなく，精神的な痛み，社会的な痛み，スピリチュアルな痛みまで治療を行うようになった．特に，がんによる身体痛への薬物療法は飛躍的に進歩した．当初はWHO方式3段階除痛ラダーを踏襲してNSAIDs，コデインリン酸塩，モルヒネといった限られた薬物のみが使用されたが，その後モルヒネの速放製剤と徐放製剤が次々と市販され，坐薬や注射薬も有効に使用されるようになった．また，オキシコドンの速放製剤と徐放製剤，フェンタニル貼付薬が保険収載されてオピオイドスイッチングが比較的容易となった．また，突出痛に対してもモルヒネ塩酸塩錠・末・水溶液・坐薬，速放性オキシコドンが剤形や投与ルートを考慮して用いられるようになった．また，オピオイドと共に使用される鎮痛補助薬は，神経障害性疼痛のようなオピオイドの効きにくい痛み，オピオイドによる副作用対策，精神的な痛みの軽減などに使用される．実際には抗うつ薬，抗痙攣薬，抗不整脈薬，NMDA受容体拮抗薬，ステロイド，漢方薬などが用いられる．このようにがんの痛みに対する薬物療法は飛躍的に進歩し，神経ブロックの施行が激減した．

　本書によってがんの痛みに対する実際の薬物治療を理解し，がん診療と同時に疼痛治療を開始することで，多くのがんの痛みで苦しむ患者が救済されることを期待したい．

第1章 がん疼痛について

§1 がん疼痛の特徴

# 1. がん患者の痛みを捉える

橋本龍也, 齊藤洋司

## POINT

- 痛みはがん患者が最も苦しむ症状であり, そのマネジメントの成否は患者の生活の質（QOL）を大きく左右する
- 痛みの原因は, がん自体による痛み, 治療による痛み, 衰弱に伴う痛み, がん以外の痛みに分類される
- がん疼痛には体性痛と内臓痛がある. また, 発生機序から侵害受容性疼痛と神経障害性疼痛に分類される
- がん疼痛の様式には, 持続痛と突出痛がある
- がん患者の痛みは身体的苦痛のみではなく, 全人的苦痛として多面的・総合的に捉えることが重要である

## ■がん疼痛とは

　痛みはがんにおいて最も一般的な症状の1つであり, 多くの患者が最も苦しむ症状である. 早期がん患者の20〜50％が痛みを自覚し, 進行がん患者では4人に3人が中等度から激しい痛みを経験し, その大半は複数の部位に痛みが生じるとされる. がんによる痛みの85〜90％はWHO方式3段階除痛ラダーに沿った薬物治療により緩和可能であり, 残りの約10％は薬物以外の治療法を検討する必要がある. 痛みの程度・性質に基づいたマネジメントの成否は, 患者の生活の質（QOL）を大きく左右する.

　がん患者にみられる痛みの原因は, ①がんの浸潤・転移・圧迫などが直接原因となった痛み, ②がん病変の治療に起因した痛み, ③全身衰弱に関連した痛み, ④がん以外の疾患による痛みに分類される（表）.

　がん疼痛の種類には, 体性痛と内臓痛がある. また, 発生機序からは, 大きく侵害受容性疼痛と神経障害性疼痛に分けられるが, 両者の要素が混在した混合性疼痛や, 頻度は少ないものの交感神経が関与した痛みもみられる.

　痛みの様式としては, 1日の大半を占める持続痛と突出痛と呼ばれる一過性に増強する強い痛みがある.

　さらに, がん患者の痛みの特徴として, 治療に伴う痛みも含め身体的な原因によっ

表　がん患者にみられる痛みの原因

| 1. がん自体による痛み | 腫瘍による組織の圧迫・進展，壊死・感染による炎症，循環不全による発痛物質の蓄積，骨転移による骨膜の伸展など |
| --- | --- |
| 2. がん治療による痛み | 術後の痛み，化学療法の副作用（末梢神経障害，口内炎など），放射線治療の副作用など |
| 3. 全身衰弱に関連した痛み | 便秘，褥瘡，筋肉の緊張や攣縮など |
| 4. がん以外の疾患による痛み | 脊椎症，骨関節炎，消化性潰瘍，帯状疱疹，片頭痛など |

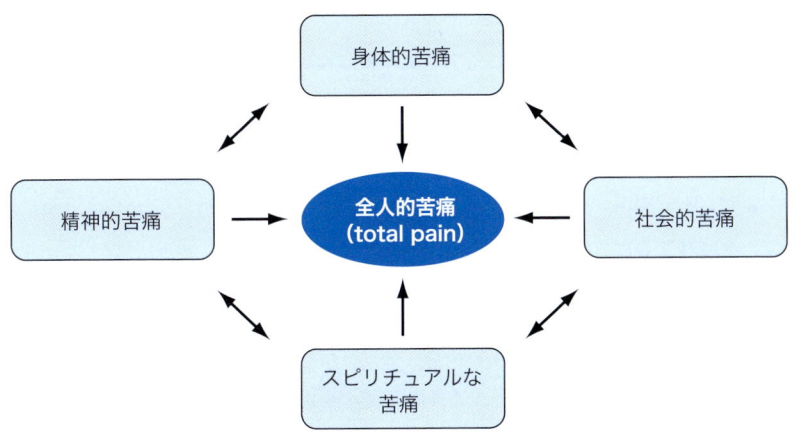

図　全人的苦痛を構成する4つの因子

て起こる痛みだけでなく，精神的因子（診断の遅れや効果のない治療に対する怒り，ボディーイメージの変化，死に対する恐怖や絶望感など），社会的因子（病気がもたらす経済面の心配，社会的地位や家庭での役割の喪失，疎外感など），スピリチュアルな因子（生きる意味への問い，過去の過ちに対する罪の意識，自責の念など）が加わった**トータルペイン（全人的苦痛）**となることがあげられる（図）．

　したがって，痛みのマネジメントを行ううえでは，がん自体による身体的苦痛だけに注目するのではなく，全人的苦痛として多面的・総合的に捉えることが重要となる．これらの4つの側面はそれぞれが別々に存在するのではなく，重なりあったり，相乗・増幅されたりして互いに関連しあっているが，苦痛因子を分けて考えることでアセスメントが行いやすくなり，適切な治療・ケアの提供につながり，全人的ながん医療の達成が可能になると考えられる．

第1章　がん疼痛について

§2 がん疼痛の分類

# 1. がんによる痛み（がん疼痛）

細川豊史

## POINT

- がん患者の経過に伴い生じてくる痛みの総称が，がんによる痛み，"がん疼痛"とされている
- 最近ではがんの直接作用による痛みのみを"がん疼痛"と定義する考え方が一般的になりつつある
- がんの進行とともに発生することが多く，がん患者の70〜80％が，"がん疼痛"を経験するとされている
- がんの直接作用による痛み，治療・検査・処置に伴う痛み，がんと直接関係のない痛みに分類されることが多い
- 侵害受容性疼痛，神経障害性疼痛，混合性疼痛に分類して考えると理解しやすい．
- がんやがんの治療を原因とする神経障害性疼痛を"神経障害性がん疼痛"と定義して考えると理解しやすい

## 1 がんによる痛み（がん疼痛）とは

　　がん患者の経過に伴って生じてくる痛みの総称が，"がん疼痛"である．がんの進行とともに生じることが多く，がん患者の70〜80％が，その経過中に"がん疼痛"を経験するとされている．多くはNSAIDs（非ステロイド性消炎鎮痛薬）や弱オピオイドであるトラマドール，モルヒネ・オキシコドン・フェンタニルなどの強オピオイドなどの鎮痛薬，三環系抗うつ薬やプレガバリンなどの鎮痛補助薬が有効な疼痛である．しかし神経ブロックや放射線療法が著効する痛みも多く存在することも忘れてはならない[1]．一般的に痛みは急性痛と慢性痛に分類されることが多いが，"がん疼痛"は慢性・急性の両方の特徴をもつため，がん疼痛だけは別に分類し，急性痛・慢性痛・がん疼痛の3つに分類する考え方もある．米国疼痛学会は1987年に，「がん疼痛を急性反復痛と考えるのが最良である」と結論している．また痛みのパターンにより，1日のうち12時間以上存在する"持続痛"と，持続痛の有無や程度，鎮痛薬治療の有無にかかわらず発生する一過性の痛みの増強である"突出痛"[2]に分けられることもある．

**表　がん疼痛の原因**

| (1) がんの直接作用による痛み |
| --- |
| ① がんが組織に浸潤し,知覚神経(体性神経)を刺激して生じる痛み(体性痛:侵害受容性疼痛) |
| ② がんにより内臓感覚を伝える神経を刺激して生じる痛み(内臓痛:侵害受容性疼痛) |
| ③ がんが神経に浸潤し,神経が障害を受けることにより生じる痛み(神経障害性疼痛) |
| ④ 強い内臓痛が求心性線維を介して体性の求心性線維を刺激してがん病巣やその周囲から離れた場所に発生する痛み(関連痛:侵害受容性疼痛) |
| (2) がんの治療・検査・処置に伴う痛み |
| ① 術後創部痛(体性痛侵害受容性慢性疼痛,神経障害性疼痛,混合性疼痛) |
| ② 化学療法,放射線療法後の末梢神経障害による痛み(神経障害性疼痛) |
| ③ 化学療法,放射線療法による粘膜損傷,口内炎,膀胱炎など(体性痛:侵害受容性疼痛) |
| (3) がんやがん治療と直接関係のない痛み |
| ① 褥創(体性痛:侵害受容性疼痛) |
| ② 筋々膜性疼痛(体性痛:侵害受容性疼痛) |
| ③ 合併症としてもともと患者にあった疾患による痛みや帯状疱疹痛 |

文献3より引用

## 2 がん疼痛発生の原因と分類

　がん疼痛は，がんの直接作用による痛み，がんの治療・検査・処置に伴う痛み，そして，がんやがん治療と直接関係のない痛みなどに分類されることが多い(表)[3]．これらの痛みは，侵害受容性疼痛，神経障害性疼痛，混合性疼痛に分けて考えると理解しやすい．しかし，最近では，がん疼痛をがんの直接作用による痛みのみと定義する考え方が一般化しつつある[1]．

## 3 侵害受容性疼痛[3]

　侵害受容性疼痛とは，機械的刺激・熱刺激・冷刺激・化学的刺激などのさまざまな侵害刺激により局所に生じたブラジキニン・ヒスタミン・プロスタグランジン(PG)・セロトニン・サブスタンスP・CGRP (calcitonin gene-related peptide) などのいわゆる発痛物質により侵害受容神経線維(一次求心性神経線維，つまり痛みを伝える末梢神経線維であるAδ線維・C線維)の末梢の自由終末にある侵害受容器が刺激されて生じたインパルスがAδ線維・C線維を通じて，脊髄後根・脊髄後索・脳幹・大脳へと伝わり，痛みとして認識されることにより生じる疼痛である．がんによる浸潤や炎症，物理的圧迫による直接刺激により，侵害受容器が刺激されて生じるのが侵害受容性疼痛であり，体性痛・内臓痛がその典型的なものである．

#### ①体性痛

　体性痛は，がんが皮膚や筋肉，結合組織などの軟部組織や骨などの体性組織に浸潤し，末梢知覚神経(体性神経)の侵害受容器を直接刺激して生じる痛みである．その特徴は，通常一般的に怪我や炎症などで普段経験する痛みと同様，がんの浸潤した局部に限局した痛みで，NSAIDs(非ステロイド性消炎鎮痛薬)やオピオイド

が多くの場合，効果をもつ．

### ②内臓痛

　内臓痛は，管腔組織であれば消化管の閉塞や直接浸潤によって起こり，また実質臓器である肝臓・腎臓などでは腫瘍により肝・腎被膜の伸展が生じることや炎症により，内臓感覚を伝える求心性神経の侵害受容器が刺激されて生じる痛みである．体性組織に比べ神経線維の数が少なく，複数の脊髄レベルに分散してインパルスが入力されることなどから，痛みが広い範囲に感じられ，局在が不明瞭であり，嘔気嘔吐や発汗などの随伴症状がある．また病巣臓器から離れた皮膚・筋肉に関連痛といわれる痛みが発生することもある．

> **MEMO　関連痛**
> 強い内臓痛が求心性線維を介して体性の求心性線維を刺激して，がん病巣やその周囲から離れた皮膚表面や筋肉に発生する痛みである．内臓求心性線維からのインパルスは，脊髄後根から脊髄内に入り，脊髄体性求心性線維と同一の痛覚路である外側脊髄視床路を上行し，視床から大脳皮質感覚野に伝達されるため，内臓痛が同一脊髄分節の皮膚や筋肉の痛みとして感じられることがある．また，時間とともに実際にその部位に炎症と痛みが生じてくることもある．

## 4 神経障害性疼痛[3]

　神経障害性疼痛は難治性の痛みの代表格であり，NSAIDsやモルヒネなど通常の鎮痛薬の効果があまり期待できない痛みである．病態や発症機序が一様でなく，末梢神経系，中枢神経系，交感神経系そして患者の心理的要因も巻き込んだ複雑な痛みである．

### 1）神経障害性疼痛の定義

　IASP（国際疼痛学会）は1994年に神経障害性疼痛を「神経系の一次的な損傷，あるいはその機能異常が原因となって生じた疼痛」と定義した．しかしこの定義は神経障害性疼痛と侵害受容性疼痛の特徴を見分けるには有用性が高いが，診断の特異性や解剖学的正確性に欠けているなど，あいまいな点が多い．このため，IASPはこの定義の欠点を補うための改定案として，現在は「体性感覚系に影響を与える損傷や疾患の直接的結果として生じている疼痛」という新定義を提案している[4]．

　がんやがんの治療を原因として生じた神経障害性疼痛を"神経障害性がん疼痛"と定義して，一括して論じた方が理解しやすいと考える．

> **MEMO　神経障害性がん疼痛**
> がんやがんの治療を原因とする神経障害性疼痛を"神経障害性がん疼痛"と定義して，一括して論じた方が理解しやすい．がんが末梢神経や中枢神経に直接浸潤し，神

経が障害を受けることにより生じるが，放射線療法に伴う神経炎，化学療法の副作用で生じる末梢神経症による痛みや術後創部痛の一部なども含まれる．障害された神経の支配領域に灼熱痛や激烈な電撃痛，痛覚過敏，アロディニアや不快な異常感覚などがその特徴であり，ときに運動障害や自律神経異常を伴うこともある．

### 2）神経障害性疼痛の発症機序

神経障害性疼痛は末梢神経系だけでなく，痛覚に関与する中枢神経系も含むあらゆる部位の神経損傷に伴いさまざまな機序で生じてくる．その機序は，末梢神経系，中枢神経系，交感神経系などに分けて考えられることが多いが，実際にはこれらの各神経系の機能的，器質的変化が複雑に絡み合い発症している場合が多い．その機序，治療の詳細は成書を参考にされたい[5, 6]．

#### ①末梢神経系機序

末梢神経が損傷を受けると損傷部位や再生部位，脱髄部位や軸索，後根神経節にさまざまな形態学的変化や電気生理学的変化が生じる．この結果，末梢神経は各種の刺激に対して，感受性を増大させる．炎症，神経障害部位における障害電気の発生，エファプス形成，軸索反射と逆行性伝導，$\alpha$アドレナジック受容体の発現と増加，神経腫の形成，異所性興奮，テトロドトキシン非感受性のNaチャネルの発現などが発生に関与している．

#### ②中枢神経系機序

末梢神経損傷後に生じる中枢性感作も機序の1つである．また脊髄後根より上位の中枢神経系におけるがんの浸潤や圧迫も含む直接的な障害による感作（脊髄後角の感受性増大や異常発火），さらに大脳皮質レベルの感作（皮質感覚野の再構築，皮質前頭前野の機能異常）が主である．さらに下行性抑制系の機能低下や神経の再構築なども関与している．

#### ③交感神経系機序

交感神経と知覚神経のエファプス形成だけでなく，交感神経終末からのPG放出，交感神経の発芽なども関与している．

### 3）臨床的特徴

#### ①知覚異常

自発痛と刺激で誘発される痛みの両者もしくはそのどちらかを特徴とする．

自発痛と侵害刺激に対する閾値が低下して起こる．つまり軽微な痛み刺激でも激しい痛みを感じる痛覚過敏（hyperalgesia），通常痛みを引き起こさない軽い触刺激や温覚などの刺激で惹起される痛み（allodinia：アロディニア），痛みではないが尋常でない自発性感覚異常もしくは刺激で生じる感覚異常（paresthesia）や異常感覚（dysesthesia）などが共通の特徴である．

#### ②痛みの質

電撃痛，刺すような痛み，灼熱痛，鈍痛，うずく痛み，拍動痛などである．

③痛みの強弱
　弱いものから強いものまでさまざまである．
④痛みの発現する時間的パターン
　自発性の持続痛，または発作痛もしくは電撃痛を単独もしくは併せもつ．
⑤その他
　発汗，皮膚冷感など交感神経緊張に特徴的な臨床症状を示すこともある．

### 4）混合性疼痛

　骨転移痛がその代表であるが，がん疼痛では侵害受容性疼痛と神経障害性疼痛の両方の要素を併せもつことも多い．これを混合性疼痛という．

<文　献>
1）「がん疼痛の薬物療法に関するガイドライン2014年版」（日本緩和医療学会/編），pp109-115, 金原出版, 2014
2）細川豊史：Mebio, 27（8）：40-45, 2010
3）細川豊史, 他：「ペインクリニシャンのための新キーワード135」（小川節郎/編），pp50-53, 61-63, 真興交易医書出版部, 2014
4）Treede R. D.：Eur J Pain, 11（S1）：S16, 2007
5）「神経障害性疼痛薬物療法ガイドライン」（日本ペインクリニック学会/編），真興交易医書出版部, 2011
6）「神経障害性疼痛診療ガイドブック」（小川節郎/編），南山堂, 2010

# 第1章 がん疼痛について

## §2 がん疼痛の分類

# 2. 合併症およびがん治療に伴う痛み

佐藤哲観

### POINT

- がん患者が抱える痛みには，がん治療や合併症に起因する痛みも存在する
- 抗がん剤の副作用による末梢神経障害には症例ごとの対応が必要である
- 放射線療法の副作用による消化管粘膜障害は予防策が重要である
- 免疫低下状態により併発する帯状疱疹は，急性期の痛みを十分に緩和することが肝要である
- 不可逆的かつ難治性の症状もあるが，看過せずに患者の訴えに傾聴し理解を示すことが最も重要である

## 1 がん患者の抱える痛み

### 1）腫瘍自体が原因となって生じる痛み

腫瘍による組織や臓器の損傷，虚血，圧迫，牽引などにより生じる．

### 2）がん治療に起因する痛み

手術後の創痛，化学療法に伴う口内炎や末梢神経障害，放射線療法による消化管粘膜や神経系の障害など．

### 3）消耗や衰弱によって生じる痛み

長期臥床に伴う褥瘡，関節や筋肉の拘縮など．

### 4）合併疾患による痛み

変形関節症，帯状疱疹や帯状疱疹後神経痛，痛風発作，三叉神経痛，胃潰瘍や胆石症といった偶発症など．

> **Pitfall** 「がん患者の訴える痛み」≠「腫瘍による痛み」
> 「がん患者の訴える痛み＝腫瘍性病変による痛み」とは限らないことに留意する必要があり，上記の鑑別は必須である．

## 2 抗がん剤の副作用による末梢神経障害（CIPN）

　CIPN（chemotherapy-induced peripheral neuropathy）は，抗がん剤投与後にいわゆる"glove and stocking"型の分布を示す，しびれ・不快な異常感覚・痛みとして発症する．知覚神経系の症状が中心であるが，ときには起立性低血圧や便秘などの自律神経症状，あるいは歩行障害や衣服のボタン着脱困難といった巧緻運動機能の障害も現れる．化学療法施行例全体における発症率は，30％〜40％といわれている．抗がん剤のDLT（dose-limiting toxicity：用量制限毒性）の1つとして重要な副作用である．

　特にCIPNの発生頻度が高い抗がん剤は，白金系，タキサン系，エポチロン系，ビンカアルカロイド系，ボルテゾミブ，レノリダミド，などである（表）．

　発症様式は，用量依存性かつ蓄積性に頻度が高まる場合と，投与から数日で発症し自然寛解する場合（パクリタキセルによる急性疼痛症候群）に大別される．

　いくつかの発症予防策について有効性が示唆されており，抗がん剤の長期継続を可能とする．しかし現在までのところ，症状が発現した場合の有効な対策を含めてこれらの対応策に関する質の高いエビデンスは得られていない．

　CIPNへの対応策には，しびれ・異常感覚・痛みといった不快な症状を緩和するだけでなく，抗がん剤の抗腫瘍効果に負の影響を与えないという要件も必要である．

1）予防的対策
- カルシウム・マグネシウム点滴静注：オキサリプラチンによるCIPNの発症予防に有効であるとの報告がある
- ビタミンE，グルタミン，カルバマゼピンの経口投与：オキサリプラチンによる

表　末梢神経障害を生じやすい抗がん剤

| 抗がん剤の分類 | 薬剤名 | 用量依存性か総投与量依存性か |
|---|---|---|
| 白金系 | シスプラチン | 用量依存性 |
| | カルボプラチン | 用量依存性 |
| | オキサリプラチン | 総投与量依存性 |
| ビンカアルカロイド系 | ビンクリスチン硫酸塩 | 用量依存性 |
| | ビンブラスチン硫酸塩 | 用量依存性 |
| タキサン系 | パクリタキセル | 総投与量依存性 |
| | ドセタキセル水和物 | 総投与量依存性 |
| エポチロン系 | イクサベピロン | 用量依存性 |
| 新規系 | ボルテゾミブ | 用量依存性 |
| | サリドマイド | 用量依存性 |
| | レナリドマイド | 用量依存性 |

CIPNの発症予防に有効性が報告されている

### 2）発症後の治療
- **デュロキセチン**：タキサン系薬剤によるCIPNに対して試みてもよい
- **三環系抗うつ薬（ノルトリプチリン塩酸塩やアミトリプチリン塩酸塩）**：RCTにおける有意な効果は認められていない
- **ガバペンチン，プレガバリン**：RCTにおける有意な効果は認められていない
- **漢方薬**：牛車腎気丸，芍薬甘草湯，疎経活血湯，桂枝加朮附湯，当帰四逆加呉茱萸生姜湯，などを患者の証に合わせて投与するが，系統的な研究は存在しない

### 3）パクリタキセルによる急性疼痛症候群の治療
しびれや知覚障害だけでなく，筋肉痛や関節痛を併発することも多いが，症状の本態は神経障害であると考えられている．

パクリタキセルの投与後に非ステロイド性消炎鎮痛薬やオピオイドを積極的に用いる．抗ヒスタミン薬やコルチコステロイドの有効例も報告されているが，RCTによる質の高いエビデンスは確立されていない．

### 4）日常生活上のケア
重要な推奨として以下の対応策があげられる．
- **患者教育**：抗がん剤投与に際してはCIPNについて十分に説明し，症状が出現した場合には速やかに医師や看護師にその症状を訴えるように教育する
- 転倒防止のため，歩行の際には足もとに十分気をつけるよう指導する
- 感覚低下部位の外傷や低温やけど，凍傷，虚血による色調変化の有無について視覚的に毎日確認するよう指導する
- 立ちくらみ，便秘，排尿障害などを自覚したら速やかに医師や看護師に伝えるよう指導する

## 3 放射線療法の副作用による消化管粘膜障害

口腔がん，咽頭・喉頭・甲状腺などの頸部がん，食道・縦隔部のがん，頸椎や胸椎の転移性骨腫瘍に対して放射線療法が行われる場合，口腔・咽頭・食道の粘膜障害が高頻度に生じる．これら上部消化管の粘膜障害は，痛みによる経口摂取困難や口腔内の清潔保持困難を招き，患者のQOLを大きく損ねる原因となる．

これらの消化管粘膜障害に対しては，オピオイドを含む鎮痛薬に加えて，積極的な粘膜保護を図ることが肝要である．粘膜痛への対症療法としてリドカインを含むうがい液がよく用いられるが，P-AG液（polaprezinc-sodium alginate：ポラプレ

ジンク-アルギン酸ナトリウム混合液)またはP-AGアイスボールが粘膜保護に有用であり，服用しやすく副作用も少ない．P-AG液は，ポラプレジンク（プロマックD®錠）7錠を精製水5 mL程度に溶解してアルギン酸ナトリウム（アルロイドG®）200 mLを加えた院内調剤で，300 mLのボトルに入れて冷蔵保存する．これを家庭用の製氷器で凍らせればアイスボールとなる．アイスボールは冷却効果が得られるとともに，融けながらゆっくりと口腔咽頭粘膜や食道粘膜に広がっていくのもメリットである．

## 4 帯状疱疹

### 1）帯状疱疹の病態

　水痘帯状疱疹ウイルス（VZV）の回帰感染によって生じる．VZVは知覚神経の神経節に潜伏感染し，通常は細胞性免疫の監視下に増殖が抑制されている．しかし細胞性免疫能低下が生じると，神経節からその神経の軸索に沿って増殖し，皮膚分節に一致した帯状の水疱疹が出現する．これが帯状疱疹である．

　帯状疱疹の皮膚病変は特徴的で鑑別は比較的容易であるが，三叉神経領域に発症した場合の髄膜炎・髄膜脳炎や眼病変，四肢に発症した場合の運動神経麻痺といった合併症には注意が必要である．また重症の免疫低下例では単一の皮膚分節にとどまらず全身に水疱疹を生じる汎発疹が出現する場合もある．

　最も重要なのは，帯状疱疹は皮膚疾患ではあるが根本的には神経の病気であるという点である．すなわち，罹患領域の神経障害が帯状疱疹の本態である．

### 2）治療

　急性期の治療のポイントは，抗ウイルス薬の早期投与によるウイルス増殖の抑制と速やかな痛みの緩和である．経口抗ウイルス薬は有効血中濃度を保つことが難しい例もあるので，明らかな免疫低下例では入院として抗ウイルス薬を点滴静注する．しかし，投与経路にかかわらず抗ウイルス薬に鎮痛作用を期待してはならない．

### 3）帯状疱疹の痛み

　急性期の痛みは罹患神経および皮膚の炎症反応によって引き起こされるが，ウイルス増殖に伴う神経障害として，知覚神経の異常興奮やアロディニア（通常は痛覚を生じないような触刺激が痛みとして感じられる現象）が生じる．したがって，安静時の持続性疼痛に加えて電撃的な突発痛も起こり，重症例では睡眠障害を招く．

　また帯状疱疹で一番の問題は，急性期の痛みが遷延して帯状疱疹後神経痛（PHN）に移行することである．PHNは一旦発症すると難治性であり，急性期の疼痛対策を十分に講じてPHNへの移行予防を図ることが肝要である．

## 4）痛みへの対応

　急性期の痛みに対しては，まずNSAIDsを投与するが，痛みが強い場合には積極的にオピオイドや鎮痛補助薬（抗痙攣薬や抗うつ薬）を併用する．また急性期の痛みには神経ブロック療法が有効であるため，可能であれば，オピオイドや鎮痛補助薬の使用法および神経ブロックの適応についてペインクリニック専門家へ早めに相談するとよい．

〈文　献〉

1) Wolf S, et al：Eur J Cancer, 44：1507-1515, 2008
2) Kannarkat G, et al：Current Opinion in Neurology, 20：719-725, 2007
3) Windebank AJ & Grisold W：J Peripher Nerv Syst, 13：27-46, 2008
4) Gamelin L, et al：Clinical Cancer Research, 10：4055-4062, 2004
5) Visocsky C, et al：Clinical J Oncology Nursing, 11：901-913, 2007
6) Eichler AF & Wen PY：「Neurological complications of systemic cancer and antineoplastic therapy」（Newton HB & Malkin MG, ed），pp425-440, Infoma Healthcare, 2010
7) Rudnick J & Abrey LE：「Neurological complications of systemic cancer and antineoplastic therapy」（Newton HB & Malkin MG, ed），pp407-424, Infoma Healthcare, 2010
8) Hershman DL, et al：J Clinical Oncology, 32：1-30, 2014
9) 「ペインクリニック治療指針改定第3版」（日本ペインクリニック学会/編），pp55-56, 真興交易，2010

# 第1章 がん疼痛について

## §2 がん疼痛の分類

# 3. 突出痛と持続痛

山口重樹, Donald R. Taylor

### POINT
- がん疼痛では，持続痛と突出痛が混在することが多い
- 持続痛とは，一定の強さで持続する痛みである
- 突出痛とは，一過性の痛みの増強である
- 突出痛は，患者のQOLやADLを著しく低下させる
- 狭義の突出痛は，持続痛がオピオイド鎮痛薬によって緩和されている場合に出現する痛みに限る

## 1 痛みの出現様式による分類

- がん疼痛は，痛みの出現様式により，持続痛と突出痛に分類され，多くのがん疼痛において，突出痛と持続痛が混在している（図1）

## 2 持続痛

- 持続痛とは "「24時間のうち12時間以上経験される平均的な痛み」として患者によって表現される痛み" と定義され[1]，"background pain（背景の痛み）"，

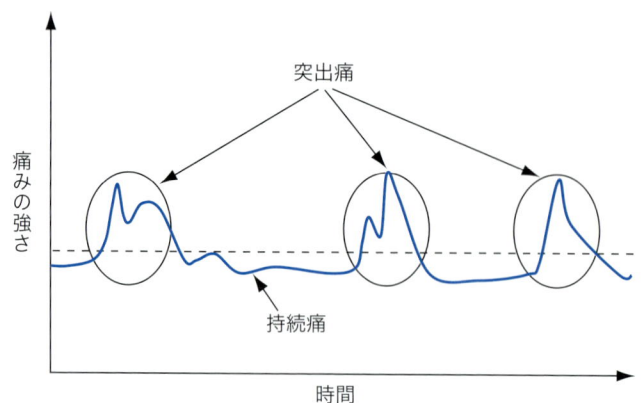

図1　持続痛と突出痛のイメージ

表1　突出痛の種類

|  |  | 体性痛 | 内臓痛 | 神経障害性痛 |
|---|---|---|---|---|
| ① 予測できる場合 | | 歩行,立位,座位保持などに伴う痛み(体動時痛) | 排便,排尿,嚥下などに伴う痛み | 姿勢の変化による神経圧迫,アロディニアなどの刺激に伴う痛み |
| ② 予測できない場合 | 痛みの誘引がある場合 | ミオクローヌス,咳など不随意な動きによる痛み | 消化管や膀胱の攣縮などに伴う痛み(疝痛など) | 咳,くしゃみなどに伴う痛み(脳脊髄圧の上昇や,不随意な動きによる神経の圧迫が誘引となって生じる) |
| | 痛みの誘引がない場合 | 特定できる誘引がなく生じる痛み | | |
| ③ 薬の切れ間際 | | 定期鎮痛薬の血中濃度の低下によって,定時鎮痛薬の投与前に出現する痛み | | |

文献1より引用

表2　突出痛の特徴

| 発現時間 | 通常,3分以内 |
|---|---|
| 持続時間 | 通常,30分程度 |
| 発生頻度 | 平均,1日4回 |
| 発現強度 | 通常,VAS>70mm |
| 予測可能な割合 | 50%程度 |

文献2より引用

表3　英国とアイルランドの緩和ケア協会の突出痛への勧告

1. 突出痛の世界共通の定義はなく,用語の混乱がある.
2. 持続痛がない患者における間欠的な痛みにも突出痛という　用語が使用されている.
3. オピオイド開始直後またはタイトレーション中は,持続痛が緩和されているとは言い難く,突出痛という言葉を使用すべきではない
4. オピオイドを開始していない患者に,突出痛という言葉を用いるべきではない.
5. 「持続痛が緩和されているにもかかわらず出現する,自発痛,または,予測可能あるいは不可能な要因による一過性の痛みの増強」が狭義の突出痛である.

文献3より引用

"baseline pain(基盤の痛み)"などと表現されることもある

## 3 突出痛

- 日本緩和医療学会の「がん疼痛の薬物療法に関するガイドライン2014版」では,突出痛を「持続痛の有無や程度,鎮痛薬治療の有無にかかわらず発生する一過性の痛みの増強」と定義し,①予測できる場合,②予測できない場合,③薬の切れ間際の痛みの3つの種類の突出痛が存在するとしている(表1)[1]
- 突出痛は,患者のQOLやADLを著しく低下させるため,正確な理解,的確な診断,適切な治療が必要となる

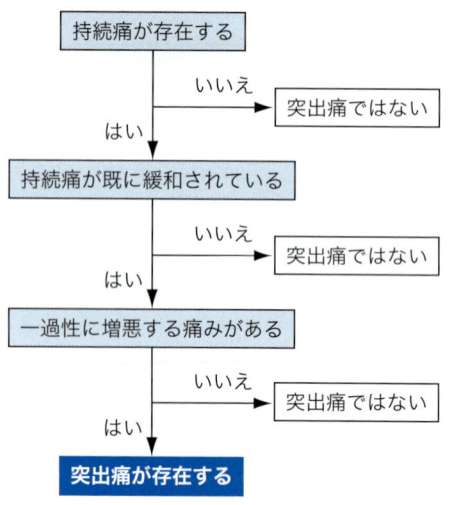

**図2　突出痛の診断方法**
文献3より引用

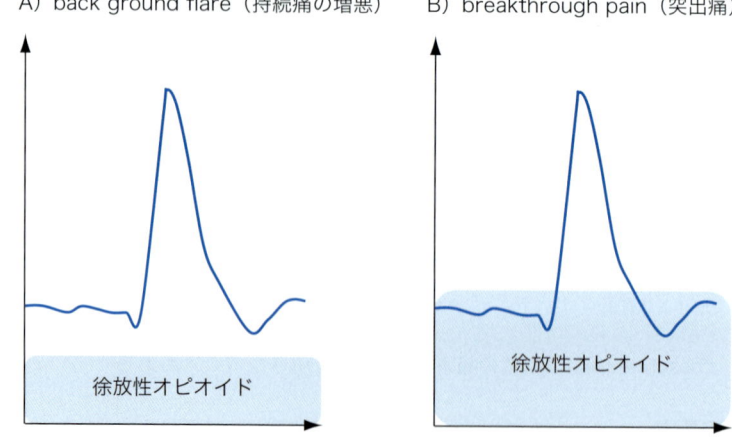

**図3　「持続性の増悪」と「突出痛」のイメージ**

## 4 狭義の突出痛

- 突出痛の病態を正確に理解するためには，表2 [2)] および表3 [3)] に示す突出痛の特徴を理解することが重要である
- それらのことを踏まえると，一部の「一過性の痛みの増強」は突出痛に含まれないことになる
- 狭義の突出痛は，「オピオイド鎮痛薬の投与により持続痛が緩和されている患者に

発生する一過性の痛み」と定義されるべきである

## 5 突出痛の診断

- 突出痛の治療にあたっては的確な診断を行い，適切な薬物治療を施さなければならない．図2に突出痛の診断の診断方法[3]を示す

## 6 background flare（持続痛の増悪）

- 図3に示すように，狭義の突出痛（図3A）に対して，持続痛の緩和が不十分な状態での一過性の痛みの増強はbackground flare（図3B）と呼ばれる

〈文　献〉
1) 日本緩和医療学会緩和医療ガイドライン作成委員会：「がん疼痛の薬物療法に関するガイドライン2014年版」，金原出版，2014
2) Portenoy et al：J Pain, 7：583-591, 2006
3) Davies AN, et al：Eur J Pain, 13：331-338, 2009

みの評価者は患者本人であると述べられている．しかし，痛みはしばしば多面的な要素を持ち，体の痛みだけではなく心の痛みや人生の苦悩などを「痛み」として表現せざるを得ない場合がある．そのような場合には，本人は表現者となれても必ずしも正しい評価者とはなり得ない．その評価は主治医だけではなく，すべての医療・介護スタッフとともに家族や友人も含めて患者を取り巻くすべての関係者が総合的に評価し，それを共有し，患者を支えることが重要である（**第1章§3-2**参照）．

> **Advice　鎮痛効果の判断の仕方**
>
> 鎮痛薬や鎮痛補助薬の効果を正しく評価するためには，十分な血中濃度が得られるまでに薬物が増量されていることが必要である．初期投与量だけで効果がないと判断され，何種類もの鎮痛補助薬が併用されている症例によく出会う．痛みが軽くなっているか？　眠気が生じるか？　いずれかまで増量しなければ，本来の鎮痛効果は判断できないのである．

〈文　献〉

1) Max Watson, et al：「Oxford Handbook of Palliative Care. 2nd edition」, pp218, Oxford University Press, 2009
2) 「がん疼痛の薬物療法に関するガイドライン2010年版」（日本緩和医療学会/編），pp14, 金原出版，2010

# 第1章 がん疼痛について

## §3 がん疼痛の評価法

# 2. 痛みの強さの評価

小杉寿文, 佐藤英俊

## POINT

◆ 簡便でスタッフが使い慣れた痛みの評価ツールを共有する
◆ 患者ごとの痛みの変化を評価するものである
◆ 評価ツールだけでなく, 顔の表情や睡眠, 食欲などを総合的に判断しなければならない

## 1 主観的な痛みの評価ツール

　本来, 主観的な痛みを客観的な指標で評価することは非常に困難である. しかし, 治療効果の判定や比較検討するためには, 何らかの評価尺度が必要である. 多くの痛みの評価ツールが開発されているが, 患者にわかりやすく, すべての医療スタッフが共有できることが重要である. 実際の臨床の現場で使用できるものとしては, NRS (numerical rating scale：数値的評価スケール), VAS (visual analogue scale：視覚的アナログスケール), VRS (verbal rating scale：口頭式評価スケール), フェイススケール[1] などが一般的である (図).

　**NRS**は痛みが全くない場合を0, 考えられる最悪の痛みを10とし, 11段階に分けた点数を聴取する. **VAS**は痛みのない左端の点を0 mm, 考えられる最悪の痛みを右端の点100 mmとして結んだ直線を提供し, その時点での痛みの点を直線上に示してもらい, 0からの距離を計測し点数化する. **VRS**は痛みの強さを表す言葉を5段階に並べて選択してもらう. **フェイススケール**は痛みの程度にあわせた笑顔から泣き顔を段階的に示して選択してもらう. 小児においても有用性が示されている.

## 2 客観的な痛み評価ツール

　これらの評価方法は主観的なものであり, 認知症患者など認知機能が大きく低下している患者には使用できない. そのような場合にも使用できる痛みの評価ツールに **Abbey Pain Scale**[2] がある. 日本での使用に対しては評価がなされていないが, 簡便な評価項目 (発語, 顔の表情, 態度, 行動の変化, 生理的変化, 身体変化) を0～3の4段階に点数化し, 合計点数で痛みの程度を4段階に分類するものである. 高齢化する日本において, 認知症のがん患者は増加することが予想されるため,

**図　痛み評価ツール**

NRS: 0 痛みなし ～ 5 中等度の痛み ～ 10 考えられる最悪の痛み

VAS: 0mm 痛みなし ～ 100mm 考えられる最悪の痛み

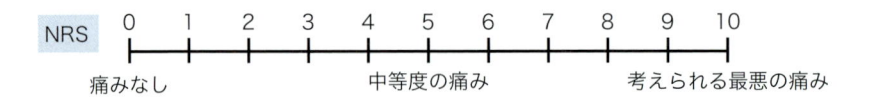

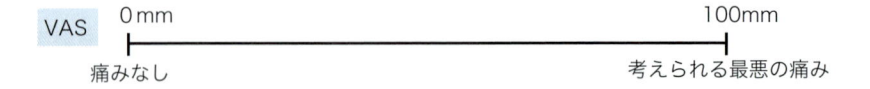

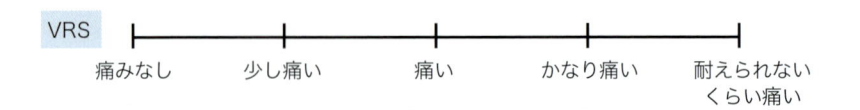

VRS: 痛みなし / 少し痛い / 痛い / かなり痛い / 耐えられないくらい痛い

フェイススケール: 0 ～ 5

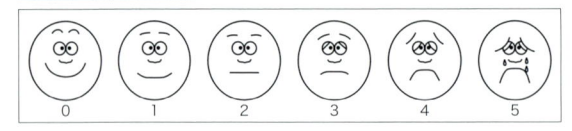

今後の評価に期待したい．

　いずれにしても，これらの評価ツールを用いるときは，治療の前後，または経過途中に繰り返し評価し続けることが重要である．痛みの感じ方はさまざまであるので，医療スタッフが見て楽しそうな患者のNRSが高く，逆に痛そうに見える患者のNRSが低いこともしばしば見受けられる．患者ごとの痛みの変化を評価することが重要である．また，これらの評価ツールは，あくまでも痛みの一面を表しているだけなので，患者のADL（日常生活動作）や顔の表情，食欲，睡眠などを総合的に判断する必要がある．

> **Pitfall　点数ばかりに気をとられないようにしよう**
>
> 多くの病院ではNRSを痛みの評価ツールとして用いている．ある患者さんの一言，「部屋にくる研修医の先生や看護師さん達は入れ替わり立ち替わり，人の顔を見たら，何点？何点？と点数ばかり聞く！」．点数も痛みの評価として必要ではあるが…．患者さんの表情や会話，体の動きによって得られる情報を大切にしたい．

〈文　献〉
1) Whaley L, et al：「Nursing care of infants and children. ed 3」, pp1070, 1987
2) Abbey J, et al：International Journal of Palliative Nursing, 10（1）：6-13, 2004

第2章 がん疼痛治療の基本

# 1. WHO方式がん疼痛治療法

下山直人

## POINT

- WHO方式は，痛みの専門家でなくても，専門施設でなくても，がんの痛みがとれる方法を意図している
- 5つのコンセプトに従って鎮痛薬を使用することが，オピオイド鎮痛薬の有用性を引き出すよりよい方法である（貼付製剤は除く）
- ラダーは痛みの強さに応じた鎮痛薬を使用する目安である

## ■はじめに

1986年にWHOがん疼痛治療指針[1]が発表され，モルヒネを中心としたがん性疼痛の治療法であるWHO方式がん疼痛治療法が日本にも普及しはじめた．その後にモルヒネに加え，強オピオイドとしてオキシコドン，フェンタニル製剤も使用可能となり，それらオピオイド鎮痛薬を基本としたWHO方式は，現在，がん疼痛治療のスタンダードとなっている．その方法が適切に行われれば，がん患者の約90％の痛みは癒され，がん末期に至っても75％以上の患者の痛みが癒されるとされている．WHO方式では，がん患者に対する鎮痛薬の投与法に関して，以下に示す5つの重要なコンセプトを呈示している．

①経口的に（by mouth）
②時刻を決めて規則正しく（by the clock）
③除痛ラダーにそって効力の順に（by the ladder）
④患者ごとの個別な量で（for the individual）
⑤その上で細かい配慮を（with attention to detail）

## 1 経口的に（by mouth）

経口投与は，鎮痛薬を投与するにおいて患者にとって最適な方法であるといわれており，コスト面でもよい方法とされている．経口製剤としては，速放製剤，徐放製剤が使用可能である．オピオイドを使用する目的は，がんの持続的な痛みをとるために徐放製剤によって，可能な限り安定した血中濃度を保つことであり（速放製

剤でも可能），突発痛に対しては速放製剤によって可及的に早く痛みを和らげることである．経口投与は基本であって，患者の状況に応じて，最適な投与経路を使うことが重要であり，そのためにはそれぞれの投与経路の利点，欠点を理解しておく必要がある．

## 2 時刻を決めて規則正しく（by the clock）

　　鎮痛薬の投与は，時刻を決めた一定の時間間隔で規則正しく使用すべきであり，その投与量は，患者の痛みの強さに応じた量とすべきである．この量は患者に楽になったと感じさせる量であり，この量を求めて鎮痛薬を少しずつ増量していく．続く次回の投与は，薬の効果が切れる前に行うべきである．それによって痛みが継続的に減弱した状態が維持される．徐放製剤は製剤に含まれるオピオイド量が固定されているため，痛みの初回治療にあたっては速放製剤によって微調整し，適正な投与量を探していくことが重要である（オピオイドタイトレーション）．

## 3 除痛ラダーにそって効力の順に（by the ladder）

　　WHO3段階除痛ラダーに従って，痛みの強さに応じた鎮痛薬を選択することが基本である．本項目の説明は他項に譲る．

## 4 患者ごとの個別な量で（for the individual）

　　オピオイド鎮痛薬には標準投与量というものはないと考えるべきであり，適切な投与量とは，その量でそれぞれの患者の痛みがほぼ消失する量である．強オピオイドには基本的に天井効果はなく，投与量は増量による鎮痛効果が認められる限り上限はないと考えてもよい．しかし，常にオピオイド投与による鎮痛効果を確かめることが重要である．また，オピオイド使用にあたっては，単独で使用するよりもNSAIDsと併用投与することで相加・相乗効果が得られるため，可能な限り併用することが重要なポイントである．オピオイドが効きにくい神経障害性疼痛[2]に対しては，鎮痛補助薬[3]（抗うつ薬，抗けいれん薬など）の併用も重要である．しかし，複数の鎮痛薬の併用はそれぞれがもっている副作用を増強しあう可能性があることも念頭におく必要がある．

## 5 その上で細かい配慮を（with attention to detail）

　　鎮痛薬の使用にあたっては，特にオピオイド鎮痛薬においては，副作用に対する対策が重要であり，事前にその副作用に関しての注意点・対策法についての詳細な説明が治療法の成否に関わる場合もある．

　　医療者は，患者に対して鎮痛薬・副作用対策薬の基本的な服用の仕方を含め，処方の内容を丁寧に記載して渡すことが理想である．現代では特に鎮痛薬に関しては

オピオイド鎮痛薬に限らず，患者に対して理解できる説明のうえでの了承（インフォームドコンセント）が重要これまで以上に重要になってくると考えられる．

〈文　献〉
1）「がんの痛みからの解放―WHO方式がん疼痛治療法」(武田文和/訳)，pp45，金原出版，1987
2）「臨床医のための痛みのメカニズム」(横田敏勝/著)，pp55，南江堂，1997
3）下山恵美, 他：産婦人科治療, 101（2）：157-161, 2010

第2章 がん疼痛治療の基本

# 2. WHO方式3段階除痛ラダー

下山直人

## POINT

- 鎮痛薬は弱い順に使用していくのではなく，強さに応じた鎮痛薬をはじめから使用する
- 非オピオイド鎮痛薬は，可能な限りオピオイド鎮痛薬と併用していく
- 鎮痛補助薬は，オピオイド鎮痛薬の反応性を十分に確かめた後に検討する

## ■はじめに

　WHOがん疼痛治療法の基本の1つが，3段階除痛ラダー[1]であり，痛みの強さに応じて鎮痛薬を選んでいく際の基本となっている（図）．分類は以下の3つである．

① 第1段階：非オピオイド鎮痛薬
② 第2段階：弱オピオイド鎮痛薬
③ 第3段階：強オピオイド鎮痛薬

　痛みの強さの目安としては，11段階のNRS（Numerical Rating Scale）を元にした基準に当てはめると理解しやすい．無痛はNRS0/10とし，NRS10/10を考えられうる最大の痛みとして，軽度の痛み（mild pain）はNRS 1〜3/10，中等度の痛み（moderate pain）はNRS 4〜6/10，強度の痛み（severe pain）はNRS 7〜10/10とすると理解しやすい．この目安は侵害受容性の痛みに関するものであり，オピオイド鎮痛薬の適応をラダーに即して考えるうえで重要である．

## 1 第1段階：非オピオイド鎮痛薬

　軽度の痛みに対する非オピオイド鎮痛薬にはアセトアミノフェンとNSAIDsがある．
　NSAIDsは頓服で用いられることが多かったが，時間を決めて定期的に投与することが，その薬剤の有効性を比較検討するうえで重要である．

## 2 第2段階：弱オピオイド鎮痛薬

　軽度から中等度の痛み治療オピオイド鎮痛薬として，日本ではコデイリン酸塩として使用されるコデインが中心となっている．鎮痛薬として使用される10倍散は麻

```
                    ┌─────────────────┐
                    │ 強オピオイド鎮痛薬 │
                    │ ±非オピオイド鎮痛薬│
                    │ ±鎮痛補助薬      │
          ┌─────────────┤                │
          │弱オピオイド鎮痛薬│    step 3   │
          │±非オピオイド鎮痛薬│
          │±鎮痛補助薬      │
┌─────────┤               │
│非オピオイド鎮痛薬│ step 2  │
│±鎮痛補助薬     │
│               │
│    step 1     │
```

**図　WHO方式3段階除痛ラダー（WHO方式がん疼痛治療法）**
文献1より引用

薬指定になっている．最近トラマドール塩酸塩が発売され，弱オピオイドとしての選択肢が増えたことになる．いずれの薬剤も徐放製剤がなく，コデインは1日に4～6回，トラマドール塩酸塩は1日に4回の定時投与を行い，レスキューとしては1回量を疼痛時に投与することで，タイトレーションを行う．鎮痛効果の増強として考えると，弱オピオイド間のオピオイドスイッチングを考えるより，強オピオイドへのスイッチング[2]を検討すべきである．

## 3 第3段階：強オピオイド鎮痛薬

　中等度から強度のがんの痛みに対して使用される薬剤は，モルヒネ塩酸塩，オキシコドン塩酸塩水和物，フェンタニルクエン酸塩が日本では使用可能である．強オピオイドのなかで，モルヒネ製剤は徐放製剤がすでに数多く発売されているが，基本は持続する疼痛に対して徐放製剤，それに付随して起こる突発痛に対して速放製剤を使用することである．速放製剤のレスキューに反応する痛みの場合，痛みの頻度が高まった場合にはそれをもとにして徐放製剤を増量することが一般的である．速放製剤に反応しにくい痛みは，神経障害性疼痛である可能性を考え，鎮痛補助薬の適応を検討する必要がある．メサドンも使用可能となったがe-learningを受講した医師のみが使用できる．本章での説明ははぶく．

> **Pitfall** 強オピオイド使用の躊躇は患者を苦しめる
>
> WHO方式3段階除痛ラダーにそってがんの痛みを治療する場合に注意しなければならない点は，患者の痛みの強さに見合った鎮痛薬を最初から適応させることである．強度の痛みに対して，軽度の鎮痛薬から順番に開始したのでは，患者にとってはつらいということを知るべきである．がんの痛みは経時的に増強していくことも多いが，強度の痛みを訴える患者が突然，痛みの外来に紹介されることもある．その場合には，躊躇せず，はじめから速放性の経口，もしくは非経口強オピオイド鎮痛薬などを用いることにより，患者の痛みを癒すことを目的とすると同時に，その反応性をみることがポイントである．

〈文 献〉
1）「トワイクロス先生のがん患者の症状マネジメント」（武田文和/監），pp29, 医学書院，2010
2）下山直人，他：がん患者と対症療法，14（2）：35-40, 2003

第2章 がん疼痛治療の基本

# 3. 鎮痛薬の作用機序

下山直人

## POINT

- 鎮痛薬を使用する場合には，その痛みの成因を検討し，鎮痛薬の効果発現が早く，確実なものを選択する
- 薬剤の組み合わせは鎮痛効果の増強をもたらすことが多いが，副作用の増加も起こりうることを念頭におく
- 鎮痛補助薬の組み合わせは作用機序が同じものを併用するよりも，作用機序が異なるものを併用する方が使用しやすい

## ■はじめに

　がんの痛みをもつ患者に対して鎮痛薬を使用する場合，その作用機序を可能な限り理解して使用することが重要である．がんの痛みはさまざまな機序で発生するため，それぞれの患者の痛みの要因に基づいて，鎮痛効果ができるだけ早く，そして最大限に発揮できる薬剤を選択し使用することが重要だからである．本稿ではWHO方式3段階除痛ラダーの鎮痛薬の分類に則って，鎮痛薬の作用機序をそれぞれの特徴を含め解説する．

## 1 非オピオイド鎮痛薬

### 1）非ステロイド性消炎鎮痛薬（NSAIDs）

　NSAIDsは，患者の痛みの原因となる組織構成性プロスタグランジン（PGs）と組織の炎症に伴って誘導されるプロスタグランジン（iPGs）の産生を，アラキドン酸カスケードを構成する酵素であるシクロオキシゲナーゼ（COX1,2）を抑制することによって阻害する．作用機序は，末梢性および中枢性の作用によって炎症を軽減し，炎症性痛覚過敏作用を予防することである[1]．

### 2）アセトアミノフェン

　NSAIDsと異なり，中枢性の鎮痛効果が主であると考えられている．また，解熱効果はあるが末梢性の抗炎症作用がないことが特徴である．中枢神経系におけるCOXの抑制によって，PGsの産生を減少させ鎮痛効果を発現させる．

## 2 弱オピオイド鎮痛薬

### 1）コデイン

コデインは体内でCYP2D6によってモルヒネに代謝され，そのモルヒネ量に見合った鎮痛作用をあらわす．よって，CYP2D6の代謝不全（白人の約5～10％）をもつがん患者に対しては鎮痛効果がほとんどないといわれている．

### 2）トラマドール

合成非麻薬性鎮痛薬であり，$\mu$受容体作動薬を主体とする弱オピオイドとしての作用と，いわゆる鎮痛補助薬的な作用を併せもつ薬剤である．後者は，神経末端からのセロトニン放出の増強，シナプスでの節前線維からのノルアドレナリンとセロトニンの再取り込み抑制を起こし，結果的に下行性抑制系を増強することによって，オピオイドの鎮痛効果を高めている薬剤である．

## 3 強オピオイド鎮痛薬

日本で使用できる強オピオイドは，モルヒネ，オキシコドン，フェンタニルであり，それぞれ投与経路により生物学的利用率（bioavailability）は異なるものの，体内のオピオイド受容体に結合し鎮痛効果をあらわすとされている．$\mu$，$\delta$，$\kappa$オピオイド受容体が主として鎮痛に関わるが[2]，現状で使用されている強オピオイドは$\mu$受容体が中心となっていると考えられている．痛みの原因としては，侵害刺激が一次求心性線維であるA$\delta$やC線維を活性化し，それが脊髄後角でシナプスを経由して痛覚情報を中枢に伝達している．オピオイド鎮痛薬はシナプス前，後両方に作用し，この痛覚伝達系を遮断し，鎮痛作用を発現する．脊髄はその作用点の1つであると考えられる．また，中脳水道周囲灰白質，延髄の巨大細胞網様核や大縫線核にオピオイド鎮痛薬を微量注入すると鎮痛作用が発現し，これらの脳の部位も作用点であると考えられている．この機序として，中脳から脊髄後角に下行する下行性抑制系の存在が明らかとなり，脊髄への痛みの伝達抑制が鎮痛効果としてあらわれていると考えられる．また，オピオイド鎮痛薬は，中枢神経系だけでなく，末梢神経系にもその作用点を有していると考えられている（末梢性オピオイド受容体[3]）．

## 4 鎮痛補助薬

神経障害性の痛みに対する鎮痛補助薬としては，プレガバリン以外は臨床試験で有効性が確認されていないが，抗うつ薬，抗けいれん薬，抗不整脈薬，NMDA受容体拮抗薬などが臨床的に使用されている[4]．その機序として，抗うつ薬は下行性抑制系の関与，抗痙攣薬，抗不整脈薬はNaチャンネルをブロック，GABA受容体関連薬はカルシウムチャンネル（$\alpha 2\delta$）をブロックすることが知られており，NMDA

受容体拮抗薬は神経障害性の痛みの発生に関与する受容体をブロックすることにより，神経障害性の痛みを和らげる可能性が示唆されている．

〈文　献〉
1）細川豊史：薬局，163（6）：35-39, 2012
2）有田英子：「癌性疼痛」（花岡一雄/編），pp60-74, 克誠堂出版, 2011
3）「トワイクロス先生のがん患者の症状マネジメント」（武田文和/監），pp44, 医学書院, 2010
4）下山恵美，他：臨床緩和医療薬学：78-92, 2008

第2章 がん疼痛治療の基本

# 4. 非オピオイドの使い分け

阿部泰之

## POINT
- がん疼痛治療で使用される非オピオイドには以下の薬剤がある
- アセトアミノフェン，非ステロイド性消炎鎮痛薬（NSAIDs），鎮痛補助薬

## 1 がん疼痛に対する非オピオイドの位置づけ

　これらはWHO方式3段階除痛ラダーの第一段階に含まれる薬剤であり，オピオイドに先行して使用されることが多い．WHO方式がん疼痛治療法は科学的な検証が十分行われたガイドラインではなく，アセトアミノフェンやNSAIDsのがん性疼痛に対する有用性はいまだ議論のあるところである[1]．しかしながら，臨床的な使用の積み上げは十分であり，単独での鎮痛効果に加えて，オピオイドとの併用によりオピオイドの使用量を減じ，オピオイドに関連した副作用を軽減させる効果も期待される薬剤である．

> **MEMO　鎮痛補助薬の定義**
> 鎮痛補助薬は非オピオイド鎮痛薬には含めずに記載されることも多いが，ここでは広く「オピオイド以外の鎮痛に使用される薬剤」として論じる．

## 2 評価が重要！

　非オピオイドを使い分けるために必須であるのは，**十分な評価**である．ある非オピオイドがほかの非オピオイドと比較して鎮痛効果や副作用において優れていることを示す十分な根拠はない[2]．痛みの強さ，痛みの種類，また患者の全身状態や合併症を評価し，個々の患者に適した非オピオイドを選択していくことが除痛率を上げると考えられる．

## 3 痛みの強さによる使い分け

　アセトアミノフェンの作用機序は現在でも完全に解明はされていないが，臨床的には軽度のがん疼痛への有効性が認められている[3]．しかし，中等度から強度の痛

み，および強度の痛みに対してオピオイドとの併用による効果は限られている[4]．

NSAIDsはアセトアミノフェン同様，がん疼痛に対して**単独使用での効果**が認められている[3]．オピオイドとの併用に関しては鎮痛効果とともに，併用によるオピオイドの減量効果が認められている[5]．NSAIDsの鎮痛効果は比較が困難であるが，一般的にはインドメタシンやジクロフェナク，ロキソプロフェンなどが鎮痛効果が強いといわれている．

軽度のがん疼痛に対してはアセトアミノフェンやNSAIDsの効果が期待されるため，WHO方式3段階除痛ラダーの通り，第一選択としての使用が推奨される．中等度以上の痛みの場合，オピオイドとの併用薬としてはNSAIDsが優先的に選択されるべきである．

## 4 痛みの種類による使い分け

痛みの性質と有効な薬剤の関連性は十分判明していない．しかし，**内臓痛，体性痛，神経障害性疼痛の区別**は薬剤を使い分けるうえで，必須の評価である．内臓痛にはオピオイドがよく効くことが知られている．体性痛でもより特殊な状況，例えば骨痛や炎症性病変に伴う痛みに対してはNSAIDsが有用であることが多くの臨床研究で示されている．抗炎症作用をもたないアセトアミノフェンは，炎症性病変の痛みについては優先度が下がる．

神経障害性の痛みが明らかな場合には，抗痙攣薬，抗うつ薬などの**鎮痛補助薬**を，場合によってはオピオイドに先行して使用することが推奨される[6]．がん患者における神経障害性疼痛に対する鎮痛補助薬の使い分けについて確立された指針はない．帯状疱疹後神経痛などの別の疾患に対する試験で得られたNNT（number needed to treat）とNNH（number needed to harm）のバランスで薬剤を選択しているのが現状である．

> **MEMO　NNTとNNH**
> NNT：1名の効果を得るために何名に同薬を用いなければいけないかを示す指標
> NNH：何名の患者に同薬を用いると1名の有害症例が出現するかを示す指標

## 5 副作用のプロファイルによる使い分け

鎮痛効果の違いは十分判明していないため，非オピオイドは**副作用のプロファイル**によって使い分けられるべきである．

アセトアミノフェンはNSAIDsと比較して腎機能障害，消化管障害，血小板機能障害が少ないため，これらの障害でNSAIDsが使用しにくい場合や，高齢者に用いることができる．本邦においてもアセトアミノフェンの最高使用量が4 g/日まで引

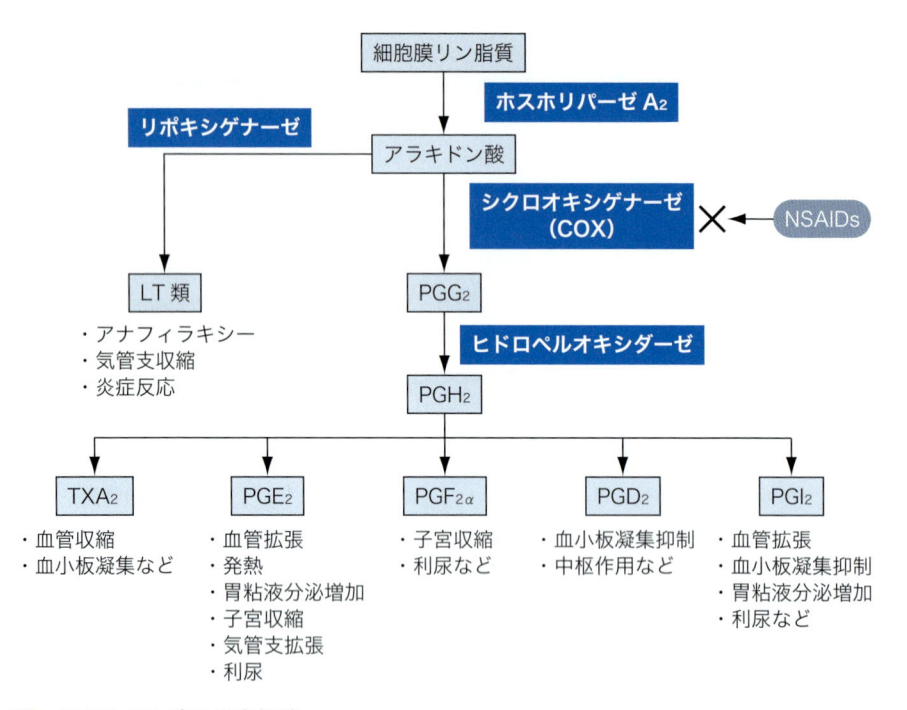

```
                    細胞膜リン脂質
                         │ ホスホリパーゼA₂
      リポキシゲナーゼ   │
           ┌──────── アラキドン酸
           │             │
           │         シクロオキシゲナーゼ ×──NSAIDs
           │            (COX)
           ▼             │
         LT類          PGG₂
       ・アナフィラキシー    │ ヒドロペルオキシダーゼ
       ・気管支収縮       │
       ・炎症反応        PGH₂
                         │
      ┌──────┬──────┬──────┬──────┐
     TXA₂   PGE₂   PGF₂ₐ  PGD₂   PGI₂
```

・血管収縮　　・血管拡張　　・子宮収縮　　・血小板凝集抑制　・血管拡張
・血小板凝集など ・発熱　　　・利尿など　　・中枢作用など　　・血小板凝集抑制
　　　　　　　・胃粘液分泌増加　　　　　　　　　　　　　　　・胃粘液分泌増加
　　　　　　　・子宮収縮　　　　　　　　　　　　　　　　　　・利尿など
　　　　　　　・気管支拡張
　　　　　　　・利尿

**図　アラキドン酸の代謝経路**
PG：プロスタグランジン，TX：トロンボキサン，LT：ロイコトリエン
文献2より引用

き上げられたが，高用量では肝障害に注意が必要である．アルコール常用者は肝障害のリスクが高いため2 g/日程度に抑えることが推奨される．

　NSAIDsは最も頻用される鎮痛剤である．炎症局所のプロスタグランジン（PG）の産生を阻害し，抗炎症，鎮痛作用を発揮する．アラキドン酸代謝経路におけるシクロオキシゲナーゼ（COX）の阻害が主な機序である（図）．PG産生阻害によるさまざまな副作用があり，留意が必要である（表）．

　NSAIDsの使い分けとして，まずはCOX-2選択性の違いを考慮する．セレコキシブなど（本邦ではセレコキシブのみ）のCOX-2選択性の高い薬剤は，ほかのNSAIDsと比較して消化管障害のリスクが低いため，同リスクが高い患者にNSAIDsを使用する場合には，**COX-2選択性阻害薬**を選択すべきである[7]．

　COX-2選択性と心血管系障害のリスクには関連がないと考えられる．ナプロキセンに限っては同障害のリスクを上げないとされており[7]，ハイリスク症例についてはナプロキセンを選ぶべきかもしれない．

表　NSAIDsに共通する一般的な副作用

| 部位等 | 症　状 | 考えられる機序の一部 備考 |
|---|---|---|
| 胃　腸 | 腹痛,悪心,食欲不振,胃びらん・潰瘍,胃腸管出血,穿孔,下痢 | 胃粘膜上皮細胞でのCOX-1の阻害によるPGI$_2$,PGE$_2$などの減少 |
| 腎　臓 | 水・電解質貯留,高K血症,浮腫,間質性腎炎,ネフローゼ症候群 | 腎におけるCOXの阻害によるPG減少に伴う腎血流量と糸球体濾過速度の減少 |
| 肝　臓 | 肝機能検査値異常,肝不全 | ジクロフェナク,スリンダグなど特に注意 |
| 血小板 | 血小板活性化阻害,出血の危険増加 | 血小板でのCOX-1の阻害によるTXA2の減少に伴う血小板凝集能の低下 |
| 子宮(妊娠時) | 妊娠期間の延長,分娩阻害 | COXの阻害に伴うPGE$_2$,PGF$_{2α}$の減少 妊娠後期では,NSAIDs禁忌 |
| 血　管 | 胎児の動脈管閉鎖 | COXの阻害に伴うPGの減少 |
| 不耐(過敏)症 | 血管(運動)神経性鼻炎,血管浮腫,喘息,蕁麻疹,気管支喘息,潮紅,低血圧,ショック | COXの阻害に伴うLT類の合成増加 |
| 中枢神経系 | 頭痛,めまい,錯乱,抑うつ,痙攣の閾値低下 | 痙攣の閾値低下;脳内でのGABAの受容体結合阻害 |
| 皮膚・粘膜 | 皮膚,光過敏症(特にフェニルプロピオン酸系),皮膚粘膜眼症候群,中毒性表皮壊死症 | 光毒性 免疫・アレルギー的反応など |

文献2より引用

　ほとんどのNSAIDsが血小板機能を障害し，出血傾向を増強するリスクをもっている．しかし，COX-2選択性の高い薬剤は血小板機能障害をきたしづらい（血小板では主にCOX-1が発現しているため）．血小板低下がある患者などへの使用に際しては，COX-2選択性の高い薬剤が第一選択となる．

　NSAIDsは血中半減期（T 1/2）にも違いがある．メフェナム酸やフルルビプロフェン，ジクロフェナクなどは半減期が短い薬剤である．ナプロキセンやエトドラクなどは中間的，メロキシカムなどは半減期が長い．半減期が長い薬剤ほど肝・腎機能を低下させやすいことが知られており，**高齢者**や**腎機能障害**のある患者では注意を要する．

〈文　献〉
1) Mercadante S & Giarratano A：Crit Rev Oncol Hematol, 87：140-145, 2013
2) 「がん疼痛の薬物療法に関するガイドライン 2010年版」（日本緩和医療学会/編）, pp108-109, 金原出版, 2010
3) McNicol E, et al：Cochrane Database Syst Rev, CD005180, 2005
4) Eisenberg E, et al：J Clin Oncol, 12：2756-2765, 1994
5) Nabal M, et al：Palliat Med, 26：305-312, 2012
6) Jongen JL, et al：J Pain Symptom Manage, 46：581-590, 2013
7) Bhala N, et al：Lancet, 31：769-779, 2013

# 5. 弱オピオイドの開始時期

生駒美穂

## POINT
- 非オピオイド鎮痛薬では鎮痛が不十分なときや副作用が問題になるときは，弱オピオイドの使用を考える
- 「弱オピオイド」は，「軽度から中等度の疼痛に対するオピオイド」という言い方におき換えられる
- がん疼痛に対して使われる弱オピオイドはコデインとトラマドールである
- 痛みの程度によっては，必ずしも弱オピオイドから始めなくてもよい
- ブプレノルフィンやペンタゾシンはがん疼痛治療では出番が少ない弱オピオイドである

## 1 オピオイドを始めるとき

　WHO方式がん疼痛治療法によると，患者ががんによる痛みを訴えたらまず使うべきはWHO方式3段階除痛ラダーの第1段階の薬，つまりNSAIDsとアセトアミノフェンなどの非オピオイド鎮痛薬である．さらに痛みの性状に合わせて鎮痛補助薬をうまく組み合わせて使う．しかし非オピオイド鎮痛薬の投与量には上限がある．これを上限まで使ってもコントロールできない痛みがある場合や，副作用のために十分使えないときには，第2段階として「軽度から中等度の疼痛に対するオピオイド」の使用を考える．その際，それまで使ってきた非オピオイド鎮痛薬や鎮痛補助薬を必ずしも中止する必要はない．がん疼痛に対する治療における重要なコンセプトは，疼痛の強さによって効力の異なる鎮痛薬を使い分けること，そして作用機序の異なる鎮痛薬（非オピオイド，オピオイド，鎮痛補助薬）を併用することでマルチモーダル（多様式）な鎮痛を得ることである．

## 2 弱オピオイドとは？

　オピオイドを強オピオイドと弱オピオイドに分ける方法は一般的であるが，実はその区別はあまり明確でなく，ある意味で便宜上の分類である．薬理学的な相違は反映されていないと言える．WHO方式がん疼痛治療法の初版（1986年）には第2段階には弱オピオイド，そして第3段階には強オピオイドという用語が使用されて

いる．第2版（'90年）以降，第2段階には「軽度から中等度の疼痛に対するオピオイド」，第3段階には「中等度から重度の疼痛に対するオピオイド」という言葉におき変えられた．これは世界中に理解を広める目的で，実際の使い方に即した用語でオピオイドを分類したためである．

## 3 がん疼痛治療で使われる弱オピオイド

コデインとトラマドールが，がん疼痛に対して使われる弱オピオイド，つまり「軽度から中等度の疼痛に対するオピオイド」である．

弱オピオイドの共通点は鎮痛効果に有効限界（天井効果）があることである．有効限界とは，ある一定以上投与量を増やすとそれ以上増やしても鎮痛効果が期待できなくなることといわれている．しかし実際は，嘔気嘔吐などの有害作用が鎮痛効果を上回ってしまうため，有効限界量は恣意的に決められることも多い．

## 4 必ずしも弱オピオイドから始めなくてもよい

第1段階の非オピオイド鎮痛薬で対応できない痛みに対しては，第2段階をとばして，強オピオイドを少量から使用することも可能である．日本でも2003年より低用量の経口オキシコドン製剤が使えるようになり，最近ではこれを第2段階として使用することも多い．このようなことから薬理学的には第2段階の必要性はないともいえる．しかし，世界的には強オピオイドの使用制限が強い国もあり，現実的な必要性は続いている．強オピオイドを第2段階として使う場合は有害事象を防ぐために低用量から慎重に開始することが重要である．

また実際の臨床では，例えば突然の強い痛みで緊急入院なったようなとき，非オピオイド鎮痛薬を使用する段階を踏まずに，弱オピオイドおよび強オピオイドをいきなり使用することもある．痛みの程度によっては，きちんとした管理のもと効力の強い薬を効果的に使ってもよいということである．

## 5 緩和医療では出番が少ない弱オピオイド

一方で，ブプレノルフィンやペンタゾシンなどの部分作動薬や麻薬拮抗性鎮痛薬も弱オピオイドと呼ばれる（WHOではブプレノルフィンを弱オピオイドとしていたが1996年から強オピオイドに分類している）．ペンタゾシンはκ受容体には作動薬として働き，μ受容体に対しては拮抗薬もしくは部分作動薬として作用する．有効限界があること，強オピオイド使用時に高用量を併用すると作用が減弱する可能性があること，さらに異常な精神症状（幻覚，抑うつ，悪夢など）の原因となることから，WHO方式では推奨されていない．ブプレノルフィンも部分作動薬として働くため高用量では相対的に効力が低下するといわれている．安全かつ効率よく使用できるオピオイドが種類多く発売されている現在は出番が少なくなっている．

第2章 がん疼痛治療の基本

# 6. 弱オピオイドと強オピオイドの使い分け

生駒美穂

### POINT
- 低用量の強オピオイドが使用できる近年，弱オピオイドの出番はあるのか？
- がん治療によって軽減する可能性がある痛みには弱オピオイドだけで対処できる可能性がある
- がん患者の非がん性の痛みには弱オピオイドが使いやすい
- 患者がオピオイドに抵抗を示す場合にも麻薬指定を受けていないトラマドール，鎮咳薬のコデインは始めやすい
- 神経障害性疼痛の要素が強いときには，トラマドールの特性に期待してみる

## 1 弱オピオイドの出番は？

　コデインやトラマドールなどの弱オピオイドの使用が勧められているのはWHO方式がん疼痛治療法における第2段階の「軽度から中等度の強さの痛み」に対してである．しかし近年，この代替薬として強オピオイドである低用量オキシコドンが使えるようになっている．弱オピオイドは有効限界があるのに対し，強オピオイドでは痛みの程度に応じて十分に増量できる強みがある．例えば進行がんの場合，痛みの増強を見越して最初から低用量オキシコドンから開始することも最近では多くなってきた．ではどういう場面で弱オピオイドは出番があるのか．コデインやトラマドールはどのように使うと有効性が発揮できるのか．

## 2 オピオイドを中止できる可能性がある場合

　がんの痛みが出てくる時期は患者それぞれによって異なり，初診時から痛みがある場合や抗がん治療中という場合も少なくない．手術療法を行う前からの痛みや，化学療法，放射線治療を行っている間に出現する痛みもある．このような場合，治療によって腫瘍が縮小し症状が軽減する可能性がある．また化学療法や放射線治療の有害事象としての痛みもあり，この場合は治療が終了すれば痛みは軽減することがある．治療によって軽減する可能性がある場合は，弱オピオイドだけで対処できる可能性がある．

## 3 非がん疼痛の場合

　がん患者がもつ痛みは，決してがんの痛みだけではない．がん自体に起因する痛みのほかにがんとは直接関係のない痛みが存在することがある．例えば，もともとある変形性関節症の悪化，免疫低下による帯状疱疹の発症なども含まれる．それらの疾患に対して急性期の治療を行ったあとの痛みにはオピオイドが適応となる場合がある．この場合は必ずしも強オピオイドが第1選択とはならない．日本ではコデインやトラマドールは慢性痛に対する適応をもつ製剤があるため使用できる．

## 4 患者や家族がオピオイドの使用に抵抗を示す場合

　オピオイドを使用する際に，患者や家族はさまざまな不安や恐怖をもつといわれている．たとえば「死期が近いのではないか」「中毒になるのではないか」「副作用が怖い」などである．このような懸念に対しては，誤解を正したうえで，真実を受容する苦悩があることも認識し，時間をかけて説明する必要がある．トラマドールは国内では，麻薬指定とされていないので麻薬処方箋は不要である．そのため患者がオピオイドの使用に対して抵抗を示す場合，トラマドールを使用することで心理的負担を軽減できることがある．またコデインは総合感冒薬に鎮咳薬として含まれていることもあり，身近な薬として説明することも可能である．しかし注意すべきは，弱オピオイドだからといって副作用が弱くて安全性が高いということもなく，基本的には強オピオイドを使用するときと同じ配慮が必要だということである．

## 5 特性を生かす場合

　トラマドールはほかのオピオイドと異なり，オピオイド受容体を介する作用のほかに，セロトニン・ノルアドレナリン再取り込み阻害薬(SNRI)があり，下行性抑制系の賦活作用も期待できる．また実験レベルではナトリウムチャネル阻害作用もあるとされている．このような作用機序の特徴からすると，まだ臨床的なエビデンスには乏しいが，トラマールは神経障害性疼痛の治療薬としても期待できる．がん疼痛はさまざまな要因が絡み合っていることが多いが，そのなかでも神経障害性疼痛の要素が大きいときには，選択するとよいかもしれない．

## 6 そのほか，こんなときに

　医療施設によっては管理上の面から，オピオイドのレスキューを入院中は手元におけず，患者が使用を遠慮してしまう場合もある．その点，トラマドールは麻薬指定されていないため自己管理もしやすく，在宅時と同様に使用できる．

　またトラマドールはほかのオピオイドより安価であり，経済的負担を気にして鎮痛薬を控えてしまう患者にも処方しやすい．

第2章 がん疼痛治療の基本

# 7. 強オピオイドの開始時期

生駒美穂

### POINT

- 弱オピオイドで十分鎮痛が得られないときは，有効限界がない強オピオイドを使用する
- コデイン，トラマドールはその代謝酵素活性低下のため全く薬効が得られない人がいる
- コデイン使用中に腎機能が低下した場合，比較的安全なファンタニルやオキシコドンに切り替える
- 内服回数をなるべく減らしたいとき，強オピオイドの徐放性製剤，坐剤，注射剤に切り替える
- 強オピオイドを使用すべきどうかは，その必要性と期待される鎮痛効果によって決められる

## 1 弱オピオイドから切り替えて使用する

　強オピオイドはWHO方式がん疼痛治療法第3段階の「中等度から重度の疼痛に対するオピオイド」として使用される．強オピオイドは弱オピオイドと異なり，増量していくことでそれに応じた鎮痛効果が得られる，つまり「有効限界がない」鎮痛薬である．また弱オピオイドは保険診療上でも上限が決められているが，強オピオイドは日常診療上，上限について気にかけることは少ない．弱オピオイドを上限まで増量しても十分効果が得られないようなとき，鎮痛効果より副作用ばかり目立つようなとき，強オピオイドの使用を考慮すべきである．その際，非オピオイド鎮痛薬や鎮痛補助薬の使用についても十分検討されていることが望ましい．

## 2 コデインとトラマールが効きにくい場合

　弱オピオイドのコデインは肝臓の薬物代謝酵素CYP2D6によってモルヒネへ代謝され，モルヒネと同様の作用を示す．またトラマドールもCYP2D6またはCYP3A4によって，よりオピオイド受容体親和性が高いM1（活性代謝物モノ-O-脱メチル体）に代謝される．白人の約3.2〜10％，日本人の約0.7％はCYP2D6活性がもともと低下しており（代謝不良者），コデインやトラマドールを増量しても薬効が得ら

れないことがある．このような場合は，強オピオイドに変更したほうがよい．

## ❸ コデイン使用中に腎機能が低下した場合

　コデインはモルヒネに代謝されて鎮痛効果が現れるため，腎機能低下時にはモルヒネと同様，使用に際して注意を要する．モルヒネの代謝産物であるM6G（モルヒネ-6-グルクニド）は腎排泄であるため，排泄されず蓄積するとせん妄・傾眠・悪心などの副作用が問題となることがある．その場合，腎機能低下時でも比較的安全に使用できるフェンタニルに変更したり，オキシコドンを注意深く使った方がよい場合もある．

## ❹ 剤形を選びたい場合

　コデインやトラマドールの内服薬は短時間作用性であり，1日に3～4回の定期投与によって安定した鎮痛を得るか，突出痛に対してレスキューとして使用するのが基本である．従って，なるべく内服回数を減らしたい場合には徐放性強オピオイドに切り替えた方がよい場合がある．また眠前に内服した弱オピオイドの薬効が夜中に切れて痛みが強くなるような場合も，徐放性強オピオイドの出番である．そして全く内服できなくなったら強オピオイドの坐剤や注射剤に変更した方がよい．

## ❺ 弱オピオイドからの切り替えでなくても使用できる

　低用量のオキシコドン経口薬などであれば，強オピオイドをWHO方式3段階除痛ラダーの2段階としても使用することが可能である．その一方，急に強い痛みが出現して緊急入院になったような場合は，第1，第2段階を踏まずに強オピオイドをいきなり使用することもある．強オピオイドを使用すべきどうかは，罹患期間や生命予後によって決めるのではなく，その必要性と期待される鎮痛効果によって決められる．

第2章 がん疼痛治療の基本

# 8. 強オピオイドの使い分け

生駒美穂

## POINT
- さまざまな剤形の，数種類のオピオイドが使えるようになって選択の幅が広がった
- 強オピオイドの導入剤としては低用量オキシコドンが使いやすい
- 内服が可能かどうかで，経口薬，注射剤，貼付薬，（場合によっては坐剤）を使い分ける
- 副作用として消化器症状が強いときはフェンタニルを選択，腎不全時はモルヒネを避ける
- 呼吸困難を併発する場合はモルヒネを使用する
- 神経障害性疼痛の要素が強い痛みの場合，オキシコドンの効果が期待される

## 1 オピオイドの種類

　現在，日本で使用されている主な強オピオイドはモルヒネ，オキシコドン，フェンタニルである．2013年にはメサドンも発売され，コントロールできない強い痛みに対して，ほかのオピオイドから切り替えて使えるようになった．さらに近いうちに日本でもタペンタドールが発売される予定であり，さらに選択の幅が広がる．使える剤形もさまざまで，経口薬（速放製剤，徐放製剤），口腔粘膜吸収製剤，坐剤，貼付薬，注射剤がある．個々の患者にどのオピオイドを選択するか迷うこともあると思う．そこでいくつかポイントを述べる．

## 2 強オピオイドの導入薬としては？

　オキシコドンは低用量の徐放製剤と速放製剤があるため強オピオイドの経口薬の導入としては出番が多くなっている．WHO方式3段階除痛ラダーの第2段階として「軽度から中等度の痛み」に対して使用しやすい．オキシコドンは注射薬もあり，内服困難になっても静脈・皮下投与に変更して同一薬剤を続けられる．
　フェンタニルは皮膚や粘膜から吸収されやすい性質をもつ．貼付薬，口腔粘膜吸収製剤のどちらもオピオイドを使用していない患者にいきなり使用することは推奨されておらず，ほかのオピオイドから切り替えて使用することになっている．これは過量投与になっても貼りっぱなしになる危険性があるためだが，実際的には，ほ

かに手段がない場合やきちんとした管理下にある場合は使用されることもあるだろう（保険適応外であることに注意）．またコントロール不良な強い痛みに対してはフェンタニルの注射剤で用量を調節し，痛みが安定した時点で貼付薬に変更することも可能である．

オピオイド導入薬としてのモルヒネの出番はほかのオピオイド製剤の登場で減少傾向である．医療用麻薬の代表としての「モルヒネ」という言葉は有名であるため，初めて使用する際に抵抗感を示す患者も少なくない．しかし咳や呼吸困難の症状が前面に出るような場合はモルヒネ速放製剤が始めやすいこともある．唯一，坐剤という剤形をもつ薬剤なので，その特性が生かされる場合もあるだろう．

一方，メサドンはその使用方法がやや複雑なため，今のところ日本では，オピオイド導入薬としては使用されない．

## 3 剤形から考える

オピオイドの投与経路は経口投与が基本である．しかし嚥下困難，嘔気嘔吐，消化管障害，意識レベルの低下などで内服が困難なとき，あるいは内服薬を希望しない場合には，静脈・皮下投与や経皮吸収製剤（場合によっては坐剤）が用いられる．

## 4 副作用から考える

### 1）便秘，嘔気嘔吐

フェンタニルはモルヒネやオキシコドンに比べて便秘，嘔気嘔吐といった消化器症状が少ない．モルヒネやオキシコドンでこのような副作用が生じた場合はフェンタニル製剤へ変更するとよい．

### 2）腎機能低下

モルヒネはその代謝産物が活性をもち，腎不全によってその排泄が滞ると，鎮痛効果や副作用が強くなる．そのためで腎機能が低下しているときには使用しないことが望ましいとされ，高度な腎不全の場合は使用すべきでないとされる．しかし使用時期によっては（死亡直前期など），減量しながらそのまま継続する場合もあり得る．オキシコドンは代謝産物にほとんど活性がないが，腎不全時には排泄が低下するため注意して使用する．腎不全時に安全に使用できるのは肝代謝のフェンタニルである．メサドンも比較的安全であるが，未変化体の尿中排泄が滞ることを考えて，効果をみて減量することが望ましい．

## 5 特化した効果から考える

### 1）呼吸困難

今のところ呼吸困難に対する効果が確かめられているのはモルヒネだけであるた

め，咳や呼吸困難が前面にあるときはモルヒネが選択されることが多い．しかしオキシコドンもこれから臨床データが集まって呼吸困難への効果が証明されることが予想される．

**2）神経障害性疼痛**

オキシコドンは動物実験データから得られた知見や，非がん疼痛に対するプラセボ比較試験からも神経障害性疼痛に対する効果が証明されている．したがって神経障害性疼痛の要素が強いがん疼痛にもオキシコドンの効果が期待される．しかし臨床試験ではオキシコドンがほかのオピオイドに比べて神経障害性疼痛の要素が強いがん性疼痛に対して効果があることを示したものはない．

第2章 がん疼痛治療の基本

# 9. 突出痛治療薬（レスキュー）

山口重樹, Donald R. Taylor

**POINT**
- ◆ 突出痛治療薬はレスキューと称されている
- ◆ レスキューは，「オピオイド鎮痛薬の投与により持続痛のコントロールされている患者に，発生する一過性の痛みに対応する，短時間作用性あるいは即効性のオピオイド鎮痛薬」と定義される
- ◆ レスキューオピオイド鎮痛薬には，短時間作用性と即効性製剤とがある
- ◆ 短時間作用性と即効性製剤は使い分ける必要がある

## 1 レスキューの定義

- 突出痛に使用する薬がレスキューと称されている（図1）が，厳密な定義はない
- 一般的には，レスキューは「定期的に使用している鎮痛薬の不足を補う目的で追加投与する鎮痛薬」と理解されている
- 狭義の突出痛においては，レスキューは「オピオイド鎮痛薬の投与により持続痛のコントロールされている患者に，発生する一過性の痛みに対応する，即効性あるいは短時間作用性のオピオイド鎮痛薬」と定義されるであろう

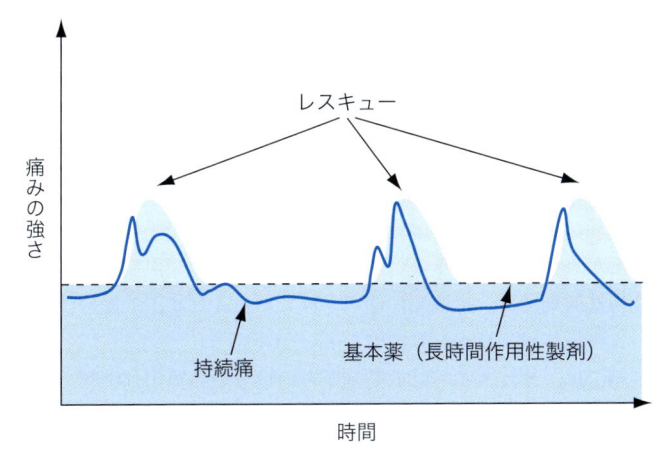

**図1 レスキューを用いた突出痛治療のイメージ**

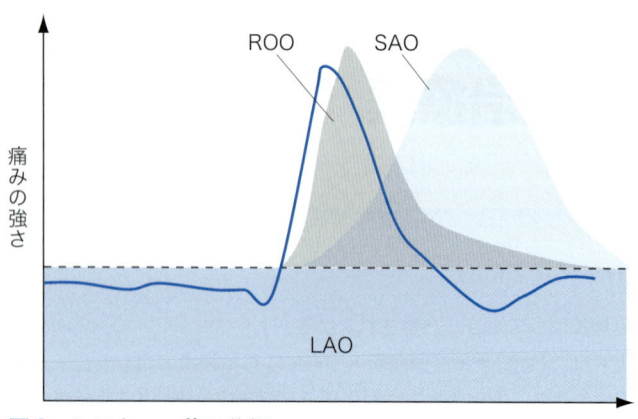

**図2 レスキュー薬の分類**
ROO（rapid onset opioid：即効性オピオイド）
SAO（short acting opioid：短時間作用性オピオイド）
LAO（long acting opioid：長時間作用性オピオイド）

## 2 レスキューとしてのオピオイド鎮痛薬の条件

- レスキューとしてのオピオイド鎮痛薬の条件には，①扱いが容易，②吸収が速い，③即効性である，④確実な効果が期待できる，⑤効果が早期に消失する，⑥副作用が少ない，⑦安全性が担保されるなどがあげられる[1, 2]．

## 3 レスキューオピオイド鎮痛薬の種類

- レスキューオピオイド鎮痛薬は，薬物動態によって短時間作用性製剤（モルヒネおよびオキシコドンの速放製剤が含まれる）と即効性製剤（フェンタニル口腔内吸収製剤）に分類される（図2）．
- 各種レスキューオピオイド鎮痛薬の薬物動態を表1に示す．

## 4 レスキューオピオイド鎮痛薬の使い分け

- 表2にレスキューオピオイド鎮痛薬の使い分けを示すが，短時間作用性と即効性製剤を使い分ける必要がある．
- 多くの突出痛に対しては短時間作用製剤で十分に対応できる（図3）．
- 即効性製剤がよい適応となるのは予測できない狭義の突出痛である．
- 短時間作用性製剤では，持続痛に使用されているオピオイド徐放製剤から，レスキューの1回投与量の目安を算出できる（図4）．
- 即効性製剤では，オピオイド徐放製剤からの投与量の算出は困難であり，独自の用量調節が必要である（図5）．
- 短時間作用性製剤と即効性製剤の薬価は大きく異なる

表1　各種レスキューオピオイド鎮痛薬の薬物動態

|  | 分類 | 作用発現（分） | 最高血中濃度到達時間（時間） | 血中消失半減期（時間） |
| --- | --- | --- | --- | --- |
| モルヒネ塩酸塩（経口） | 短時間作用性 | 20〜30 | 0.9 ± 0.1 | 2.2 ± 0.3 |
| オキシコドン塩酸塩水和物散（経口） | 短時間作用性 | 20〜60 | 1.9 ± 1.4 | 6.0 ± 3.9 |
| フェンタニルクエン酸塩（口腔粘膜吸収製剤あるいは舌下錠） | 即効性 | 10 | 0.5 | 5.0 |

表2　短時間作用性と即効性製剤の使い分け

|  | 短時間作用性 | 即効性 |
| --- | --- | --- |
| 予測できない突出痛 | ? | ◎ |
| 予測できる突出痛 | ○ | ○ |
| 薬の切れ間際 | ◎ | × |
| 維持薬の用量調節 | ◎ | × |
| back ground flare（持続痛の増悪） | ◎ | × |

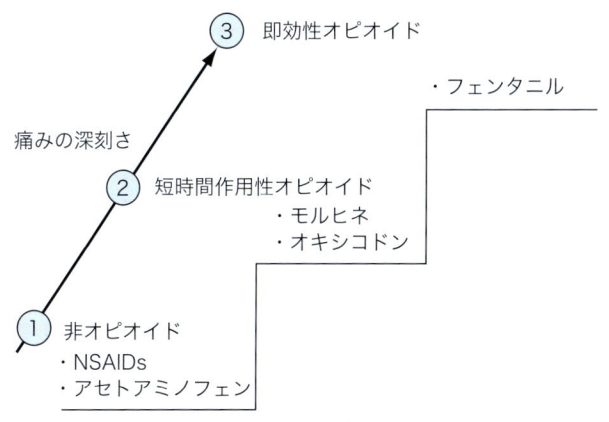

図3　突出痛治療薬の3段階ラダー

痛みの深刻さ

③ 即効性オピオイド
・フェンタニル

② 短時間作用性オピオイド
・モルヒネ
・オキシコドン

① 非オピオイド
・NSAIDs
・アセトアミノフェン

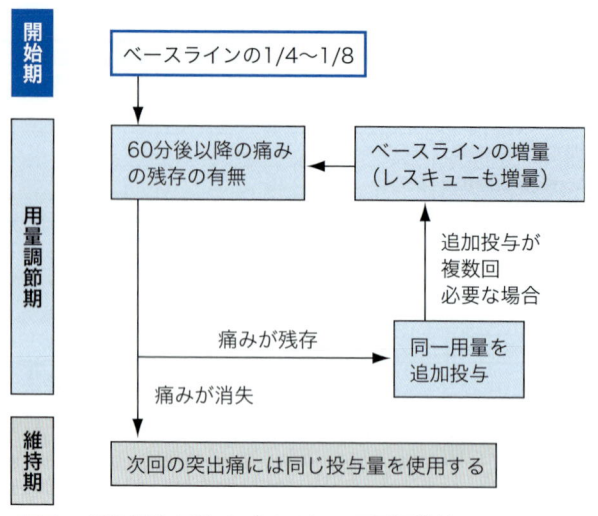

**図4　短時間作用性オピオイドの用量調節法**

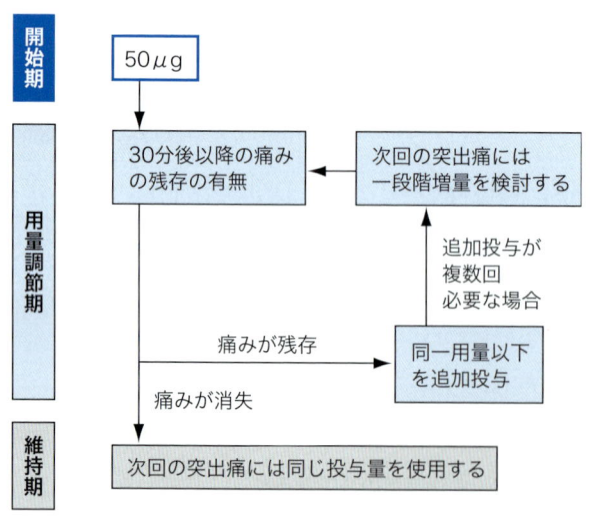

開始期：ベースラインの1/4〜1/8

用量調節期：
- 60分後以降の痛みの残存の有無
  - 痛みが残存 → 同一用量を追加投与
    - 追加投与が複数回必要な場合 → ベースラインの増量（レスキューも増量）
  - 痛みが消失

維持期：次回の突出痛には同じ投与量を使用する

**図5　即効性作用性オピオイドの用量調節法**

開始期：50μg

用量調節期：
- 30分後以降の痛みの残存の有無
  - 痛みが残存 → 同一用量以下を追加投与
    - 追加投与が複数回必要な場合 → 次回の突出痛には一段階増量を検討する
  - 痛みが消失

維持期：次回の突出痛には同じ投与量を使用する

〈文　献〉
1) Bennett D, et al：Pharmacol Ther, 30：354-361, 2005
2) Simon S：Med Gen Med, 7：54, 2005

# 第2章 がん疼痛治療の基本

# 10. ROO製剤の特徴と注意点

坂下美彦

## POINT
- ROO製剤は速放製剤よりも効果発現が速いレスキュー製剤である
- 持続痛をコントロールしたうえで突出痛に対して使用する
- プロトコールに従って用量の調整を行う
- 速放製剤のレスキューも用意しておく必要がある

## 1 ROO製剤とは

　ROO（rapid onst opioids）製剤とは，通常レスキューとして使用されている速放製剤よりもさらに効果発現が速いオピオイド製剤である．国内では2013年に2種類のフェンタニル口腔粘膜吸収製剤が使用可能となった．これらの製剤は従来の速放製剤とは性質が大きく異なるため，その特徴や注意点をよく理解することが大切である．

## 2 特　徴

### 1）投与法
　フェンタニル口腔粘膜吸収製剤には舌下錠とバッカル錠がある．舌下錠は舌の下に入れて溶解吸収させる製剤で，バッカル錠は上奥歯（上顎臼歯）と頬の間に挟んで溶解吸収される製剤である．どちらも内服困難な患者に使用することが可能である．このような薬剤の使い方に患者は通常慣れていないので，使い方を解り易く説明する必要がある．

### 2）即効性
　口腔粘膜から吸収された薬剤は直接体循環に入るため，血中濃度の立ち上がりが速くTmaxは0.5～1時間である．鎮痛効果は15分以内に出現し，効果持続時間は1～2時間程度と考えられている．

### 3）用量の調節が必要
　速放製剤のレスキュー用量は1日のオピオイド投与量の10～20％あるいは1/6などを目安に決めるのが一般的である．しかし，フェンタニル口腔粘膜吸収製剤では1日のオピオイド投与量は参考にならない．鎮痛が得られる至適用量を患者ごと

に調整する．

**4）副作用が少ない**

　フェンタニルであることから，モルヒネやオキシコドンの速放製剤に比べて，眠気や便秘，悪心などの副作用が少ない．よって，これらの副作用を避けたい患者に選択されることもある．

## 3 注意点

**1）適応について**

**①オピオイオド使用中の患者**

　オピオイドを定期使用していない患者には使用できない．モルヒネ換算で60 mg/日以上の使用している患者が適応になる．オピオイド量がそれより少ない場合の適応は慎重に検討する．

**②持続痛の十分なコントロール**

　フェンタニル口腔粘膜吸収製剤は効果消失も速いため，ベースのオピオイドの切れ際に出現する痛みに対しては不十分な可能性がある．また，使用が日に4回までと制限されているため，持続痛を十分にコントロールしたうえで生じる突出痛に対してのみ使用する．

**2）用量調節**

　プロトコール（図）に従った用量調節が必要である．舌下錠の初回用量は100 μg

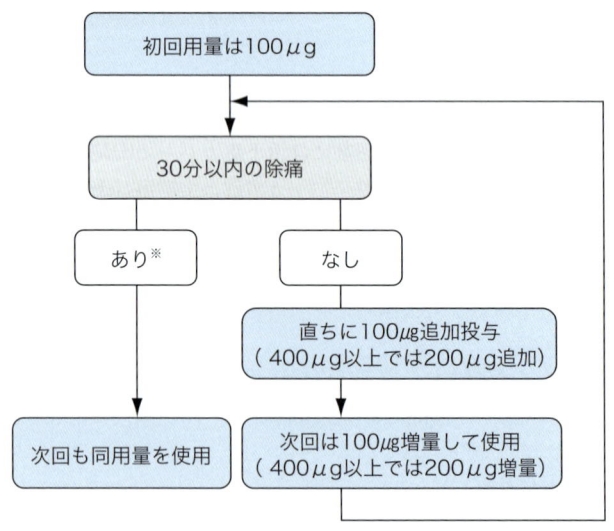

```
初回用量は100μg
      ↓
  30分以内の除痛
   ↓         ↓
  あり※      なし
   ↓         ↓
            直ちに100μg追加投与
            （400μg以上では200μg追加）
   ↓         ↓
 次回も同用量を使用   次回は100μg増量して使用
            （400μg以上では200μg増量）
```

**図　フェンタニル舌下錠の用量調節プロトコール**
※　続けて2回除痛が得られた量を至適用量とする
（添付文書を元に著者作成）

とし，効果が無ければ100 μg→200 μg→300 μg→400 μgと調節する．2回続けて効果が得られた用量を至適用量とする．1回の突出痛に対していずれかの用量で効果が得られない場合は，30分以降に100 μg（400 μg以上の用量では200 μg）を1回のみ追加使用可能である．至適用量の調節には数日かかる可能性がある．また，至適用量決定後も経過の中で効きが悪くなれば再度調節が必要となる．

### 3）速放製剤のレスキューを併用

がん患者の状況は変化するので，突出痛の回数の増加や持続痛の増強などが起こり得る．そのため，フェンタニル口腔粘膜吸収製剤のみの対応では不十分となる可能性があるので，オキシコドンやモルヒネなどの速放製剤も使用できるようにしておくことが必要である．

第2章 がん疼痛治療の基本

# 11. オピオイド鎮痛薬使用時の心得（麻薬鎮痛薬の誤解を解く）

山口重樹, Donald R. Taylor

## POINT

- 日本においては，オピオイド鎮痛薬は一般的に麻薬鎮痛薬とよばれている
- オピオイド鎮痛薬に拒否反応を示す患者，家族は多い
- 日本においてはオピオイド鎮痛薬に対してさまざまな誤解が生じている
- オピオイド鎮痛薬への誤解がその消費量が増えていない要因の1つになっている
- オピオイド鎮痛薬開始時には患者や家族の不安を聴取する必要がある
- オピオイド鎮痛薬の誤解を解き，その安全性，有用性を説明する必要がある

※本稿に限って，オピオイド鎮痛薬は麻酔鎮痛薬と記す

## 1 麻薬鎮痛薬への誤解

- 1986年にWHOがWHO方式がん疼痛治療法を発表して以来，海外では積極的にモルヒネを中心に麻薬鎮痛薬が使用されてきたが，ほかの先進国と比較して日本の使用量はいまだに低い数値を推移している
- 日本において麻薬鎮痛薬の消費量が低い原因としては，社会全体における麻薬鎮痛薬への誤解に伴う過度の警戒心により，患者および医師が使用を控えていることが考えられる
- 麻薬鎮痛薬への誤解は表に示すようにさまざまであり，それらの誤解を患者やその家族から聴取し，処方前に丁寧に誤解を解く必要がある

表 麻薬鎮痛薬に抱く誤解

- 麻薬鎮痛薬は危ない薬
- 麻薬鎮痛薬を使う時期でない
- 麻薬鎮痛薬を使うほどの痛みではない
- 麻薬鎮痛薬は命を縮める
- 麻薬鎮痛薬を使用すると頭がおかしくなるのではないか
- 麻薬が怖い

## 2 「麻薬鎮痛薬は危ない薬」と信じている患者への対応

- 一般社会においては，麻薬，覚せい剤，大麻，コカインなどが混同されていることが多く，麻薬鎮痛薬はほかの違法薬物とは異なることを強調する
- また，違法に流通している麻薬（モルヒネ，ヘロインなど）とは異なり，麻薬鎮痛薬は医療用に開発された安全なものであることも強調する
- もともと，体内には麻薬鎮痛薬に似た物質（脳内モルヒネなどとよばれている）が存在することを説明する
- 通常の状態では，脳内モルヒネが痛みを抑える役割をしているが，長期間にわたって強い痛みが持続すると，この物質が枯渇することがあることについて話す
- 枯渇した脳内モルヒネを麻薬鎮痛薬で補うことは理にかなっていることを説明する
- 「糖尿病患者ではインスリンを投与することがある」などの例えを使って理解をしやすく説明することも重要である

## 3 「麻薬鎮痛薬を使う時期でない」と訴える患者への対応

- 麻薬鎮痛薬は「終末期に使用する薬」，「最後の薬」と誤解されていることが多い
- そのため，WHO方式3段階除痛ラダーを説明し，痛みの強さに応じて鎮痛薬を選択することを理解してもらう必要がある
- 現在では，術後痛に積極的に麻薬鎮痛薬が使用されていること，がん以外の疾患における難治性の痛みにも一部の麻薬鎮痛薬が正式に処方可能となっていることなどを補足説明する
- 麻薬鎮痛薬は決して終末期に使用する薬ではないことを強調する

## 4 「麻薬鎮痛薬を使うほどの痛みではない」と訴える患者への対応

- 日本においては痛み止めに対する一般的な認識が非オピオイド鎮痛薬であり，麻薬鎮痛薬は特別な薬であると考えられている
- 麻薬鎮痛薬への敷居が高いことは米国でみられるような安易な処方，使用を避けるために重要なことであるが，敷居が高すぎて患者や家族がその使用を拒み，患者が麻薬鎮痛薬の恩恵を受けないことは問題がある
- 非オピオイド鎮痛薬における投与量に限界，長期処方に伴う諸問題などを説明し，場合によっては少量の麻薬鎮痛薬を使用する方が体に負担が少ないことを説明する必要がある
- また，NSAIDsにみられるような腎機能障害が麻薬鎮痛薬では稀で，化学療法中はNSAIDsと比べて麻薬鎮痛薬の方が組み合わせがよいことなどについて話してもよい
- 患者によっては，痛みの悪化が病状の悪化あるいは死期を意識させ，それらを否

定するために，痛みを過少に訴える可能性がある

## 5 「麻薬鎮痛薬は命を縮める」と心配する患者への対応

- 以前は，麻薬鎮痛薬が終末期，それも死の直前まで使用されておらず，また，その使用に際して医師が「最後の薬です…」などと家族に説明し，その後患者が亡くなるなどのケースが多く，残された家族や知人の記憶のなかに「麻薬鎮痛薬は命を縮める」といった誤った理解が存在していることが多い
- 適切に麻薬鎮痛薬を使用すれば，呼吸停止，昏睡などの危険を及ぼすような副作用は生じないことを説明する必要がある
- 同時に，麻薬鎮痛薬により適正に痛みが緩和されれば，睡眠，食欲等が改善されることで体調がよくなり，むしろ延命に繋がることを説明する

## 6 「麻薬鎮痛薬を使用すると頭がおかしくなるのではないか」と心配する患者への対応

- 適切な使用では，意識が消失したり，頭がおかしくなることはないことを説明する
- 麻薬鎮痛薬によって，意識混濁，混乱（せん妄）が発生することはあるが，その可能性は非常に低いことを説明する
- 少量の麻薬鎮痛薬から開始することで，それらの副作用の発生は予防できることについても説明する

## 7 「麻薬鎮痛薬を使用すると薬物依存になるのではないか」と心配する患者への対応

- 痛みがなく，不適切に麻薬鎮痛薬を使用すると依存が発生することがあるが，痛みの存在下での麻薬鎮痛薬の使用は，依存が起こりにくいことが動物実験等で証明されていることを話す
- 術後痛に麻薬鎮痛薬が使用されているが，依存に陥る患者がほとんどいないことについても触れる
- 突然の休薬により退薬症状とよばれている自律神経症状をきたす可能性があり，この現象は麻薬鎮痛薬への渇望ではなく，体の生理的反応であり，徐々に減量することで予防できること，勝手に休薬しないことを説明する

# 第3章 鎮痛薬の種類

## §1 非オピオイド鎮痛薬

# 1. アセトアミノフェン

山口重樹

### アセトアミノフェン一覧

| 一般名 | 商品名・剤形 | 用法・用量 | 最大投与量 | 併用薬 |
|---|---|---|---|---|
| アセトアミノフェン | カロナール® 錠<br>カロナール® 原末<br>カロナール® 坐剤<br>アセリオ® 静注液 | 1回300〜1,000mg,<br>投与間隔が4〜6時間以上 | 1回1,000mg,<br>1日4,000mg | 特に必要なし |

### 薬物動態一覧

| 一般名 | 効果発現時間 | 効果持続時間 | T max | T 1/2 |
|---|---|---|---|---|
| アセトアミノフェン（錠） | 15〜60分 | 2〜6時間 | 0.46±0.19時間 | 2.36±0.28時間 |

## 1 アセトアミノフェン（経口・坐剤）

### 1 特　徴

- アセトアミノフェンは，NSAIDsとともにWHO方式3段階除痛ラダーにおける第一段階に分類される非オピオイド鎮痛薬である
- 世界中の多くのガイドラインでは，アセトアミノフェンを鎮痛薬の第一選択としている
- その理由としては，100年近い臨床の歴史から，優れた鎮痛効果と安全性が臨床において立証されているからである
- アセトアミノフェンの作用機序は末梢性のシクロオキシゲナーゼ阻害作用ではないため，NSAIDsのような胃粘膜障害，腎機能障害，血小板凝集抑制などの副作用の出現は稀である．そのため，がん療養中，特に化学療法中の患者での第1選択の鎮痛薬と考えるべきである
- 日本では，500 mg/回，1,500 mg/日という用量設定が長く続いていたために効果が不十分であるとの認識が強かった．しかし，1,000 mg/回，4,000 mg/日に上限が改定（2011年1月）された後にはアセトアミノフェンの鎮痛薬として有効性を実感することができるようになった

## 2 薬物動態

- アセトアミノフェンの生物学的利用能は非常に高く（60〜98％），吸収は良好である
- また，最高血中濃度に到達するまでの時間は約30分程度（Tmaxはカロナール®錠で0.46±0.19時間，カロナール®細粒で0.43±0.23時間），血中濃度の半減期は約2時間程度（T1/2はカロナール®錠で2.36±0.28時間，カロナール®細粒で2.45±0.21時間）である
- アセトアミノフェンは，大部分が肝臓でグルクロン酸，硫酸あるいはシステインと抱合した後，約24時間でほとんどが尿中に排泄される
- アセトアミノフェンの吸収部位は小腸の上皮細胞である．そのため，アセトアミノフェンの体内動態は食事の影響を受ける
- 空腹時にはアセトアミノフェンの小腸での吸収速度が加速し，最高血中濃度も上昇し，効果が速く，強く出る
- 添付文書上は食後の内服が指示されているが，胃粘膜障害の出現が稀であるアセトアミノフェンは食前の内服が推奨されるかもしれない

## 3 適 応

- がん疼痛に対する保険適応を有する非オピオイド鎮痛薬は，アセトアミノフェンおよびフルビプロフェンアキセチルのみである
- アセトアミノフェンの添付文書上の適応疾患は，頭痛，耳痛，症候性神経痛，腰痛，筋肉痛，打撲痛，月経痛，分娩痛，分娩後痛，**がんによる疼痛**，歯痛，歯科治療後の疼痛，急性上気道炎の解熱・鎮痛，小児科領域の解熱，変形性関節症である

## 4 処方例

- 患者の状態に応じた処方例の目安を表1に示す

## 5 効果判定

- 薬物動態を考慮すると内服30〜60分程度でその効果を判定することができる

表1　アセトアミノフェンの処方例

| | 健常者 | 高齢者 | 全身状態不良者 アルコール多飲者 |
|---|---|---|---|
| 1回量 (mg) | 600〜1000 | 500〜800 | 400〜600 |
| 1日量 (mg) | 2,400〜4,000 | 2,000〜3,200 | 1,600〜2,400 |
| NSAIDs使用時のレスキュー | 600〜800 mg/回で，1日2回程度 | 400〜600 mg/回で，1日2回程度 | 400 mg/回で，1日2回程度 |

- 明瞭な鎮痛効果を確認するためには800 mg/回程度の投与量が推奨される

## 6 薬の増減・変更

- 従来の設定である500 mg/回程度の投与量では十分な鎮痛効果を発揮しないことが多く，患者の状態にあわせて600〜1,000 mg/回の投与が推奨される
- 血中半減期を考慮すると投与間隔は6時間とし，1日4回程度服用することが望ましい

## 7 頻度の高い副作用

- 肝機能障害が指摘されているが，添付文書上の用量・用法の範囲内であれば重篤化することは稀である
- 高用量の投与の際には，肝逸脱酵素の変動を定期的に確認することが望ましい
- 添付文書上にはNSAIDsと同様の副作用発生について記されているが，NSAIDsと比べ副作用の発現は極端に少ない

## 8 投与時の注意

- トラマドール配合剤や多くの市販薬には表2に示すようにアセトアミノフェンが含まれており，併用に際してはアセトアミノフェンの1日量の上限を越えないように注意する

## 9 相互作用

- カルバマゼピン，フェノバルビタール，フェニトイン，プリミドン，リファンピシン，イソニアシドなどでは，代謝酵素誘導作用によりアセトアミノフェンから肝毒性をもつN-アセチル-P-ベンゾキノンイミンへの代謝が促進される

表2 アセトアミノフェン配合剤における含有量

| 一般用医薬品 | | 処方箋医薬品 | |
|---|---|---|---|
| タイレノール® | 300 mg/錠 | SG顆粒 | 250 mg/包 |
| カゼリック顆粒 | 270 mg/包 | PL顆粒 | 150 mg/包 |
| エキセドリン | 150 mg/錠 | トラマドール配合剤 | 325 mg/錠 |
| グレラン®エース | 150 mg/錠 | | |
| ベンザ®エース | 150 mg/錠 | | |
| セデス®ハイ | 125 mg/錠 | | |
| サリドン®エース | 110 mg/錠 | | |
| 新ルル®A | 100 mg/錠 | | |
| パブロンS | 100 mg/錠 | | |
| 新セデス® | 80 mg/錠 | | |

- アルコール常飲によるCYP2E1の誘導により，アセトアミノフェンが肝毒性を持つN-アセチル-P-ベンゾキノンイミンへの代謝が促進される

## 2 アセトアミノフェン注射剤（アセリオ®静注液）

### 1 特　徴

- アセトアミノフェンの作用の正確な部位や機序は完全には解明されていないが，解熱剤としての有効性は視床下部の体温調節中枢への作用に起因するとされ，鎮痛作用は視床と大脳皮質に作用して痛覚閾値を上昇させることによると考えられている
- そのため，アセトアミノフェンは，胃粘膜障害，腎機能障害等の副作用が稀な非オピオイド鎮痛薬として，がん疼痛治療において必須の薬である
- 本剤は，経口摂取困難な際の非ステロイド鎮痛薬として有用な製剤である

### 2 薬物動態

- アセトアミノフェンの注射剤である本剤は，同用量の経口剤と比べ，最高血中濃度到達時間が速い，最高血中濃度が高いが（表3），血漿中アセトアミノフェン濃度推には大きな違いがない（図）
- アセトアミノフェンのタンパク結合能は約20％と低い．アセトアミノフェンの代謝は主に肝臓で行われ，主な代謝経路には，グルクロン酸抱合，硫酸抱合，チトクロムP450を介した酸化的代謝経路の3つがある
- 代謝物は主に尿中に排泄され，投与量の約80％が12時間以内に，90％以上が48時間以内に排泄される

### 3 適　応

添付文書上の効能・効果は「経口製剤および坐剤の投与が困難な場合における疼痛および発熱」とされているが，効能または効果に関連する使用上の注意として以

表3　血漿中アセトアミノフェンの薬物動態パラメータ

| | n | $AUC_{0-t}$ ($\mu g \cdot$時/mL) | $C_{max}$ ($\mu g$/mL) | $T_{1/2}$ (時) | CL (L/時/kg) | $T_{max}$ (時) |
|---|---|---|---|---|---|---|
| アセトアミノフェン静注液 (1,000 mg, 1バイアル) | 19 | 60.01 (8.66) | 43.01 (6.62) | 2.72 (0.38) | 0.256 (0.037) | 0.25 (0.0) |
| アセトアミノフェン錠 (200 mg, 5錠) | 20 | 53.62 (9.87) | 23.56 (8.51) | 2.78 (0.47) | 0.285 (0.051) | 0.49 (0.24) |

平均値（標準偏差）
アセリオ®静注液1,000 mg添付文書より引用

下のような制約がある．
- 経口製剤および坐剤の投与が困難で，静注剤による緊急の治療が必要である場合等，静注剤の投与が臨床的に妥当である場合に本剤の使用を考慮すること
- 経口製剤または坐剤の投与が可能になれば速やかに投与を中止し，経口製剤または坐剤の投与に切り替えること

## 4 処方例

本剤は，乳児から高齢者まで幅広い年齢層に使用可能であるため，下記のように年齢，症状に応じた処方が重要とされる．

### 1）成人における疼痛
- 通常，成人にはアセトアミノフェンとして，1回300〜1,000mgを15分かけて静脈内投与し，投与間隔は4〜6時間以上とする
- なお，年齢，症状により適宜増減するが，1日総量として4,000mgを限度とする．ただし，体重50kg未満の成人にはアセトアミノフェンとして，体重1kgあたり1回15mgを上限として静脈内投与し，投与間隔は4〜6時間以上とする
- 1日総量として60mg/kgを限度とする

### 2）成人における発熱
- 通常，成人にはアセトアミノフェンとして，1回300〜500mgを15分かけて静脈内投与し，投与間隔は4〜6時間以上とする
- なお，年齢，症状により適宜増減するが，原則として1日2回までとし，1日最大1,500mgを限度とする

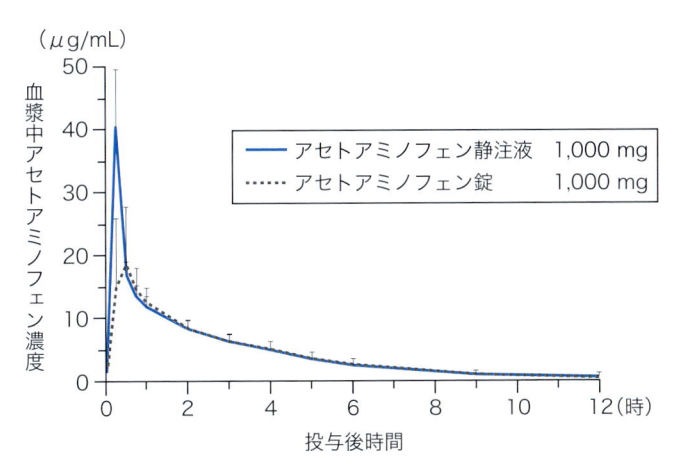

図　血漿中アセトアミノフェン濃度推移
アセリオ®静注液1,000 mg添付文書より引用

### 3）2歳以上の幼児および小児における疼痛および発熱

- 通常，2歳以上の幼児および小児にはアセトアミノフェンとして，体重1kgあたり1回10〜15mgを15分かけて静脈内投与し，投与間隔は4〜6時間以上とする
- なお，年齢，症状により適宜増減するが，1日総量として60mg/kgを限度とする．ただし，成人の用量を超えない

### 4）乳児および2歳未満の幼児における疼痛および発熱

- 通常，乳児および2歳未満の幼児にはアセトアミノフェンとして，体重1kgあたり1回7.5mgを15分かけて静脈内投与し，投与間隔は4〜6時間以上とする
- なお，年齢，症状により適宜増減するが，1日総量として30mg/kgを限度とする

## 5 頻度の高い副作用

- 国内において，アセトアミノフェンの注射剤の有効性，安全を検証する臨床試験は行われていないが，経口剤と同様の副作用が同等の頻度で発現すると考えられる
- 重篤な副作用としては，稀ではあるが，アナフィラキシー，中毒性表皮壊死融解症，劇症肝炎，顆粒球減少症，間質性肺炎等がある

## 6 投与時の注意

### 1）投与速度

- 本剤の有効性および安全性は，本剤を15分かけて静脈内投与した臨床試験において確認されているため，投与速度を厳守する

### 2）肝機能障害

以下の患者では肝機能障害を発生する可能性があるので，投与に際しては十分な観察と投与量の検討が必要である．

- アルコール多量常飲者
- 絶食・低栄養状態・摂食障害等によるグラタチオン欠乏，脱水症状にある患者
- 肝障害または既往のある患者

## 7 相互作用

- イソニアジドはCYP2E1を誘導する．そのためアセトアミノフェンから肝毒性をもつN-アセチル-P-ベンゾキノンイミンへの代謝が促進される可能性がある
- カルバマゼピン，フェノバルビタール，フェニトイン，プリミドン，リファンピシン等の薬剤では，肝薬物代謝酵素誘導作用により，アセトアミノフェンの代謝が促進され，血中濃度が低下する可能性がある

## 第3章 鎮痛薬の種類

### §1 非オピオイド鎮痛薬

# 2. COX-2 非選択性の NSAIDs

神山直也，粟屋敏雄

### 💊 COX-2 非選択性の NSAIDs 一覧

| 一般名 | 商品名・剤形 | 用法・用量 | 最大投与量 |
|---|---|---|---|
| アスピリン | アスピリン末 | 1回0.5〜1.5 g, 1日1.0〜4.5 g | 4.5 g/日 |
| | サリチゾン坐薬750 | 1日1.0〜1.5 gを1〜3回に分けて | 1.5 g/日 |
| | バファリン配合錠A330 | 1回2〜4錠（アスピリンとして0.67〜1.33 g）, 1日2〜3回 | 12錠/日 |
| インドメタシンファルネシル | インフリー®カプセル | 1回200 mg, 1日2回 | 400 mg/日 |
| インドメタシン | インテバン®坐剤 | 1回25〜50 mg, 1日1〜2回 | 100 mg/日 |
| ジクロフェナクナトリウム | ボルタレン®錠 | 1日75〜100 mg, 3回に分けて | 100 mg/日 |
| | ボルタレン® SRカプセル | 1回37.5 mg, 1日2回 | 75 mg/日 |
| | ボルタレン®サポ | 1回25〜50 mg, 1日2回まで | 100 mg/日 |
| ロキソプロフェンナトリウム | ロキソニン®錠・細粒 | 1回60 mg, 1日3回まで | 180 mg/日 |
| フルルビプロフェン アキセチル | ロピオン®静注 | 1回50 mg | − |
| ケトプロフェン | カピステン®筋注 | 1回50 mg, 1日1〜2回 | 100 mg/日 |
| ナプロキセン | ナイキサン®錠 | 1日300〜600 mg, 2〜3回に分けて | 600 mg/日 |
| イブプロフェン | ブルフェン®錠・顆粒 | 1日600 mg, 3回に分けて | 600 mg/日 |
| ザルトプロフェン | ペオン®錠 | 1回80 mg, 1日3回 | 240 mg/日 |
| ロルノキシカム | ロルカム®錠 | 1回4〜8 mg, 1日3回 | 24 mg/日 |

### 🕐 薬物動態一覧

| 一般名 | 剤形・投与量 | T max | T 1/2 |
|---|---|---|---|
| アスピリン | アスピリン素錠 300 mg | 1.5時間（サリチル酸） | 2.1時間（サリチル酸） |
| インドメタシン ファルネシル | カプセル 200 mg | 5.6時間 | 1.5時間 |
| インドメタシン | 坐剤 50 mg | 1.6時間 | 2時間 |
| ジクロフェナクナトリウム | 錠 25 mg | 2.7時間 | 1.2時間 |
| | SRカプセル 37.5 mg | 7.0時間 | 1.5時間 |
| | 坐剤 50 mg | 1.0時間 | 1.3時間 |
| ロキソプロフェンナトリウム | 錠 60 mg | 50分（活性代謝物） | 1.25時間（活性代謝物） |
| フルルビプロフェン アキセチル | 静注 50 mg | 6.7分（フルルビプロフェン） | 5.8時間（β相, フルルビプロフェン） |
| ケトプロフェン | 筋注 50 mg | 30分 | 35分 |
| ナプロキセン | 錠 250 mg | 2〜4時間 | 14時間 |
| イブプロフェン | 錠 200 mg | 2.1時間 | 1.8時間 |

（次ページに続く）

| | | | |
|---|---|---|---|
| ザルトプロフェン | 錠 80 mg | 1.2時間 | 9.1時間（β相） |
| ロルノキシカム | 錠 4 mg | 0.63時間 | 2.3時間 |

## 1 特　徴

- ステロイドを除く抗炎症薬はNSAIDsと総称される．発売から既に1世紀が経過したアスピリン（アセチルサリチル酸）を初めとして，現在でも多くの種類のNSAIDsが使用されている
- NSAIDsは主にアラキドン酸を**プロスタグランジン（PG）** に変換する**シクロオキシゲナーゼ（COX）** を競合的に阻害する作用を有している．発痛物質の作用増強などにPGが関与することから，COXの働きを抑えPG生成が抑制されることで鎮痛効果を発揮していると考えられる

## 2 薬物動態

- 効果発現と持続時間は，炎症部位の組織中濃度に依存すると考えられる．しかし，臓器や器官ごとに組織中濃度をモニターするのは困難であることから，組織中濃度と相関の高い血中濃度推移を指標とするのが一般的である．各薬剤の最高血中濃度到達時間（T max）ならびに半減期（T 1/2）を薬物動態一覧に示した
- 半減期の長いNSAIDsは体内への蓄積性が高いため，高齢者などでは副作用回避に特に注意が必要である
- ジクロフェナクナトリウムの徐放性製剤（ボルタレン®SRカプセル）は，速溶性顆粒と徐放性顆粒をカプセル内に配合することで作用を持続させている
- 坐剤は直腸で速やかに吸収されるため効果も速やかに現れる．また，上部消化管がNSAIDsに高濃度で曝露されないため，胃腸障害が出にくいことが期待される

## 3 適　応

- NSAIDsはWHO方式3段階除痛ラダーの第1段階から使用される薬物であり，「がん疼痛の薬物療法に関するガイドライン（2014年版）」では腎障害・消化性潰瘍・出血傾向のない患者においてはアセトアミノフェンとともに疼痛緩和のために推奨されている
- 上記の2014年版ガイドラインにおいても，NSAIDsの効果の比較については研究報告が不足しており，作用の強弱を論じるのは困難である．患者がこれまでに使用したことがあり，忍容性の確認できているNSAIDsがあればそれを利用するのがよい
- NSAIDsは皮膚・筋肉の腫瘍や骨転移を原因とする体性痛などの**侵害受容性疼痛**に対して特に有効である

- NSAIDsの適応は関節リウマチ，変形性関節症，腰痛症，手術・外傷後の消炎・鎮痛が主であり，がん疼痛に適応をもつのはケトプロフェン筋注製剤（カピステン®筋注）ならびにフルルビプロフェン アキセチル（ロピオン®静注）と数少ない．その他の場合はがん疼痛自体に対しては適応外使用となる．ただし，インドメタシン坐剤についてはがん疼痛に使用した場合は原則として審査上認められる（社会保険診療報酬支払基金提供情報：2009年9月15日）

## 4 処方例

- 軽度の持続した体性痛があり，NSAIDsのリスクファクターのない場合
  ロキソプロフェン錠 60 mg 1回1錠 1日3回，朝昼夕食後
  ランソプラゾールOD錠 15 mg 1回1錠 1日1回，朝食後

## 5 効果判定

- 効果を評価するためには投与前と比較する必要があるため，服用前から痛みの種類や強さを評価しておく必要がある．したがって，オピオイド未使用の場合であってもまずはNRSやフェイススケールなどを用いて日常の痛みの評価を行っておく
- 痛みが改善しているかを確認するためには，作用発現時間中に服用前と同じ痛みのスケールを用いて測定し，変化を評価する
- オピオイドとの併用開始後，鎮痛効果が安定している場合であっても，NSAIDsによる副作用を回避するため，漫然と投与し続けることがないよう必要性を適宜検討することが望ましい

## 6 薬の増減・変更

- 高齢者では副作用の発現が見られやすいことから，少量からの投与を考慮する
- オピオイドとは異なりNSAIDsの鎮痛効果は上限があるため，一般的に常用量以上の投与やNSAIDs同士の併用は副作用のリスクを増やすのみであり，行われない
- アセトアミノフェンとNSAIDsの併用は作用機序が異なるため，相加的な効果があると考えられている
- アセトアミノフェンの併用の有無に関わらず，NSAIDsで痛みが十分に抑えられない場合や非オピオイドでは抑えることの難しい中等度以上の痛みがある場合には，痛みのパターンに応じた弱オピオイドの使用を開始する

## 7 頻度の高い副作用

- NSAIDsによってCOXが阻害されるため，PGが重要な機能を果たしている胃粘膜保護・腎臓の維持・血小板凝集の機能低下が問題となる．**胃腸障害**ならびに**腎障害**には特に注意が必要である

- NSAIDsによる潰瘍は，消化性潰瘍の既往，高齢者，ステロイドや抗凝固薬の併用などがリスクファクターである．胃腸障害の予防のため，PG製剤，プロトンポンプ阻害薬，高用量の$H_2$受容体拮抗薬のいずれかを使用することが推奨されている
- 腎障害はCOX-2に選択性の高いNSAIDsでも共通してみられる副作用であり，浮腫や血圧上昇を防ぐため，血清クレアチニン値などの腎機能の指標となる検査値に注意が必要である

## 8 投与時の注意

- NSAIDsに共通して，消化性潰瘍や重篤な血液・肝・腎障害，心機能不全，既往も含むアスピリン喘息などの患者は併用禁忌となっている．そのほか多くの薬剤は妊婦もしくは妊娠後期の妊婦に対し，分娩遅延や胎児の動脈管収縮が起こる恐れがあるため併用禁忌となっている
- 服薬指導においては，胃腸の弱い患者に対してはなるべく食事の直後に服用するよう伝えたり，食べられないときでも牛乳を飲んでから飲むよう指導したりする場合が多い．だだし，これらによる胃腸障害の予防効果についての臨床でのエビデンスを不足している
- 唯一の静脈投与製剤であるフルルビプロフェンアキセチル注射液（ロピオン®静注）は脂肪乳剤であるため，生理食塩液や5％ブドウ糖などでの希釈以外にほかの薬剤と混合することは避ける．投与時にはフィルターを使用しないこと．また，1時間以上かけてゆっくり静注すること
- インフルエンザが疑われる際は，NSAIDsの使用がインフルエンザ脳症を増悪させること恐れがあるため使用を避ける

## 9 相互作用

- カリウム保持性利尿薬であるトリアムテレンを使用中にNSAIDsを併用すると腎血流量が減少し，急性腎不全に至る場合がある．このため，インドメタシンならびにジクロフェナクとは併用禁忌であり，その他のNSAIDsに対しても慎重投与となっている
- 抗ウイルス薬のジドブジンはイブプロフェンとの併用で出血傾向が増強するとの報告があり併用禁忌となっている
- ニューキノロン系抗菌薬のうち，シプロフロキサシンはケトプロフェンとの併用により，エノキサシン・ロメフロキサシン・ノルフロキサシン・プルリフロキサシンはフルルビプロフェンアキセチルとの併用により，痙攣を誘発するため併用禁忌である．これらはいずれも，ニューキノロン系のGABA受容体阻害作用を増強することで，中枢神経系における興奮の抑制が弱まるためと考えられている

# 第3章 鎮痛薬の種類

## §1 非オピオイド鎮痛薬

# 3. COX-2選択性の高い阻害薬

平川奈緒美

## ◆ COX-2選択性の高い阻害薬一覧

| 一般名 | 商品名・剤形 | 用法・用量 | 最大投与量 | 併用薬 |
|---|---|---|---|---|
| セレコキシブ | セレコックス®錠 | 1回200 mg,1日2回 | 600 mg | なし |
| エトドラク※ | ハイペン®錠 | 1回200 mg,1日2回 | 600 mg | なし |
|  | オステラック®錠 | 1回200 mg,1日2回 | 600 mg | なし |
| メロキシカム | モービック®錠 | 1回10 mg,1日1回 | 15 mg | なし |

※エトドラク:1日600mg以上を超える用量での安全性は確立していない

## ◆ 薬物動態一覧

| 一般名 | 効果発現時間 | 効果持続時間 | T max | T 1/2 |
|---|---|---|---|---|
| セレコキシブ | 約30分 | 約12時間 | 約2時間 | 約5〜9時間 |
| エトドラク | (約30分)明らかに記載された文献等なし | 約12時間 | 約1.4時間 | 約7時間 |
| メロキシカム | 明らかに記載された文献等なし | 約24時間 | 約7時間 | 約28時間 |

## ◆ COX-2選択的阻害薬の特徴

- NSAIDsは,アラキドン酸カスケードの律速酵素シクロオキシゲナーゼ(COX)の活性を阻害して,プロスタグランジン(PG)の産生を阻害することにより薬理作用を発揮する
- 近年,このCOXには構成型のCOX-1と誘導型のCOX-2という2つのアイソザイムが存在することが発見された
- COX-1はほとんどすべての細胞に常に存在する.一方,COX-2は通常は細胞内にはほとんど存在せず,炎症部位のさまざまな炎症担当細胞で発現誘導される[1]
- 従来のNSAIDsは,COX-2とCOX-1を同時に阻害することにより,消化管障害・腎障害・血小板機能抑制などの副作用が出現するために,長期間使用などの際には大きな問題となる.こうしたことからCOX-2を選択的に阻害する薬が開発されてきた.日本では,COX-2に選択性の高い薬物としては,セレコキシブ,エト

ドラク，メロキシカムが使用されている
- COX-2選択的阻害薬の鎮痛作用としては，従来のNSAIDsと同等程度であるが，**消化管障害などの副作用を軽減することができる**
- COX-2は誘導型の酵素であり，COX-2選択的阻害薬は，このCOX-2を選択的に阻害するために，非選択的NSAIDsより消化管障害や腎障害が少ない
- COX-2選択的阻害薬は，心血管系のリスクのある患者では，注意が必要である
- COX-2はがんの病理学的機序に関与している
- セレコキシブは唯一日本で認可されているコキシブ系薬剤である
- COX-2選択的阻害薬は，がん疼痛治療のどの段階でも使用することが可能である

> **Advice がん疼痛に対する選択的COX-2阻害薬の使用範囲**
> がん疼痛に対するWHO方式3段階除痛ラダーの第1段階から第3段階まで使用することができる薬物である．

# 1 セレコキシブ

## 1 特 徴

- セレコキシブは通常のNSAIDsが有するカルボキシル基をもたずに，極性のスルホンアミド基とメチルフェニル基を有している
- セレコキシブはコキシブ系で唯一日本において認可された薬剤である
- COX-2はがんの病理学的機序に関与しており，COX-2選択的阻害薬であるセレコキシブはがんの進行を抑制すると考えられている[2]

## 2 薬物動態

- セレコキシブは単回投与後約2時間でT maxに達した後，約5〜9時間のT 1/2で消失する．通常1日2回投与する

## 3 適 応

- NSAIDsは，がん疼痛に対するWHO方式3段階除痛ラダーの第1段階から第3段階まで使用される薬物であり，侵害受容性疼痛に対して有効である．
- がん疼痛では，腫瘍の浸潤や圧迫，局所の炎症や炎症性浮腫がその原因になっていることがあり，オピオイド鎮痛薬単独でとれない場合もあり，この際にはオピオイド鎮痛薬との併用により効果が得られることがある
- がん患者では，腎障害・消化管障害などの副作用が少ないものが望ましく，COX-2

選択的阻害薬が用いられることが多い
- がん疼痛に関しては保険適応に明記されていない
- 保険適応としては，関節リウマチ，変形性関節症，腰痛症，肩関節周囲炎，頚肩腕症候群，腱・腱鞘炎の消炎・鎮痛，手術後，外傷後ならびに抜歯後の消炎・鎮痛

> **Advice 選択的COX-2阻害薬の利点**
> 通常のNSAIDsと比較して消化管障害・腎障害などの副作用が少ないため，がん患者に使用しやすい．1日1～2回投与でいいため，服薬コンプライアンスがよい

## 4 処方例

- セレコキシブは1回100～200 mg 1日2回内服
- 最近**手術後の痛みに対しては初回400 mg，2回目から200 mg投与**が可能となったため1日目は最大600 mgまで投与が可能である．400～600 mg/日で効果は期待できる

## 5 効果判定

- 治療効果の判定は1～3日後に行う．痛みの性状や原因について再評価を行う

## 6 薬の増減・変更

- 1～3日で効果を判定し，十分な鎮痛効果が得られない場合や中等度以上の痛みの場合には弱オピオイドを開始する
- また，神経障害性疼痛の関与している場合には，プレガバリン（リリカ®カプセル）などを投与する

## 7 頻度の高い副作用

- COX-2選択的阻害薬の消化管障害の程度はNSAIDsにプロトンポンプ阻害薬（PPI）を併用したときと同等であり，さらに，COX-2選択的阻害薬にPPIを併用するとよりハイリスク患者でも消化管障害の予防が可能であると報告されている[3]
- **COX-2選択的阻害薬は，心筋梗塞や脳梗塞などの心血管系合併症の発症率が高いため，ハイリスク患者では注意が必要である**[4]．6件の無作為プラセボ対照試験でのセレコキシブの心血管リスクを分析した研究では，プラセボと比較してセレコキシブ投与での心血管事象による死亡，心筋梗塞または脳梗塞の発現率には用量相関的な増加が認められ，セレコキシブのハザード率は1.6（95％信頼区間，1.1～2.3）であった．これは，血小板において血小板凝集作用を持つ$TXA_2$合成

- に関与するCOX-1を阻害せず，血管内皮細胞において血小板凝集抑制作用をもつCOX-2を阻害することに起因する
- 最近の日本におけるリウマチおよび関節炎患者での比較観察研究では，セレコキシブは非選択的NSAIDsと比較して，心血管系のリスクの増大は認められなかったという報告もある[5]

## 8 相互作用

- ワルファリンカリウムやトルブタミドなどの薬物を服用中の患者では，PT-INRの延長がみられることがある

# 2 エトドラク

## 1 特　徴

- エトドラクは，COX-1とCOX-2の構造的違いを利用して開発された薬物ではない

## 2 薬物動態

- エトドラクは単回投与後，約1.4時間でT maxに達し，約7時間のT 1/2で消失する
- エトドラクも通常1日2回投与が行われる

## 3 処方例

- エトドラクは，1回200 mg，1日2回内服で通常は400 mg/日であるが，400 mg/日では効果があまり期待できない．

## 4 頻度の高い副作用

- コキシブ系薬剤のような心血管系合併症については頻度は高くない

## 5 その他

- 適応，効果判定，薬の増減・変更，相互作用はセレコキシブと同様

## ❸ メロキシカム

### 1 特　徴
- メロキシカムは，COX-1とCOX-2の構造的違いを利用して開発された薬物ではない

### 2 薬物動態
- メロキシカムは，単回投与後約7時間でT maxに達し，約28時間のT 1/2で消失する．通常1日1回投与が行われる

### 3 適　応
- メロキシカムに関しては手術後，外傷後ならびに抜歯後の消炎・鎮痛の保険適応はない

### 4 処方例
- メロキシカムは通常は1回10 mg，1日1回内服する．
- 最大15 mg/日まで投与可能である（半減期が長いため，鎮痛作用が24時間持続し，7時間後にT maxに達するため，20時に内服すると夜間から早朝にかけて最も鎮痛作用が強くなる）
- 1日1回服用のため服薬コンプライアンスがよい

### 5 その他
- 効果判定，薬の増減・変更，頻度の高い副作用，相互作用は，セレコキシブと同様

〈文　献〉
1) 森田育男，他：LiSA, 15：666-672, 2008
2) Kismet K, et al：Cancer Detection and prevention, 28：127-142, 2004
3) Chan FKL, et al：Lancet, 369：2621-2626, 2007
4) Solomon SC, et al：Circulation, 117：2104-2113, 2008
5) Hirayama A, et al：Circ J, 78：194-205, 2014

# 第3章 鎮痛薬の種類

## §2 弱オピオイド鎮痛薬

# 1. コデイン

佐伯　茂

### 🔵 コデイン一覧

| 一般名 | 商品名 | 剤型 | 用法・用量 | 併用薬 |
|---|---|---|---|---|
| コデインリン酸塩水和物 | リン酸コデイン<br>コデインリン酸塩水和物<br>コデインリン酸塩水和物「シオノギ」原末 | 末（98%以上） | 1回20mgを1日4回（6時間ごと）に内服*1，年齢，痛みの強さにより増減 | 制吐薬，緩下薬 |
| | リン酸コデイン散10%<br>コデインリン酸塩散10%<br>コデインリン酸塩散10%「第一三共」 | 散（1g中100mg） | | |
| | リン酸コデイン1%<br>コデインリン酸塩散1%「タナベ」 | 散（1g中10mg） | | |
| | リン酸コデイン錠 | 5 mg/錠 | | |
| | コデインリン酸塩錠 | 20 mg/錠 | | |
| ジヒドロコデインリン酸塩水和物 | リン酸ジヒドロコデイン<br>ジヒドロコデインリン酸塩<br>ジヒドロコデインリン酸塩「シオノギ」原末 | 末（98%以上） | 1回15mg，1日4回（6時間ごと）に内服*2，年齢，痛みの強さにより増減 | 制吐薬，緩下薬 |
| | リン酸ジヒドロコデイン散10%<br>ジヒドロコデインリン酸塩散10%<br>ジヒドロコデインリン酸塩散10%「第一三共」 | 散（1g中100mg） | | |
| | リン酸ジヒドロコデイン散1%<br>ジヒドロコデインリン酸塩散1%「タケダ」 | 散（1g中10mg） | | |

*1 コデインリン酸塩水和物にて換算
*2 ジヒドロコデインリン酸塩水和物にて換算

### 🕐 薬物動態一覧

| 一般名 | 効果発現時間 | 効果持続時間 | T max | T 1/2 |
|---|---|---|---|---|
| コデインリン酸塩水和物 | 15～60分 | 4～6時間 | 1.2±0.8時間 | 2.3±0.4時間 |
| ジヒドロコデインリン酸塩水和物 | 30分 | 4～6時間 | 1.6時間 | 4.4時間 |

## ❶ コデインリン酸塩水和物

**コデイン**は水に不溶性のためこれをリン酸化し水溶性とした**コデインリン酸塩水和物**（以下，コデイン）として用いられている．臨床に使用されるコデインの剤型，用法，用量などについてまとめたものを冒頭のコデイン一覧に示した．

> **MEMO　コデインの合成**
> アヘン中に含まれているコデインの量は全体の0.5％（モルヒネは10％含まれている）であるため，そのほとんどがモルヒネから合成されている．

### 1 特　徴

- コデインはモルヒネと極めて類似した化学構造を有しており（図），**オピオイド受容体**に作用して鎮痛作用を発揮する
- 投与されたコデインはCYP2D6の作用によりO-脱メチル化されモルヒネに変換される[1]（投与されたコデインの約10％が肝臓で代謝されモルヒネに変換される）
- このモルヒネは肝で**グルクロン酸抱合**され**モルヒネ-6-グルクロニド**（M6G），**モルヒネ-3-グルクロニド**（M3G）となる．鎮痛作用を発揮するのは代謝の結果生じたモルヒネとM6Gである
- コデインの鎮痛効果はモルヒネの約1/6であるが，副作用はモルヒネよりも少ない
- コデインは初回通過効果を強く受けることはなく，生体内利用率は40％とされている

> **MEMO　コデインの代謝経路**
> コデインは肝でグルクロン酸抱合を受け，コデイン-6-グルクロニドとなる．一方，CYP3A4でN-脱メチル化されノルコデインに変換される[2]．
> モルヒネの構造式の3位のOH基をOCH$_3$にしたものがコデインである．

### 2 薬物動態

- コデインの作用発現は15〜60分で最大の鎮痛効果が得られるのは30〜120分である
- なお，健康成人にコデインの60 mg水溶液を単回経口投与させたときのTmaxは1.2±0.8時間で，その時の最高血中濃度（Cmax）は121±30 ng/mL，T1/2は2.3±0.4時間である

| モルヒネ | ジヒドロコデイン | コデイン |

**図 モルヒネ，コデイン，ジヒドロコデインの構造式**

モルヒネの3位のOHをOCH$_3$に置き換えたものがコデイン，7位・8位に水素を添加したものがジヒドロコデインである．

## 3 適 応

- がん疼痛に限らず，非がん疼痛も含む痛みに対し保険適応がある
- 痛み以外には各種呼吸器疾患における鎮咳・鎮静目的に，激しい下痢症状に対する止痢目的に使用され，保険適応も有する

## 4 処方例

- 痛みの治療にコデインを使用する場合，添付文書には1回20 mg，1日3回内服すると記載されている
- しかしながら，就寝前に1回分を内服した方が良好な睡眠が得られると考え，筆者は**1回20 mg，1日4回毎食後・就寝前に内服**させる
- 投与量は痛みの程度，年齢，全身状態などにより増減する必要がある．最大投与量は決められていない

> **Pitfall　実際の投与に際しての注意**
> 全身状態の保たれている症例に1回量5〜10 mg程度では少なすぎる．1日投与量は少なくとも60 mgにすべきである．

## 5 効果判定

- 投与開始後12〜24時間以内に睡眠状態，安静時痛，体動時痛などをもとに鎮痛効果を判定する

> **Advice　定期的に効果判定を行う**
> 投与を開始したら，毎日患者の痛みの強さを観察することが重要である．

## 6 薬の増減・変更

- 維持量が決定するまでは1～3日分の処方とし，その患者の痛みが十分除かれるまで増量する．増量分は初回量の1/2とする
- 1日量80～300 mgでコントロールされる例がほとんどである．300 mgまで増量しても十分な鎮痛効果が得られない場合には，コデインに固執することなく，強オピオイド鎮痛薬に変更すべきである

## 7 頻度の高い副作用

- 便秘，悪心，嘔吐，眠気が発生頻度の高い合併症である．便秘はほとんどすべての症例で出現する．悪心，嘔吐に関しては7～8割の症例で出現する．発生頻度にかかわらず**緩下薬**，**制吐薬**は併用するべきと考える（第4章参照）

## 8 投与時の注意

### 1）禁　忌

①重篤な呼吸抑制のある症例，②気管支喘息発作中の症例，③重篤な肝機能障害のある症例，④慢性肺疾患に続発する心不全の症例，⑤痙攣状態にある症例，⑥急性アルコール中毒の症例，⑦アヘンアルカロイドに過敏症を有する症例，⑧出血性大腸炎，重篤な細菌性下痢のある症例，などがあげられる．

### 2）慎重投与

①心機能障害のある患者，②呼吸機能障害のある患者，③肝・腎機能障害のある患者，④脳に器質的障害のある患者，⑤ショック状態にある患者，などが慎重投与の対象となっている．

## 9 相互作用

- コデインと以下の薬物とで相互作用が起こりうることを念頭に置いておかなければならない

### 1）中枢神経抑制作用の増強

- 中枢神経抑制薬，吸入麻酔薬，MAO阻害薬，三環系抗うつ薬，β遮断薬，アルコールなどと併用すると相加的作用により呼吸抑制，過度の鎮静などが起こりうる

### 2）抗凝固薬の作用増強

- コデインとワルファリンカリウムなどのクマリン系抗凝固薬を併用すると抗凝固薬の作用が増強される

### 3）抗コリン作用の増強

- 三環系抗うつ薬を含む抗コリン作用をもつ薬との併用で，麻痺性イレウスから高度の便秘，排尿障害が起こる可能性がある

## ❷ ジヒドロコデインリン酸塩水和物

　臨床においてジヒドロコデインが，がん疼痛，非がん疼痛を含む鎮痛目的に使用される機会はコデインにくらべ少ないと思われる．コデインを水素で還元反応を起こさせる（C7＝C8がC7–C8になり水素が添加）とジヒドロコデインが生成される（図）．これをリン酸塩として水溶性を高めたのが**ジヒドロコデインリン酸塩水和物**である．

### 1 特　徴

- **ジヒドロコデイン**はその構造がコデインと類似しているため，薬物動態・代謝はコデインと非常に類似している[3]
- 代謝産物であるジヒドロモルヒネとジヒドロモルヒネ–6–グルクロニドがジヒドロコデインの強力な活性代謝産物で鎮痛作用を担っているとする報告[4]もあるが，どの代謝産物が鎮痛作用を担っているかは現在，議論のあるところである
- ジヒドロコデインの作用の強さはモルヒネとコデインの中間である．すなわち，ジヒドロコデインの鎮痛効果はモルヒネの約1/3，コデインの2倍，鎮咳作用はコデインの約2倍とされている[5]
- 一方，精神機能抑制作用，催眠作用および呼吸抑制作用などはモルヒネの約1/4で，コデインと同等である[5]
- また腸管蠕動運動を抑制して，止痢作用をあらわす[5]．

### 2 薬物動態

- 海外のデータでは酒石酸ジヒドロコデイン30 mgを経口投与したところ，Tmaxは1.6時間，このときのCmaxは71.8 ng/mLであった
- 排泄半減期は4～6時間とされている[6]
- 生体内利用率は20％である[7]
- なお，ジヒドロモルヒネの排泄半減期は平均9時間である

### 3 適　応

- がん疼痛，非がん疼痛への保険適応が認められている
- そのほか，各種呼吸器疾患における鎮咳，鎮静や下痢症状の改善目的に用いられる

### 4 処方例

- 鎮痛効果がコデインの2倍であることを考慮のうえ，使用量を決める．ジヒドロ

コデインの添付文書には **1回10 mg，1日3回内服**すると記載されているが，**就寝前にも1回分を内服**した方が良好な睡眠が得られると考える
- 最大投与用量については決められていないが，ジヒドロコデインの投与量を200 mg/日程度まで増量しても十分な鎮痛効果が得られなければ，モルヒネ，オキシコドンなどの強オピオイド鎮痛薬に変更するべきである

## 5 効果判定
- コデインリン酸塩水和物を参照

## 6 薬の増減・変更
- 投与開始後12～24時間以内に鎮痛効果を判定する．維持量が決まるまでは1～3日分の処方とし，その患者の痛みが十分除かれるまで増量する
- 増量は初回量の1/2を増量して内服させる

## 7 その他
- 効果測定，頻度の高い副作用，投与時の注意，相互作用については，コデインリン酸塩水和物とほとんど同じなので，コデインリン酸塩を参照のこと

〈文　献〉
1) Mikus G, et al：Biochem Pharmacol, 41：757-762, 1991
2) Caraco Y, et al：Drug Metab Dispos, 24：761-764, 1996
3) Rowell FJ, et al：Eur. J. Clin. Pharmacol, 25：419-424, 1983
4) Schmidt H, et al：Pharmacol Toxicol, 91：57-63, 2002
5) 「現代の薬理学」（田中潔/編）pp91-108，金原出版，1996
6) Fromm MF, et al：Clin Pharmacol Ther, 58：374-382, 1995
7) Rowell FJ, et al：Eur J Clin Pharmacol, 25：419-424, 1983

第3章　鎮痛薬の種類

§2 弱オピオイド鎮痛薬

# 2. トラマドール

山口重樹

## トラマドール一覧

| 一般名 | 商品名・剤形 | 用法・用量 | 併用薬 |
|---|---|---|---|
| トラマドール | トラマール®カプセル | 1回25〜100 mg 1日1〜4回投与 | 制吐薬,緩下薬 |
| | トラマール®注 | 1回50〜150 mgを静注,6〜12時間ごとに反復投与 | |

## 薬物動態一覧

| 一般名 | 効果発現時間 | 効果持続時間 | T max | T 1/2 |
|---|---|---|---|---|
| トラマドール | 30〜60分 | 6時間程度 | 2時間 | 6時間 |

## 1 トラマール® カプセル

### 1 特　徴

- 乱用・依存性,退薬症候の発現がほかのオピオイドと比べて稀なことで,日本では医療用麻薬の指定を受けていない
- また,鎮痛効果は強オピオイドと比べて劣るが,副作用の発現も少ない
- これらの特徴から患者の受け入れもよく,がん疼痛発現初期から使用されるべきオピオイドである
- そして,最近のがん治療の長期化を考慮すると図に示したように,トラマドールにはさまざまな臨床的有用性がある

### 2 薬物動態

- トラマドールの化学構造式はモノアミン類似骨格とオピオイド類似骨格からなる.トラマドール自体の薬効はノルアドレナリンおよびセロトニンの再取り込み阻害が主であり,肝臓のCYP2D6での代謝を受けて産生された代謝産物（M1：活性代謝物モノ-O-脱メチル体）がオピオイド受容体への親和性を有する
- トラマドールおよびM1最高血中濃度到達時間は約2時間で,血中消失半減期は約6時間である

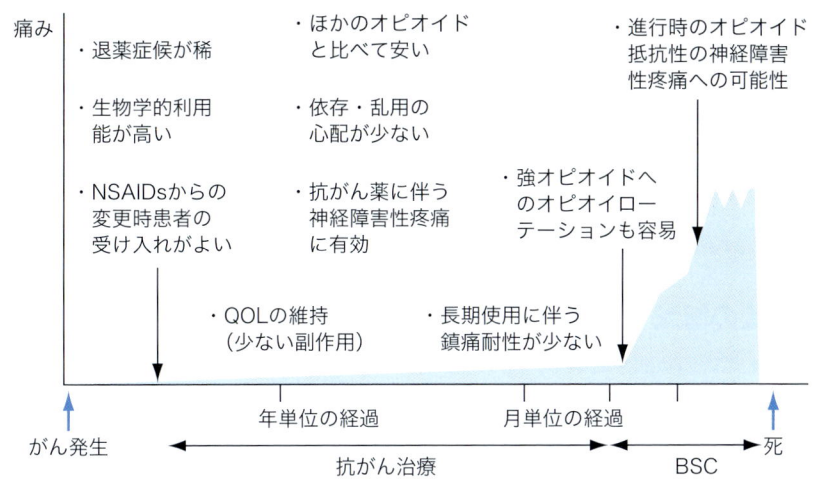

**図　トラマドールの臨床的有用性**
BSC（best supportive care：最善の支持療法）

- トラマドールの生物学的利用能は約70％と高く，経口投与に適したオピオイドである

## 3 適　応

- 添付文書上の効能・効果は非オピオイド鎮痛薬で治療困難な疼痛を伴う各種がんおよび慢性疼痛における鎮痛で，用量・用法は1回25〜100 mgを1日1〜4回投与し，症状に応じて適宜増減，1回100 mg，1日400 mgを超えないこと記載されている
- なお，75歳以上の高齢者では，本剤の血中濃度が対状態で持続し，作用及び副作用が増強する恐れがあるとされ，1日300 mgを超えないことが望ましいとされている

## 4 処方例

- 本剤の投与が考慮される患者は，オピオイドの投与を以前に受けていないことが多く，オピオイド特有の副作用を避けるために，痛みの程度が軽度から中等度の時期から本剤の投与を開始し，漸増することが望ましい
- 25 mg，50 mgのカプセルが準備されており，初回25 mg/回から投与し（就寝前投与が望ましい），50 mg/日から副作用への忍容性を確認してから増量する．原則は1日4回に分けての分割投与であるが，患者の年齢，状態を考慮して，2〜4回に分けて分割投与する

## 5 効果判定

- 薬物動態を考慮すると内服後60分程度で効果が出現するため，副作用への忍容性を確認しながら増量する．多くの患者が，50〜100 mg/日に達した時点でトラマドールの鎮痛効果を自覚できる
- 添付文書にも記載されているように，本剤の1日の定時投与量が300 mgで鎮痛効果が不十分となった場合，本剤の投与を中止し，ほかの強オピオイドへの変更を考慮する

## 6 薬の増減・変更

- 患者の状態を観察し，適切な鎮痛効果が得られ，副作用が最小となるように用量調節を行う
- 剤形を考慮すると表に示したように増量するのが一般的である

## 7 頻度の高い副作用

- トラマドールのノルアドレナリンおよびセロトニンの再取り込み阻害による副作用として，口渇，眩暈，ふらつきなどがある．また，M1のオピオイド受容体への作用による副作用として，便秘，嘔気嘔吐，食欲不振，眠気・傾眠，頭痛等が出現頻度の高い副作用である

## 8 強オピオイドへの変更時の注意

- トラマドールの力価はモルヒネの1/5とされているが，トラマドールの代謝酵素の1つであるCYP2D6の活性には個体差（遺伝子多型）があるため，強オピオイドへの変更時には注意が必要である
- トラマドールはモルヒネの1/5の力価であるということを参考に変更できるが（例：トラマドール200 mg/日からモルヒネ40 mg/日へ変更），安全性を考慮すると以下のように，初回はモルヒネ速放製剤を投与して効果，副作用を確認することが望ましい
- 例）トラマドール300 mg/日の場合，モルヒネ徐放製剤60 mg/日が等力価と考えられ，その際のレスキューとしてのモルヒネ速放製剤は10 mg/日と算出される．このため，10 mgのモルヒネ速放製剤を投与して鎮痛効果および副作用の程度を一度確認した後に，モルヒネ徐放製剤の増減を検討する

## 9 相互作用

- セロトニン症候群の発現の危険性を高めるため，モノアミン酸化酵素阻害薬であるセレギリン塩酸塩（エフピー®）との併用は禁忌と添付文書には記載されている
- 三環系抗うつ薬，セロトニン選択的阻害薬などとの併用は，セロトニン症候群の

表 トラマドールの増量方法

| | 総量<br>(mg/日) | 1回量<br>(mg/回) | 投与回数<br>(回/日) | 投与の<br>タイミング |
|---|---|---|---|---|
| 1日目 | 25 | 25 | 1 | 就寝前 |
| 2日目 | 50 | 25 | 2 | 12時間ごと |
| 3日目 | 75 | 25 | 3 | 8時間ごと |
| 4日目 | 100 | 25 | 4 | 6時間ごと |
| 5日目 | 150 | 50 | 3 | 8時間ごと |
| 6日目 | 200 | 50 | 4 | 6時間ごと |
| 7日目 | 300 | 75 もしくは 100 | 4 もしくは 3 | 6時間ごと もしくは<br>8時間ごと |

危険性を高めるため併用注意薬と添付文書には記載されている
- そのほか，パロキセチン，ボリコナゾール等のCYP2D6活性の阻害作用を有する薬剤との併用も注意が必要である

# ❷ トラマール® 注

## 1 特　徴

- 日本においては1978年に臨床使用が開始された古いがん疼痛治療薬である
- 本剤は1管（2 mL）中トラマドール塩酸塩100 mgを含有する

## 2 薬物動態

- 当該資料が存在していないが，トラマドールの経口投与時の生物学的利用能が高いことから，筋注投与時も同様の薬物動態を示すと考えられる

## 3 適　応

- 添付文書上の効能・効果は，各種がんならびに術後の痛みにおける鎮痛である
- 用法・用量は，通常成人では1回50〜100 mgを筋注投与し，6〜12時間ごとに反復投与する
- 症状に応じて，適宜増減するが，400 mg/日を超えてはならない

## 4 その他

- 処方例，効果判定，薬の増減・変更，頻度の高い副作用，相互作用等は経口剤と同様と考えてよい

第3章 鎮痛薬の種類

§3 強オピオイド鎮痛薬

# 1. フェンタニル注射剤

坂本明之, 川股知之

## フェンタニル注射剤一覧

| 一般名 | 商品名・剤形 | 用法・用量 | 併用薬 |
|---|---|---|---|
| フェンタニル注射液 | フェンタニル注<br>0.1 mg/2 mL/A<br>0.25 mg/5 mL/A | 0.1〜0.3 mg/日の持続静注，または持続皮下注から開始する | 緩下薬, 制吐薬 |

## 薬物動態一覧

| 一般名 | 効果発現時間 | 効果持続時間 | T max | T 1/2 |
|---|---|---|---|---|
| フェンタニル注射液 | 5分 | 30〜45分 | 3〜6時間 | 3.6時間 |

## 1 特 徴

- 日本では2004年に手術中や術後の鎮痛薬に加え，がん疼痛への適応が追加承認された
- 鎮痛効果はモルヒネの約100倍である
- 静脈内投与，硬膜外投与およびくも膜下投与が可能である
- いずれの投与経路でもモルヒネ注射剤と比較し，鎮痛効果発現時間が約5分と短い（モルヒネは静脈内投与で15分，硬膜外投与で30分）
- モルヒネと異なり代謝産物に活性がないため，腎機能不全患者に安全に使用できる

## 2 薬物動態

- 単回投与による鎮痛時間は30〜60分程度である
- 半減期は3.6時間である
- 主として肝臓で代謝され，大部分が尿中に排泄される．肝臓で代謝酵素CY3A4によりノルフェンタニルに代謝される．ノルフェンタニルに薬物活性はほとんどない

## 3 適 応

- 全身麻酔，全身麻酔における鎮痛
- 局所麻酔における鎮痛の補助
- 激しい疼痛（術後疼痛，がん疼痛など）

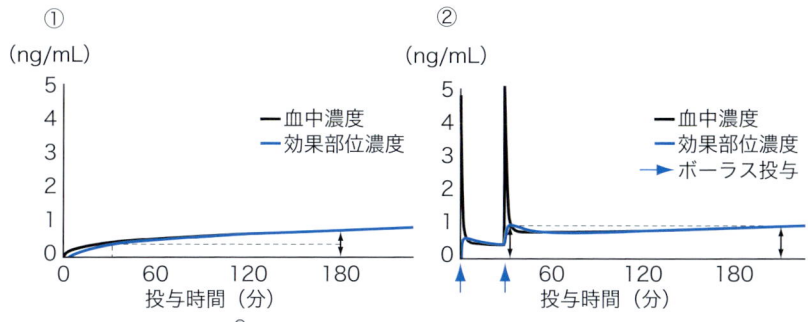

**図1 TIVA trainer 8® を用いた血中濃度・効果部位濃度シミュレーションの1例**
60歳 男性，身長160 cm，体重50 kgの仮想症例である．
①は，50μg/時で持続静注を行った血中濃度・効果部位濃度シミュレーションである．
②は，25μgボーラス投与の後，25μg/時で持続投与を行い，30分後に再び25μgをボーラス投与し50μg/時に増量を行ったシミュレーションである．
①は，30分後に比べ3時間後では約2倍効果部位濃度が上昇していることが分かる．②では2回目のボーラス投与5分後には増量後プラトーの効果部位濃度に近い濃度となる．

## 4 処方例[1]

- フェンタニル0.1〜0.3 mg/日持続静注から開始し，投与量を滴定する
- 経口モルヒネ製剤から切り替える場合は，経口モルヒネ製剤1日量の1/300量から開始する．例えばモルヒネ塩酸塩1日60 mg内服している場合には，フェンタニル0.2 mg/日持続静注に変更する
- オピオイドが処方されたことのない患者では，個人差を踏まえ，通常よりも少ない量から開始し，鎮痛効果・副作用を評価しながら用量調節する

## 5 効果判定

- 速やかに血中濃度と効果部位濃度が上昇するため，ボーラス投与の効果判定は5〜10分で行う
- 持続投与のみで開始すると効果部位濃度がプラトーに達するまで数時間かかるため，あらかじめボーラス投与で効果部位濃度を上昇させ，持続投与に移行し効果判定する（図1）

## 6 薬の増減・変更

- 用量依存性に呼吸抑制を起こすため，必ず呼吸数をモニタリングする
- 増量は**3〜5割増し**，減量は**2〜3割減**が適当である
- 増量を行っても効果がない場合，または強い副作用を生じた場合は他の薬剤との併用や他の鎮痛法との併用，他のオピオイド製剤への変更（オピオイドスイッチ

ング）を考慮する

## 7 頻度の高い副作用

- 発汗（3.3％），悪心・嘔吐（2.4％），血圧低下（1.7％），呼吸抑制（1.3％）
- ただし，これらは手術麻酔に使用し調査された副作用のデータであり，長期投与により傾眠・便秘など一般的オピオイドの副作用は起こりうる

## 8 投与時の注意

- 呼吸停止や循環虚脱など致死的合併症を生じたときは速やかにナロキソンで拮抗する

## 9 相互作用

- 中枢神経抑制作用のある薬は本剤との併用で相加的に中枢神経抑制作用を増強する可能性がある
- CYP3A4を阻害する薬剤やグレープフルーツとの併用により本剤の代謝が抑制され血中濃度が上昇する可能性がある

> **Pitfall** context sensitive half time（CSHT）
> CSHTとはある薬物を一定の血漿濃度を維持するために持続静注したときに，投与中止後血漿濃度が50％に低下するまでの時間である．フェンタニルのCSHTは持続投与時間が3時間を超えると長くなる．2時間の持続投与ではCSHTは約50分だが，8時間持続投与していると約270分まで延長する．したがって，持続投与中の副作用が，ナロキソン投与によって一旦改善しても，ナロキソンの効果が切れて再度副作用が発現する可能性があるため，注意が必要である．

〈文　献〉
1）「がん疼痛の薬物療法に関するガイドライン2014年版」（日本緩和医療学会/編），金原出版，2014

# 第3章 鎮痛薬の種類

## §3 強オピオイド鎮痛薬

# 2. フェンタニル即効製剤

石井浩二,北條美能留,原 哲也

### フェンタニル即効製剤一覧

| 一般名 | 商品名・剤形 | 用法・用量 | 併用薬 |
|---|---|---|---|
| フェンタニルクエン酸塩口腔粘膜吸収製剤 | イーフェン®バッカル錠 | 1回50〜800μg 1日4回まで | 緩下薬・制吐薬 |
| フェンタニルクエン酸塩舌下錠 | アブストラル®舌下錠 | 1回100〜800μg 1日4回まで | 緩下薬・制吐薬 |

### 薬物動態一覧

| 一般名 | 効果発現時間 | Tmax | T1/2 |
|---|---|---|---|
| フェンタニルクエン酸塩口腔粘膜吸収製剤 | 15〜30分 | 45〜90分 | 5〜7.7時間 |
| フェンタニルクエン酸塩舌下錠 | 15〜30分 | 30〜60分 | 5〜13.5時間 |

## 1 イーフェン®

### 1 特 徴

- 持続痛がコントロールされているがん疼痛患者の突出痛に対して使用する
- フェンタニルクエン酸塩(以下フェンタニル)はWHO方式3段階除痛ラダーにおいて第3段階(強オピオイド)として使用される製剤である.モルヒネ,オキシコドンに比べ便秘の頻度が少ない
- 持続痛がコントロールされているがん疼痛患者の突出痛に対して,上顎臼歯の歯肉と頬の間(以下,バッカル部位)に投与することにより,口腔粘膜からのすみやかな吸収と高いバイオアベイラビリティ(生物学的利用能)が得られる
- バッカル部位へ投与する薬剤であるため,イレウスなど消化管に問題のある患者や嚥下困難な患者への投与が可能である
- 少量(50μg)から開始し,症状に応じて1段階ずつ増量し,至適用量を決定する

### 2 薬物動態

- フェンタニルは肝臓と小腸粘膜においてCYP3A4により薬理活性のほとんどないノルフェンタニルへ代謝され主に尿中に排泄される.経口摂取では大部分が初回

通過効果を受けるが，口腔粘膜から吸収されることにより肝臓を通過することなく体循環へ移行する

## 3 適　応

- 強オピオイド鎮痛薬を定時投与されており，持続痛のコントロールされているがん疼痛患者の突出痛の鎮痛

## 4 処方例

- 投与量決定はモルヒネやオキシコドンの速放製剤とは異なり，少量より開始・増量し，鎮痛効果のある投与量を決定する．投与量が決定するまでの時期を用量調節期，投与量が決定した後を維持期という

### 1）用量調節期

- モルヒネ経口製剤 30 mg/日以上 60 mg/日未満相当の強オピオイド鎮痛薬を定時投薬中の患者では 50 μg，60 mg/日以上相当の患者では 100 μg を開始量とする
- 1回の突出痛に対して，上記を開始用量としてバッカル部位で溶解させる．1回の使用で十分な鎮痛効果が得られない場合には，投与から30分後以降に同一用量までを1回のみ追加投与できる
- 投与間隔は追加投与を除き前回投与から4時間以上あけ1日あたり4回以下の投与にとどめる
- 1回の突出痛に対して追加使用を必要な状態が複数回続く際には1回量の増量を検討する
- 1回量の増量は6用量（50 μg，100 μg，200 μg，300 μg，400 μg，600 μg，800 μg）のなかから1段階ずつ増量する
- しかしながら，800 μg の投与でも十分な鎮痛が得られない場合はほかの薬剤への変更を考慮する

### 2）維持期

- 用量調節により必要な投与量が決定した後は，1回の突出痛に対して1回の投与のみとし，追加投与は行わない
- 4時間以上の投与間隔をあけ，1日4回までの使用にとどめる
- 原疾患の治療による痛みの軽減や病状進行による痛みの増悪により投与量変更の必要があれば再度用量調節期に戻り必要な投与量を再度決定する

## 5 効果判定

- 効果発現が早く，投与後30分で効果判定が可能である．投与後30分で除痛効果が不十分な状況が続けば，前述のように用量調節を行う

### 6 薬の増減・変更

- 増量については先に述べた通り，いったん維持期へ移行した後も必要に応じて再度用量調節期へ戻り，適切な用量を決定する
- また，増量によっても効果不十分な際には，状況に応じてオキシコドンやモルヒネの速放製剤への変更も検討する

### 7 頻度の高い副作用

- 主な副作用として傾眠，便秘，悪心などがある

### 8 投与時の注意

- これまでのオピオイド速放製剤に比べ急速に血中濃度が上昇し，鎮痛効果発現が早い薬剤である．その反面，過量投与となると急激な呼吸抑制を起こす可能性があるため開始時・増量時には注意が必要である
- このため，オピオイド徐放製剤のタイトレーション中のレスキューとしては不向きであり，使用してはならない

### 9 相互作用

- 主として肝代謝酵素CYP3A4により代謝されるため，この酵素に影響を与える薬物との相互作用に注意する

## 2 アブストラル®

### 1 特　徴

- 持続痛のコントロールされているがん疼痛患者の突出痛に対して使用する
- フェンタニルは，がん疼痛治療において，WHO方式3段階除痛ラダーの第3ステップ（強オピオイド）として使用される製剤である
- モルヒネやオキシコドンの速放製剤より作用発現が速く，持続時間は短い
- 舌下部位へ投与する薬剤であるためイレウスなど消化管に問題のある患者や嚥下困難な患者への投与が可能である
- 少量（100μg）から開始し，症状に応じて1段階ずつ増量し，至適用量を決定する

### 2 薬物動態

- フェンタニルは肝臓と小腸粘膜においてCYP3A4により薬理活性のほとんどないノルフェンタニルへ代謝され主に尿中に排泄される．経口摂取では大部分が初回通過効果を受けるが，口腔粘膜から吸収されることにより肝臓を通過することなく体循環へ移行する

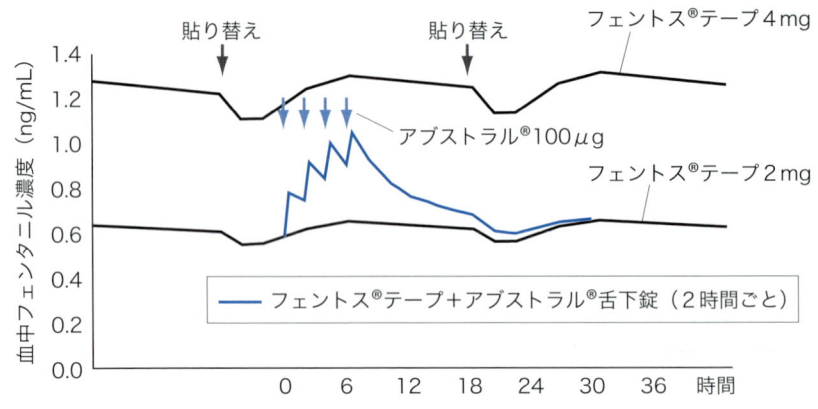

**図** フェントス®テープ2mg貼付時にアブストラル®舌下錠100μgを2時間ごと4回使用したときの体内動態シミュレーション

文献1より引用

- 維持期は2時間あけて1日4回まで使用できるが，連続で使用する場合は血中濃度の上昇も考慮する必要がある（図）

## 3 適　応

- 強オピオイド鎮痛薬を定時投与されており，持続痛のコントロールされているがん疼痛患者の突出痛の鎮痛

## 4 処方例

- 投与量決定はモルヒネやオキシコドンの速放製剤とは異なり，少量より開始・増量し鎮痛効果のある投与量を決定する
- 投与量が決定するまでの時期を用量調節期，投与量が決定した後を維持期という

### 1）用量調節期

- 100μgから開始する．ほかのフェンタニル製剤（イーフェン®）から変更する場合も同様に100μgから開始する
- 1回の使用で十分な鎮痛効果が得られない場合には，投与から30分後以降に同一用量までを1回のみ追加投与できる
- 投与間隔は追加投与を除き前回投与から2時間以上あけ，1日あたり4回以下の投与にとどめる
- 1回の突出痛に対して本剤の追加使用を必要とする状態が複数回続く際には1回量の増量を検討する
- 1回量の増量は（100μg，200μg，300μg，400μg，600μg，800μg）の

順に1段階ずつ増量する
- 800μgの投与でも十分な鎮痛が得られない場合はほかの薬剤への変更を考慮する

2) 維持期
- 用量調節により本剤の必要な投与量が決定した後は，1回の突出痛に対して1回の投与のみとし，追加投与は行わない
- 2時間以上の投与間隔をあけ，1日4回までの使用にとどめる
- 原疾患に対する治療による痛みの軽減や病状進行による痛みの増悪により投与量変更の必要があれば再度用量調節期に戻り必要な投与量を再度決定する
- 1回用量の上限は800μgである

## 5 効果判定
- イーフェン®と同様に投与後30分で効果判定を行う
- 投与後30分で除痛効果が不十分な状況が続けば，前述のように用量調節を行う

## 6 薬の増減・変更
- 用量調節期については先に述べた通り，いったん維持期へ移行した後も必要に応じて再度用量調節期へ戻り，適切な用量を決定する
- また，増量によっても効果不十分な際には，状況に応じてオキシコドンやモルヒネの速放製剤への変更も検討する

## 7 頻度の高い副作用
- 主な副作用として傾眠，便秘，悪心などがある

## 8 投与時の注意
- これまでのオピオイド速放製剤に比べ急速に血中濃度が上昇し，鎮痛効果発現が早い薬剤である
- その反面，過量投与となると急激な呼吸抑制を起こす可能性があるため開始時・増量時には注意が必要である．このためオピオイド徐放製剤のタイトレーション中のレスキューとしては不向きであり，使用してはならない

## 9 相互作用
- 主として肝代謝酵素CYP3A4により代謝されるため，この酵素に影響を与える薬物との相互作用に注意する

〈文献〉
1) 北條美能留，他：緩和ケア, 24 (3)：196-200, 2014

**表2 他のオピオイドからフェンタニル貼付薬へのスイッチング法**

| | | | | | | |
|---|---|---|---|---|---|---|
| 経口 | モルヒネ塩酸塩散・水 | 〜35 mg | 35〜110 mg | 110〜180 mg | 180〜250 mg | 250〜325 mg |
| | ピーガード®・カディアン® | 20〜35 mg | 35 mg〜110 mg | 110〜180 mg | 180〜250 mg | 250〜325 mg |
| | MSコンチン® | | | | | |
| | オキシコンチン® | 10〜20 mg | 20〜70 mg | 70〜120 mg | 120〜170 mg | 170〜220 mg |
| | トラマール® | 200 mg | 300 mg | | | |
| 坐剤 | アンペック® | 25 mg | 25〜70 mg | 70〜108 mg | | |
| 注射 | モルヒネ塩酸塩（持続） | 〜20 mg | 20〜55 mg | 55〜90 mg | 90〜120 mg | 120〜170 mg |
| | フェンタニル | 〜0.4 mg | 0.4〜1.1 mg | 1.1〜1.8 mg | 1.8〜2.4 mg | 2.4〜3.2 mg |
| | | ↓ | ↓ | ↓ | ↓ | ↓ |
| 貼付薬 | フェントス®テープ | 1 mg | 2 mg | 4 mg | 6 mg | 8 mg |
| | ワンデュロ®パッチ | 0.84 mg | 1.7 mg | 3.4 mg | 5 mg | 6.7 mg |
| | デュロテップ®MTパッチ | 2.1 mg | 4.2 mg | 8.4 mg | 12.6 mg | 16.8 mg |
| レスキュー | オプソ®1回量 | 5 mg (2.5 mg) | 10 mg (5 mg) | 20 mg (10 mg) | 30 mg (15 mg) | 40 mg (20 mg) |
| | モルヒネ塩酸塩注1回量 | 1 mg | 3 mg (2 mg) | 6 mg (3 mg) | 8 mg (4 mg) | 12 mg (6 mg) |
| | アンペック®1回量 | 10 mg | 10 mg | 20 mg (10 mg) | 30 mg | 40 mg (20 mg) |
| | フェンタニル1回量 | 0.05 mg | 0.1 mg | 0.1 mg | 0.2 mg | 0.2 mg |
| | オキノーム®1回量 | 2.5 mg | 5〜10 mg | 15 mg | 20 mg | 25 mg |

ワンデュロ®パッチとデュロテップ®MTパッチは生物学的同等性が認められている
（ ）内は腎障害，高齢者などのハイリスク患者
(2011.5　順天堂大学医学部附属順天堂医院　緩和ケアチーム作成)

## 6 薬の増減・変更

- 基本的に用量をこまめに調節する必要があるときには，この薬剤の使用は適さない
- また，非がん疼痛における増量は慎重に行う必要がある
- 1日の必要レスキュー量を総計して，長時間作用性のオピオイドの増量が必要と判断した場合には増量を検討するが，2.1 mgから4.2 mgへの増量は倍量投与となるため，留意が必要である
- 通常，**1.3〜1.5倍で増量**を行う
- 3日あたり50.4 mg以上の貼付は推奨されておらず，ほかの方法を検討する必要がある
- 本剤の治療効果に耐性が生じた場合やほかの副作用で継続が困難な場合，または皮膚症状が強い場合など，ほかのオピオイドに変更する際には，剥離12時間後に経口オピオイドを開始する

例）オキシコンチン® 120 mg/日 → デュロテップ®

| ① | ② | ③ | ④ |
|---|---|---|---|
| オキシコンチン®<br>120 mg/日<br>レスキュー：<br>オキノーム®<br>20 mg/回 | オキシコンチン®<br>80 mg<br>デュロテップ®MT<br>4.2 mg | オキシコンチン®<br>40 mg<br>デュロテップ®MT<br>8.4 mg | デュロテップ®MT<br>12.6 mg |

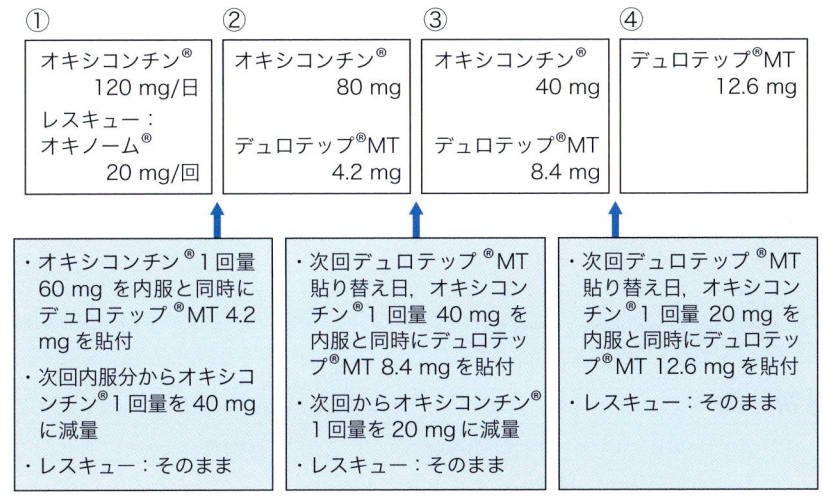

- ・オキシコンチン®1回量 60 mg を内服と同時にデュロテップ®MT 4.2 mg を貼付
- ・次回内服分からオキシコンチン®1回量を 40 mg に減量
- ・レスキュー：そのまま

- ・次回デュロテップ®MT 貼り替え日，オキシコンチン®1回量 40 mg を内服と同時にデュロテップ®MT 8.4 mg を貼付
- ・次回からオキシコンチン®1回量を 20 mg に減量
- ・レスキュー：そのまま

- ・次回デュロテップ®MT 貼り替え日，オキシコンチン®1回量 20 mg を内服と同時にデュロテップ®MT 12.6 mg を貼付
- ・レスキュー：そのまま

**図　オピオイドスイッチングの実際（中等量以上のオピオイドの場合）**
文献4より引用

- 眠気が強い場合には1段階ずつ用量の減量を検討する
- 急激な減量や中止は退薬症状を招く

## 7 頻度の高い副作用

- 便秘，嘔気嘔吐，貼付部位の発疹・そう痒などが報告されている
- 便秘と悪心に対して緩下薬や制吐薬（**第4章§2-1参照**）を使用する
- 嘔気嘔吐は全例に発現するわけではないとされているが，制吐薬は投与初期には併用する方が無難である
- 便秘はほぼ全例に認められ用量依存的に出現するため，緩下薬の投与を継続する必要がある

## 8 投与時の注意

- 高体温や入浴により血中濃度が上昇する
- なお，貼付3日目に血中濃度の低下が認められる場合がある
- 禁忌は，フェンタニルに過敏症のあるもの
- 慎重投与には，慢性肺疾患などによる呼吸機能障害，喘息，徐脈性不整脈，肝腎障害，頭蓋内圧亢進・意識障害，脳腫瘍などの脳の器質的障害，40℃以上の発熱，薬物依存歴，高齢者がある

### 9 相互作用

- CYP3A4により代謝されるため，CYP3A4を阻害するリトナビル，フルボキサミンマレイン酸塩，ジルチアゼム塩酸塩，イトラコナゾール，アミオダロン塩酸塩，クラリスロマイシン使用時には血中半減期の延長の危険性がある
- また，フェノチアジン系薬剤，ベンゾジアゼピン系薬剤，バルビツール酸系阻害薬，モノアミン酸化酵素阻害薬，抗うつ薬などとの併用時には，相加的に中枢神経抑制作用が増強する可能性があるため，眠気や呼吸抑制などに留意する必要がある

## ❷ フェントス® テープ

### 1 特　徴

- フェントステープは1日貼付型製剤のため，ADLへの影響が少ない．また，夏期にも使用しやすく，毎日入浴する患者にも有用である
- 粘着剤としてスチレン・イソプレン・スチレンブロック共重合体を含有しているため，皮膚から剥がすときに角質を剥がしにくいので，数回以内で少しの剥離であれば粘着力が維持されるため，再貼付が可能とされている
- 1 mg製剤は，モルヒネ経口換算30 mg/日未満等のオピオイド鎮痛薬低用量使用患者に対して使用可能とされている[6]

### 2 薬物動態

- がん性疼痛患者を対象に本剤を24時間単回貼付したときの$AUC_{0-24}$，$AUC_{0-\infty}$，$C_{max}$の平均値は，用量に比例しており，$T_{max}$（時）と剥離後の$T_{1/2}$（時）は，用量間で著明な差は認められていない（表3）
- 10回反復投与試験では貼付開始後120時間における血中フェンタニル濃度は用量に比例して約2倍の上昇が認められた．したがって，連日の増量は呼吸抑制などの重篤な副作用が発生する可能性が高いため，**初回貼付時には2日間同量貼付を原則**とする

表3　フェントス®テープの薬物動態（24時間単回貼付）

| 貼付量 | T max (時) | Cmax (pg/mL) | AUC∞ (pg・時/mL) | 剥離後 T 1/2 (hr) |
|---|---|---|---|---|
| 2 mg(n=6) | 20.1±6.1 | 349±96 | 15,614±5,959 | 27.09±14.14 |
| 4 mg(n=7) | 20.6±5.9 | 724±553 | 31,126±15,917 | 37.76±46.60 |

フェントス®テープ，医療品インタビューフォームより作成

## 3 適　応

- 他のオピオイド鎮痛薬が一定投与され，忍容性が確認された患者で，かつオピオイド鎮痛薬の継続的な投与を必要とする中等度から高度の疼痛を伴う各種がんの鎮痛．ならびに中等度から高度の慢性疼痛

## 4 処方例

- オピオイド換算表（表2）をもとに，先行オピオイドからの変更をほかのフェンタニル貼付剤と同様の方法で行う

## 5 効果判定

- 貼付24時間以降で，疼痛緩和の程度と1日必要レスキュー量から判定する

## 6 薬の増減・変更

- 1日の必要レスキュー量を総計して，長時間作用性のオピオイドの増量が必要と判断した場合には，増量を検討するが，1 mgから2 mgへの増量は倍量投与となるため，留意が必要である
- 通常，レスキュー量も参考に**1.3〜1.5倍で増量**を行うが，1日貼付型製剤であっても，血中濃度は12〜48時間かけて上昇していくため，1日ごとに増量すると過量になる恐れがある．初期投与時のみならず増量時も2日間同量貼付を基本とする
- 8 mgの初回貼付は推奨されない
- 1日あたり24 mg以上の貼付は推奨されておらず，ほかの方法を検討する必要がある
- 眠気が強い場合には一用量低い貼付薬に変更する
- 急激な減量や中止は退薬症状を招く

## 7 頻度の高い副作用

- デュロテップ®MTパッチと同様

## 8 投与時の注意

- 経皮吸収薬であるため，同用量貼付しても吸収速度や吸収率に個人差がある
- 高体温や入浴により血中濃度が上昇する
- 貼付部位は，体幹で衣服に覆われ外気の気温の影響を受けにくい部位が望ましい
- 禁忌と慎重投与は，デュロテップ®MTパッチと同様

## 9 相互作用

- デュロテップ®MTパッチと同様

# 3 ワンデュロ® パッチ

## 1 特　徴

- ワンデュロ®パッチは1日貼付型製剤のため，決まった時間に入浴習慣のある患者においては入浴後に貼りかえるタイミング（もしくは入浴時に剥がしておき，入浴後に新しいものを貼付する）が得られる
- さらに3日型貼付薬に比べると血中濃度の安定が得られやすいなどの利点があるが，9割近いがん患者で3日貼付型製剤を支持していた結果もある[7]

## 2 薬物動態

- 臨床試験において，健康成人（日本人）18名に本剤3.4 mgを単回貼付したときの血清中フェンタニル濃度は，貼付開始18.0時間後にCmaxに達し，剥離後のT 1/2は21.3時間である（表4）
- また，健康成人（日本人）17名に本剤6.7 mgを1日ごとに12日間反復貼付したときの血清中フェンタニル濃度は，貼付開始6〜9日後には定常状態に達し，剥離後のT 1/2は21.5時間である
- 最終貼付時のCmaxは，単回貼付したときの2.2倍であった
- がん疼痛患者に本剤を反復貼付したときの最終貼付時の血清中フェンタニルのトラフ濃度は，初回貼付したときに比して，2.5倍（中央値）であった
- したがって，1日貼付型製剤であるからといって，貼付翌日に増量することは勧められない
- 連日の増量は呼吸抑制などの重篤な副作用が発生する可能性が高い

表4　ワンデュロ®パッチの薬物動態（24時間単回投与）

| 貼付量 | Cmax (ng/mL) | T max（時） | T 1/2（時） | AUC∞ (ng・時/mL) |
|---|---|---|---|---|
| 0.95 mg | 0.17±0.10 | 26.0(18.0〜48.0) | 20.0±5.5 | 5.2±2.2 |
| 3.8 mg | 0.78±0.35 | 18.0(18.0〜26.0) | 20.7±6.9 | 25.4±8.8 |
| 7.6 mg | 1.64±1.00 | 18.0(8.0〜26.0) | 22.4±4.8 | 51.7±25.4 |

ワンデュロ®パッチ，医療品インタビューフォームより作成

## 3 適　応

- 適応は，非オピオイド鎮痛薬および弱オピオイド鎮痛薬で治療困難な中等度から高度の疼痛を伴う各種がんにおける鎮痛と中等度から高度の慢性疼痛（ただし，ほかのオピオイド鎮痛剤から切り替えて使用する場合に限る）
- がん患者において，先行オピオイドの副作用を軽減するため，経口薬の服用が困難もしくは貼付薬の使用が好ましい場合にフェンタニル貼付薬への変更が検討され，さらにADLを高く維持しているような外来患者では，1日型貼付型製剤の使用が便利であることも多い

## 4 処方例

- 先行オピオイドから変更する際には，オピオイド換算表（表2）をもとに，変更を行う
- ワンデュロ®パッチは経皮吸収薬であるため，同用量貼付しても吸収速度や吸収率にも個人差があることを考慮し，モルヒネ換算比で計算した必要量より20〜30％少ない量で開始し，至適用量設定までに出現する痛みをレスキュー（1日経口量の1/6，1日皮下・静注量の1/24）で対応することが安全である
- 貼付部位は，胸部，腹部，上腕部，大腿部等，体幹かそれに近い部分で，体温が外気に左右されない部分を選ぶ
- 先行オピオイドが1日1回製剤の場合には，先行オピオイド投与12時間後に本剤を使用する
- 先行オピオイドを1日2〜3回投与していた場合には，本剤貼付開始時に1回量を投与，1日4〜6回投与していた場合には，貼付時と4〜6時間後に1回量投与する
- 先行オピオイドが持続皮下・静注の場合には，貼付6時間後まで継続する
- 上記以外については，いずれもレスキューで痛みに対応する．1日貼付型製剤ではあるが，血中濃度が定常化するには数日を要するため，本剤の用量を少なくとも2日間は増量しない

## 5 効果判定

- 貼付24時間以降で，疼痛緩和の程度と1日必要レスキュー量から判定する

## 6 薬の増減・変更

- 1日必要レスキュー量を総計して，長時間作用性のオピオイドの増量が必要と判断した場合には増量を検討するが，0.84 mgから1.7 mgへの増量は倍量投与となるため留意が必要である

- 通常，レスキュー量も参考に**1.3〜1.5倍で増量**を行うが，1日貼付型製剤であっても血中濃度は12〜48時間かけて上昇していくため，1日ごとに増量すると過量になる恐れがあるため，初期投与時のみならず増量時も2日間同量貼付を基本とする
- 1日あたり20.1 mg以上の貼付は推奨されておらず，ほかの方法を検討する必要がある
- 眠気が強い場合には1段階低用量のものを貼付する
- 急激な減量や中止は退薬症状を招く
- モルヒネ換算120 mg前後のオピオイドを服用している場合には，貼付薬へ段階的に貼り替え時に変更していく

## 7 頻度の高い副作用

- デュロテップ®MTパッチと同様

## 8 投与時の注意

- デュロテップ®MTパッチと同様

## 9 相互作用

- デュロテップ®MTパッチと同様

〈文　献〉
1) 塚田里香，他：日本ペインクリニック学会誌，15：313, 2008
2) 秋山泰子，他：麻酔，56：317-323, 2007
3) 檜高育宏，他：ペインクリニック，32：356-366, 2011
4) 日本緩和医療学会：がん診療に携わる医師に対する緩和ケア研究会，M3：がん疼痛の評価と治療，PEACE教材
5) 服部政治，他：新薬と臨床，59：1425-1436, 2010
6) 的場元弘，他：Pharma Medica，29：126-130, 2010
7) 行田泰明，他：新薬と臨床，59：1012-1016, 2010

## 第3章 鎮痛薬の種類

### §3 強オピオイド鎮痛薬

# 4. モルヒネ注射剤

井口清吾

### 💊 モルヒネ注射剤一覧

| 一般名 | 商品名 | 用法・用量 | 併用薬 |
|---|---|---|---|
| モルヒネ塩酸塩水和物（注射液） | モルヒネ塩酸塩注射液<br>プレペノン®注 | ― | 緩下薬・制吐薬 |

### 🕐 薬物動態一覧

| 一般名 | 効果発現時間 | 効果持続時間 | T max | T 1/2 |
|---|---|---|---|---|
| モルヒネ塩酸塩水和物（注射液） | 投与直後（持続静注）<br>10～20分（持続皮下注） | ― | 投与直後（持続静注）<br>10～20分（持続皮下注） | ― |

## 1 特　徴

### 1）モルヒネ塩酸塩注射液

- **モルヒネ塩酸塩注射液**：主成分が商品名の由来となっている
- モルヒネ塩酸塩注射液は，吐き気が強くモルヒネ製剤の経口投与が困難な場合や直腸内投与が困難ながん患者の疼痛をコントロールするうえで有用である
- 効果発現時間がほかの剤形よりも短いので，激痛があり緊急に除痛が必要な場合や，経口投与ですみやかな至適投与量を設定することが困難な場合にも適している
- そのほか，内服が可能であっても，がん悪液質による消化管でのモルヒネの吸収が不安定な場合等にも適している
- 静脈注射や皮下注射だけでなく硬膜外やくも膜下投与も可能である
- 欠点としては，モルヒネ塩酸塩注射液の投与に他人の手を必要とすることや，必要な器具を常に接続しないといけないという煩わしさがある

### 2）プレペノン®注

- **プレペノン®注**：名前の由来は，prefilled（予め充填された）＋pein（独語：痛み）＋non（なし）＋剤形，からきている
- プレペノン®注は，1％濃度のモルヒネ塩酸塩注射液5 mLおよび10 mLをあらかじめシリンジに充填したPFS製剤であり，モルヒネ塩酸塩注射液の特徴に加えて以下の特徴があげられる

①プラスチック製シリンジにあらかじめ薬剤が充填されているため，アンプルカット，薬液吸引操作が不要なため取り扱いやすい．また，破損・こぼし・紛失など麻薬管理手続きを必要とする事故が発生する可能性が少ない
②1本の容量が5 mL（50 mg）ないし10 mL（100 mg）で，投与時の調剤作業が簡便，効率的に行える

## 2 薬物動態

- モルヒネ塩酸塩注射液は肝臓を経由することがないので，100％利用されることになり，経口投与に比べて約2倍の力価を有することになる
- モルヒネ塩酸塩注射液で鎮痛を図る場合には，投与方法によって効果発現が変わってくる

### 1）筋注

- 筋注で使用する場合は，注射部位によって筋肉からの吸収が大きく変動する欠点があり，臀部に比べて三角筋への注射の場合は吸収が早いことが知られている
- 痛みを伴うことや最大効果発現までに30分以上を要することから，がん患者の疼痛管理には適さない．

### 2）one shot 静注

- one shot 静注で使用する場合は，血漿中濃度が急激に上昇し，しかも非常に高い値となるために，呼吸抑制などの過剰投与による副作用には十分注意しなければならない

### 3）持続静注・持続皮下注

- モルヒネはできるだけ緩徐に投与することが望ましく，反復して投与する場合には，筋注やone shotではなく，シリンジポンプなどを使用した持続投与（持続静注・持続皮下注）が勧められることになる．持続皮下注でのモルヒネ血中濃度のイメージは図のようになる
- 体内分布としては，モルヒネ塩酸塩水和物（末・錠・液）と同様である

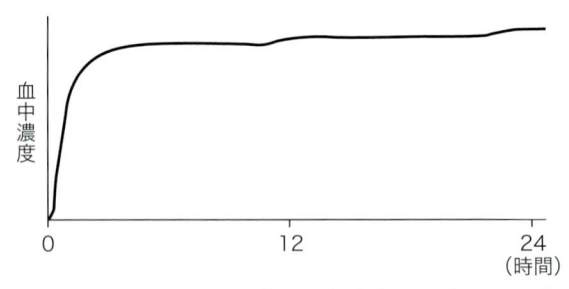

**図　モルヒネ持続皮下注射の血中濃度推移（イメージ）**
文献1より作成

## 3 適　応

- 塩酸モルヒネ速放性剤の適応に，手術の麻酔時の使用が追加される（麻酔薬としての投与，麻酔の補助）

## 4 処方例

- 安定した鎮痛作用を得るには，一定量のモルヒネを持続的に投与することが必要となる

### 1）皮下および静脈内投与の場合

- 通常，成人にはモルヒネ塩酸塩注射液を，1回5〜10 mg皮下注射する
- 持続注入としては，通常，成人にはモルヒネ塩酸塩注射液を，1日量として10〜200 mg投与する
- 持続注入としては，持続静注と持続皮下注があるが除痛効果においては，臨床的統計的有意差はないといわれている

> **Advice　ローディングドーズ（負荷投与量）の勧め**
> 図1でも示されているように血中モルヒネ濃度の立ち上がりには少し時間がかかるので，速やかな鎮痛効果を得るためには，開始時に約1時間分のレスキュー（早送り）をして持続注入に入ることが望ましい．

### 2）硬膜外投与の場合

- 通常，1回の投与であれば成人にはモルヒネ塩酸塩注射液を，1回2〜6 mg硬膜外腔に注入する
- 硬膜外腔に持続注入する場合は，通常，成人には，モルヒネ注を1日量として2〜10 mg投与する

### 3）くも膜下投与の場合

- 通常，成人にはモルヒネ注を，1回0.1〜0.5 mgをくも膜下腔に注入する
- なお，いずれの場合も，年齢，症状により適宜増減する

## 5 効果判定

- モルヒネ塩酸塩注射液は，持続静注では投与直後に，持続皮下注では10〜20分後に最高血中濃度になるため，効果判定は，持続静注では10分後，持続皮下注では20〜30分後とされる

## 6 薬の増減・変更

- モルヒネ塩酸塩注射液を持続的に使用している途中で痛みが出現した場合には，レスキューとして1日量の24分の1（1時間分）を早送りして効果をみる

- 鎮痛効果はあるものの，痛みが残存する場合には副作用に注意しながらさらに1日量の24分の1（1時間分）を追加投与する．持続静注の場合は5分後，持続皮下注の場合は10分後の追加投与が可能である
- 薬を変更する場合としては，モルヒネ塩酸塩注射液を増量することによって鎮痛効果はあるものの副作用（主に眠気）が強く出現しほかのオピオイド（フェンタニルやオキシコドン）に変更する場合があげられる（詳細は，**第8章2**参照）

## 7 頻度の高い副作用

- 副作用の発現頻度は，モルヒネ塩酸塩水和物（末・錠・液）とほとんど同じと考えられている（**第3章§3-5**を参照）
- 持続皮下注の場合には下記のことにも注意を払う必要がある

①穿刺部位に発赤，腫脹，疼痛，硬結などの局所炎症所見を認めることがある．このような場合は，穿刺部位を変更するか，ベタメタゾン（リンデロン®）注射液0.5～1 mgを混注すると発赤の出現が軽減することがある．または，持続静注に変更する

②1カ所の皮下注では1日量は20 mLが限度なので，それ以上になる場合は，別の皮下注ルートを確保するか，4％モルヒネに変更することが必要になる

③4％モルヒネの場合は，1日量が10 mL以上で皮膚の硬結，発赤の頻度が高くなる

## 8 投与時の注意

- モルヒネ塩酸塩注射液を使用する場合には患者の状態に応じて，細心の注意を払って使用することが求められるが，使用禁忌については，モルヒネ速放性剤と同じである

## 9 相互作用

- モルヒネ塩酸塩水和物（末・錠・液）と同じ（**第3章§3-5**を参照）

〈文　献〉
1) R Stuart-Harris, et al：Br J Clin Pharmacol, 49：207-214, 2000

第3章 鎮痛薬の種類

§3 強オピオイド鎮痛薬

# 5. モルヒネ速放製剤

井口清吾

### モルヒネ速放製剤一覧

| 一般名 | 商品名 | 用法・用量 | 併用薬 |
|---|---|---|---|
| モルヒネ塩酸塩水和物（末・錠・液） | モルヒネ塩酸塩末<br>モルヒネ塩酸塩錠<br>オプソ®内服液 | 1回5〜10mg, 1日6回 | 緩下薬・制吐薬 |
| モルヒネ塩酸塩水和物（坐剤） | アンペック®坐剤 | 1回10〜30mg, 1日2〜4回 | 緩下薬・制吐薬 |

### 薬物動態一覧

| 一般名 | 効果発現時間 | 効果持続時間 | T max | T 1/2 |
|---|---|---|---|---|
| モルヒネ塩酸塩水和物（末・錠・液） | 30〜60分 | 3〜5時間 | 30分（水薬） | 2〜2.5時間（水薬） |
| モルヒネ塩酸塩水和物（坐剤） | 1〜2時間 | 6〜10時間 | 90分 | 4〜6時間 |

## 1 モルヒネ塩酸塩水和物（末・錠・液）

### 1 特　徴

- モルヒネ速放性製剤として内服で使用するものとして，モルヒネ塩酸塩水和物には末・錠・液の3つの剤形がある（オプソ®内服液の名称の由来は，オピオイド（opioid）の液剤（solution）からきている）
- モルヒネ塩酸塩水和物（末・錠・液）はがん疼痛治療において，WHO方式3段階除痛ラダーの第3ステップ（強オピオイド）として使用される速放性製剤である
- がん患者における基本的な使用法は，モルヒネ塩酸塩水和物（末・錠・液）を疼痛緩和の開始時期に使用することによって個々の患者の疼痛緩和に必要な適量を決定し，モルヒネ徐放製剤に切り替える方法である
- さらに，モルヒネ徐放製剤でがん疼痛がコントロールされている患者に発現する突出痛については，モルヒネ速放製剤をレスキューとして使用する

1) モルヒネ塩酸塩末

- ほかの製剤に比べて投与量の調整が容易であり，mg単位で調整することができる．さらに錠剤の嚥下が困難な患者でも服用でき，水薬（モルヒネ水）としても

使用できる
- 欠点としては，疼痛治療開始時の用量調整として使用する場合は，かさが少なく調整の精度を上げるために乳糖を加えるなど調剤に時間がかかること，苦味が強く矯味の必要な場合があることなど，調剤の煩雑さがあげられる
- 院内製剤として作成されたモルヒネ水は，常温では 1 週間，冷所であっても 2 週間以内に使用することが望ましいとされている

### 2) モルヒネ塩酸塩錠
- モルヒネ末（モルヒネ水）に比べて苦味を感じることなく服用できる利点がある．規格が 1 錠 10 mg のみであり 10 mg 単位の調剤には便利である．さらに，小型の錠剤で服用しやすく，保管や保存に適している
- 欠点としては，規格が 1 錠 10 mg と決まっているために詳細な容量調整が困難であることがあげられる

### 3) オプソ® 内服液
- オプソ® 内服液は，モルヒネ末（モルヒネ水）に比較して苦味を矯正する必要がなく，室温で長期間（3 年間）の保存が可能であり，緊急時の使用に便利なことがあげられる．さらに，モルヒネ錠などの固形製剤の内服が困難ながん患者の鎮痛に有用でもある

## 2 薬物動態

- モルヒネは，胃腸管より吸収され，肝臓でグルクロン酸抱合される．主な代謝産物はモルヒネ-3-グルクロニド（M3G）とモルヒネ-6-グルクロニド（M6G）があり，主として尿（一部胆汁を介する糞中排泄）から排泄される
- 排泄速度は，24 時間までの尿中に約 90％，糞中に 7〜10％が排泄される
- モルヒネ水 1 回 10 mg を，がん患者に経口投与した場合の薬物動態については以下のように報告されている．モルヒネ水は服用後 10 分位から吸収され 30 分（Tmax）で最高血中濃度（Cmax）に達して，血中半減期（T1/2）は 2〜2.5 時間と短く，作用時間は 3〜5 時間と比較的短い（表，図 1）
- よって，効果発現時間も持続時間も短いために有効鎮痛効果を維持するためには，4 時間ごとの投与を必要とする
- 体内分布としては下記のような特性がある

①血液-脳関門通過性：通過する
②血液-胎盤通過性：通過する
③母乳中への移行性：移行することがある
④髄液への移行性：移行する
⑤その他の組織への移行性：骨格筋・腎臓・肝臓・小腸・肺・脾臓・脳に移行する

表 モルヒネ製剤の薬物動態値

| | ラグタイム (時) | Tmax (時) | Cmax (ng/mL) | AUC (ng・時・mL) |
|---|---|---|---|---|
| モルヒネ水 | 0.12 | 0.5 | 19.5 | 54±15[*1] |
| MSコンチン®錠 10 mg×2錠 | 1.2 | 3.0 | 18.7 | 125±81[*2] |
| MSコンチン®錠 10 mg×3錠 | 1.46 | 2.7 | 29.9 | 166±78[*2] |
| アンペック®坐剤 10 mg | 0.36 | 1.5 | 25.8 | 121± 8[*3] |
| アンペック®坐剤 20 mg | 0.34 | 1.3 | 35.4 | 170±33[*3] |

*1：$AUC_{0-4}$　*2：$AUC_{0-12}$　*3：$AUC_{0-8}$
ラグタイム＝吸収を開始するまでの時間
文献1より引用

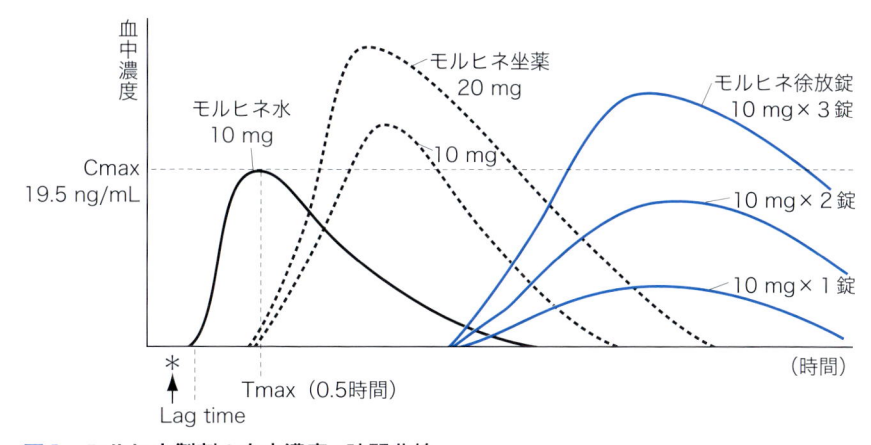

図1 モルヒネ製剤の血中濃度−時間曲線
文献2より引用

## 3 適　応

以下の症状を緩和するために使用される（保険適応あり）．

### 1) 主な適応
- 激しい疼痛時における鎮痛・鎮静
- 呼吸困難

### 2) 副次的な適応
- 激しい咳嗽発作における鎮咳
- 激しい下痢症状の改善および手術後等の腸管蠕動運動の抑制

タニルやオキシコンチン）に変更する場合がある
③アンペック坐剤を使用中に下痢が持続する場合は，経口の徐放製剤や注射薬に変更する必要がある（詳細は**第8章2**参照）

## 7 頻度の高い副作用

- 副作用の発現頻度は，モルヒネ塩酸塩水和物（末・錠・液）とほとんど同じと考えられる
- その他，頻回の坐剤を使用する場合には直腸粘膜刺激による，肛門痛や直腸粘膜のびらん等にも注意を払う必要がある

## 8 投与時の注意

### 1）禁忌

- アンペック®坐薬を使用する場合には患者の状態に応じて，細心の注意を払って使用することが求められるが，使用禁忌については，モルヒネ塩酸塩水和物（末・錠・液）と同じである

### 2）その他の注意点

- 本剤は，肛門坐剤であり，肛門刺激により排便と同時に薬物が排泄される可能性があり，できるだけ排便後に使用することが望ましい
- モルヒネの直腸内吸収は比較的速いので最高血中濃度も高くなるため，全身状態の不良な患者に用いるときには呼吸抑制，血圧低下などの副作用に注意する
- 下血がある場合には直腸粘膜がコーティングされた状態となり，モルヒネの吸収が低下する
- 人工肛門から投与する場合の吸収には不明な点が多く十分な効果が得られないこともあり，アンペック®の定期投与は勧められない

## 9 相互作用

- 水溶性基剤の坐剤（インドメタシン坐剤，ナウゼリン®坐剤など）との併用は，血漿中モルヒネ濃度が低下する
- 油性基剤の坐剤（ボルタレン®坐薬など）との併用は，血漿中モルヒネ濃度が上昇するために併用時には間隔をあけて使用することが望ましい

〈文　献〉
1）平賀一陽：日本薬剤師会雑誌，47（6）：21-29，1995
2）山室誠：実験治療，639：11-17，1995
3）「がん疼痛治療ガイドライン」（日本緩和医療学会／編），真興交易，2000
4）「オピオイドによるがん疼痛緩和」（国立がんセンター中央病院薬剤部／編）エルゼビア・ジャパン，2006

5) 柏崎美保：ペインクリニック，23：1437-1440, 2002
6) 「進行癌患者と経口モルヒネ」(武田文和/著) 最新医学社, 1992
7) 「がん疼痛の薬物療法に関するガイドライン2010年版」(日本緩和医療学会/編), 金原出版, 2010
8) 「臨床緩和医療薬学」(日本緩和医療薬学会/編), 真興交易, 2009
9) 「ペインクリニシャンのためのオピオイドの基礎と臨床」(小川節郎/著), 真興交易, 2004
10) 片岡智美：薬局, 56：1421-1429, 2005
11) 「末期癌患者の診療マニュアル第2版」(Twycross RG et al, 武田文和/監訳), 医学書院, 1991
12) 「癌疼痛のレシピ」(的場元弘/監), 春秋社, 2004
13) 水口公信：臨床麻酔, 16 (7)：887-890, 1992
14) 有田英子：ペインクリニック, 23 (6)：841-844, 2002
15) 細井順：癌患者と対症療法, 9：23-27, 1988

第3章 鎮痛薬の種類

§3 強オピオイド鎮痛薬

# 6. モルヒネ徐放製剤

山口重樹

## モルヒネ徐放製剤一覧

| 一般名 | 商品名・剤形 | 用法・用量 | 最大投与量 | 併用薬 |
|---|---|---|---|---|
| モルヒネ塩酸塩 | MSコンチン®錠 | 1回10mgを1日2回から開始,適宜増減 | 無限 | 制吐薬,緩下薬 |
|  | モルペス®細粒 | 1回10mgを1日2回から開始,適宜増減 |  |  |
|  | MSツワイスロン®カプセル | 1回10mgを1日2回から開始,適宜増減 |  |  |
|  | カディアン®カプセル,スティック | 1回20mgを1日1回から開始,適宜増減 |  |  |
|  | ピーガード®錠 | 1回20mgを1日1回から開始,適宜増減 |  |  |
|  | パシーフ®カプセル | 1回30mgを1日1回から開始,適宜増減 |  |  |

## 薬物動態一覧

| 商品名・剤形 | 効果発現時間 | 効果持続時間 | T max | T 1/2 |
|---|---|---|---|---|
| MSコンチン®錠 | 1.5〜2時間 | 8〜12時間 | 2.7±0.8時間 | 2.58±0.85時間 |
| モルペス®細粒 | 1.5〜2時間 | 8〜12時間 | 2.4〜2.8時間 | 6.9〜8.7時間 |
| MSツワイスロン®カプセル | 1.5〜2時間 | 8〜12時間 | 1.9±1.3時間 | 2〜3時間 |
| カディアン®カプセル,スティック | 6〜8時間 | 12〜24時間 | 7.3±0.8時間 | 9.2±0.9時間 |
| ピーガード®錠 | 4時間 | 12〜24時間 | 6.3±4.1時間 | 21.6±5.9時間 |
| パシーフ®カプセル | 1時間 | 12〜24時間 | 速放部：0.7〜0.9時間<br>徐放部：8.4〜9.8時間 | 11.3〜13.5時間 |

## 1 MSコンチン®錠

### 1 特 徴

- 世界初のモルヒネ徐放製剤として長年にわたって多くの国でがん疼痛治療を支えてきた強オピオイドである．日本においても最も使用されているモルヒネ徐放製剤である
- 図1に示すようにモルヒネの徐放化には錠剤の剤形に工夫が施されている．したがって，錠剤を粉砕すると徐放効果が消失してしまう

### 2 薬物動態

- ほかのモルヒネ製剤と同様に肝臓での初回通過効果を受けるため生物学的利用能は22.4％と低い

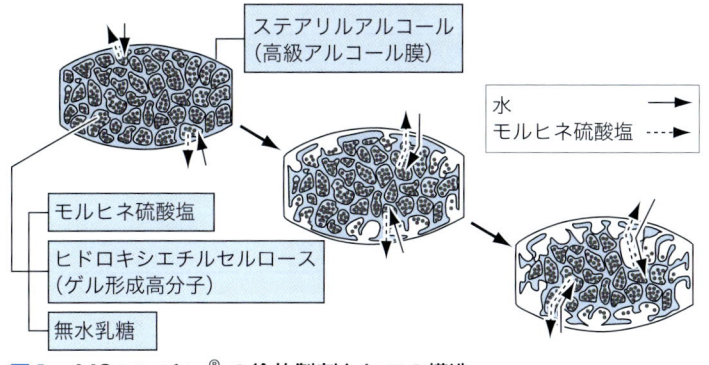

**図1　MSコンチン®の徐放製剤としての構造**

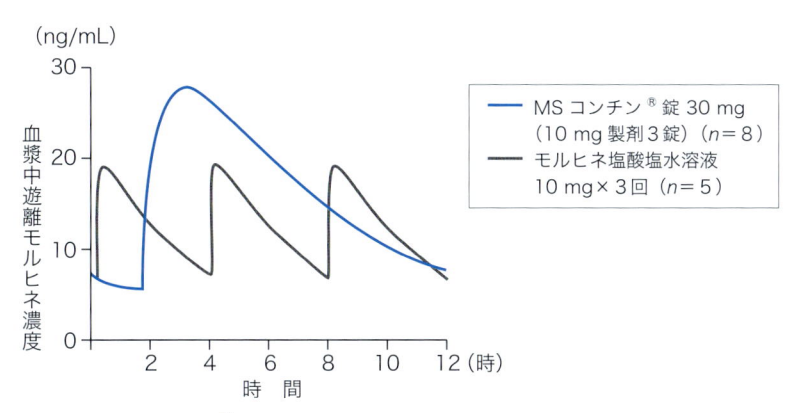

ステアリルアルコール（高級アルコール膜）
モルヒネ硫酸塩
ヒドロキシエチルセルロース（ゲル形成高分子）
無水乳糖
水
モルヒネ硫酸塩

**図2　MSコンチン®錠とモルヒネ塩酸塩水溶液経口摂取時の血漿中遊離モルヒネ濃度予測曲線**

MSコンチン®錠 30 mg（10 mg製剤3錠）（$n=8$）
モルヒネ塩酸塩水溶液 10 mg×3回（$n=5$）

MSコンチン®錠添付文書より引用

- 食事摂取の有無は吸収に影響を及ぼさないことが示されている
- 図2にモルヒネ速放製剤と徐放製剤の血漿中濃度の推移を示す

## 3 適　応

- 添付文書上の効能・効果は激しい疼痛を伴う各種がんにおける鎮痛

## 4 処方例

- 10 mg, 30 mg, 60 mgの剤形が準備されており，初回1回10 mgから経口投与し，副作用への忍容性を確認しながら増量する
- 全身状態に問題のない成人では1回10 mg 1日2回での開始が一般的である．し

表1 MSコンチン® での増量方法

| 1日量 | 使用剤形 | 1回の内服数 | 内服間隔 |
|---|---|---|---|
| 20 mg | 10 mg錠 | 1錠 | 12時間ごと |
| 30 mg | 10 mg錠 | 1錠 | 8時間ごと |
| 40 mg | 10 mg錠 | 2錠 | 12時間ごと |
| 60 mg | 30 mg錠 | 1錠 | 12時間ごと |
|  | 10 mg錠 | 2錠 | 8時間ごと |
| 90 mg | 30 mg錠 | 1錠 | 8時間ごと |
| 120 mg | 30 mg錠 | 2錠 | 12時間ごと |

かし,高齢者,未成年者,全身状態不良患者では原末(塩酸モルヒネ末)や水液(オプソ®)といったモルヒネ速放製剤を用いて1回5 mg 1日複数回経口投与で開始,忍容性を確認しながら増量して20 mg/日に達した時点で本剤に切り替えることが推奨される

## 5 効果判定

- 薬物動態を考慮すると内服後90〜120分程度でその効果を判定することができる

## 6 薬の増減・変更

- 1回10 mg 1日2回から開始,副作用の忍容性を確認しながら1.5倍ずつ増量する.表1のごとく,投与間隔,剤形を考慮して痛みが緩和されるまで増量する
- 増量に伴って消失あるいは忍容されていた副作用が再び出現,増悪することがあるので注意が必要である

## 7 頻度の高い副作用

- 承認時の安全性評価で認められた主たる副作用としては便秘,悪心,嘔吐,口渇,食欲不振,眠気・傾眠,錯乱等であったとされているが,これらの副作用はオピオイド鎮痛薬全般にわたって可能性のある副作用である

## 8 投与時の注意

- モルヒネは主に肝臓のグルクロン酸抱合を受け代謝された後に代謝産物として尿中に排泄される
- 腎不全患者および血液透析患者では,代謝産物の1つで薬理活性を有するモルヒネ-6-グルクロニド(M6G)が蓄積し,遷延性の意識障害や呼吸抑制が出現することがあり,用量調節は慎重に行わなければならない

### 9 相互作用

- ベンゾジアゼピン系抗不安薬などの中枢神経系への作用を有する薬剤との併用により相加的に中枢神経系抑制作用が増強され，過鎮静や呼吸抑制などが出現する可能性がある
- 三環系抗うつ薬などの抗コリン作用を有する薬剤との併用により便秘の悪化や尿閉の出現などの可能性がある
- オピオイド受容体への結合力の高いブプレノルフィンはほかのオピオイド鎮痛薬を受容体から追い出し，鎮痛効果を減弱する可能性がある

## 2 モルペス® 細粒

### 1 特　徴

- 嚥下困難な患者に対して日本で開発されたモルヒネ硫酸塩水和物の徐放性細粒で，経腸投与あるいは飲料物に混和して経口投与能可能であることが本剤の最大の特徴である
- 本剤は図3に示すように，直径0.25 mmの徐放性粒子に甘味料をコーティングした直径0.5 mm以下の粒子が基本単位である

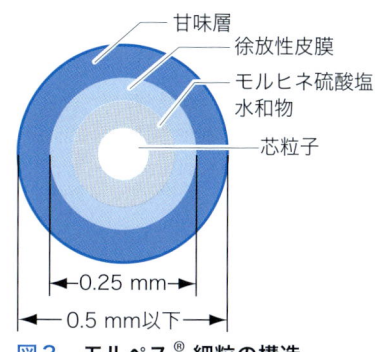

図3　モルペス® 細粒の構造

### 2 薬物動態

- 本剤は，他のモルヒネ製剤と同様に主として小腸で吸収され，肝臓でグルクロン酸抱合を受け，M3GとM6Gに代謝され，主に尿中に排泄される
- 本剤の経口投与によるモルヒネの血漿中濃度の推移を図4に示す

### 3 適　応

- 添付文書上の効能・効果は中等度から高度の疼痛を伴う各種がんにおける鎮痛

### 4 処方例

- モルヒネ硫酸塩水和物として，通常，成人1回10〜60 mg 1日2回経口投与
- なお，初回量としては1回10 mgが推奨されている．そして，症状に応じて適宜増減する

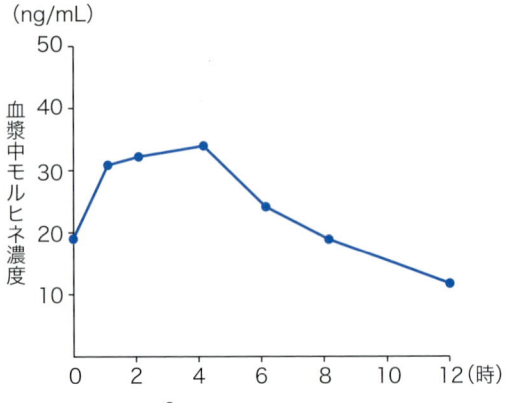

**図4** モルペス®細粒経口摂取時の血漿中モルヒネ濃度の推移

- 飲食物や経腸栄養剤に混濁させて経口および経管投与することが可能である．例えば，アイスクリームやシャーベットにふりかけて服用することができる．ただし，本剤は水やジュースでの混濁性は悪く，管腔内を閉塞するなどの問題があるため，推奨されない
- 従来，モルヒネ製剤はにがいといわれているが，本剤は甘味料でコーティングされているため，そのままでも比較的内服しやすいといわれている

## 5 効果判定
- 薬物動態を考慮すると内服2～3時間程度でその効果を判定することができる

## 6 薬の増減・変更
- 1回10 mg 1日2回から開始，副作用の忍容性を確認しながら1.5倍ずつ増量する
- 増量に伴って消失あるいは忍容されていた副作用が再び出現，増悪することがあるので注意が必要である

## 7 頻度の高い副作用
- 承認時の安全性評価で認められた主たる副作用としては便秘，悪心，嘔吐，口渇，食欲不振，眠気・傾眠，錯乱等であったとされているが，これらの副作用はオピオイド鎮痛薬全般にわたって可能性のある副作用である

## 8 投与時の注意
- 徐放性への影響：本剤を溶媒に放置する時間が長くなるほど，徐放性粒子からのモルヒネ拡散が多くなり，溶媒中のモルヒネ濃度が高くなり，徐放性粒子のモル

表2　各種溶媒における懸濁後の許容可能な放置時間

| 種類・名称 | 時間 |
|---|---|
| 水 | 10分以内 |
| 牛乳<br>ヨーグルト | 20分以内 |
| ゼリー<br>アイスクリーム<br>シャーベット | 30分以内 |
| エレンタール®<br>ラコール®<br>ツインライン® | 10分以内 |
| エンシュア・リキッド® | 20分以内 |
| エンシュア・H® | 30分以内 |

ヒネ含有量が低下し，徐放性が次第に失われていく．表2に各種溶媒における懸濁後の許容可能な放置時間を示す

- **経管投与の際の投与器具への残存**：プラスチック製シリンジを使用した際，内筒のシリコン部分に本剤が付着して，注射器に20％以上が残存してしまうと言われている．ガラスシリンジを使用することで注射器内への残存を最小限に抑えることができる．溶媒に水やブドウ糖液を使用した場合の経管内へ残存は20％以上に達するといわれているため，牛乳や経管栄養剤への混濁が推奨されている
- モルヒネは主に肝臓のグルクロン酸抱合を受け代謝された後に代謝産物として尿中に排泄される
- 腎不全患者および血液透析患者では，代謝産物の1つで薬理活性を有するM6Gが蓄積し，遷延性の意識障害や呼吸抑制が出現することがあり，用量調節は慎重に行わなければならない

## 9 相互作用

- ベンゾジアゼピン系抗不安薬などの中枢神経系への作用を有する薬剤との併用により相加的に中枢神経系抑制作用が増強され，過鎮静や呼吸抑制などが出現する可能性がある
- 三環系抗うつ薬などの抗コリン作用を有する薬剤との併用により便秘の悪化や尿閉の出現などの可能性がある
- オピオイド受容体への結合力の高いブプレノルフィンはほかのオピオイド鎮痛薬を受容体から追い出し，鎮痛効果を減弱する可能性がある

## ❸ MSツワイスロン®カプセル

### 🔳 特　徴

- MSコンチン®がシングルユニットタイプであるのに対して，消化管の生理学的要因や食事の影響を受け難くするために本剤はゼラチン質の硬いカプセルにモルヒネ硫酸塩の徐放性顆粒が充填されている
- 本剤の徐放性顆粒は図5のごとく，①芯粒子，②モルヒネ硫酸塩層，③水に不溶な徐放膜層の3層から構成されている

### 🔳 薬物動態

- 本剤は，経口投与されると徐放性顆粒が消化管の中で水分を吸収し，製剤中のモルヒネ硫酸が溶けて徐々に製剤外に放出され吸収されていく
- 内服後の血漿モルヒネ濃度の推移はMSコンチン®に類似し，約3時間で最高血漿中濃度に到達し，12時間にわたって安定した血中濃度を維持することが可能である（図6）

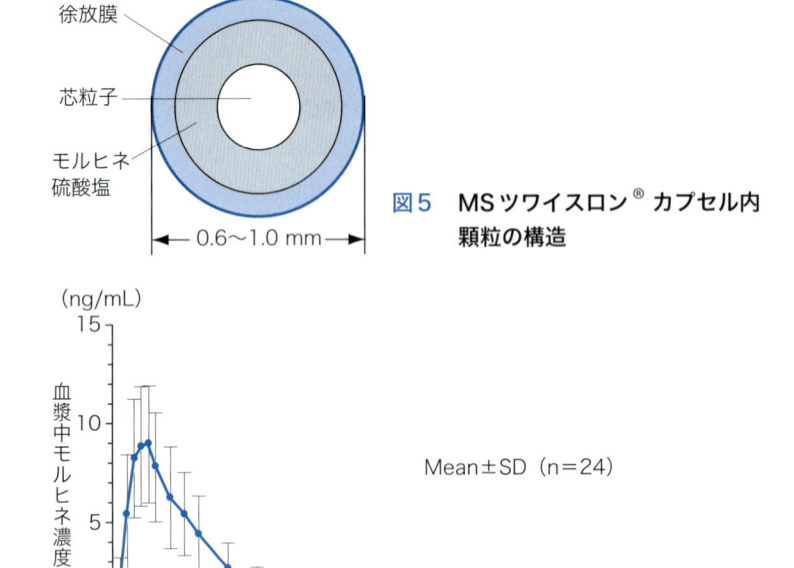

図5　MSツワイスロン®カプセル内顆粒の構造

図6　MSツワイスロン®カプセル経口摂取時の血漿中モルヒネ濃度の推移

## 3 適 応

- 添付文書上の効能・効果は中等度から高度の疼痛を伴う各種がんにおける鎮痛

## 4 処方例

- 最高血漿中濃度への到達が遅いため，本剤の初回投与早期からの疼痛軽減は期待できない
- 錠剤（モルヒネ塩酸塩錠），水液（オプソ®），原末（モルヒネ塩酸塩末）などのモルヒネ速放製剤によるタイトレーション後に本剤に切り替えることが推奨される
- 成人の用量，用法は，モルヒネ硫酸塩として1回10〜60 mg 1日2〜3回経口投与するが，症状に応じてほかのモルヒネ徐放製剤と同様に適宜増減する
- 初回から本剤を投与する際には，5〜10 mgのモルヒネ速放製剤の投与後に本剤20 mgを投与し，以降，効果と副作用への忍容性を確認しながら増量する

## 5 効果判定

- 薬物動態を考慮すると内服3時間程度でその効果を判定することができる

## 6 薬の増減・変更

- 1回10 mg 1日2〜3回から開始，副作用の忍容性を確認しながら1.5倍ずつ増量する
- 表3のごとく，投与間隔，剤形を考慮して痛みが緩和されるまで増量する
- 増量に伴って消失あるいは忍容されていた副作用が再び出現，増悪することがあるので注意が必要である

## 7 頻度の高い副作用

- 承認時の安全性評価で認められた主たる副作用としては便秘，悪心，嘔吐，口渇，食欲不振，眠気・傾眠，錯乱等であったとされているが，これらの副作用はオピ

表3 MSツワイスロン®での増量方法

| 1日量 | 使用剤形 | 1回の内服数 | 内服間隔 |
|---|---|---|---|
| 20 mg | 10 mgカプセル | 1カプセル | 12時間ごと |
| 30 mg | 10 mgカプセル | 1カプセル | 8時間ごと |
| 40 mg | 10 mgカプセル | 2カプセル | 12時間ごと |
| 60 mg | 30 mgカプセル | 1カプセル | 12時間ごと |
|  | 10 mgカプセル | 2カプセル | 8時間ごと |
| 90 mg | 30 mgカプセル | 1カプセル | 8時間ごと |
| 120 mg | 30 mgカプセル | 2カプセル | 12時間ごと |

オイド鎮痛薬全般にわたって可能性のある副作用である

## 8 投与時の注意

- モルヒネは主に肝臓のグルクロン酸抱合を受け代謝された後に代謝産物として尿中に排泄される．腎不全患者および血液透析患者では，代謝産物の1つで薬理活性を有するM6Gが蓄積し，遷延性の意識障害や呼吸抑制が出現することがあり，用量調節は慎重に行わなければならない
- カプセルの大きさと比べて顆粒の充填量が少なく，カプセル内に間隙があり，脱カプセルした際に顆粒がこぼれにくい構造となっているが，海外で行われている脱カプセルは日本では承認されていない

## 9 相互作用

- ベンゾジアゼピン系抗不安薬などの中枢神経系への作用を有する薬剤との併用により相加的に中枢神経系抑制作用が増強され，過鎮静や呼吸抑制などが出現する可能性がある
- 三環系抗うつ薬などの抗コリン作用を有する薬剤との併用により便秘の悪化や尿閉の出現などの可能性がある
- オピオイド受容体への結合力の高いブプレノルフィンはほかのオピオイド鎮痛薬を受容体から追い出し，鎮痛効果を減弱する可能性がある

## 4 カディアン® カプセル，スティック

### 1 特　徴

- 日本で初めて導入された1日1回内服のモルヒネ硫酸塩徐放性製剤である
- 図7に示したように，粒剤を基本単位に，スティック細粒とカプセルの2種類の剤形が使用可能である
- 球状の芯粒子にモルヒネ硫酸塩をコーティングし，そのうえをさらに水不溶性高分子，腸溶性高分子，水溶性高分子で覆うことで，モルヒネの徐放化を実現している

### 2 薬物動態

- 胃からほとんど吸収されず，上部小腸から吸収されるため，多くのモルヒネ製剤はほかの1日1回のモルヒネ徐放製剤と比較して生物学的利用能が低い
- 本剤は1日2回内服のモルヒネ徐放製剤と比べて最高血漿中濃度への到達は明らかに遅く（図8），最高血漿中濃度は同量の1日2回内服のモルヒネ徐放製剤と比較して低いことも指摘されている．しかし，本剤はほかの1日1回のモルヒネ徐

**図7 カディアン®の構造**

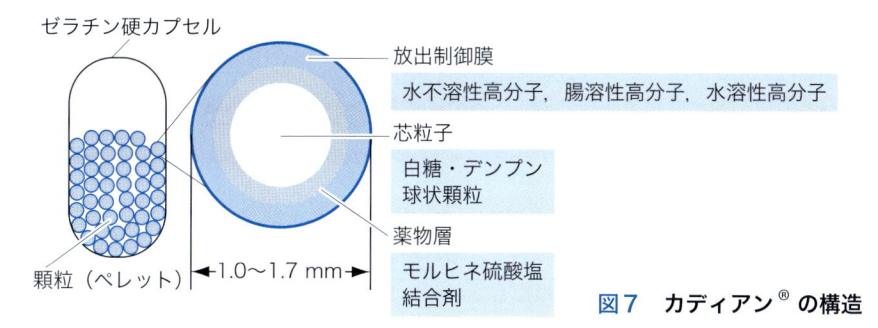

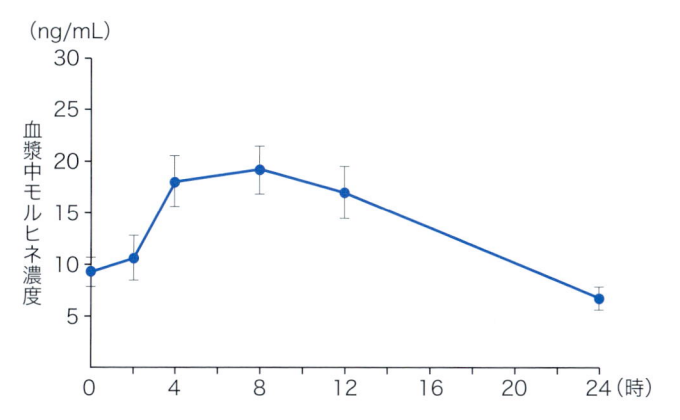

ゼラチン硬カプセル / 顆粒（ペレット）/ 1.0〜1.7 mm
放出制御膜：水不溶性高分子，腸溶性高分子，水溶性高分子
芯粒子：白糖・デンプン球状顆粒
薬物層：モルヒネ硫酸塩，結合剤

**図8 カディアン®カプセル経口摂取時の血漿中モルヒネ濃度の推移**

放製剤に比べ最高血漿中濃度は高い

## 3 適 応

- 添付文書上の効能・効果は激しい疼痛を伴う各種がんにおける鎮痛

## 4 処方例

- 最高血漿中濃度への到達が遅いため，本剤の初回投与早期からの疼痛軽減は期待できない
- 錠剤（モルヒネ塩酸塩錠），水液（オプソ®），原末（モルヒネ塩酸塩末）などのモルヒネ速放製剤によるタイトレーション後に本剤に切り替えることが推奨される
- 成人の用量，用法は，モルヒネ硫酸塩として1回20〜120 mgを1日1回経口投与するが，症状に応じてほかのモルヒネ徐放製剤と同様に適宜増減する
- 初回から本剤を投与する際には，5〜10 mgのモルヒネ速放製剤の投与後に本剤20 mgを投与し，以降，効果と副作用への忍容性を確認しながら増量する

### 5 効果判定

- 薬物動態を考慮すると内服 7 〜 8 時間程度でその効果を判定することができる

### 6 薬の増減・変更

- 一般的には 1 回 20 mg から開始，副作用の忍容性を確認しながら 1.5 倍ずつ増量し，副作用の忍容で切る範囲で，痛みが緩和されるまで増量する
- 増量に伴って消失あるいは忍容されていた副作用が再び出現，増悪することがあるので注意が必要である

### 7 頻度の高い副作用

- 承認時の安全性評価で認められた主たる副作用としては便秘，悪心，嘔吐，口渇，食欲不振，眠気・傾眠，錯乱等であったとされているが，これらの副作用はオピオイド鎮痛薬全般にわたって可能性のある副作用である

### 8 投与時の注意

- モルヒネは主に肝臓のグルクロン酸抱合を受け代謝された後に代謝産物として尿中に排泄される
- 腎不全患者および血液透析患者では，代謝産物の 1 つで薬理活性を有する M6G が蓄積し，遷延性の意識障害や呼吸抑制が出現することがあり，用量調節は慎重に行わなければならない

### 9 相互作用

- ベンゾジアゼピン系抗不安薬などの中枢神経系への作用を有する薬剤との併用により相加的に中枢神経系抑制作用が増強され，過鎮静や呼吸抑制などが出現する可能性がある
- 三環系抗うつ薬などの抗コリン作用を有する薬剤との併用により便秘の悪化や尿閉の出現などの可能性がある
- オピオイド受容体への結合力の高いブプレノルフィンはほかのオピオイド鎮痛薬を受容体から追い出し，鎮痛効果を減弱する可能性がある

## 5 ピーガード®錠

### 1 特　徴

- 特殊な徐放技術である diffusion controlled vesicle（図 9）によって，1 日 1 回

の投与で定常状態における安定した血中濃度が維持できるように設計されたモルヒネ硫酸塩徐放製剤である

## 2 薬物動態

- 本剤は，モルヒネが錠剤から10時間以上にわたって一定速度で持続的に溶出される．最高血漿中濃度への到達時間は約4.4時間である
- その後，約16時間で90％以上が溶出され，約14時間安定したモルヒネの血中濃度が維持される（図10）
- 1日1回のモルヒネ徐放製剤のなかでは，最も血中濃度が安定している
- 投与開始から定常状態に達するまでに数日を要する
- また，半減期は21.6±5.9時間と長く，投与中止後血漿中から消失するまでには約

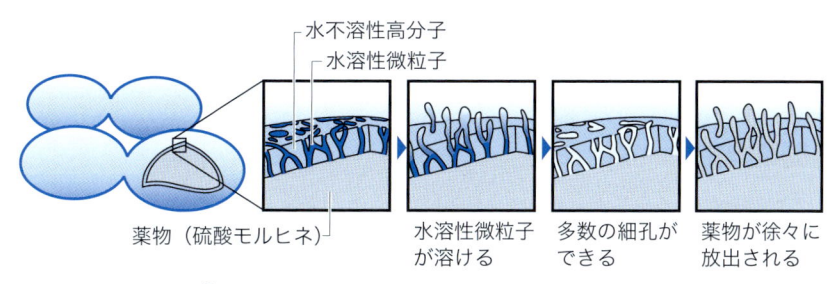

図9　ピーガード®錠の構造

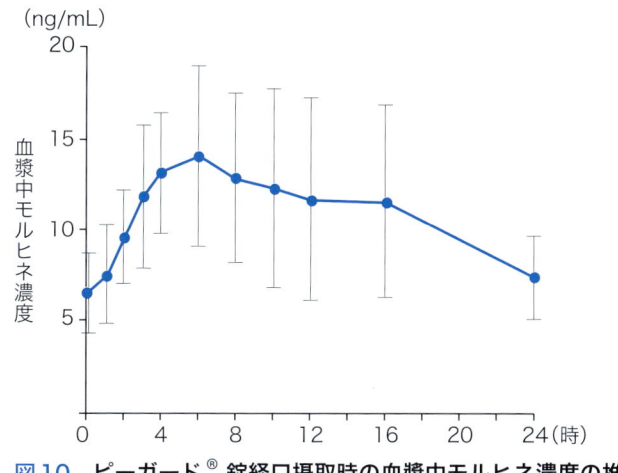

図10　ピーガード®錠経口摂取時の血漿中モルヒネ濃度の推移

72時間を要する
- 本剤は食事の影響により，血漿モルヒネ濃度の低下，最高血漿濃度到達時間の遷延がおこる

## 3 適 応
- 添付文書上の効能・効果は中等度から高度の疼痛を伴う各種がんにおける鎮痛

## 4 処方例
- 最高血漿中濃度への到達が遅いため，本剤の初回投与早期からの疼痛軽減は期待できない．錠剤（モルヒネ塩酸塩錠），水液（オプソ®），原末（モルヒネ塩酸塩末）などのモルヒネ速放製剤によるタイトレーション後に本剤に切り替えることが推奨される
- 成人の用量，用法は，モルヒネ硫酸塩として1回20〜120 mgを1日1回経口投与するが，症状に応じてほかのモルヒネ徐放製剤と同様に適宜増減する
- 初回から本剤を投与する際には，5〜10 mgのモルヒネ速放製剤の投与後に本剤20 mgを投与し，以降，効果と副作用への忍容性を確認しながら増量する

## 5 効果判定
- 薬物動態を考慮すると内服4時間程度でその効果を判定することができる

## 6 薬の増減・変更
- 一般的には1回20 mg 1日1回から開始，副作用の忍容性を確認しながら1.5倍ずつ増量し，副作用の忍容で切る範囲で，痛みが緩和されるまで増量する
- 増量に伴って消失あるいは忍容されていた副作用が再び出現，増悪することがあるので注意が必要である

## 7 頻度の高い副作用
- 承認時の安全性評価で認められた主たる副作用としては便秘，悪心，嘔吐，口渇，食欲不振，眠気・傾眠，錯乱等であったとされているが，これらの副作用はオピオイド鎮痛薬全般にわたって可能性のある副作用である

## 8 投与時の注意
- モルヒネは主に肝臓のグルクロン酸抱合を受け代謝された後に代謝産物として尿中に排泄される．腎不全患者および血液透析患者では，代謝産物の1つで薬理活性を有するM6Gが蓄積し，遷延性の意識障害や呼吸抑制が出現することがあり，用量調節は慎重に行わなければならない

- また，急激な血中濃度上昇による重篤な副作用を避けるため，服用に際して割ったり，砕いたり，噛み砕かないように注意する必要がある

## 9 相互作用

- ベンゾジアゼピン系抗不安薬などの中枢神経系への作用を有する薬剤との併用により相加的に中枢神経系抑制作用が増強され，過鎮静や呼吸抑制などが出現する可能性がある
- 三環系抗うつ薬などの抗コリン作用を有する薬剤との併用により便秘の悪化や尿閉の出現などの可能性がある
- オピオイド受容体への結合力の高いブプレノルフィンはほかのオピオイド鎮痛薬を受容体から追い出し，鎮痛効果を減弱する可能性がある

# 6 パシーフ®カプセル

## 1 特　徴

- 速放性粒と徐放性粒を2：8で1つのカプセル内に充填した1日1回のモルヒネ徐放製剤（図11）であり，徐放製剤でありながら血中濃度の立ち上がりが速く，効果発現も速放製剤なみに速い

## 2 薬物動態

- 内服後にモルヒネ放出が速放性粒と徐放性粒とで異なるため，血中濃度の推移はほかの1日1回のモルヒネ徐放製剤とは異なる（図12）

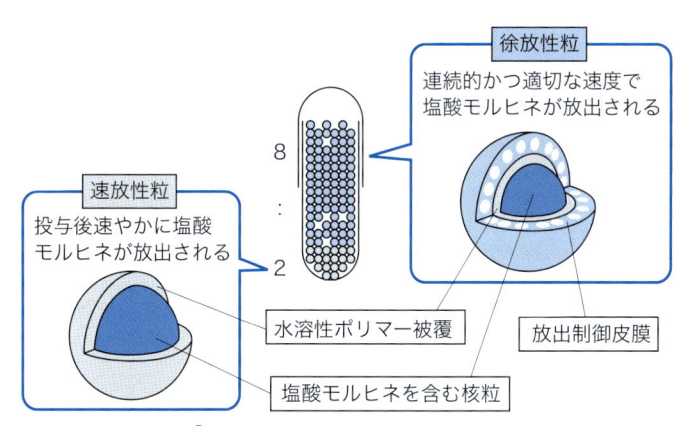

**図11　パシーフ®カプセルの構造**

徐放性粒：連続的かつ適切な速度で塩酸モルヒネが放出される
速放性粒：投与後速やかに塩酸モルヒネが放出される
水溶性ポリマー被覆
放出制御皮膜
塩酸モルヒネを含む核粒

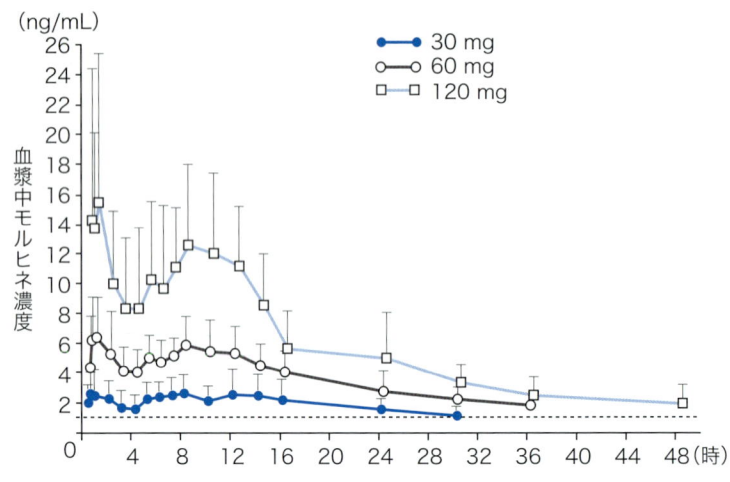

図12 パシーフ®カプセル経口摂取時の血漿中モルヒネ濃度の推移

- 速放成分の最高血中濃度に到達するまでの時間は0.7〜0.9時間，徐放成分の消失半減期は11.3〜13.5時間である．しかしながら，速放性粒と徐放性粒の割合いを2：8とすることで最高血中濃度がほぼ同じになっている

## 3 適 応
- 添付文書上の効能・効果は中等度から高度の疼痛を伴う各種がんにおける鎮痛

## 4 処方例
- 30, 60, 120 mgの剤形が準備されており，初回1回30 mgから投与し，副作用への忍容性を確認しながら増量する
- 30 mgという用量設定は初回量にしては多すぎるという印象を受けるが，ほかの1日1回モルヒネ徐放製剤と比較して最高血中濃度が極端に低いため，比較的安全に投与できる
- 日中の眠気が不快と感じる患者には就寝前に投与し，起床早々に痛みの緩和を望む患者には起床時に内服させるなどの工夫を行うことで患者のQOLやADLを改善することができる

## 5 効果判定
- 内服後15〜30分程度で速放性粒のモルヒネが血管に検出され，30〜60分程度で鎮痛効果や副作用の発現を自覚できる

- 速放性粒と徐放性粒によって二峰性の血中濃度上昇を示すが，両者の最高値は概ね同じであるため内服1時間後の時点で内服後24時間の鎮痛効果，副作用の程度が推測できる

## 6 薬の増減・変更

- 患者の状態を観察し，適切な鎮痛効果が得られる副作用が最小となるよう用量調節を行う．剤形を考慮すると，30 mg/日→60 mg/日→90 mg/日→120 mg/日と増量するのが一般的である
- 初回内服時に30 mgの内服1時間後に全く効果と副作用を認めない場合は，引き続き30 mgを内服させ，再び1時間後に効果を確認するという方法によってモルヒネの用量調節を速やかに行うことができる

## 7 頻度の高い副作用

- 承認時の安全性評価で認められた主たる副作用としては便秘，悪心，嘔吐，口渇，食欲不振，眠気・傾眠，錯乱等であったとされているが，これらの副作用はオピオイド鎮痛薬全般にわたって可能性のある副作用である

## 8 投与時の注意

- パシーフ®の最高血中濃度は同量のほかの1日1回モルヒネ徐放製剤と比較して明らかに低いため，それらの製剤からの切り替えに際しては痛みの緩和が不十分となることがある
- モルヒネは主に肝臓のグルクロン酸抱合を受け代謝された後に代謝産物として尿中に排泄される
- 腎不全患者および血液透析患者では，代謝産物の1つで薬理活性を有するM6Gが蓄積し，遷延性の意識障害や呼吸抑制が出現することがあり，用量調節は慎重に行わなければならない

## 9 相互作用

- ベンゾジアゼピン系抗不安薬などの中枢神経系への作用を有する薬剤との併用により相加的に中枢神経系抑制作用が増強され，過鎮静や呼吸抑制などが出現する可能性がある
- 三環系抗うつ薬などの抗コリン作用を有する薬剤との併用により便秘の悪化や尿閉の出現などの可能性がある
- オピオイド受容体への結合力の高いブプレノルフィンはほかのオピオイド鎮痛薬を受容体から追い出し，鎮痛効果を減弱する可能性がある

第3章 鎮痛薬の種類

§3 強オピオイド鎮痛薬

# 7. オキシコドン注射剤

橋爪隆弘

### オキシコドン注射剤一覧

| 一般名 | 商品名・剤形 | 用法・用量 |
|---|---|---|
| オキシコドン塩酸塩水和物 | オキファスト®注<br>10 mg/mL/A, 50 mg/5 mL/A | 1日7.5～250 mgを持続静脈または持続皮下投与 |

### 薬物動態一覧

| 商品名 | 効果発現時間 | 効果持続時間 | T max | T 1/2 |
|---|---|---|---|---|
| オキファスト®注 | 速やか | 3～4時間 | 0.083時間 | 4.09±0.72時間 |

## 1 特　徴

- 持続静脈もしくは皮下投与可能なオキシコドン注射剤
- 鎮痛効果はモルヒネと同等
- 腎機能が低下している場合や透析中の患者にも使用できる
- 便秘や悪心などの副作用はモルヒネと同等
- せん妄はモルヒネより少ない
- モルヒネ注射剤との換算比は約5/4

## 2 薬物動態

- オキシコドンの単回投与では数分で最高血中濃度に到達する
- チトクロム P450 の CYP2D6 および CYP3A4 により，ノルオキシコドンおよびオキシモルフォンに代謝される
- オキシコドンのほとんどが肝臓で代謝されるが，約5.5〜19％が未変化体として尿中に排泄される

## 3 適　応

- 中等度から高度の疼痛を伴う各種がんにおける鎮痛
- 経口摂取ができなくなった場合
- 急速に疼痛が悪化した場合
- オピオイドスイッチングが必要となった場合

## 4 処方例

1) 開始例
   - 持続皮下（静脈）注射：オキファスト®注10 mg＋生理食塩水23 mLを1 mL/時，レスキューは1 mL早送り（30分間隔で可）
2) オキシコンチン®40 mg/日，経口モルヒネ60 mg/日からの変更
   - オキファスト®注30 mg＋生理食塩水21 mLを1 mL/時
3) モルヒネ注30 mg/日から変更
   - オキファスト®注30 mg＋生理食塩水21 mLを1 mL/時

## 5 効果判定

- 投与開始後15分ほどで効果が出現するので30分を目安に鎮痛効果を判定する
- 1時間で効果がみられない場合，レスキューを利用する

## 6 薬の増減・変更

- 投与開始後約6～12時間でレスキュー回数などから1日投与量を検討し変更する．効果判定を24時間後まで待つ必要はない
- 高用量のフェンタニル貼付薬からオピオイドスイッチングする場合はオキシコドンが過量投与になる場合があるので注意が必要である

## 7 頻度の高い副作用

- 悪心，嘔吐，便秘，眠気，めまい，傾眠，呼吸抑制などがある．稀に悪夢を訴える患者もいる．せん妄はモルヒネより少ない
- 副作用はモルヒネ製剤やフェンタニル製剤からの切り替え時に発現する傾向がある
- 呼吸回数減少の前に傾眠がみられる場合が多い

## 8 投与時の注意

- モルヒネ注射剤投与と基本的には同じである．投与開始後は呼吸回数など呼吸状態の観察を行う
- 腎機能障害のある患者に使用を開始時する場合は鎮痛効果に従って増量してもよい．しかしオキシコドンを使用中に腎機能障害が著しく悪化していく場合は，相対的に過量投与になる可能性がある

## 9 相互作用

- 薬物代謝酵素CYP3A4およびCYP2D6で代謝される

- クマリン系抗凝固薬（ワルファリン）を使用している患者には出血傾向が増悪する場合があるのでPT-INRを測定するなど注意が必要である
- 抗真菌薬の併用により，血中濃度が増加する
- 抗コリン作用を有する薬剤との併用は尿閉，麻痺性腸閉塞になることがある
- ブプレノルフィン，ペンタゾシンとは拮抗作用があり併用してはならない

〈文　献〉
1)「がん疼痛の薬物療法に関するガイドライン2014年度版」（日本緩和医療学会/編），金原出版，2014
2)「医療用麻薬適正使用ガイダンス」（医療用麻薬適正使用ガイダンス作成委員会/編），厚生労働省医薬品局　監視指導・麻薬対策課，2012
3)「専門家をめざす人のための緩和医療学」（日本緩和医療学会/編）南江堂　2014
4)「ここが知りたかった緩和ケア」（余宮きのみ/著），南江堂，2011

# 第3章 鎮痛薬の種類

## §3 強オピオイド鎮痛薬

# 8. オキシコドン速放製剤

橋爪隆弘

### オキシコドン速攻製剤一覧

| 一般名 | 商品名・剤形 | 用法・用量 |
|---|---|---|
| オキシコドン塩酸塩水和物 | オキノーム®散<br>2.5 mg<br>5 mg<br>10 mg | **レスキュー**<br>定時投与中のオキシコドン錠1日量の1/8～1/4を経口投与する<br>**定時投与時**<br>1日量の1/4量を6時間ごとの定時に経口投与する |

### 薬物動態一覧

| 商品名 | 効果発現時間 | 効果持続時間 | T max | T 1/2 |
|---|---|---|---|---|
| オキノーム®散 | 15～30分 | 1～4時間 | 1.9±1.4時間 | 6.0±3.9時間 |

## 1 特　徴

- オキシコドンの速放製剤であり効果発現が15分と早い
- レスキュー薬として使用できる
- 2.5 mg製剤があり，少量から投与できる
- オキシコドンの鎮痛効果はモルヒネと同等
- 腎機能が低下している場合や透析中の患者にも使用できる
- 経口投与で約60%が利用される
- 便秘や悪心などの副作用はモルヒネと同等

## 2 薬物動態

- 投与から約15分で鎮痛効果がみられる．臨床試験では85%の症例で30分以内に鎮痛効果がみられている
- 投与後1.7～1.9時間で最高血中濃度になる
- オキシコドンの薬物動態については，**第3章§3-7**を参照

## 3 適　応

- 中等度から高度の疼痛を伴う各がん腫における鎮痛
- 定時投与中のオキシコドン製剤に対するレスキュー薬
- オキシコドンの導入として

## 4 処方例

- オキノーム®散1回2.5 mg，疼痛時何回でも服用
- オキノーム®散1回2.5 mg 1日4回，6時間ごと
- オキシコンチン®錠20 mgの**レスキューとして**，オキノーム®散1回2.5 mg，10回分

## 5 効果判定

- オキノーム®散服用後15〜30分で鎮痛効果を判定する

> **Pitfall　レスキューの回数をあてしない**
> 「痛いと言うと，看護師がレスキューを運んできてくれる．我慢しないで飲んでと言われるが，それだけなんですよ．薬だけ置いていって…」
> 痛みがあるにもかかわらず，レスキューを我慢していた患者さんの言葉．レスキューの回数だけをあてにすると，いつまでも患者さんが痛いだけかもしれない．

## 6 薬の増減・変更

- 鎮痛効果に合わせて量を決める
- 定時投与薬が高用量の場合，レスキュー薬は1/4量でなくてもよい

> **Advice　レスキューは効果がある量を使用する**
> オキシコンチン®錠1日量が80 mgの場合，レスキューは1回20 mgとなる．それ以上の場合，レスキュー薬は必ずしも1/4量でなくてもよい．1/4量はあくまでも目安であり，レスキューの本来の役割を果たせばよい．筆者の経験ではオキシコンチン®の1日量が400 mgの患者さんのレスキューは1回40 mgでも効果があった．

## 7 頻度の高い副作用

- オピオイド初回使用例には便秘，眠気，嘔気嘔吐が多い
- オピオイド既使用例には悪心，傾眠が多い
- 便秘：ほぼ必発．緩下剤が必要
- 嘔気嘔吐：患者の3割で発症．抗ドパミン薬などを予防的に投与する
- 眠気：増量時によくみられる．鎮痛効果があれば数日間様子をみる．眠気ばかりで鎮痛効果がなければ減量，中止する
- めまい：体動時に起こる場合は，抗ヒスタミン薬を投与する

- 尿閉，かゆみなど
- 悪夢をみるという症例がある

## 8 投与時の注意

- 呼吸困難時に使用する際は，呼吸抑制に注意を払う
- 散剤が飲めない場合は，水溶液に溶かして内服できる

> **MEMO　オキノーム®は水によく溶ける**
>
> オキノーム®散は水によく溶ける．散剤がだめでも水溶液なら飲める場合は，少量の水に溶かして使用する．夏場はアイスボールにすると口当たりもよく好評であった．

## 9 相互作用

- アセトアミノフェンやNSAIDsと併用すると鎮痛効果が増す
- ワルファリンカリウムとの併用でPT-INRが延長し思わぬ出血をきたすことがある
- 抗真菌薬との併用で血中濃度が上昇する
- 三環系抗うつ薬との併用で効果が増すことがある
- 抗コリン薬と相互作用があるので尿閉などの症状が悪化する

〈文　献〉

1）「がん疼痛の薬物療法に関するガイドライン2014年度版」（日本緩和医療学会/編），金原出版，2014

第3章 鎮痛薬の種類

§3 強オピオイド鎮痛薬

# 9. オキシコドン徐放製剤

橋爪隆弘

### オキシコドン徐放製剤一覧

| 一般名 | 商品名・剤形 | 用法・用量 |
|---|---|---|
| オキシコドン塩酸塩水和物 | オキシコンチン®錠<br>5 mg, 10 mg, 20 mg, 40 mg<br>オキシコドン徐放カプセル「テルモ」<br>5 mg, 10 mg, 20 mg, 40 mg | 10～20 mgを1日投与量として開始 |

### 薬物動態一覧

| 商品名 | 効果発現時間 | 効果持続時間 | T max | T 1/2 |
|---|---|---|---|---|
| オキシコンチン®錠 | 約30分 | 6～8時間 | 2.5±1.4時間 | 5.7±1.1時間 |

## 1 特　徴

- オキシコドンの除放製剤．1日投与量を2分割して12時間ごとに投与する
- 経口モルヒネ製剤との換算比は3：2
  経口モルヒネ30 mg：オキシコンチン®錠20 mg
- フェンタニル貼付薬との換算は含有量に注意する
  例：フェントス®テープ2 mg：オキシコンチン®錠40 mg
- オキシコドンの特徴はオキノーム®散，オキファスト®注の項参照

## 2 薬物動態

- オキシコドンについては**第3章§3 – 7, 8**を参照
- オキシコンチン®錠を内服後4時間で最高血中濃度に達する
- 鎮痛効果は30分以降に発現する．半減期は6～8時間程度である

## 3 適　応

- 中等度から高度の疼痛を伴う各種がんにおける鎮痛
- がんが原因と考えられる侵害受容性疼痛，内臓痛，骨転移による疼痛，関連痛

> **Advice　オキシコドンの早期使用**
> がんによる中等度から高度の痛みには，早い時期からオキシコドンを使用

> するようしている．オキシコンチン®錠5 mgを処方する前に，オキノーム®散2.5 mgを頓服で使用し，オキシコドンの効果があるかを判定することもある．
> 吐き気止めは，1日3回のプロクロルペラジンマレイン酸塩（ノバミン®）よりも，1日1回のペロスピロン塩酸塩（ルーラン®）などを使用することが増えた（保険適応外）．

## 4 処方例

- 開始量：オキシコンチン®錠1回5 mg 1日2回，12時間ごと
- 同時に処方：オキノーム®散1回2.5 mg，数回分（疼痛時に頓服）
- 維持量：鎮痛効果が得られる量まで適宜増量する

　　　1日量10〜80 mg，症状に合わせて適宜増減する

## 5 効果判定

- 投与後1〜3時間程度で鎮痛効果をNRSやVASなど評価ツールを用いて判定するとよい
- 痛みが残っている場合は，3〜5割増量する
- 患者が鎮痛効果を自覚し，増量を希望する場合は増量する
- 眠気だけが増し，痛みが取れない場合は投与量など検討する

## 6 薬の増減・変更

- 鎮痛効果をみながら増量する
  変更前：オキシコンチン®錠1回5 mg 1日2回，オキノーム®散1回2.5 mg 1日4回使用
  変更例：オキシコンチン®錠1回10mg 1日2回
- 鎮痛効果時間が短い場合には，3〜5割増量する
  変更前：オキシコンチン®錠1回10mg 1日2回（8時と20時），夕方や明け方に痛くなる
  変更例：オキシコンチン®錠1回15mg 1日2回
- 鎮痛効果があるが，便秘がひどく緩下剤で対応できない
  変更前：オキシコンチン®1回20mg 1日2回
  変更例①　フェンタニル貼付薬4 mgを貼付およびオキシコンチン®錠20mgを投与後オキシコンチン®錠は中止
  変更例②　モルヒネ注20mg/日，持続皮下注射．開始と同時にオキシコンチン®錠を中止
- 投与開始後は，眠気や悪心が出る場合がある

- 悪心には向精神薬や抗ヒスタミン薬を予防的に使用する
- 眠気があるが，鎮痛効果がある場合は，数日間様子をみる

> **MEMO** end-of-dose failure
> 薬が切れて痛みがでてくること．徐放剤の血中濃度が時間とともに下がり，次の服用時間前に痛みがでるような場合「薬が途中で切れて痛くなる」と表現する．詳細は第6章4を参照

## 7 頻度の高い副作用

- **便秘**：ほぼ必発．緩下剤が必要
- **嘔気嘔吐**：患者の3割で発生．制吐薬を予防的に投与する（**第4章§2-1参照**）
- **眠気**：増量時によくみられる．鎮痛効果があれば数日様子をみる．眠気ばかりで鎮痛効果がなければ，減量もしくは中止する
- **めまい**：体動時に起こる場合は，抗ヒスタミン薬を投与する
- **悪夢**：恐ろしい夢をみたという症例がある
- **かゆみ**：皮膚のそう痒感

> **Pitfall** 副作用対策を怠らない
> 5 mgの錠剤を処方する際，用量が少ないからと副作用対策を怠ると，「吐き気がひどくてひどい目にあった」「もう飲みたくない」と言われ，その後の疼痛治療を困難にさせる場合がある．

## 8 投与時の注意

- ブプレノルフィンやペンタゾシンとは拮抗作用があるので使用しないこと
- 重篤な呼吸抑制のある患者
- 肝硬変など肝機能障害患者は，代謝が遷延するので投与量を減らしたり，投与間隔などを長くするなど慎重に対応する必要がある．

## 9 相互作用

- アセトアミノフェンやNSAIDsと併用すると鎮痛効果が増す
- ワルファリンカリウムとの併用で，PT-INRが突然延長し思わぬ出血をきたすことがある
- 抗真菌薬との併用で，血中濃度が上昇することがある
- 三環系抗うつ薬との併用で効果が増すことがある
- 抗コリン薬と相加作用があるので，尿閉などの症状が悪化することがある

# 第3章 鎮痛薬の種類

## §3 強オピオイド鎮痛薬

# 10. メサドン

下山直人, 久保田敬乃, 下山恵美

### ♦ メサドン一覧

| 一般名 | 商品名・剤形 | 用法・用量 | 併用薬 |
|---|---|---|---|
| メサドン | メサペイン®錠 (5 mg, 10 mg) | 1回5 mg〜15 mg, 1日2〜3回（先行強オピオイドからのスイッチングで決まる） | 必要に応じて（先行強オピオイドからのスイッチングであり, すでに投与されている他の薬剤は継続で） |

### 🕒 薬物動態一覧

| 一般名 | 効果発現時間 | 効果持続時間 | T max | T 1/2 |
|---|---|---|---|---|
| メサドン（10 mg錠） | 30〜60分 | 4〜12時間 | 3.3時間 | 38.3時間 |

## 1 特　徴

- メサドンは合成オピオイド受容体作動薬であり, がん疼痛に対しては強オピオイドとしての役割で使用されるが, NMDA受容体拮抗薬としての作用があることが報告されて以来[1], がん性神経障害性疼痛患者への鎮痛薬としての役割が注目されるようになってきている

## 2 薬物動態

- メサドンは脂溶性が高く, 生体利用率は, 報告によって41〜97％程度と開きがあるが, 高いと考えられる. 本邦では経口投与のみの適応となっている
- メサドンの排泄経路は, ほとんどが肝臓でCYP3A4によって脱メチル化により代謝され, その不活性代謝産物は腎から尿または糞便中へ排泄される. したがって, メサドンはモルヒネとは異なり, 腎機能低下患者においても使用可能であると考えらえる

## 3 適　応

- 通常の強オピオイドによってがんの痛みが調節できない, 難治性のがん疼痛に対してのみ使用することが承認条件として定められている
- 難治性がん疼痛としては, 神経圧迫などの神経障害性疼痛が想定されている

**表　モルヒネとメサドンの換算比**

| モルヒネ経口製剤の1日投与量 | メサドンの初回投与量 |
|---|---|
| 40〜160 mg/日 | 1回5 mg 1日3回,8時間ごと |
| 161〜390 mg/日 | 1回10 mg 1日3回,8時間ごと |
| 391〜600 mg/日 | 1回15 mg 1日3回,8時間ごと |

〔注意〕1. 推奨すべき換算比はないので適性使用ガイドを参考にし，過量投与に注意する
　　　　2. 適正使用のために，e-lerningの受講が必要

## 4 処方例

- オピオイドナイーブな患者に対しては使用せず，他のオピオイドからのオピオイドスイッチング時のみの適応である．先行オピオイド変更として，等鎮痛量を表に示す．なお，メサドンはレスキューでは使用せず，徐放製剤のみをメサドンに変更し，レスキューはそれまでのものを使用する
- 先行強オピオイドとしてモルヒネ徐放錠1回30 mgを1日2回投与されている場合には，メサドン1回5 mgを1日3回（8時間ごと）投与に変更する
- 臨床治験では全量を一度に変更しているが，先行オピオイドの投与量が比較的多い場合（161 mg/日以上など）には分割して変更することも考慮すべきである

## 5 効果判定

- 投与後，副作用などによる減量・中止を除き，7日間は増量しないことが示されている

## 6 薬の増減・変更

- 7日間ごとに変更することを前提に，初回投与量が15 mg/日の場合，1回5 mg 1日3回→（1回10 mg 1日2回）→1回10 mg 1日3回→1回15 mg 1日3回が典型的な増量法である．増量にあたっては，1日投与量として50%，1回あたり5 mgを上限とすることとされている

## 7 頻度の高い副作用

- 日本での治験時に発生した副作用は総例21例中16例（76.2%）にみられ，34件に副作用がみられた．その頻度は，傾眠11例（52.4%），悪心5例（23.8%），嘔吐4例（19.0%），QT延長2例（9.5%），せん妄2例（9.5%），便秘2例（9.5%）であった
- そのなかでも特に注意すべき副作用は，心電図上のQTc間隔の増大を引き起こす**Torsades de pointes**（トルサード・ド・ポアント）症候群が報告されている．

心臓の伝導障害であり，心筋の急速な再分極に必要なKイオンの膜伝導を阻害するためと考えられている

## 8 投与時の注意

- 日本では，メサドンの全例調査を行うと同時に，メサドンを使用する医師の要件も e-learning で定めている
- メサドンを使用できる医師の要件として，WHO方式がん疼痛治療法を基本的に理解し，先行オピオイド鎮痛薬が十分に増量されていることが確認できること，患者の痛みに応じたタイトレーションができ，副作用対策も十分にできることがまず必要条件である
- がんの痛みの診断，機序に基づく治療法が選択できることが望ましい

## 9 相互作用

1）**QT延長を起こす可能性がある薬剤**
- 抗がん薬：スニチニブ，ダサチニブ等
- 抗不整脈薬：ジソピラミド，プロカインアミド，アミオダロン，ソタロール等
- 向精神薬：三環系抗うつ薬

2）**本剤の代謝に関わる酵素阻害，酵素誘導を起こす可能性がある薬剤**
- 抗真菌薬（酵素阻害）：ケトコナゾール等
- 食品（酵素誘導）：セント・ジョーンズ・ワート

〈文　献〉
1）Shimoyama N, et al：J Pharmacol Exp Ther, 283：648-652, 1997

# 第3章 鎮痛薬の種類

## §3 強オピオイド鎮痛薬

# 11. タペンタドール

山口重樹，Donald R. Taylor

### タペンタドール一覧

| 一般名 | 商品名・剤形 | 用法・用量 | 最大投与量 |
| --- | --- | --- | --- |
| タペンタドール | タペンタ® 錠 25mg, 50mg, 100mg | 1日50～400mgを2回に分けて経口投与 なお，症状により適宜増減する | 500mg |

### 薬物動態一覧

| 一般名 | 効果発現時間 | 効果持続時間 | T max | T 1/2 |
| --- | --- | --- | --- | --- |
| タペンタドール | 1～2時間 | 8～12時間 | 3～6時間 | 4～5時間 |

## 1 特 徴

- 本剤は最も新しいオピオイド鎮痛薬である
- 本剤は，μ受容体への直接作用とノルアドレナリン再取り込み阻害作用の2つの作用を有すること，鎮痛効果はオキシコドン徐放製剤との非劣性が証明されており，消化器系副作用が少ないこと，主な代謝経路がグルクロン酸抱合であるために併用薬剤による代謝への影響が少ないこと，消化器系の副作用が少ないことなどの特徴がある（表1, 2）

## 2 薬物動態

- 徐放性のタペンタドールの薬物動態は，最高血中濃度到達時間が3～6時間，血中半減期が4～5時間，タンパク結合率が約20％，生物学的利用能は約32％とされている
- 代謝はグルクロン酸抱合により，代謝産物に活性はない
- タペンタドールおよびその代謝物は，投与量の99％が尿中に排泄される

## 3 適 応

- 添付文書上の効能・効果は中等度から高度の疼痛を伴う各種がんにおける鎮痛で，非オピオイド鎮痛薬では治療困難な場合にのみ使用が許可されている
- 日本で，オピオイド未使用患者に使用できる強オピオイドであるモルヒネ・オキシコドンに加え，新たな選択肢となる

表1　各種オピオイド鎮痛薬の薬理学的特徴

|  | トラマドール | タペンタドール |
|---|---|---|
| モノアミン取り込み阻害作用 | ノルアドレナリン<br>セロトニン | ノルアドレナリン |
| μ受容体への親和性 | 弱 | 強 |
| 主たる代謝過程 | チトクローム | グルクロン酸抱合 |
| 代謝産物の薬理活性 | あり | なし |
| モルヒネとの効力比 | 1：5 | 3：10 |
| 医療用麻薬指定 | なし | あり |

表2　トラマドールとタペンタドールの比較

|  | オピオイド受容体以外への作用 | 主な代謝 | 代謝産物の薬理学的活性 |
|---|---|---|---|
| モルヒネ | なし | グルクロン酸抱合 | あり |
| オキシコドン | なし | チトクローム | 少ない |
| フェンタニル | なし | チトクローム | なし |
| メサドン | NMDA受容体の拮抗 | チトクローム | なし |
| タペンタドール | NAの再取り込み阻害 | グルクロン酸抱合 | なし |
| トラマドール | NAおよび5-HTの再取り込み阻害 | チトクローム | 代謝産物がμ受容体に作用 |
| コデイン | なし | チトクローム | 代謝産物がμ受容体に作用 |

NMDA：N-メチル-D-アスパラギン酸，NA：ノルアドレナリン，5-HT：セロトニン

## 4 処方例

- 25，50，100 mgの剤形が準備されている
- オピオイド鎮痛剤が投与されていない患者では，25 mg錠/回を1日2回より開始する
- ほかのオピオイド鎮痛剤から変更する場合には，前治療剤の投与量を考慮して本剤の投与量を決定する
- 前治療剤がモルヒネ徐放製剤であれば3～4倍量（MSコンチン®錠60 mg/日→タペンタ®錠200 mg/日），オキシコドン徐放製剤であれば5倍量（オキシコンチン®錠40 mg/日→タペンタ®錠200 mg/日）のタペンタドールを2分割して12時間ごとに投与する

## 5 効果判定

- オピオイド鎮痛剤が投与されていない患者では，25 mgの初回投与後1～2時間程度で効果を自覚し，3～6時間程度で鎮痛効果は最大となるため，効果が不十分で，副作用が忍容されている場合は，続く投与時には50 mg/回を投与する
- ほかのオピオイド鎮痛薬から変更する際には，本剤の投与後に前薬との効果を比較し，適宜漸減する

## 6 薬の増減・変更

- 患者の状態を観察し，適切な鎮痛効果が得られ，副作用が最少となる用量調節を行う
- 剤形を考慮すると，50 mg/日（1回25 mg 1日2回）→75 mg/日（1回25 mg 1日3回）100 mg/日（1回50 mg 1日2回）→150 mg/日（1回50 mg 1日3回）→200 mg/日（1回100 mg 1日2回）と増量するのが一般的である
- なお，初回投与量は400 mg/日以上は推奨されていない
- また，500 mg/日を超える使用を検討する際には，治療上の有益性が危険性を上回るかどうか考慮する必要がある

## 7 頻度の高い副作用

- がん疼痛患者を対象に実施した日韓共同試験および国内臨床試験において，副作用（臨床検査異常を含む）の発現率は48％であり，主なものは便秘（17.9％），悪心（16.6％），嘔吐（1.5％），傾眠（13.9％）であったとされている
- しかし，便秘の出現率はオキシコドンと比較して少ないとされている．そのほかの副作用は，ほかのオピオイド鎮痛薬と同様に考えてよい

## 8 投与時の注意

- 本邦では徐放錠のみしか使用できないため，疼痛増強時にはほかのオピオイド鎮痛薬の速放性剤を使用する
- また，本邦で使用可能なタペンタ®錠は徐放製剤であることから，服用に際して噛んだり，割ったり，砕いたり，溶解してはならない
- タペンタ®錠は乱用防止などを目的として改変防止技術を採用した製剤である
- そのため，錠剤が非常に硬く機械的（噛む，すり潰す）および科学的（水やその他の溶媒に溶かす）に改ざんすることが困難である

## 9 相互作用

- 相加的に作用を増強し，心血管系の副作用が強く現れる危険性があるモノアミン酸化酵素阻害剤との併用は，禁忌とされている
- 相加的に作用を増強あるいは中枢神経系のセロトニンが蓄積される危険性があるため，抗うつ薬との併用は注意が必要である
- ベンゾジアゼピン系抗不安薬などの中枢神経系への作用を有する薬剤との併用により相加的に中枢神経系抑制作用が増強され，過鎮静や呼吸抑制などが出現する可能性がある

第3章 鎮痛薬の種類

§4 鎮痛補助薬

# 1. 抗うつ薬①

住谷昌彦, 山田芳嗣

## POINT

- がん性疼痛のなかでも神経障害性疼痛の病態に対して, 三環系抗うつ薬とデュロキセチンの鎮痛効果は確立している
- 三環系抗うつ薬をオピオイド鎮痛薬と併用する際には十分な副作用対策が必要である
- デュロキセチンは認容性が高く, 末梢神経障害性疼痛に対する鎮痛効果が期待できる
- ストレス応答性の疼痛に対しては, 三環系抗うつ薬, デュロキセチン, ミルナシプランの有用性が期待される
- 選択的セロトニン再取り込み阻害薬は中枢性副作用が強く現れることがあり, 薬物相互作用が多いのでがん性疼痛治療には基本的に用いない

## 1 はじめに

　がん性疼痛が慢性的に持続する状況では, 不眠や食欲不振, 意欲の低下, 日中の眠気など抑うつ症状や不安症状が現れてくることがあり, それらに対する治療が必要である. これらの随伴症状はオピオイド鎮痛薬抵抗性のことがあり, その際にはじめて抗うつ薬の使用が考慮されることがあるが, **抗うつ薬は慢性疼痛に伴う随伴症状に対して抗うつ作用を発揮するのではなく, 鎮痛薬として疼痛緩和のために用いる**. 実際, **鎮痛薬として抗うつ薬を用いる場合には, うつ病に対する抗うつ薬として用いる場合の約1/2〜1/3の用量を用いるが, このような少用量では抗うつ効果は非常に限定的であるため抗うつ作用ではなく鎮痛作用が発揮されていると考えられている**. 抗うつ薬の鎮痛機序は生理的に生体に備えられている疼痛下行性抑制系と呼ばれる鎮痛機構を賦活することによって得られると考えられており, 抗うつ薬はがん性疼痛に対する鎮痛補助薬として期待できる. ただし, がん性疼痛のなかにはさまざまな病態があり, それらのすべてに抗うつ薬の鎮痛効果が確認されているわけではない. がんが末梢神経や脊髄, 大脳・脳幹に浸潤転移した際に起こる神経障害性疼痛, あるいは化学療法誘発性末梢神経障害に起因する神経障害性疼痛に対しては抗うつ薬のなかでも三環系抗うつ薬を第一選択とし, セロトニン・ノ

**表 鎮痛効果としての抗うつ薬の使用方法**

| 薬剤 | 開始用量 | 増量の方法 | 最大用量 | 治療効果判定のための期間 | 主要な副作用 | 使用上の注意 |
|---|---|---|---|---|---|---|
| 三環系抗うつ薬（ノルトリプチリンが第1選択，アミトリプチリンが第2選択） | 就寝時に25 mg/日 | 認容性が認められる場合には7日ごとに1日25mgずつ増量 | 1日量150 mg.1日2〜4回に分けて内服させる. | 6〜8週間は，認容性が得られる最大用量で観察する | 鎮静，口内乾燥，尿閉，便秘，体重増加 | 心疾患，緑内障，鎮痛薬トラマドールの併用（セロトニン症候群をきたすことがある） |
| デュロキセチン | 朝食後に20 mg/日 | 7日ごとに20 mgずつ増量 | 1日量60 mg.朝食後のみに内服 | 6〜8週間は継続 | 悪心 | 肝機能障害，腎機能障害，トラマドールの併用（セロトニン症候群をきたすことがある） |
| ミルナシプラン | 就寝前に25 mg/日 | 7日ごとに25 mgずつ増量 | 1日量100 mg.2〜4回に分けて内服させる | 6〜8週間は継続 | 悪心 | 肝機能障害，腎機能障害，トラマドールの併用（セロトニン症候群を来すことがある） |

ルアドレナリン再取り込み阻害薬であるデュロキセチンを第2選択とすべきである．その他，担がん状態やがん性疼痛によるストレス応答として発症していると考えられるような全身性の痛みに対しては，抗うつ薬の薬剤選択の優先順位はまだ明確にされていないが，線維筋痛症に準じてデュロキセチン，ミルナシプラン，三環系抗うつ薬が推奨される．

## 2 使用方法

抗うつ薬は低用量から開始し，治療効果と副作用を確認しながら，至適効果が得られるまで増量する．抗うつ薬の種類によって副作用の強さや作用持続時間が異なるため，全身状態，年齢，既往歴，合併症を考慮して薬剤の種類，投与量を選択することが重要である（表）．

# 1 三環系抗うつ薬（ノルトリプチリン，アミトリプチリン）

## 1 特 徴

- 三環系抗うつ薬は神経障害性疼痛に対する鎮痛効果が確立しており，がん性疼痛に対する鎮痛補助薬として最も効果が期待できる
- 三環系抗うつ薬のなかではアミトリプチリンが一般的に選択されるが，同等の鎮痛効果が得られるが副作用はより少ないことからノルトリプチリンの使用が優先される

- また，イミプラミンはアミトリプチリン，ノルトリプチリンに比して副作用が非常に少なく全身状態が悪い患者や高齢者にも比較的処方しやすい三環系抗うつ薬であるが，その鎮痛効果は確立していない．したがって，ノルトリプチリンとアミトリプチリンが副作用のために認容できない患者に限って処方する

## 2 適　応
- 神経障害性疼痛全般

## 3 処方例
- ノルトリプチリン（アミトリプチリン）は25 mg/回を1日1回就寝前に服用させる
- 夜間の中途覚醒時および起床時の眠気やふらつきが目立つ場合があるので転倒には十分に注意するように指導することが必要である

## 4 効果判定
- 抗うつ薬による鎮痛効果は日単位の比較的早期に現れる場合と月単位で緩徐に現れる場合があるので，認容性の得られる最大用量で6〜8週間は継続することが推奨されている
- 特にストレス応答に伴う疼痛の場合には即時的な鎮痛効果が期待できないことが多い

## 5 薬の増減・変更
- 認容性が得られる場合には3〜7日毎に25 mgずつ増量し，夕食後あるいは就寝時に追加する．一般に鎮痛効果が得られるまで1日150 mgを上限の目安として漸増する
- 増量，分服のタイミングは患者の眠気などの副作用の訴えを参考に判断する

## 6 頻度の高い副作用
- 三環系抗うつ薬の主な副作用は，鎮静，尿閉，便秘，口内乾燥である
- また，65歳以上の患者に対して三環系抗うつ薬を100 mg/日以上で用いると心突然死の危険性（心毒性）が報告されており，高齢者および全身状態の悪い患者に対する使用は十分な注意が必要である
- さらに，高齢者や全身状態の悪い患者の場合には1日10 mg就寝前服用から開始し，10 mgずつ漸増するなど少量からの使用が推奨される

### 7 投与時の注意

- 心疾患，緑内障，鎮痛薬トラマドールの併用（セロトニン症候群をきたすことがある）がある患者への使用は注意する

### 8 相互作用

- 三環系抗うつ薬とオピオイド鎮痛薬の併用は，中等度〜重度の神経障害性疼痛に対する有効性が期待できる
- ただし，**三環系抗うつ薬による副作用はオピオイド鎮痛薬による副作用と重複するので副作用が非常に強く現れることがあり，副作用に対する十分な対策も必要である**

## 2 ミルナシプラン

### 1 特　徴

- ミルナシプランは線維筋痛症に対する鎮痛作用の知見が蓄積されており，神経障害性疼痛やがん浸潤に伴う侵害受容性疼痛への適応ではなくストレス応答に伴うと考えられるような，局在が不明瞭な全身痛への有効性が期待させる

### 2 適　応

- 抑うつに伴う痛み

### 3 処方例

- 25 mg/回　1日1回就寝前から開始し，鎮痛効果が現れるまで1週間毎に25 mgずつ漸増し，1日最大用量100 mgとする

### 4 効果判定

- 三環系抗うつ薬と同様に6〜8週間は継続して効果を観察する

### 5 薬の増減・変更

- 1日量の増量のタイミングに合わせて1日の服薬回数は2〜3回に分けて分服（例：朝食後25 mg，夕方25 mg，就寝前50 mgなど）させる

### 6 頻度の高い副作用

- 悪心

- ミルナシプランもデュロキセチンと同様に，服薬開始から 3〜5 日程度は軽い悪心が現れる可能性があるが徐々に消失するので，患者にはあらかじめ説明し認容性を高める

## 7 投与時の注意
- 肝機能障害，腎機能障害，トラマドールの併用（セロトニン症候群をきたすことがある）がある患者への使用は注意する

## 8 相互作用
- ミルナシプラン CYP2D6 の阻害作用はなく化学療法に対する影響はない

# 3 その他の抗うつ薬

## ■特　徴
- がん性疼痛患者は不眠を訴えることが多く，その治療はときとして難渋する．不眠の治療として，抗うつ薬ミルタザピンを用いることも多い
- ミルタザピン 1 日用量 15 mg を就寝前に服用させ，起床時に眠気が残存する場合には就寝 2〜3 時間前や夕食後に服用させることも少なくない．三環系抗うつ薬と同様に，夜間の中途覚醒時に歩行する際には転倒に十分に注意するように指導する
- 鎮静作用以外には食欲亢進や体重増加の副作用があるので，体重変化について定期的に問診を行い，食事指導や運動指導も併用する
- ミルタザピンとデュロキセチンの併用では強力な抗うつ効果が期待できる
- 抗うつ薬の選択的セロトニン再取り込み阻害薬（SSRI）は鎮痛効果が弱く，中枢性副作用として興奮や攻撃性などの情動発作を誘発することもあるので我々の施設では基本的に用いていない．

# 第3章 鎮痛薬の種類

## §4 鎮痛補助薬

## 2. 抗うつ薬②

下山直人，久保田敬乃，下山恵美

### デュロキセチン

#### 1 特　徴

- デュロキセチンは，セロトニン-ノルアドレナリン再取り込阻害薬（**SNRI**）としては，国内では第2番目として発売された抗うつ薬である
- 神経障害性疼痛に対しての効果はエビデンスも多く，期待されている薬剤である．最近の**JAMA**に，デュロキセチンがパクリタキセル，オキザリプラチンなどの化学療法によって惹起された末梢神経障害による痛み（**CIPN**）に対して有効であることをRCTで示したものが掲載された[1]．231例のCIPN患者に対してデュロキセチン 30 mg/日を1週間，60 mg/日を4週間投与し，計5週間の投与により，重篤な副作用なく，59％の症例で痛みの軽減が有意にみられたと報告している（図）
- また，副次項目として日常生活への障害の改善に関しても，QOLの改善においても，有意にデュロキセチンは改善したことも示されている
- 化学療法惹起性の末梢神経障害の痛みに対して有効な薬剤として**ASCO**（2014）の推奨項目として唯一，名前があがっている[2]

#### 2 薬物動態

- デュロキセチンの血中半減期は約12時間とされ，血中濃度は通常3日後に安定するとされている．経口投与でもよく吸収され，平均して約2時間後に血中に現れ，約6時間で最高血中濃度Cmaxとなることが示されている
- 血中のタンパク結合率は高く（90％以上），アルブミン，α1グリコプロテインへの結合が中心である
- 排泄は，一部（約20％）が便に排泄されるが，ほとんどが肝臓においてチトクロームP450（CYP2D6, CYP1A2）で代謝され，代謝産物として尿中に排泄される
- 投与にあたって，腎機能障害時にはクレアチニンクリアランス 30 mL/分以下の高度腎機能障害患者においては使用禁忌となっている

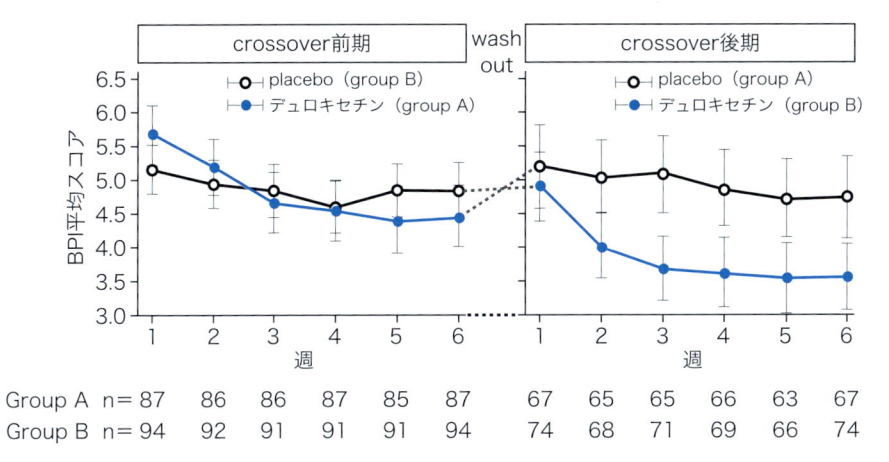

図 疼痛スコアの平均変化
文献1より引用

| | crossover前期 | | | | | | crossover後期 | | | | | |
|---|---|---|---|---|---|---|---|---|---|---|---|---|
| 週 | 1 | 2 | 3 | 4 | 5 | 6 | 1 | 2 | 3 | 4 | 5 | 6 |
| Group A n= | 87 | 86 | 86 | 87 | 85 | 87 | 67 | 65 | 65 | 66 | 63 | 67 |
| Group B n= | 94 | 92 | 91 | 91 | 91 | 94 | 74 | 68 | 71 | 69 | 66 | 74 |

## 3 適　応

- 適応はうつ病，うつ状態，糖尿病性末梢神経障害である．本邦では線維筋痛症，慢性腰痛に対して，現在，臨床治験が行われている

## 4 処方例

- うつ病に対する初回投与量は，朝食後20 mg/日を1回投与から開始し，1週間以上あけて朝食後に20 mg/日ずつ増量し，最終的には60 mg/日まで増量し維持することが示されている
- タイトレーション法は，糖尿病性末梢神経障害と線維筋痛症に対しても比較的強いエビデンスが示されている

## 5 効果判定

- 一般的に，抗うつ効果の発現に比し，鎮痛効果の発現は早いとされているが，基本的には1週間で有効性を判定し，増減を検討する

## 6 薬の増減

- 1週間以上使用して鎮痛効果が不十分であり，副作用が強く出ていない場合には，40 mg/日への増量によって効果を判定していく．60 mg/日まで増量することは可である

## 7 頻度の高い副作用

- デュロキセチンの副作用としては，国内で発売されているもう1つのSNRIであるミルナシプランや，パロキセチンなどのセロトニン選択的再取り込み阻害薬（SSRI）と同様に，悪心などの消化器症状（34.7%），口渇（22.7%），頭痛（20.7%），全身倦怠感（18.7%）などが臨床治験の際に報告されている

## 8 投与時の注意

- 腎からの排泄が中心であり，投与にあたって腎機能障害時にはクレアチニンクリアランス30 mL/分以下の高度腎機能障害患者においては使用禁忌となっている
- 腎機障害に加え，高度の肝機能障害，コントロール不能の閉塞隅角緑内障患者では禁忌である
- MAO阻害薬も併用禁忌である．不眠を呈する場合もあり，朝食後に投与することが勧められているが，日中の眠気を訴える患者もいるため，その場合には眠前投与を選択する場合もある

## 9 相互作用

- **代謝に関わる酵素阻害**：CYP1A2を阻害するSSRI，他剤の代謝酵素であるCYP2D6を抑制するため，三環系抗うつ薬など他剤の血中濃度があがることがある．デュロキセチンの代謝は，肝臓においてCYP2D6，CYP1A2を介して行われている．また，デュロキセチン自体もCYP2D6を競合阻害するからである
- **セロトニン症候群**：セロトニン・ノルエピネフリン再取り込阻害薬やリチウムなどセロトニン作用の増強が起こりうる

〈文　献〉
1) Smith EM, et al：JAMA, 309：1359-1367, 2013
2) Hershman DL, et al：J Clin Oncol, 32：1941-1967, 2014

第3章 鎮痛薬の種類

§4 鎮痛補助薬

# 3. 抗痙攣薬

住谷昌彦，山田芳嗣

## POINT

- がん性疼痛のなかでも神経障害性疼痛の病態に対して，プレガバリンとガバペンチンの鎮痛効果は確立している
- プレガバリンあるいはガバペンチンをオピオイド鎮痛薬と併用した場合には鎮痛作用が相乗的に得られるだけでなく，オピオイド鎮痛薬による嘔気嘔吐の発現頻度が低下する
- プレガバリンやガバペンチンによって導入される睡眠は生理的で深い睡眠であり，がん性疼痛治療に付加価値をもつ可能性がある
- プレガバリンはガバペンチンに比してCa$^{++}$チャネルα2δサブユニットへの結合親和性が高いだけでなく，より生体利用率が高く服薬量と血中濃度が直線的な薬物動態を示す
- プレガバリンとガバペンチン以外の抗痙攣薬は神経障害性疼痛に対する有効性が確立しておらず，その適応は限定的である

## ■はじめに

　がん性疼痛の病態は侵害受容性疼痛と神経障害性疼痛に大別される．侵害受容性疼痛は，がん浸潤による組織傷害に起因する疼痛である．神経障害性疼痛は，がんが末梢神経や脊髄，大脳・脳幹に浸潤転移して起こる場合と化学療法に伴うニューロパチーに起因する場合がある．これらの病態のうち，**抗痙攣薬は特に神経障害性疼痛に対する効果が期待されるが，プレガバリンあるいはガバペンチンには十分な有効性の知見が蓄積されている一方で，カルバマゼピンやバルプロ酸，クロナゼパムについては一貫した有効性が認められていない**．このような現況を反映して，各国・学会から発行されている**非がん性神経障害性疼痛の薬物療法治療指針ではプレガバリンとガバペンチンのみが一貫して第1選択薬としてあげられているだけで**，ほかの抗痙攣薬の推奨度は低い．

　鎮痛薬としての効果が最も期待できるプレガバリとガバペンチンについて概説する．

> **MEMO** カルバマゼピン
> 三叉神経痛だけに対しては，カルバマゼピンは第１選択薬として推奨されている．

## 1 特　徴

1）鎮痛機序
- プレガバリンとガバペンチンの薬理作用はGABA$_{A,B}$受容体への効果はほとんどなく，中枢および末梢神経系に広く分布する電位依存性Ca$^{++}$チャネルのα２δサブユニットに特異的に結合するリガンドとしてCa$^{++}$チャネルの拮抗作用を示す
- 神経系に分布するCa$^{++}$チャネルはシナプスでの神経伝達物質の分泌を制御し，プレガバリン・ガバペンチンは特に神経損傷モデルなどで観察される神経過興奮状態でのグルタミン酸やサブスタンスP，CGRP等の分泌を抑制する
- このことから，神経障害時に観察される一次ニューロンから二次ニューロンへの神経応答の過敏性をプレガバリン・ガバペンチンが抑制することによって鎮痛効果を発揮すると考えられている

2）効果
- プレガバリンとガバペンチンはいずれも神経系に分布する電位依存性Ca$^{++}$チャネルのα２δサブユニットのリガンドとして鎮痛効果を発揮する．本邦では，プレガバリンに先行してガバペンチンが抗痙攣薬として承認・販売されていたので使用経験が豊富であると考えられるが，**ガバペンチンはL-アミノ酸輸送体でしか吸収されないため非線形の薬物動態を示し血中濃度予測が容易でないことに対して，プレガバリンはいずれのアミノ酸輸送体でも吸収されるので服薬用量に応じて線形の血中濃度の上昇が得られ生体利用効率が90％以上と高い**
- さらに，鎮痛作用機序として最も重要なCa$^{++}$チャネルα２δサブユニットへの結合親和性はプレガバリンの方がガバペンチンよりも高く，神経障害性疼痛に対する鎮痛薬として承認・販売されているプレガバリンの方が保険適応外使用の問題を解消する観点からも優れた鎮痛薬である
- ガバペンチンとプレガバリンの鎮痛効果比は一般に１：５〜６とされ（表１），その鎮痛効果は用量依存性に高まる．本邦ではガバペンチンの上限は2,400 mgに設定されているが，北米では3,600 mg，欧州では4,800 mgが上限とされており安全域は本邦上限よりも高い．プレガバリンの上限600 mgは，ガバペンチン2,700〜3,600 mgに相当し，ガバペンチン2,400 mgで効果不十分であった症例にもより強力な鎮痛効果が期待できる

3）付加価値
- プレガバリンの副作用としてあげられることの多い眠気は，疼痛に伴う睡眠障害にとっては重要な治療効果をもたらす

**表1　ガバペンチンからプレガバリンへの用量変換**

| 切り替え前の<br>ガバペンチンの投与量（mg/日） | 切り替え後の<br>プレガバリンの投与量（mg/日）（※1日2回分服） |
|---|---|
| 0〜900 | 150 |
| 901〜1500 | 225（朝食後75，夕食後あるいは就寝時150） |
| 1501〜2100 | 300 |
| 2101〜2700 | 450 |
| 2701〜 | 600 |

文献1より引用

- オピオイド鎮痛薬や三環系抗うつ薬およびベンゾジアゼピン系薬剤と異なり，**プレガバリンによってもたらされる睡眠作用はレム睡眠相とノンレム睡眠相からなる睡眠相の構築に悪影響を与えず徐波睡眠を誘導する**
- つまり，プレガバリンによって生理的に深い睡眠をとれているといえ，睡眠障害に対する高い有効性が最も期待できる
- さらにプレガバリンは，海外では全般性不安発作の適応をもち抗不安効果が強く，不安発作に伴う抑うつ症状の改善作用がある
- 睡眠障害や不安，抑うつはがん性疼痛の病態に関わらず呈される不随症状であり，プレガバリンは神経障害性疼痛以外にも侵害受容性疼痛に対しても付加価値が期待できる

## 2 処方例

- プレガバリンの導入時は，プレガバリン1回75 mg 1日2回を朝食後と夕食後に分服させ，1週間後に300 mg/日まで漸増する

## 3 薬の増減・変更

- プレガバリンの副作用として眠気・ふらつきがあるので，まずはプレガバリン75 mg錠1錠を就寝時に内服させ，翌朝の眠気・ふらつきの程度に応じて朝食後の服薬を判断するように指導している
- もし仮に初回内服時の翌朝の眠気が問題となっても，ほぼ全例，2〜3日就寝時の内服を継続すれば起床時の眠気が徐々に緩和し朝食後の内服を開始できる
- それでもなお起床時および日中の眠気が問題となる症例では，就寝時だけにプレガバリン75 mg錠2錠を内服させることもある
- われわれは患者の鎮痛効果と副作用に応じて1日最高用量600 mg（保険適用の上限）まで漸増している
- 日中のADLを充実させることによって眠気が緩和する症例も多い

**表2　腎機能障害時のプレガバリンの服薬調節**

| クレアチニンクリアランス(mL/分) | ≧60 | ≧30〜<60 | ≧15〜<30 | <15 | 血液透析後の補充用量 |
|---|---|---|---|---|---|
| 1日投与量 | 150〜600 mg | 75〜300 mg | 25〜150 mg | 25〜75 mg | |
| 初期用量 | 1回75mg 1日2回 | 1回25mg 1日3回,または,1回75mg 1日1回 | 1回25mg 1日1回もしくは2回,または,1回50mg 1日1回 | 1回25mg 1日1回 | 25または50 mg |
| 維持量 | 1回150mg 1日2回 | 1回50mg 1日3回,または,1回75mg 1日2回 | 1回75mg 1日1回 | 1回25もしくは50 mg 1日1回 | 50または75 mg |
| 最高投与量 | 1回300mg 1日2回 | 1回100mg 1日3回,または,1回150mg 1日2回 | 1回75mg 1日2回,または,1回150mg 1日1回 | 1回75mg 1日1回 | 100または150 mg |

- プレガバリンの内服によって日中の眠気が問題となるような症例では，夕食後と就寝前だけに服薬させることも珍しくなく，この場合にも鎮痛効果は用量依存性のため漸増する

> **Advice　プレガバリンの眠気対策**
> プレガバリンの眠気が強い患者に対しては，認知症治療薬のドネペジル 5 mg 1錠朝食後の内服が有効なことがある．ドネペジルはオピオイド鎮痛薬による眠気にも有用性が期待でき，中枢神経刺激作用がある）

## 4 頻度の高い副作用

- 眠気，ふらつき

## 5 投与時の注意

- このように服薬初期に現れる眠気の副作用については初回処方時に充分な説明と教育が必要であり，中途覚醒して排尿などのために歩行する際にも注意するように指導する
- 眠気に関する副作用は高齢者や全身状態が悪い患者ほど顕著に現れる傾向があるので，年齢や症状により漸増の速度や観察期間を適宜増減する

## 6 相互作用

- プレガバリンやガバペンチンをオピオイド鎮痛薬と併用すると，その鎮痛効果は相乗的に得られ，それぞれを単独で用いるよりも少量の薬剤で同等あるいはそれ以上の鎮痛効果が得られる
- さらには，プレガバリン・ガバペンチンを併用することによって，オピオイド鎮

痛薬による嘔気嘔吐の発現頻度と重症度が著明に低下することも知られておりプレガバリンとオピオイド鎮痛薬の相性は極めてよい
- プレガバリンは体内でほとんど代謝されることがないため肝臓でのチトクロームP450の誘導・阻害作用がなく薬物相互作用を起こしにくい利点がある
- ただし，プレガバリンは未代謝体として腎から尿中に排泄されるため腎機能障害患者では血中濃度の上昇が危惧される．したがって，クレアチニンクリアランスを参考に投与量や投与間隔，また血液透析時の追加用量について注意を要する（表2）

<文　献>
1) Toth C：Pain Med, 11：456-465, 2010

# 第3章 鎮痛薬の種類

§4 鎮痛補助薬

# 4. 抗不整脈薬

佐野智美

## 抗不整脈薬一覧

| 一般名 | 商品名・剤形 | 用法・用量 | 最大投与量 | 併用薬 |
|---|---|---|---|---|
| リドカイン | 静注用キシロカイン® 2%（100mg/5mL/A） | 持続静注,持続皮下注<br>開始量5 mg/kg/日 | 1,000mg/日 | なし |
| メキシレチン塩酸塩 | メキシチール® カプセル<br>50mg, 100mg | 内服<br>開始量 50～100mg/回, 1日3回<br>効果判定：3～5日後<br>維持量 50～150mg/回, 1日3回 | 450mg/日<br>（600～1,200mg/日の報告あり）<br>450mg/日を超えて投与する場合,副作用発現の可能性増大 | 胃粘膜保護剤 |

## 薬物動態一覧

| 一般名 | 効果発現時間 | 効果持続時間 | T max | T 1/2 |
|---|---|---|---|---|
| リドカイン | 数時間～数日 | 不明 | 投与直後 | 約2時間 |
| メキシレチン塩酸塩 | 3～5日後 | 不明(慢性疼痛症例では1～3日以内) | 約3時間 | 約9時間 |

## 1 リドカイン

### 1 特　徴

1）作用機序
- Naチャネル遮断による神経細胞興奮抑制
- 神経障害性疼痛の異所性電気活動,　過敏反応抑制
- 脊髄後角のニューロン活動抑制,　脊髄後根神経節の発火抑制

2）利点
- 眠気を生じない
- **しびれた（じんじん，じくじく），締め付けられる，突っ張る**ような痛みや，**電撃痛**,持続痛に有効
- モルヒネ併用時のがん性腹膜炎による腹痛,　腹部不快感に有効
- オピオイドと混注可

3）欠点
- 治療域と中毒域が近い（有効血中濃度 1.5〜5 μg/mL）

## 2 薬物動態
- 効果発現時間，効果持続時間，Tmax，T1/2は薬物動態一覧のとおり

## 3 適　応
- がん疼痛に対する保険適応：なし

## 4 処方例
1）単回静注の場合
- リドカイン100 mg/回，1日3回まで

2）持続注の場合
- 開始量：リドカイン300 mg/日（5 mg/kg/日）
- 持続静注または持続皮下注
- 増減法：不快感，副作用等の出現がなければ，1〜3日ごとゆっくり増量（5→10→15→20 mg/kg/日）
- 最大投与量：1,000 mg/日

## 5 効果判定
1）導入時
- 静注用キシロカイン® 2％100 mg/5 mLを生食50〜100 mLに溶解し30分程度で点滴静注した後，痛みの軽減で判定

2）投与開始1日目
- 不快感，副作用等の出現がなければ増量可

3）その他
- 750 mg/日（体重50 kgの場合15 mg/kg/日）まで増量した時点で効果判定
- 投与のきっかけとなった痛み・痺れの変化がない場合，1,000 mg/日まで増量または投与を中止する

## 6 薬の増減・変更
- 直ちに投与中止：可
- 変更薬剤：なし

> **Advice 使いはじめからその後の注意**
> ・眠気を避けたい場合は抗不整脈薬を選択！
> ・有効性確認するために，まずは点滴静注（＜100 mg，30分程度）
> ・低容量静注（200 mg/日）でも眠気出現（血中濃度＞6μg/mL）の報告がある
> 開始または増量1～2日で良好な鎮痛が得られた場合は，5～7日目に併用オピオイドまたはリドカインの減量検討（±血中濃度測定）が望ましい

## 7 頻度の高い副作用

1）血中濃度による目安
- 血中濃度≧6μg/mLで副作用出現，≧9μg/mLで中毒量に

2）症状と頻度
- めまい，悪心，嘔吐，不安，興奮，せん妄，不整脈（PQ延長，QRS増大），徐脈，血圧低下，振戦，痙攣，無感覚，耳鳴り，持続皮下注時の皮膚発赤（頻度不明）
- 過量投与（中毒発症）に注意

3）予防薬・治療薬
- 対症治療（第4章§2参照）

## 8 投与時の注意

1）禁忌
- アミド型局所麻酔剤の過敏症既往
- 重篤な刺激伝導障害（完全房室ブロック）

2）慎重投与
- 著明な洞性徐脈，刺激伝導障害
- 循環血液量減少，ショック状態，心不全
- 重篤な肝機能障害，腎機能障害
- 高齢者

3）その他
- 持続投与時，頻回の早送り（レスキュー投与）を避ける
- アルカリ性注射液との混注は禁止

## 9 相互作用

1）本剤作用減弱
- セイヨウオトギリソウ（St. John's Wort）含有食品

2) **本剤作用増強**
    - シメチジン（タガメット®）
    - メトプロロール酒石酸塩（セロケン®）
    - プロプラノロール塩酸塩（インデラル®）
    - ナドロール（ナディック®）
3) **併用薬作用増強**
    - ClassⅢ拮抗不整脈剤（アミオダロン），本剤作用も増強される

> **Pitfall　ちょっと視点を変えて**
> ・腹壁肥厚を伴うがん性腹膜炎の痛みは，リドカインが著効することが多い
> ・持続皮下注併用で投与開始すると「効いているのかどうかよくわからない」と評価されることが多かったが，開始時単回投与（頓用）の指示に変えたところ「よく効く薬で助かりました！」と喜ばれた．
> 『成功体験は重要』と再認識．

## ❷ メキシレチン塩酸塩

### 1 特　徴

1) **作用機序**
    - 神経細胞膜のNaチャネル電流を抑制，末梢神経由来の神経活動抑制
    - 中枢において，サブスタンスPの遊離抑制作用，内因性オピオイドを介した疼痛抑制作用の賦活作用
2) **利点**
    - 生体内利用率約90%
    - 水に溶けやすい
3) **欠点**
    - 苦い

### 2 薬物動態

- 効果発現時間，効果持続時間，Tmax，T1/2は薬物動態一覧のとおり

### 3 適　応

- がん疼痛に対する保険適応：なし
- 糖尿病性神経障害に伴う自覚症状（自発痛，しびれ感）改善（2000年承認）

## 4 処方例

- 開始量：メキシレチン塩酸塩 50〜100 mg/回，1日3回内服
- 増減法：メキシレチン塩酸塩 100〜150 mg/3〜5日ごとに増減
- 維持量：メキシレチン塩酸塩 50〜150 mg/回，1日3回内服
- 最大投与量：450 mg/日．ただし，糖尿病性神経障害での承認は，300 mg/日

## 5 効果判定

- 投与開始3〜5日後
- 痛みの軽減で判定，必要に応じ増減
- 著効した場合，数日後副作用出現の可能性がある．要観察

## 6 薬の増減・変更

- リドカインと同じ

## 7 頻度の高い副作用

1) 血中濃度による目安
    - 血中濃度＞2μg/mL で消化器症状や神経症状（振戦，めまい　など）が出現
2) 症状と頻度
    - 悪心（2.1％），食欲不振（1.1％），腹痛（1.8％），消化不良（1.0％）
3) 重大な副作用と初期症状
    - 中毒性表皮壊死症（Lyell症候群），皮膚粘膜眼症候群（Stevens-Johnson症候群），紅皮症（紅斑），水疱・びらん，結膜炎，口内炎，発熱等
      →投与を中止，直ちに皮膚科専門医受診
    - 中毒症状（頭がぼーっとする，めまい，しびれ等）出現
      →直ちに減量または中止
4) 予防薬・治療薬
    - 胃粘膜保護剤

## 8 投与時の注意

1) 禁忌
    - 過敏症既往歴
    - 重篤な刺激伝導障害（ペースメーカー未使用のⅡ〜Ⅲ度房室ブロック）
2) 原則禁忌
    - 心不全合併

### 3）慎重投与

- 基礎心疾患（心筋梗塞，弁膜症，心筋症），軽度の刺激伝導障害（不完全房室ブロック，脚ブロック），著明な洞性徐脈，重篤な肝・腎障害，心不全，低血圧，Parkinson's症候群，高齢者，血清K低下，他の抗不整脈薬投与中

## 9 相互作用

### 1）本剤作用減弱

- リファンピシン，フェニトイン
- 塩化アンモニウム

### 2）本剤作用増強

- リドカイン，プロカインアミド塩酸塩，キニジン硫酸塩，アプリンジン塩酸塩
- Ca拮抗薬，β遮断薬
- シメチジン
- 炭酸水素ナトリウム
- モルヒネ

### 3）併用薬作用増強

- テオフィリン

> **Pitfall　注射から内服に変更？**
> ・リドカインからメキシレチン塩酸塩への変換率不明
> ・非がん疼痛での経験
> 　「リドカイン有効例をメキシレチン塩酸塩150〜300 mg/日に変更」で有効率30％程度の印象．投与量不足の可能性を反省…

〈文　献〉

1) 「がん疼痛の薬物流法に関するガイドライン2014年度版」（日本緩和医療学会/編），pp78-83，金原出版，2014
2) 恒藤暁，岡本禎晃：「緩和ケア　エッセンシャルドラッグ第2版」，pp292-294，医学書院，2011
3) 堀夏樹：「緩和ケアゴールデンハンドブック」，pp42-43，南江堂，2009
4) Max Watson et al：「Oxford Handbook of Palliative Care, 2nd」, pp86, 275-277, Oxford University Press, 2009
5) Tei Y. ct. al.,：J. Pain Symptom Manage., 30 (1), 6-7, 2005
6) Buchanan DD., et.al.,：Support Care Cancer, 18, 899-901, 2010
7) Sloan P., et.al.,：Anesth Analg, 89, 760-761, 1999
8) 「専門家をめざす人のための緩和医療学」（日本緩和医療学会/編），pp79-83，南江堂，2014

第3章 鎮痛薬の種類

§4 鎮痛補助薬

# 5. NMDA受容体拮抗薬

佐野智美

## NMDA受容体拮抗薬一覧

| 一般名 | 商品名・剤形 | 用法・用量 | 最大投与量 | 併用薬 |
|---|---|---|---|---|
| ケタミン塩酸塩 | ケタラール®<br>静注用50mg(50mg/5mL),<br>静注用200mg(200mg/20mL),<br>筋注用500mg(500mg/10mL) | 持続静注,持続皮下注<br>開始量0.5〜1mg/kg/日<br>維持量5〜20mg/kg/日 | 300mg/日 | 通常なし<br>・浮遊感や悪夢予防として<br>セレネース®もしくは,ドロレプタン®<br>先行または同時投与<br>【皮下注の場合】<br>・皮膚刺激性(発赤)対策として<br>ステロイド(ベタメタゾン,デキサメタゾン)混注もしくは,生食,モルヒネで希釈 |
| イフェンプロジル酒石酸塩 | セロクラール®<br>錠10mg,20mg<br>細粒4%(40mg/g) | 内服<br>開始量20〜40mg/回,1日3回<br>維持量40〜60mg/回,1日3回 | 240mg/日 | なし |

## 薬物動態一覧

| 一般名 | 効果発現時間 | 効果持続時間 | T max | T 1/2 |
|---|---|---|---|---|
| ケタミン塩酸塩 | [静注]数分以内,<br>[筋注]約5分,<br>[内服]約30分 | [内服]4〜6時間 | [静注第1相]3〜5分以内,<br>[静注第2相]1〜2時間,<br>[筋注]約20分,<br>[内服]30分 | [静注]4時間(ノルケタミン12時間),<br>[内服]3時間 |
| イフェンプロジル酒石酸塩 | 投与当日〜翌日 | 不明 | [錠剤]1.4時間,[細粒]0.7時間 | 約2時間 |

## 1 ケタミン塩酸塩

### 1 特　徴

1）作用機序
- 脊髄後角でのN-メチル-D-アスパラギン酸受容体拮抗作用
- 下行性抑制系の増強，脊髄レベルで直接痛覚情報伝達抑制

2）利点
- モルヒネの鎮痛作用増強，耐性・精神依存・身体依存の形成抑制

- 院内製剤として，他の剤形（シロップ，軟膏）で利用可

### 3）欠点
- 開始時に副作用が出現しやすい
- 単回投与後の鎮痛作用持続時間は短い
- 有効量に個人差
- 体性依存，精神依存のどちらも生じ得る
- 投与前に**薬物依存歴の有無の確認**が必要．CAGE（アルコール依存症セルフチェック）などによるチェックも検討する

### 4）特記事項
- 静脈麻酔としての使用量より少量（1/5〜1/10）で鎮痛効果発現
- 違法ドラッグとしての違法使用（薬物濫用）が問題となり，2007年1月1日から「麻薬及び向精神薬取締法」に基づく麻薬指定

## 2 薬物動態
- 効果発現時間，効果持続時間，Tmax，T1/2は薬物動態一覧のとおり

## 3 適　応

### 1）病態・症状
- 皮膚，筋肉，骨由来の体性痛・神経障害性疼痛・中枢性感作疑いの痛みに有効

### 2）がん疼痛に対する保険適応
- なし
- 手術，検査および処置時の全身麻酔および吸入麻酔の導入に適応

## 4 処方例
- 開始量：ケタミン塩酸塩 0.5〜1 mg/kg/日
- 増減法：1〜3日ごとにゆっくり増量（0.5〜1 mg/kg/日ずつ，精神症状に注意しながら）
- 維持量：ケタミン塩酸塩 50〜200 mg/日
- 最大投与量：300 mg/日
- 静注，筋注では基本的に単回投与は行わない

### 1）静注・筋注用
- 鎮痛効果は皮下注：経口≒1：1とみなしてよい
- 投与量と副作用出現が関連していると考えられているが，『少量開始・ゆっくり滴定増量により精神症状出現を回避』という報告がある
- 持続静注開始 10 mg/日，鎮痛効果を見ながら徐々に増量

2）予防薬・治療薬
- 精神症状出現時：ハロペリドール，ジアゼパム，ミダゾラム

## 8 投与時の注意

1）禁忌
- 脳血管障害，高血圧（収縮期≧160 mmHg，拡張期≧100 mmHg）
- 脳圧亢進症，重症心代償不全
- 痙攣発作既往歴
- 外来患者

2）慎重投与
- 急性・慢性アルコール中毒
- $\beta$遮断薬投与中

3）その他
- 単回点滴静注で，鎮痛効果の自覚（すっきり感）と快感が得られた場合精神依存となりやすい
- 単回点滴静注後3時間経過しても注意散漫等の精神症状が残る場合は投与中止を検討する

## 9 相互作用

1）本剤作用増強
- 中枢神経抑制薬（バルビツール酸誘導体，向精神薬，オピオイド）

2）併用薬作用増強
- ツボクラリン

## 10 その他

- バルビツール酸系薬剤との混合で沈殿
- デキサメタゾン（デカドロン®），ベタメタゾンリン酸エステルナトリウム（リンデロン®）との混合で白濁するが，含有量変化なし
- 単独シリンジ投与を原則とし，レスキュー投与薬剤と混注しない
- 急激な大量投与時は，麻酔として使用したときと同じ副作用が投与後数分で出現（麻酔薬としての副作用：血圧上昇，頻脈，脳脊髄液圧上昇，脳血流量増加，呼吸抑制）

## ❷ イフェンプロジル酒石酸塩

### 🔢1 特　徴
1）作用機序
- NMDA受容体（NR1/NR2B選択的）拮抗作用およびα受容体遮断作用

2）利点
- モルヒネの鎮痛作用増強，耐性・精神依存・身体依存の形成抑制
- 本剤自体の依存形成，精神症状なし
- 経口製剤だが効果発現は早い
- 重篤な副作用がない，眠気も問題とならないことが多い

3）欠点
- 有効性の個人差が大きい

### 🔢2 薬物動態
- 効果発現時間，効果持続時間，Tmax，T1/2は薬物動態一覧のとおり

### 🔢3 適　応
1）病態・症状
- ケタミン塩酸塩と同じ適応と考えてよい
- 経口投与が望ましい場合や眠気，ふらつきなどを避けたい場合に
- 本剤服用でコントロールが付いていた痛みが増強した場合，ケタミン塩酸塩への変更を検討する（変換率不明，少量より開始）

2）がん疼痛に対する保健適応
- なし
- 脳梗塞後遺症，脳出血後遺症に伴うめまいの改善に適応

### 🔢4 処方例
- 開始量：20〜40 mg/回，1日3回
- 増減法：60 mg/日，1〜7日ごと
- 維持量：40〜60 mg/回，1日3回
- 最大投与量：240 mg/日

### 🔢5 効果判定
- 投与開始翌日には効果判定可能

- イフェンプロジル 20 mg/回，1日3回で導入．投与開始48時間以降に効果判定
- ふらつき，出血傾向がなければイフェンプロジル 40 mg/回，1日3回に増量
- イフェンプロジル 40 mg/回，1日3回の投与を7週間行った後，効果判定
- 有効なら，そのままの量で維持
- 効果不十分で，ふらつきや出血傾向がなければ増量

## 6 薬の増減・変更

- 離脱症状出現報告はない（急激な中止，変更可）
- 眠気を避けたい場合，抗不整脈薬を選択

## 7 頻度の高い副作用

- 消化器系：口渇（0.25%），悪心・嘔吐（0.23%），食欲不振，胸やけ，下痢，便秘
- 精神神経系：頭痛，めまい（0.15%），不眠，ねむけ
- 肝臓：AST（GOT）・ALT（GPT）上昇
- 過敏症：発疹（0.23%），皮膚そう痒感
- 循環器系：動悸，立ちくらみ，頻脈，顔面紅潮，のぼせ感

## 8 投与時の注意

1）**禁忌**
- 頭蓋内出血発作後，止血が完成していない時期

2）**慎重投与**
- 脳梗塞発作直後，低血圧，心悸亢進

3）**併用注意**
- 出血傾向をきたすと考えられる薬剤

## 9 相互作用（併用禁忌）

1）**本剤作用減弱・増強**
- 不明

2）**併用薬作用減弱**
- ドロキシドパ

〈文 献〉
1）「がん疼痛の薬物療法に関するガイドライン2014年度版」（日本緩和医療学会/編），pp78-83，金原出版，2014
2）恒藤暁，岡本禎晃：「緩和ケア エッセンシャルドラッグ第2版」，pp292-294, 139-141, 医学書院，2011

3） 堀夏樹：「緩和ケアゴールデンハンドブック」，pp42-43，南江堂，2009
4） 「秘伝臨床が変わる緩和ケアのちょっとしたコツ」（森田達也，新庄拓也，林ゑり子/編），73-77，青海社，2010
5） Max Watson et.al：「Oxford Handbook of Palliative Care,2nd」，pp86, 275-277, Oxford University Press, 2009
6） 「消化器症状の緩和に関するガイドライン2011年度版」（日本緩和医療学会/編），pp30-44，金原出版，2010

# 第3章 鎮痛薬の種類

## §4 鎮痛補助薬

# 6. ステロイド

佐野智美

### ステロイド一覧

| 一般名 | 商品名・剤形 | 用法・用量 | 最大投与量 | 併用薬 |
|---|---|---|---|---|
| プレドニゾロン | プレドニン®<br>錠5mg<br>プレドニゾロン®<br>錠1mg, 2.5mg, 5mg<br>散1%<br>プレドニン®<br>注10mg(10mg/1mL/A),<br>20mg(20mg/2mL/A),<br>50mg(50mg/5mL/A) | 内服,静注<br><漸減法><br>開始量1日60mg以上を,1日1〜2回(朝,昼食後)<br>減量5〜20mg,2〜3日ごと<br><漸増法><br>開始量2.5〜7.5mg/回,1日1〜2回(朝,昼食後)<br>増量5〜20mg,2〜3日ごと | <漸減法><br>必要最少量で維持<br><漸増法><br>最大投与量40mg/日 | 抗潰瘍薬(プロトンポンプ阻害薬)<br>・口腔内カンジダ対策として,セルフケア(口腔内保清・保湿,舌ケア)<br>NSAIDsとの併用を避ける |
| デキサメタゾン | デカドロン®<br>錠0.5mg<br>注1.65mg(1.65mg/0.5mL/A),<br>3.3mg(3.3mg/1mL/A)<br>6.6mg(6.6mg/2mL/A) | 内服,静注<br><漸減法><br>開始量4〜8mg/回,1日1〜2回(朝〜朝・昼)<br>効果判定3〜5日後,1mg/日ずつ3日ごとに漸減<br>維持量0.5〜4mg/日<br><漸増法><br>開始量0.5〜1mg/日,1日1回(朝)<br>増量0.5mg/日ずつ,3日ごと<br>維持量0.5〜4mg/日 | <漸減法><br>必要最少量で維持<br><漸増法><br>最大投与量4mg/日 | |
| ベタメタゾン | リンデロン®<br>散0.1%,<br>錠0.5mg,<br>シロップ 0.1%(0.1mg/mL)<br><br>坐剤 0.5mg, 1mg<br><br>注<br>・水溶性注射液:防腐剤として亜硫酸塩添加<br>注2mg(2mg/0.5mL/A,0.4%),<br>4mg(4mg/1mL/A,0.4%),<br>20mg(20mg/5mL/A,0.4%)<br><br>・防腐剤無添加<br>注20mg(20mg/1mL/A,2%),<br>100mg(100mg/5mL/A,2%) | 内服,静注<br>坐剤の適応:潰瘍性大腸炎(直腸炎型)<br>0.5〜1mg/日,1日2回<br>2%製剤の適応:<br>出血性ショック,術中・術後ショック:0.5〜4mg/kg<br>静注 | 最大投与量4mg/日 | |

## 🕐 薬物動態一覧

| 一般名 | 効果発現時間 | 効果持続時間 | T max | T 1/2 |
|---|---|---|---|---|
| プレドニゾロン | [経口]約1日 | 不明 | [経口]1時間 | 2.5時間 |
| デキサメタゾン | [経口]不明<br>[注射]5分 | [経口]不明<br>[注射]4.7時間 | [経口]1時間 | 3.3時間 |
| ベタメタゾン | [経口]2時間 | 約6時間(作用時間<br>36〜54時間) | [経口]2時間 | 3〜5時間 |

# 1 ステロイドの概要

## 1) 投与に関する基本事項
- 投与経路に関係なく投与量を決めてもよい．1日内服量≒1日静注量
- 不眠を避けるため，1日1回朝または2回朝・昼投与（18時以降投与しない）
- **初回投与7〜10日以内に期待する効果が得られなければ中止**
  （痛み以外の症状緩和目的の場合は3〜7日以内に効果判定を行う）
- 効果が認められた場合，必要最少量へ漸減する

## 2) 種類を選ぶとき
- **長期投与時はミオパチー回避のため**フッ素基をもたないプレドニゾロンを選択[9]
- デキサメタゾン≒ベタメタゾンと考えてよい
- 頭蓋内浮腫軽減目的の場合は，デキサメタゾンを選択
- アスピリン喘息既往患者に注射薬を選択する場合はベタメタゾンが安全
- 保険適応を考慮した投与経路を選択する場合はデキサメタゾン注射薬：脊髄腔内，胸・腹腔内，硬膜外，関節内，腱鞘内など

> **MEMO** デキサメタゾンとベタメタゾンのどちらを選択？
> がん治療やペインクリニック領域では保険適応や投与経路の多さからデキサメタゾンを選択する施設が多い．日本の緩和ケア領域では70％の施設がベタメタゾンを使用している[7]．

## 3) 痛み以外の目的（食意低下，倦怠感，悪心・嘔吐）の場合，生命予後を考えて導入
- 3カ月〜7日以上の生命予後が期待できるときにステロイド導入を検討する（**終末期のせん妄出現率≧80％，ステロイドはせん妄の直接因子の1つ**）
- 生命予後＜3カ月　副作用を観察しながら，効果のある最少量を
- 生命予後≧3カ月　副作用回避のための工夫（一旦減量中止も考慮）
- 長期投与による副作用は2〜3カ月以上経過して出現することが多い

## 2 ステロイド投与時の注意点

- 既往チェック：胃十二指腸潰瘍，結核，糖尿病，水痘，麻疹，予防接種，アスピリン喘息※（※発作誘発回避のためなるべく内服薬を使用．注射薬が必要な場合は，ベタメタゾンを選択する：注射薬のプレドニゾロンにはコハク酸エステル，デキサメタゾンには防腐剤パラベンが含有）
- ステロイドのみで強力な抗炎症作用を期待できるためNSAIDs継続の意味は少ない．単独投与では有意な消化性潰瘍リスク上昇はないが，NSAIDs併用時にリスク増大
- 進行期・終末期がんで，感染が疑われる場合には抗菌薬と併用
- 進行期・終末期の血糖値目標：随時180〜360 mg/dL，高血糖症状なし．血糖値チェックは食後，できれば正午以降に採血

## 3 緩和ケアにおけるステロイド適応

- ステロイドは緩和ケアにおいて抗炎症，抗浮腫，腫瘍縮小作用を発揮する
- 悪液質症候群：食欲不振，全身倦怠感
- 痛み：骨転移痛，がん疼痛全般（侵害受容器，中枢に作用）
- 呼吸器症状：気道狭窄，がん性リンパ管症，がん性胸膜炎，上大静脈症候群
- 消化器症状：消化管閉塞，がん性腹膜炎（便秘），悪心・嘔吐
- 局所浮腫：頭蓋内圧亢進，脊髄圧迫，リンパ浮腫，閉塞性腎障害，腸管浮腫，肝腫大
- 表1に症状ごとの，投与量をまとめた

## 4 ステロイドの保険適応，副作用，禁忌

1) 保険適応

　①がん疼痛に対する保険適応
- なし

　②重症消耗性疾患（がん終末期）の全身状態改善
- 適応あり

　③デキサメタゾンのみ保険適応のある項目
- 抗悪性腫瘍（シスプラチンなど）投与時の消化器症状（悪心・嘔吐）
- 脊髄浮腫，椎間板ヘルニアによる神経根炎（根性坐骨神経痛を含む）への硬膜外投与

2) 副作用（%は出現頻度の目安）

　①投与期間との関係
- 投与量と期間に依存して頻度・重症度増大

**表1　目的別投与の目安**

| 投与対象となる症状 | プレドニゾロン（mg/日） | デキサメタゾン・ベタメタゾン（mg/日） |
|---|---|---|
| 食欲不振,倦怠感,悪心・嘔吐*1,呼吸困難感 | 10～30 | 1～4 |
| 神経圧迫,放射線肺臓炎,腸閉塞*2,骨転移 | 30～60 | 4～8 |
| 緊急時<br>頭蓋内圧亢進,脊髄圧迫,上大静脈症候群<br>生命予後1カ月以内 | 60～120 | 8～16 |

*1　悪心・嘔吐の第1選択薬は塩酸メトクロプラミド（プリンペラン®）
*2　腸閉塞の第1選択薬はオクトレオチド（サンドスタチン®）
文献7，8，9を参考に作成

②**短期投与（治療開始1週間以内）で発症**
- 不眠（10％）
- 細胞性免疫能，抗体産生能の抑制〔糖尿病の発症・増悪10％，口腔カンジダ症1％，重篤な副作用（長期観察出現率23％）中では，肺炎4％弱，肺結核2％弱，敗血症0.8％〕
- 一般細菌感染症：ステロイド投与直後から増加
- 真菌，ウイルス，結核菌などの日和見感染症：投与から少し遅れて増加

③**開始1～3カ月以内に突然発症**
- 消化管障害（潰瘍，出血，穿孔）：自覚症状出現≦50％（開始1カ月後の消化性潰瘍7.5％，出血9％弱，穿孔5％）
- 糖尿病，脂質異常発症の可能性があるため，食後の血糖値測定が必要（開始1カ月後の糖尿病の発症・増悪20％，潜在性致死的糖尿病8％）

④**開始数日～2週間で発症**
- せん妄：開始1週間以内（5％），1カ月後（10％）
- 抑うつ：1週間以内（0％）1カ月後（10％），がん患者に限らなければ10～40％
- 精神障害（うつ状態，不安，不眠，焦燥感）[12]：デキサメタゾンで発症しやすいといわれている[7]

⑤**開始2カ月以降で発症**
- 骨粗鬆症：プレドニゾロン換算量≧2.5 mg/日投与で骨折リスク最高に（開始1カ月後5％，圧迫骨折0.8％，がん患者に限らなければ30～50％）[10]
- ミオパチー：筋力低下，筋委縮出現（筋原性酵素上昇を伴わない）（開始1カ月後5％，重症2％弱，参考：デキサメタゾン併用化学療法中のミオパシー・筋力低下出現率34％）

⑥**長期投与時の注意**
　【副腎不全・離脱症候群】
- **症状**：発熱，頭痛，食欲不振，脱力感，筋肉痛，関節痛，ショック

- 誘発因子：プレドニゾロン換算量≧40mg/日 and/or 連用期間≧3週間投与
- 直接原因：急激な減量 and/or ストレス（事故，手術）負荷
- 副腎不全・離脱症状を避けるための対策：生理的必要量（プレドニゾロン 7.5 mg/日）までは連日半減し，その後はゆっくり（1〜2 mg/週）減量する[19]．ストレス負荷時にはステロイド補充療法を考慮する

> **MEMO** 終末期までステロイド投与を継続するの？
> 余命1週間以内と考えられる時，ステロイドを維持/減量/中止すべきなのかエビデンスは得られていない．日本では緩和ケア施設の治療医アンケート調査で＜維持21％，減量33％，直ちに中止46％＞という結果[7]がでている．終末期せん妄回避のため減量・中止を選択である．

3）禁忌

①原則禁忌

- 有効な抗菌剤の存在しない感染症，全身の真菌症，消化性潰瘍，精神病（うつ状態，興奮，統合失調症），結核性疾患，単純疱疹性角膜，後嚢白内障，緑内障，高血圧症，電解質異常，血栓症，新しい手術創，急性心筋梗塞

②慎重投与

- 感染症，糖尿病，骨粗鬆症，腎不全，甲状腺機能低下症，肝硬変，脂肪肝，脂肪塞栓症，重症筋無力症，高齢者，小児

③その他

- 長期，大量投与中または投与中止後6カ月以内の患者への生ワクチン接種は禁忌

## 5 相互作用

1）本剤作用減弱
- バルビツール酸誘導体（フェノバルビタール），フェニトイン，リファンピシン

2）本剤作用増強
- マクロライド系抗生物質（エリスロマイシン）

3）併用薬作用減弱
- サリチル酸誘導体（アスピリン，アスピリンダイアルミネート）．本剤減量時のサリチル酸中毒に注意！
- 抗凝固薬（ワルファリンカリウム）
- 経口糖尿病治療薬（ブホルミン塩酸塩，クロルプロパミド）
- インスリン製剤
- シクロスポリン

4）併用薬作用増強
- 利尿薬：カリウム保持性利尿薬以外の利尿薬（フロセミド，アセタゾラミド）．低

カリウム血症に注意！
5）併用薬作用減弱または増強
- 非脱分極性筋弛緩剤（パンクロニウム臭化物，ベクロニウム臭化物）

# 1 プレドニゾロン

## 1 特　徴
- 錠剤は直径約 5 mm と小さく服用しやすい
- 数時間で効果発現

## 2 薬物動態 （表2 参照）
- 効果発現時間，効果持続時間，T max，T 1/2 は薬物動態一覧のとおり

## 3 処方例
1）漸減法
- 開始量：1日60 mg以上を1日1～2回（朝，昼食後）に投与
- 減量：5～20 mg，2～3日ごと

2）漸増法
- 開始量2.5～7.5 mg/回，1日1～2回（朝，昼食後）

表2　プレドニゾロン，デキサメタゾン，ベタメタゾンの比較

|  | プレドニゾロン | デキサメタゾン | ベタメタゾン |
|---|---|---|---|
| 一般名 | プレドニン® | デカドロン® | リンデロン® |
| 抗炎症作用(比) | 4 | 25～30 | 25～30 |
| 臨床的対応量 | 5 mg | 0.75 mg | 0.75 mg |
| ナトリウム貯留(比) | 0.25 | <0.01 | <0.01 |
| 電解質作用(比) | 0.8 | 0 | 0 |
| 生物学的利用率(%) | 75～85 | 78 | 98 |
| 最高血中濃度到達時間 | 1時間(経口) | 1時間(経口) | 2時間(経口) |
| 血中半減期 | 2.5時間 | 3.3時間 | 3～5時間 |
| 生物学的半減期 | 12～36時間 | 36～54時間 | 36～54時間 |
| 長期投与時のHPA*抑制量 (mg/日) | 7.5 | 0.75～1 | 0.75～1 |
| 長期投与時の副腎萎縮 | 少ない | ある | ある |
| 長期服用時のミオパチー | 少ない | ある | ある |
| 作用時間分類 | 中間型 | 長時間型 | 長時間型 |

＊HPA：hypothalamus-pituitary-adrenal：視床下部-下垂体-副腎皮質

- 増量：5～20 mg，2～3日ごと

## 4 相互作用

### 1）併用薬作用増強
- 活性型ビタミン$D_3$製剤（アルファカルシドール）．高カルシウム尿症，尿路結石に注意！尿中カルシウム/クレアチニン比の定期的検査が必要

# 2 デキサメタゾン

## 1 特　徴

①薬価
- デカドロン®：1.65 mg/A　111円，0.5 mg/錠 5.9円（直径　6.3×2.4 mm）

②欠点
- 催奇形性（ラット試験で口蓋裂）
- 注射液は注射用エリスロシン®，ヒベルナ®注との配合で白濁・失活

## 2 薬物動態
- 効果発現時間，効果持続時間，T max，T 1/2は薬物動態一覧のとおり

## 3 処方例

### 1）漸減法
- 開始量：4～8 mg/回，1日1～2回（朝，昼食後）に投与
- 効果判定：3～5日後，1 mg/日ずつ，3日ごとに漸減
- 維持量：0.5～4 mg/日

### 2）漸増法
- 開始量 0.5～1 mg/回，1日1回（朝）
- 増量：0.5 mg/日ずつ，3日ごと
- 維持量 0.5～4 mg/日

## 4 投与時の注意
- 併用時注意：サリドマイド．海外で多発性骨髄腫の治療時に併用し，中毒性表皮壊死症（Lyell症候群）発現の報告がある．機序不明

## 5 相互作用

1) 本剤作用減弱
   - エフェドリン
2) 本剤作用増強
   - アゾール系抗真菌剤，イトラコナゾール
3) 併用薬作用減弱
   - 血圧降下薬・利尿薬，HIV プロテアーゼ阻害薬（サキナビルメシル酸，リトナビル，インジナビル硫酸塩）

## ③ ベタメタゾン

### 1 特　徴

- リンデロン®：注射液（2 mg/0.5 mL/A）194円，錠剤（0.5 mg/錠）16.7円
- デキサメタゾンに比べ剤形多彩

### 2 薬物動態

- 効果発現時間，効果持続時間，T max，T 1/2は薬物動態一覧のとおり

### 3 処方例

- 開始量：1〜2 mg/日
- 増量：1〜2 mg/日，2〜3日ごとに漸増

### 3 相互作用

1) リンデロン®併用時注意
   - リトドリン塩酸塩：国内切迫流・早産と診断された妊婦4例で肺水腫出現報告あり[17, 18]
2) デキサート注®との配合時変化（白濁，沈殿）
   - ホリゾン®注射液，セレネース®注®
   - ソセゴン®注射液，ペンタジン®注射液，レペタン®注
   - マーカイン®注

〈文　献〉

1) 「がん疼痛の薬物療法に関するガイドライン 2014年度版」（日本緩和医療学会　緩和医療ガイドライン作成委員会 編），pp78-83，金原出版，2014

2) 恒藤暁，岡本禎晃：「緩和ケア　エッセンシャルドラッグ第2版」, pp292-294, 241-246, 175-180, 265-270, 医学書院, 2011
3) 堀夏樹：「緩和ケアゴールデンハンドブック」, pp42-43, 南江堂, 2009
4) Max Watson, et al：「Oxford Handbook of Palliative Care,2nd」pp86, 275-277, Oxford University Press, 2009
5) 「消化器症状の緩和に関するガイドライン2011年度版」(日本緩和医療学会/編), pp30-44, 金原出版株式会社, 2011
6) 馬場美華，西田真弓，後明郁男：Palliat Care Res, 5 (2)：332-337, 2010
7) Naoki Matsuo, et al：J Palliat Med. 15 (9)：1011-1018, 2012
8) Naoki Matsuo, et al：J Palliat Med. 14 (7)：840-845, 2011
9) Pereira RM, et al：Joint Bone Spine, 78 (1)：41-44, 2011
10) Pereira RM, et. al.：Rev Bras Reumatol, 52 (4)：580-593, 2012
11) 「トワイクロス先生のがん患者の症状マネージメント 第2版」(武田文和/監訳), pp277-287, 医学書院, 2010
12) 田平武：老年精神医学雑誌, 9 (6)：650-653, 1998
13) Ryken TC, et al：J Neurooncol, 96：103-114, 2010
14) Wilson LD, et al：N Engl J Med, 356：1862-1869, 2007
15) Vardy J, et al：Br J Cancer, 94：1011－1015, 2006
16) Lundström SH, et al：Acta Oncol, 45：430-437, 2006
17) 赤山由起，他：産婦人科の進歩, 54 (4)：337, 2002
18) 大久保絵里，他：日産婦関東連会報, 37 (2)：130, 2000
19) 「トワイクロス先生のがん緩和ケア処方薬」(武田文和，鈴木勉/監訳), pp456-462, 医学書院, 2013

# 第3章 鎮痛薬の種類

§4 鎮痛補助薬

# 7. 漢方薬

恵紙英昭

## 漢方薬一覧

| 一般名 | 商品名・剤形 | 用法・用量 | 最大投与量 | 併用薬 |
|---|---|---|---|---|
| 芍薬甘草湯 | ツムラ芍薬甘草湯エキス顆粒 | 1回2.5 g 頓用<br>1回2.5 g 1日2〜3回 | 7.5 g/日 | なし |
| 八味地黄丸 | ツムラ八味地黄丸エキス顆粒 | 1回2.5 g 1日2〜3回 | 7.5 g/日 | なし |
| 牛車腎気丸 | ツムラ牛車腎気丸エキス顆粒 | 1回2.5 g 1日2〜3回 | 7.5 g/日 | 附子末 |

## 1 芍薬甘草湯（シャクヤクカンゾウトウ）

### 1 特 徴

- こむら返りといえば芍薬甘草湯とよく耳にする．睡眠中に起こるこむら返りやスポーツをしているときに起こる急激な骨格筋の痙攣性疼痛や胃腸，子宮，尿路，胆嚢などの平滑筋攣縮などにも効果を示す
- 抗がん薬による筋・筋膜性疼痛にも応用される[1]
- 芍薬と甘草の二味でできている方剤である
- 芍薬は，鎮痙，鎮痛，鎮静，抗炎症，末梢血管拡張作用を有し，甘草には鎮痛，鎮静，抗炎症作用がある

### 2 薬物動態

- 作用発現時間が数分から数十分と短いため，西洋薬より手軽に用いることができる

### 3 適 応

- 保険適応は，急激に起こる筋肉の痙攣を伴う疼痛である
- 使用目標は，急激に起こる筋肉（おもに下肢）の痙攣性疼痛ならびに腹部疝痛を訴える場合に用いる

## 4 処方例

- 芍薬甘草湯 1 回 2.5 mg 頓用，1 日 3 回程度まで
  もしくは
- 抗がん薬投与と同時に芍薬甘草湯 1 回 2.5 mg 1 日 3 回（食前）を 7 日間投与など

## 5 効果判定

- ほかの漢方薬と比し効果発現が早く，数分から数十分で効果を示すため，VAS や NRS を用いるなど自覚症状の改善で判定できる

## 6 薬の増減・変更

- 原則的には頓用で用いた方がよいが，NSAIDs などの鎮痛薬で効果不十分なときに，抗がん薬投与と同時に芍薬甘草湯 1 回 2.5 mg 1 日 3 回（食前）を 7 日間投与などでもよい

## 7 投与時の注意

- 甘草に含まれるグリチルリチンの副作用として，偽アルドステロン症，低カリウム血症，血圧上昇，浮腫，体重増加，手足のしびれや痛みなどが認められる

> **Pitfall　漫然と投与しない！**
> 効果発現が早く患者が継続処方を希望することが多いため，漫然と投与してしまい，偽アルドステロン症，低カリウム血症などを引き起こすことがある．定期的な血圧測定と電解質のチェックが必要である．

## 8 相互作用

- あまり相互作用として問題となる報告はない

> **MEMO　薬剤以外にも含まれるグリチルリチン**
> 芍薬甘草湯は，甘草を最も多く含むエキス漢方方剤である．
> 漢方製薬メーカーによりエキス製剤のグラム数（1 包 2.5 g や 1.5 g など）が異なる．
> 栄養ドリンクやサプリメントにもグリチルリチンが含まれているため使用状況を聞く．

## ❷ 八味地黄丸（ハチミジオウガン）

### 1 特　徴

- 六味丸（地黄，山茱萸，山薬，沢瀉，茯苓，牡丹皮）が末梢循環改善作用を有し，薬性が温性の桂皮が鎮痛作用，抗炎症作用，血管拡張作用，強心作用，SOD様活性作用を有し，薬性が温性の附子を加味した方剤である
- 八味地黄丸の薬性は温である．糖尿病性末梢神経障害などに効果[2]があり，特にしびれや冷感に効果が優れる

> **MEMO　八味地黄丸の剤形**
> 漢方製薬メーカーによりエキス顆粒，丸薬，錠剤などがある．
> 甘草を含んでいないため偽アルドステロン症の心配はない．

### 2 薬物動態

- 複数の生薬で構成される漢方薬の薬物動態を測定するための指標が乏しく，今後の研究が望まれる

### 3 適　応

- 保険適応は，腎炎，糖尿病，陰萎，坐骨神経痛，腰痛，脚気，膀胱カタル，前立腺肥大，高血圧である
- 使用目標は，中年以降に老齢者に頻用され，腰部および加志の脱力感・冷え・しびれなどがあり，排尿の異常（特に夜間の頻尿）を訴える場合に用いる
- 特に，①上腹部に比べて下腹部が軟弱無力の場合（臍下不仁），②多尿，頻尿，乏尿，排尿痛などを伴う場合，③疲労倦怠感，腰痛，口渇などを伴う場合，である．よって，緩和ケア領域で遭遇する全身に生じるしびれに応用できる

### 4 処方例

- 八味地黄丸　1回2.5 mg　1日2〜3回（食前）

### 5 効果判定

- 痛みの部位を詳細に把握し，VASやNRSを用いて2〜4週間単位で効果判定する
- 12週以上内服しても効果がないときには，附子の増量や牛車腎気丸への変更を試みる

## 6 薬の増減・変更

- 1日3包（2.5 mg/包）内服することが難しい場合は，1回2.5 mg 1日2回から開始してもよい．1〜2カ月間効果がなければ増量した方がよい

> **Pitfall** 服用のタイミングに注意
> 胃腸障害の副作用のため食直後に内服させると，胃内がアルカリ性に傾いているため，附子の成分であるアコニチンの吸収が早くなり効果が出やすい反面，附子による副作用も出る可能性もある．しかし附子の含有量が少ないためまれである．

## 7 投与時の注意

- 地黄の副作用で胃腸障害をきたす場合があるため胃腸虚弱の場合には注意する
- 附子のアコニチンによる副作用として，もともと不整脈がある場合には動悸や不整脈の増悪，そのほか，のぼせ，舌のしびれ，頭痛がある

## 8 相互作用

- 基礎研究で桂皮にCYP2D6阻害作用，牡丹皮にCYP3A4阻害作用の報告があるが，臨床的にはほとんど影響ないと思われる．今後の詳細な研究が望まれる

# 3 牛車腎気丸（ゴシャジンキガン）

## 1 特　徴

- 牛車腎気丸は六味丸と八味地黄丸から派生したものである
- 六味丸に桂皮と附子を加味したものが八味地黄丸で，牛車腎気丸は八味地黄丸に利水作用と末梢循環改善作用を有する牛膝（ゴシツ）と利水作用を有する車前子（シャゼンシ）を加味した方剤で，附子の含有が多い
- 八味地黄丸の適応となる病態より浮腫が強く，しびれや痛みが強い場合に用いる．牛車腎気丸の薬性は温である
- 八味地黄丸と同様に糖尿病性末梢神経障害などに効果があり，とくにしびれや冷感に効果が優れる

## 2 薬物動態

- 鎮痛作用は，2つの大きな作用が考えられており，

① 内因性オピオイドであるダイノルフィンの遊離促進し，κオピオイド受容体を介して痛覚伝達物質の遊離が抑制され，中枢性に鎮痛効果を発揮[3]
② NO産生促進による末梢血流増加作用，血液凝固抑制作用によって血行動態異常が改善する[4]

などである

- 近年，パクリタキセルによる末梢神経障害には細胞膜受容体のTRPV4が関与し，牛車腎気丸はTRPV4を介して痛みや神経細胞変性を抑制すること[5]，オキサリプラチンの末梢神経障害はTRPV8が関与し，牛車腎気丸がTRPV8を介して末梢神経障害を抑制すること[6,7]，また冷えに関しては，牛車腎気丸はTRPV1の発現を抑制して冷えを改善すること[5] などが報告された
- 今後の薬物動態の研究が望まれる

> **Advice　パクリタキセル投与前から内服する**
>
> パクリタキセルによる末梢神経障害が発症してから本薬を内服しても効果を示さない場合がある．基礎研究ではパクリタキセルと牛車腎気丸を同時に投与するとパクリタキセルの神経細胞破壊が抑制されるため，牛車腎気丸の投与はパクリタキセル投与前からが望ましい．
> 牛車腎気丸で効果が不十分な場合は附子を増量する意味で，附子末を追加する．附子末0.5 g/日から追加し，1～2週間単位で0.5 gずつ増量し，副作用の点から3 g/日までを上限と考えた方がよい．附子末は慢性期の活性化アストロサイトを抑制して鎮痛効果を示すこと[8] が報告された．

## 3 適　応

- 保険適応は，疲れやすくて，四肢が冷えやすく尿量減少または多尿でときに口渇がある次の諸症：下肢痛，腰痛，しびれ，老人のかすみ目，かゆみ，排尿困難，頻尿，むくみ，である

## 4 処方例

- 牛車腎気丸　1回2.5 mg　1日3回（食前）

## 5 効果判定

- 八味地黄丸同様に，痛みの部位を詳細に把握し，VASやNRSを用いて2～4週間単位で効果判定する

## 6 薬の増減・変更

- 飲みにくい場合は，牛車腎気丸1回2.5 mg　1日2回から開始し，1回2.5 mg 1

- 日3回まで適宜増量していく
- 患者が内服可能かどうか確認しながら増量する
- 12週以上内服しても効果がないときには，附子末の追加投与も考慮する

> **Pitfall　附子の多さに気をつける**
> 八味地黄丸より附子の含有量が多いため，胃腸障害の副作用のため食直後に内服させた場合，附子による副作用が出る可能性もある．

## 7 投与時の注意

- 八味地黄丸を参照

## 8 相互作用

- 八味地黄丸を参照

> **MEMO　OTC用漢方使用の可能性を考慮**
> 甘草を含んでいないため偽アルドステロン症の心配はない．
> 患者がOTC用の漢方を購入して内服している場合もあるが，構成生薬の含有量が保険適応の漢方薬より少ない（たとえば半分程度）．

〈文　献〉
1) 日高隆雄：産婦人科の実際, 63 (3)：393-397, 2014
2) 城石平一, 他：和漢医薬会誌, 2：144-145, 1985
3) Suzuki Y, et al：Jpn J Pharmacol, 79：387-391, 1999
4) Suzuki Y, et al：Methods Find Exp Clin Pharmacol, 20：321-328, 1998
5) 横山良仁, 他：漢方医学, 37 (3)：188-193, 2013
6) Kono T, et al：Brain and Behavior, 2 (1)：68-73, 2012
7) Kono T, et al：Evid Based Complement Alternat Med, 418-481, 2011
8) 進藤吉明：漢方医学, 37 (2)：95-98, 2013

# 第3章 鎮痛薬の種類

## §5 その他

# 1. ゾレドロン酸水和物

江島泰生

### 💊 ゾレドロン酸水和物一覧

| 一般名 | 商品名・剤形 | 用法・用量 | 最大投与量 | 併用薬 |
|---|---|---|---|---|
| ゾレドロン酸水和物 | ゾメタ®点滴静注用 | 1回4mgを3〜4週間ごとに点滴精注 | 4mg/回 | なし |

### 🕐 薬物動態一覧

| 一般名 | 効果発現時間 | 効果持続時間 | T max | T 1/2 |
|---|---|---|---|---|
| ゾレドロン酸水和物 | 4〜8週 | 不明 | 投与直後 | 30分〜2時間 |

## 1 特　徴

### 1）作用機序

- ゾレドロン酸は骨転移の進行を抑え、**骨関連事象**（Skeletal Related Events：SRE, 骨折や骨転移に対する追加治療）を減少させる効果がある
- 骨組織に集積したゾレドロン酸は破骨細胞に吸収され、細胞内メバロン酸経路を阻害することで破骨細胞の機能を喪失させ、アポトーシスを誘導する
- 破骨細胞による骨吸収を抑制するとともに、骨吸収に伴う種々の成長因子放出を抑制し、骨微細環境における腫瘍細胞増殖も抑制する
- 破骨細胞からの酸の放出を抑制することで鎮痛効果があるとする意見もあるが、直接的な鎮痛効果および作用機序については明らかではない

### 2）利点

- プラセボに対してSREのリスク比を0.6〜0.7に減少させる効果がある[1〜3]
- 多発性骨髄腫においては、経口ビスホスホネート製剤に比べ、SREの減少のみならず、生存率の改善も示されている[4]
- 多くの報告では鎮痛効果について明言はされていないが、4〜8週以降で鎮痛効果があるという報告[2]と、疼痛の増悪を抑制するという報告[5]もあり、骨転移の進行・増悪を抑制することで長期的に骨痛の増悪を緩和する効果が期待できる
- ほかの静注用ビスフォスフォネートに比べ少量の希釈でよく、投与時間が短い（たとえば、乳がんの骨転移のみ適応のあるパミドロン酸は500 mLに希釈、4時間以上かけて点滴）

- 乳がん以外の固形がん骨転移および多発性骨髄腫に保険適応があるビスホスホネート製剤は本薬剤のみ

3）欠点
- 直接的な鎮痛効果は少なく，疼痛に対する速効性はない
- 固形がん骨転移において生命予後の改善効果は証明されていない

## 2 薬物動態
- **血中半減期**：30分～2時間
- ほとんど代謝を受けずに腎排泄される
- 体内に吸収された薬剤の30～70％は骨に選択的に取り込まれ，長期間骨に滞留する

## 3 適 応
- **保険適応**：多発性骨髄腫による骨病変および固形癌骨転移による骨病変（「悪性腫瘍による高カルシウム血症」も保険適応があるが，これについては本稿では省略）
- 多発性骨髄腫または骨転移が診断された時点で投与開始を検討する
- 疼痛など症状の有無や，溶骨性転移か造骨性転移かによらず，効果が期待できる
- う歯が多いなど口腔内衛生が保てない場合は，**顎骨壊死**のリスクが高くなるので相対的に適さない

## 4 処方例
- ゾレドロン酸水和物（ゾメタ®）1回4 mgを日局生理食塩液または日局ブドウ糖注射液（5％）100 mLに希釈し，15分以上かけて3～4週間間隔で点滴静脈内投与する
- 腎機能低下例（CCr60mL/分未満）では血漿中濃度が上昇することがあるので，添付文書に従って減量を行う
- がんの進行にかかわらず，何らかの副作用や全身状態の悪化が出現するまで投与は継続する
- 最適な投与継続期間は明確ではないが，1～2年の範囲では長期投与の有効性と安全性が示唆されている

## 5 効果判定
- 期待する効果は**SREの予防**であり，直接的に効果を判定する方法はない
- 骨代謝マーカーが治療効果と相関するとの報告もみられるが，現時点で有用性の高いものは明らかでない

## 6 薬の増減・変更

- 増量することはない
- 腎機能低下時は減量または中止する
- 代替薬としては，2012年4月に発売されたデノスマブ（ランマーク®）がある

> **MEMO　デノスマブ**
>
> デノスマブ（ランマーク®）はヒト型抗RANKLモノクローナル抗体製剤であり，破骨細胞の活性を抑制することでSREを予防する．4週おきに皮下注射し，SRE抑制効果はゾメタ®を上回ることが比較試験で示されている．副作用としてゾメタ®よりも低カルシウム血症が多いが，腎障害例の影響は少なく，また顎骨壊死は同様である．薬価はランマーク®が45,155円，ゾメタ®が32,254円である．

> **Pitfall　抗がん薬併用時の腎障害**
>
> ゾメタ®と抗がん薬を併用することも多いが，シスプラチンなど腎機能障害を起こしやすい薬剤を使用する場合は重篤な低カルシウム血症が起こりうるので注意する．ゾメタ®とシスプラチンの投与時期は2週程度ずらし，必ず投与直前に腎機能をチェックするのが安全であろうと筆者は考える．シスプラチンと併用する場合はゾメタ®よりも腎障害の影響が少ないランマーク®を選択するのがよいであろう．

## 7 頻度の高い副作用

- **発熱**：初回投与後40〜50％にみられるが，多くは2回目以降にはみられない一過性で対処の必要はないが，アセトアミノフェンを処方してもよい
- **顎骨壊死**：頻度不明．発症すると対処困難であり，投与前からの継続的な口腔ケアが重要．投与開始後は原則として侵襲的歯科治療は避ける（第4章§3参照）
- 急速投与時に急性腎不全の報告があるが，通常の投与法で本薬剤による腎障害の頻度は少ない
- 症候性の**低カルシウム血症**を起こすことは稀である．過量投与の際には注意する

## 8 投与時の注意

- 禁忌：過敏症，妊婦
- 慎重投与：腎機能障害例

## 9 相互作用

- カルシトニン製剤，アミノグリコシド系抗生物質は**低カルシウム血症**をおこす可

能性がある
- 大唾液腺または顎骨への放射線治療歴は，**顎骨壊死**のリスクが上昇する可能性がある

### 〈文　献〉
1 ) Saad F, et al：J Natl Cancer Inst, 96：879-882, 2004
2 ) Kohno N, et al：J Clin Oncol, 23：3314-3321, 2005
3 ) Rosen LS, et al：Cancer, 100：2613-2621, 2004
4 ) Morgan GJ, et al：Lancet, 376：1989-1999, 2010
5 ) Saad F & Eastham J：Urology, 76：1175-1181, 2010

# 第3章 鎮痛薬の種類

## §5 その他

## 2. 塩化ストロンチウム（$^{89}$Sr）

江島泰生

### 🔵 塩化ストロンチウム（$^{89}$Sr）一覧

| 一般名 | 商品名・剤形 | 用法・用量 | 最大投与量 | 併用薬 |
|---|---|---|---|---|
| 塩化ストロンチウム（$^{89}$Sr） | メタストロン®注 | 1回2.0 MBq/kgを静注 | 141 MBq | なし |

### 🕐 薬物動態一覧

| 一般名 | 効果発現時間 | 効果持続時間 | T max | T 1/2 |
|---|---|---|---|---|
| 塩化ストロンチウム（$^{89}$Sr） | 1～3週 | 3～6カ月 | 投与直後 | 2時間位内 |

### 1 特　徴

#### 1）作用機序
- メタストロン®は放射性同位元素（radioisotope：RI）内用療法剤である
- $^{89}$Srは同族体のカルシウムと似た性質をもち，骨転移部のカルシウム代謝が亢進した部位に選択的に集積してβ線を放出する
- β線は体外照射と同様に，がん細胞からの疼痛に関連するサイトカイン放出抑制効果と細胞死を誘導する効果がある
- 疼痛緩和の奏功率は約7割で，約3割で著効が得られる

#### 2）利点
- β線の組織内での有効飛程は数mmであるため周囲臓器への影響はなく，骨髄抑制以外の副作用はほとんどない
- 複数の骨転移巣にも1回の静注で対処でき，隔離の必要はなく，投与後すぐに帰宅が可能
- 疼痛緩和効果は体外照射と同等である

#### 3）欠点
- 腫瘍制御・縮小効果は保障されず，脊髄圧迫病変や荷重部位には不適
- 放射線を取り扱うための管理体制が必要であり，医療法で使用場所が制限される（施設要件あり）
- 投与後初期（数日間）の尿の取り扱いに注意するよう，患者および同居者に説明が必要
- 入院中の蓄尿パックやオムツ使用患者へ投与する場合は，投与後の排泄物の取り

扱いについて関係者の理解が必要
- 費用はやや高額で3割負担の場合で約10万円（体外照射は1部位10回照射の場合で約3万5千円）

## 2 薬物動態

- 投与後8時間に血中に残存する放射能は投与量の約5％．24時間で1〜15％が尿中に排泄され，7日目の尿中排泄率は1％未満である．投与された$^{89}$Srの多くが骨転移巣に保持される
- $^{89}$Srとして，物理的半減期：50.5日（β壊変）

## 3 適　応

- **保険適応**：固形がん患者における骨シンチグラフィで陽性像を呈する骨転移部位の疼痛緩和
- 腫瘍制御効果は保障されないため，骨転移の疼痛緩和目的のみに使用する
- **骨シンチグラフィの陽性像**は，骨転移巣に塩化ストロンチウム（$^{89}$Sr）が集積するかどうかの確認である
- 骨シンチグラフィの陽性所見のみでは骨転移があることの診断にはならないため，CT，MRI，PETなどによる画像診断が必要である
- 画像診断では，①骨転移かどうか，②骨シンチグラフィの陽性部位が疼痛の責任病巣に一致するかどうか，③脊髄圧迫や骨折の危険があるかどうか，について判断する
- 脊髄圧迫や骨折の危険がある病巣に対しては**体外照射**が適する

> **Advice　適応判断のコツ①**
> 一般に適応基準とされる項目のうち，「鎮痛薬の効果不十分」，「多発病変」，「外照射が困難」であることはむしろ重要ではない．疼痛出現の初期段階から鎮痛薬と並行して塩化ストロンチウム（$^{89}$Sr）を使用することで，より良好な疼痛制御が期待できる．骨転移の数は少ない方が塩化ストロンチウム（$^{89}$Sr）の効果はよい．

> **Advice　適応判断のコツ②**
> 骨折や神経圧迫の危険がなければ塩化ストロンチウム（$^{89}$Sr）と外照射のどちらを選択しても疼痛緩和効果は同等である．塩化ストロンチウム（$^{89}$Sr）の効果はあくまでも骨痛の緩和であり，腫瘍制御を期待する場合は体外照射を選択する．多発骨転移の場合に塩化ストロンチウム（$^{89}$Sr）と部分的な体外照射を組み合わせることも可能である．

> **Advice 適応判断のコツ③**
> 骨髄機能の適応基準には注意すべきではあるが,絶対的非適応の基準ではない.ただし,化学療法を継続すべき患者では,塩化ストロンチウム($^{89}$Sr)の使用が骨髄抑制の重篤化・骨髄機能回復の遷延につながる可能性があり,化学療法継続の妨げになり得るためデメリットが多い.

## 4 処方例

- 通常,成人には塩化ストロンチウム($^{89}$Sr)(メタストロン®)1回 2.0 MBq/kg を1〜2分かけて静注するが,最大 141 MBq までとする
- 反復投与をする場合には,投与間隔は少なくとも3カ月以上とする

## 5 効果判定

- 疼痛緩和効果発現は投与後1〜3週,効果持続時間は平均3〜6カ月とされる

## 6 薬の増減・変更

- 増減の必要はなく,代替薬はない
- ただし,全身のびまん性骨転移を有する例では骨髄への被ばく線量が多くなることで骨髄抑制が強く起こる可能性が推測される.このような例で投与量を減量すべきかどうかの指針は定まっていない

## 7 頻度の高い副作用

- **骨髄抑制**が10%前後の頻度で起こるが,重篤化することは少ない.化学療法後や複数回の投与では注意する.骨髄抑制は投与後2〜6週にかけて漸減し,およそ8週で最低値となり,12週で回復する
- **ペインフレア**(投与後の一過性疼痛増強)が有名だが,臨床上問題になることはない
- 上記以外の副作用はほとんどない

## 8 投与時の注意

- **禁忌**:重篤な骨髄抑制のある患者,妊婦
- **慎重投与**:骨髄抑制のある患者,感染症のある患者,腎障害のある患者.

## 9 相互作用

- **カルシウム剤**:$^{89}$Srの骨転移部への集積に過剰なカルシウムが競合し,作用が減弱するおそれがある

- **抗がん剤**：骨髄抑制等の副作用が増強するおそれがある．抗がん剤の使用は骨髄機能の回復を確認してから行うべきであり，塩化ストロンチウム（$^{89}$Sr）投与後，目安として3カ月は抗がん薬使用予定がないことを確認する
- **体外照射**：広範囲の照射は骨髄抑制が強くおこるおそれがある．広範囲でなければ併用は可能である場合が多い
- 鎮痛薬との併用に制限はない

第3章 鎮痛薬の種類

§5 その他

# 3. 抗コリン薬

稲田深雪

## 抗コリン薬一覧

| 一般名 | 商品名・剤形 | 用法・用量 | 併用薬 |
|---|---|---|---|
| ブチルスコポラミン臭化物 | ブスコパン®錠 10 mg | 1回10〜20 mg,1日3〜5回 | 必要に応じて併用 |
|  | ブスコパン®注 20 mg | 1回10〜20 mg静注,皮下注,筋注 | 必要に応じて併用 |

## 薬物動態一覧

| 一般名 | 効果発現時間 | 効果持続時間 | T max | T 1/2 |
|---|---|---|---|---|
| ブスコパン®錠 10 mg | 20〜30分 | 2時間 | 500 mgの内服で2時間 | 5〜6時間 |
| ブスコパン®注 20 mg | 10分以内 | 2時間 | 文献なし | 5〜6時間 |

健康成人を対象としたデータ

## 1 特　徴

- 日本の緩和領域で頻用されるムスカリン受容体拮抗薬である抗コリン薬は，ブチルスコポラミン臭化物，スコポラミン臭化水素酸塩水和物，アトロピン塩酸塩水和物，イプラトロピウム臭化物水和物，チオトロピウム臭化物水和物が代表的であるが，本稿ではブチルスコポラミン臭化物を取り上げる
- 1956年に発売された歴史ある鎮痙剤で，化学名のN-butylscopolamineからBuscopan®（ブスコパン®）と命名された
- 副交感神経により支配されている腹部中空臓器の壁内神経節に作用し，ムスカリン受容体と結合して神経刺激伝達を抑制する
- 胃腸管，胆道，泌尿器および女性生殖器など平滑筋の緊張の低下（平滑筋弛緩作用）や外分泌腺からの分泌を抑制するなど，鎮痙と分泌抑制両方の作用がみられる
- 化学構造はスコポラミン臭化水素酸塩水和物（ハイスコ®）に似るが，中枢神経への移行性が低いため，副作用のせん妄が発現しにくい

## 2 薬物動態

- 効果発現時間は投与経路により異なるが，経口で20〜30分，皮下注と筋注では8〜10分，静注で3〜5分である
- 持続時間は2〜6時間（静注）で，Tmaxは1〜2時間（経口），T1/2は5〜6

207

第3章 鎮痛薬の種類

§5 その他

# 4. オクトレオチド

稲田深雪

## オクトレオチド一覧

| 一般名 | 商品名・剤形 | 用法・用量 | 併用薬 |
|---|---|---|---|
| オクトレオチド酢酸塩 | サンドスタチン®皮下注用 | 1日300μg持続投与 | 状況に応じて使用 |

## 薬物動態一覧

| 一般名 | 効果発現時間 | 効果持続時間 | T max | T 1/2 |
|---|---|---|---|---|
| オクトレオチド酢酸塩 | 30分 | 8時間 | 30分 | 約1.5時間 |

## 1 特　徴

- もともと消化管ホルモン産生腫瘍の領域で承認されたソマトスタチンアナログ製剤である．ソマトスタチンの生物学的活性を示す重要な部分である4つのアミノ酸（Phe-Trp-Lys-Thr）をそのままの配列で残した環状ペプチドで，ソマトスタチンに比し血中半減期は長い
- 商品名のサンドスタチン®は，Sandoz（サンドファーマ社，現ノバルティスファーマ社の名）＋Somatostatinから命名された
- ソマトスタチンは，視床下部，膵臓（D細胞）や消化管に広く分布しているソマトスタチン受容体（SSTR）に結合して生理作用を発揮する．下垂体における成長ホルモン，甲状腺刺激ホルモンや，消化管でのガストリン，VIP，セクレチン，コレシストキニン，膵臓でのグルカゴン，インスリン等，種々の分泌を抑制する
- SSTRには1〜5までのサブタイプがあり，オクトレオチドは胃以下の消化管系に発現するSSTR2に対して最も高い親和性を示し，各種消化液分泌抑制，消化管運動抑制，あるいは水・電解質の吸収促進を発揮するが直接的鎮痛作用はない
- 腫瘍による分泌液減少や肝硬変の胸腹水などへの応用もあるが[1]，本稿では保険適応症状にしぼって記載する
- 消化管閉塞による通過障害が消化管を膨張・伸展させると血液循環を遮断して酸素供給障害となり消化管での水・電解質の吸収障害を招く．このことがさらに膨張・伸展を増悪させるために負の連鎖を引き起こす
- オクトレオチドは消化管内容液を減少させることで負の連鎖を阻止して消化管の緊張を解除し，結果的に消化器症状とともに痛みも緩和する

- 消化管閉塞症状出現早期からの投与は，不可逆的な完全閉塞への移行を防ぐ[2]
- 投与量の増量と効果の増強の関係は確立されていない

## 2 薬物動態

- 投与後の効果発現は30分でみられTmaxに達する
- T1/2は約1.5時間で，8時間は効果が持続する．反復投与による累積は認められていない

## 3 適　応

- 2004年に「進行・再発癌患者の緩和医療における消化管閉塞に伴う消化器症状の場合」として保険適応が追加された
- すでに使用された各種薬剤では十分な効果が得られない場合の経鼻的胃管（以下，胃管）挿入前での使用や，胃管の挿入がすでに行われている場合ではその抜去を目的として使われる

## 4 処方例

- **オクトレオチド酢酸塩（サンドスタチン®）300μg/日，持続皮下注射から開始する**
- 症状が軽快しないときには **600μgまで増量**して使用（保険適応外）
- 閉塞部位が高位の場合はハロペリドールやヒドロキシジンと本剤300μg併用，低位閉塞の場合はハロペリドールあるいはメトクロプラミド，ヒドロキシジンと本剤300μgを併用する方法も紹介されている[3]．
- 消化管浮腫や腹痛の軽減目的にコルチコステロイドやブチルスコポラミン臭化物との併用も有効である．補液量が腸液分泌量に影響することも忘れてはならない

## 5 効果判定

- 悪心や嘔吐回数，腹痛などの症状改善で判定する
- 胃管が挿入されている場合は消化液排出量が指標となりうる
- 嘔吐回数の減少や胃管抜去は，患者にとって直接的に有益であるため最終目的になることが多い

## 6 薬の増減・変更

- 症状改善は，早い場合で24時間以内から数日で現れるため，少なくとも投与開始後7日目の時点で投与継続の必要性を検討する
- その後も7日ごとを効果判定時期の目安として継続の必要性を検討する．高価な薬剤であるため漫然と使用し続けることは避けるべきである

## 7 頻度の高い副作用

- 約32％の副作用報告のうち主なものは肝機能障害であり，γ-GTP上昇・ALT（GPT）上昇・AST（GOT）上昇（6.7〜16.7%）である
- その他 ALP 上昇や悪心，注射部疼痛，胃部不快感，下痢などがみられる
- 重大な副作用としてアナフィラキシー様症状と徐脈が報告されている

## 8 投与時の注意

- 唾液分泌抑制により口渇感が悪化することがある
- 本剤の中止に伴う血糖値への影響を考慮する．特に低血糖の出現には注意する
- 投与による胆石の形成または胆石症の悪化（急性胆嚢炎，膵炎）が報告されている
- 終末期の悪液質の状態や低体重，高齢者では慎重に投与する
- 症状に合せて多剤を併用することは有効であるが，高カロリー輸液剤への混合投与は配合変化が起こりやすいため避ける[4]
- 小児に対する安全性は確立していない
- 本剤は高価であるため使用に際しては十分に検討することが必要である

## 9 相互作用

- 併用によりシクロスポリンの血中濃度が低下することがある
- 配合変化試験では，プレドニゾロンコハク酸ナトリウム 10 mg と本剤（200 μg と 300 μg）による白濁が知られている

〈文　献〉
1) Robert Twycross, et al：「Palliative Care Formulary Third Edition」，pp375, Palliativedrugs-com Ltd, 2007
2) Mercadante S, et al：J Pain Symptom Manage, 13：352-355, 1997
3) 「緩和ケアハンドブック」（津崎晃一/訳），pp151，1999
4) 山口研成：臨床消化器内科，20 (9)：1345-1348, 2005

# 第4章 鎮痛薬の副作用対策

## §1 NSAIDsの副作用対策

# 1. NSAIDsによる副作用の発生機序と対策

三木健司

### POINT
- NSAIDsは投与が長期になりがちである．他科，他院からの投与がなされていることも多い
- NSAIDsの利点（抗炎症，鎮痛作用）を考えながら投与を最小限にして副作用を予防する必要がある

## ■はじめに

　胃粘膜障害，腎機能障害，出血傾向はいずれもNSAIDsそのものの機序から発生するものであり，避けるためには，投与中止の検討なども必要である．特に高齢者には注意が必要である．

## ❶ 消化管障害

### 1 副作用症状の作用機序

　COX-1は，通常，血管内皮細胞や胃粘膜上皮細胞に発現している．COX-1は，胃粘膜保護（PGE2やPGI2を産生して，胃粘膜の血流を維持したり，粘液産生を増加させる）や，血小板凝集の抑制（PGI2の産生）や，腎血流量の増加などの，生理機能の維持に関与している．そのため，NSAIDsのなかでもCOX-1阻害作用が強い薬剤は，**消化管障害**が強く出やすい．しかし，比較的COX-1阻害作用が少ない選択的COX-2阻害薬でも，胃潰瘍部位で誘導されるCOX-2が，PG（特にPGE2）を生成し，**潰瘍の治癒**に重要な役割をしていると考えられるため，**胃潰瘍**が存在する患者に投与することは避けるべきである．

### 2 発症時期・期間

　数週間投与でも胃粘膜障害が発生するとの報告もあり，**消化管障害の既往歴**がある患者や，**高齢者**への投与は慎重に行う必要がある．

## 3 評　価

　　上腹部痛，血便，貧血の有無．1年以上の長期処方例では胃カメラ検査が必要である．

## 4 処方例

　　短期間の処方では，鎮痛効果を**優先**する．
- ジクロフェナクナトリウム（ボルタレン®錠）1回25 mg 1日3〜4回
- ロキソプロフェンナトリウム（ロキソニン®錠）1回60 mg 1日3回
- ロルノキシカム（ロルカム®錠）1回4〜8 mg 1日3回（最大量では3日間まで）
**長期処方**となるときには，COX-2阻害薬もしくはPPI併用を検討する．
- ランソプラゾールOD（タケプロン®OD錠）1回15 mg 1日1回　または，
- エソメプラゾール（ネキシウム®）1回20 mg 1日1回

　　ただし，COX-2阻害薬を心発作および脳卒中の**リスクファクター**を有する患者へ投与する場合は慎重に行う必要がある．

[COX-2阻害薬を使用する場合]
- セレコキシブ（セレコックス®錠）1回200 mg 1日2回

## ❷ 腎機能障害

### 1 副作用症状の作用機序

　　PGは，腎臓では微小血管（輸入細動脈など）を拡張させる（腎血流量やGFRが増加する）ことで，腎機能の維持に関与している．しかしNSAIDsは，腎臓でのPGの産生を抑制するため，Na再吸収や水再吸収が抑制され（水やNaが貯留する），血管拡張が抑制される．特に**高齢者**や**腎機能低下患者**では，腎臓でPGが作用することで腎機能を代償的に保持し，血圧上昇を抑制している．しかし，NSAIDsを投与すると，PGの産生が抑制され，腎機能が低下し，血圧が上昇する（平均血圧が5 mmHg程度上昇する）．CKD治療ガイドライン2013[1]において「CKD診療ガイドライン2009では，いずれのNSAIDsも腎障害をきたす恐れがあり，その使用は最小限にすべきとしたが，その後の報告においても安全性を確立できるほどのエビデンスはない．近年の米国での検討ではCKD患者においても，市販薬を含めNSAIDsの潜在的使用例は多く，CKDの自覚の有無はCKD患者のNSAIDs使用量に影響しなかったことが報告されており，CKD患者へのNSAIDs使用に関する啓発も重要な課題といえる」とされている．しかし，多くの高齢者や**慢性腎臓病患者**にもNSAIDs投与されている実態がある（図）．特に長時間作用型のNSAIDsは腎血流の低下が長

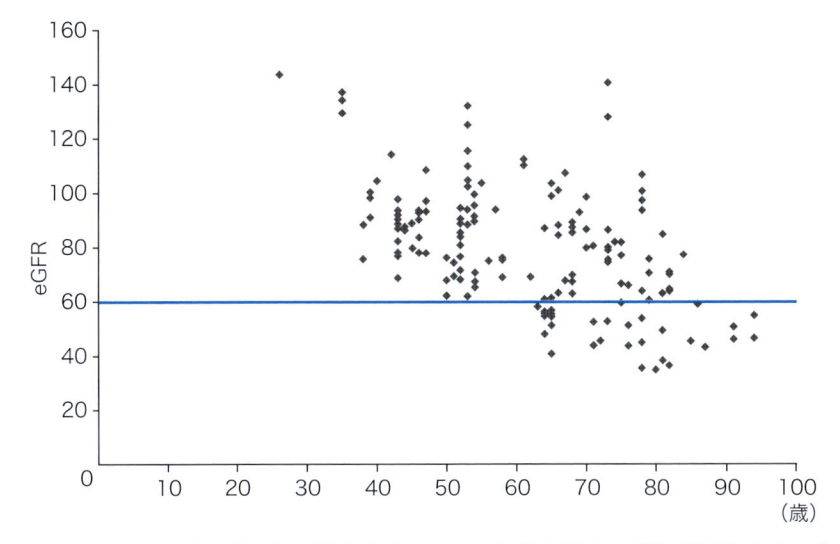

**図 NSAIDs服用中の整形外科外来患者における年齢と推定糸球体濾過量（eGFR）**
60歳以上ではeGFR 60 mL/分/1.73m² 以下の患者にもNSAIDSが投与されているケースが多くみられることに注意
文献2より引用

く続くので避けた方が好ましい．

## 2 処方例

腎機能障害がある症例では原則短時間作用型のみ使用するが，どのNSAIDsも積極的には勧められない．

- スリンダク（クリノリル錠）1回100 mg 1日2回（腎間質PGの産生を抑制しにくい）
- メロキシカム（モービック®錠）1回10 mg 1日1回（腎内恒常性に変化を与えにくい）

# 3 出血傾向

## 1 副作用症状の作用機序

通常使用量のNSAIDsでは出血傾向で臨床上困ることはない．しかし，NSAIDsによりワーファリンの抗凝血作用が増強され，出血傾向が増強される．
またアスピリンなどCOX-1阻害作用が強いNSAIDsを投与している場合には，血

小板凝集阻害のため，出血が予想される手術などの血小板の寿命である7〜10日前に中止する．COX-2選択性の強いNSAIDsはCOX-1を阻害しないので，血小板凝集作用は阻害されない．したがって心筋梗塞など心疾患を引き起こしやすい．

## ■おわりに

　高齢者は，加齢による代謝・排泄機能低下やさまざまな基礎疾患，それに伴う多くの併用薬により，薬物治療において副作用の頻度が高くなるハイリスク群である．そのような観点から米国老年医学会による高齢者の疼痛治療ガイドラインでは，疼痛治療における非オピオイド鎮痛薬の選択に対して，アセトアミノフェンについて次のような推奨がなされている．「アセトアミノフェンは，その実証された効果と安全性の高さから，持続痛，特に筋骨格系の疼痛の初期および継続的な薬物治療に推奨される」[3] NSAIDs一辺倒ではなく，アセトアミノフェンやオピオイド系鎮痛薬を上手に使用して，患者が将来腎障害や胃粘膜障害で苦しむことのないようにしていただきたい．

〈文　献〉
1）「エビデンスに基づくCKD診療ガイドライン2013」（日本腎臓学会／編），東京医学社，2013
2）三木健司：新薬と臨床，60（12）：2358-2364，2011
3）AGS：JAGS, 57：1331-1346, 2009
4）塩川優一，他：リウマチ，31（1）：96-111，1991
5）矢島弘嗣，他：Therapeutic Reseach, 37（6）：1211-1217, 2006

第4章 鎮痛薬の副作用対策

§2 オピオイドの副作用対策

# 1. 便秘, 嘔気嘔吐, 眠気

下山直人, 久保田敬乃, 下山恵美

## POINT

◆ オピオイドによる鎮痛法の成否を左右する要因として, それぞれのオピオイドが起こす副作用を患者に説明し, 対策が十分に立てられることを説明することが重要である
◆ 副作用の機序を理解し, 対症療法だけでなく, 非薬物療法を含めた方法を併用することが重要である
◆ オピオイドによる副作用を考えるうえで, それ以外の改善可能な因子に関しては積極的に改善していくことが重要である

## ■はじめに

　オピオイド, 特にモルヒネは強力な鎮痛作用, 鎮咳作用のほかに, 副作用として便秘, 嘔気嘔吐, 眠気などが副作用として出現する頻度が高く, 臨床的にはそれらの副作用対策がオピオイドによる鎮痛法の成否を左右する要因の1つといっても過言ではない. しかし, いずれの副作用対策も現状において, あくまで対症療法であり, 今後はより質の高い副作用対策の開発が求められている. 現状では, 対症療法に加え, オピオイドスイッチングなどを組み合わせ, 比較的良好な鎮痛と副作用の改善のバランスがとられるようになっている. オピオイドの副作用としての便秘, 嘔気嘔吐, 眠気などの評価と副作用対策について述べる.

## 1 便　秘

### 1 オピオイドによる便秘の発生機序

　オピオイド誘発性の便秘の発生機序は, ①回盲部と肛門括約筋の緊張の増加, ②小腸, 大腸での蠕動運動の低下, ③排便反射の障害（腸管の拡大に対して鈍感となり, 内肛門括約筋の緊張増加がおこる）である. したがって, モルヒネ, オキシコドンなどのオピオイドががん疼痛患者に鎮痛薬として投与されると, それらは主として腸管のミュー（$\mu$）オピオイド受容体に作用し, 腸管神経叢からのアセチルコ

リンの遊離抑制やセロトニン遊離促進によるセロトニン神経を介した腸管平滑筋の持続的緊張を起こす．それに伴い，腸管への消化管液の分泌も抑制し，また蠕動運動も減少させ，腸管の緊張が高まった結果，攣縮を起こすことにより，腸管内容物の停滞時間が延長することに加えて肛門括約筋の緊張亢進が起こることが知られている[1〜3]．そして，これによって臨床的に便秘が発生する．

オピオイド誘発性の便秘は，オピオイドが腸管分泌を抑制し内容物の粘稠度を増加させるとともに，腸管の輪状筋を収縮させて蠕動運動を抑制し，肛門括約筋の緊張が充進し直腸における反射性の弛緩作用が減弱することにより生じるものとも考えられる．モルヒネを継続投与された患者において，便秘はほぼ全例にみられる．そして，便秘の程度はモルヒネの投与量に相関するが，薬剤による耐性は形成されないと考えられ[4]，時とともに自然に症状が緩和されてくる可能性が高い眠気や悪心と同様に考えてはならず，便秘が発現した場合には速やかに下剤による対応を開始すべきである．

## 2 オピオイド誘発性の便秘に対する治療

### 1）便秘の評価と対症療法

#### ①便秘の評価

オピオイドが投与されている患者に便秘が発現した場合，まず排便状況や便秘の有無を評価する．排便状況の評価として，投薬前と現在の便の回数，量，硬さ，排便時の不快感（排便困難感，痛み，残便感）を聴取する．特に，腸閉塞と宿便の有無を評価する．腹部の診察では，腸蠕動，腸管内のガス貯留の有無，便塊の有無，圧痛を確認する．腸閉塞が疑われる場合には，腹部単純X線撮影を行い，腸閉塞が診断されれば腸閉塞に対する治療と処置を行う．

#### ②オピオイド誘発性の便秘を予防する意義

モルヒネが鎮痛，鎮咳，呼吸抑制，嘔気嘔吐，消化管運動抑制などの作用を示すことは知られているが，用量と各薬理作用の関連性についてはあまり知られていない．すなわち，モルヒネの各薬理作用が一律に発現するとの誤解が医療従事者にあると思われる．当然のことながら，モルヒネを使用すれば痛みがとれるというものではない．モルヒネの投与量が重要であり，各患者に対する十分な鎮痛用量を使用しなければ，鎮痛効果は発現しない．WHO方式がん疼痛治療法に記載されている鎮痛薬の使用法においても「患者ごとの個別的な量で」と述べられている[5]．モルヒネには天井効果がないことから，患者ごとに適切な鎮痛用量を選択することができる．もし，各患者の適切な鎮痛用量よりも低用量のモルヒネが使用された場合，鎮痛作用は現れずに副作用しか現れないことになる．

WHO方式がん疼痛治療法の「患者ごとの個別的な量で」をよく理解し，十分な鎮痛用量のモルヒネを使用することを心がけなければならない．

## ❷ 嘔気嘔吐

### ❶ オピオイドによる嘔気嘔吐

　嘔気嘔吐はオピオイドがchemoreceptor trigger zone（CTZ）の$\mu$受容体を刺激することにより起こる．活性化した$\mu$受容体によって遊離ドーパミンが発生し，**ドーパミン$D_2$受容体**が遊離ドーパミンにより活性化されると嘔吐中枢が刺激される．また，消化管において消化管蠕動運動が抑制されることにより，消化管内容物の貯留することも関連する．

　オピオイドによる嘔気嘔吐は，投与初期，増量時に起こることを注意する．また，徐放製剤による場合にはその血中濃度のピークに一致することが多いことを知っておくことも重要である．

### ❷ オピオイド以外の嘔気嘔吐の原因を除外する

　がん患者の嘔気嘔吐の原因としてオピオイドによるものを考えるときには，以下の項目の影響を除外する必要がある．
①**薬剤性因子**：抗がん薬の影響だけでなく貧血に対する鉄剤なども考慮する
②**消化管因子**：消化管内の閉塞，便秘，がん性腹膜炎などによっても起こる．腹部単純X線写真などで判断できることが多い
③**脳圧の上昇，髄膜刺激症状**：制吐薬などによっても軽減しない嘔気嘔吐は脳転移，髄膜播種などによる脳圧上昇によるものも除外する必要がある
④**電解質の異常による因子**：高カルシウム血症は除外すべき項目である．治療は高カルシウム血症の治療に準ずる

### ❸ 嘔気嘔吐の治療[6]

①**ドーパミン受容体拮抗薬**：プロクロルペラジン（錠，注），ハロペリドール（錠，注）を第1選択薬とするのが一般的である．
②**抗ヒスタミン薬**：ジフェンヒドラミン（乗り物酔いなどのmotion sicknessに対して：トラベルミン®）
③**消化管運動亢進薬**：メトクロプラミド，ドンペリドン
④**非定型抗精神病薬**：オランザピン，リスペリドン

　以上が使用されることが多いが，対症療法であり，抗ドーパミン作用をもつものは，薬剤性パーキンソン症候群を起こすため，漫然と長期使用することは差し控えるべきである．

## ❸ 眠 気

### ■1 オピオイドによる眠気

投与開始初期や増量時に出現することが多いが，耐性が速やかに生じるため，数日以内に自然に軽減ないし消失することがある．

### ■2 オピオイド以外の原因を除外する

CYPで代謝される薬剤と相互作用を起こす薬剤を投与することにより起こることが多い．また，高カルシウム血症や腎機能障害によるモルヒネ代謝産物による影響も検討すべきである．

詳細は別項目に譲るが，オピオイドの副作用の治療のため，オピオイドによって副作用の出かたが異なることを利用して，また，副作用のためにそれ以上増量できないことも含めて，オピオイドを変更することをオピオイドスイッチングという．一般的には，
- 便秘に関しては，モルヒネ，オキシコドン＞フェンタニル
- 眠気・悪心に関しては，モルヒネ＞フェンタニル

### ■3 眠気の治療

化学療法が奏功した場合など，痛みがなく強度の眠気がある場合にはオピオイドを減量する．眠気のために，オピオイドの増量が困難な場合，オピオイドスイッチングを検討する．

〈文 献〉
1) Sykes, NP：Palliative Medicine, 4：287-292, 1990
2) Haward R & Eastwood A：Clin Oncol (R Coll Radiol), 13：322-325, 2001
3) Kurz A & Sessler DI：Drugs, 63：649-671, 2003
4) 「がん疼痛の薬物療法に関するガイドライン 2010年版」（日本緩和医療学会/編），pp48，金原出版，2010
5) 「がん疼痛の薬物療法に関するガイドライン 2010年版」（日本緩和医療学会/編），pp158-163，金原出版，2010
6) 「がん疼痛の薬物療法に関するガイドライン 2010年版」（日本緩和医療学会/編），p57-58，金原出版，2010

# 第4章 鎮痛薬の副作用対策

## §2 オピオイドの副作用対策

# 2. せん妄

三浦智史, 木下寛也

### POINT

- ◆ せん妄の出現時期とオピオイドの開始や増量の時期を比較する
- ◆ 薬物の代謝や排泄に影響するような全身状態の変化を検索する
- ◆ オピオイドスイッチングを検討する
- ◆ オピオイドの減量や中止も検討する
- ◆ 判断に迷ったら専門家や緩和ケアチームに相談する

## ■はじめに

　せん妄は患者にとって苦痛を伴う症状であり，疼痛コントロールを行う際に遭遇することがある．オピオイドによるせん妄は可逆性で適切な対処により1日～1週間で改善することが多い．患者を苦痛にさらさないためにはまずせん妄を疑うことが必要である．

　日中の医師の診察時にはせん妄の一面しか見えていないことが多く，全体像の把握のためには家族の評価や看護師（特に夜勤）の評価が非常に参考となる．

　診断に際してはDSM-IV TRやMDAS，CAM，MMSEなどを用いる．

## 1 せん妄を疑うポイント

①何となくぼんやりしていないか，反応が緩慢でないか．睡眠リズムが変化してないか

②オピオイドの開始・増量とせん妄の出現時期が一致するか．

③オピオイドの血中濃度や代謝産物を上昇させるような肝腎機能の増悪や脱水など全身状態の変化が起きていないか

④レスキューの回数が突然増えたり，日内変動を認めたりしていないか．訴え方が過剰ではないか

> **Pitfall　せん妄による疼痛修飾に注意**
>
> せん妄により疼痛の訴え方が修飾され激しくなり，判断が非常に困難な場合がある．訴えに応じてオピオイドを増量するとさらにせん妄を助長し悪循環に陥ることがある．訴え方の割に痛くなさそうではないか，実際に体動に影響しているかなど詳細な観察が判断には必要である．

## 2 オピオイド

　オピオイドによるせん妄への対処は「がん疼痛の薬物療法ガイドライン2010年版」に詳細に記載されている[1]．

　上記ガイドラインでは，オピオイド投与中のせん妄発現時には以下のような対処が推奨されている．

①**せん妄の原因の鑑別**：他薬剤，中神経系の病変，電解質異常（低Na血症や高Ca血症），高アンモニア血症，脱水，感染症，低酸素血症などを除外する

②**抗精神病薬の投与**：後述

③**オピオイドスイッチング±抗精神病薬**：モルヒネからオキシコドンやフェンタニルへ，オキシコドンからフェンタニルへのスイッチングでせん妄の改善が示されている

④**投与経路の変更±抗精神病薬**：オピオイドを経口投与から経皮的・経静脈的投与へ変更することでせん妄の改善が認められている

⑤**効果不十分な際は神経ブロックなどによるオピオイドの減量中止検討**：モルヒネの硬膜外投与では経口投与量の1/10〜1/15，くも膜下投与では1/100〜1/150が等価換算である．同等の鎮痛効果を維持しながら副作用の発現を抑えることができる

⑥化学療法や放射線治療，外科的処置が可能か再検討する

## 3 鎮痛補助薬

　さまざまな種類の鎮痛補助薬が使用されるが，三環系抗うつ薬など抗コリン作用を有する薬剤はせん妄の原因となりやすい[2]．鎮痛補助薬の第1選択薬として使用されているプレガバリン（リリカ®）やガバペンチン（ガバペン®）についても少数例だがせん妄の報告はあり注意を要する．

　対応は，オピオイドが原因の場合と同様に，①原因薬剤の減量・中止を試みること，②抗精神病薬にて治療を加えること，である．

## 4 薬物治療

抗精神病薬の選択には基本的に非がん患者のせん妄と同じである．
①非がん患者のせん妄治療に対しては，以下の薬剤がエビデンスを有し推奨される（初期投与量の例を記載）
- ハロペリドール（セレネース®）1回0.75 mg 1日1回眠前，0.5〜2.0 mgで調整
- リスペリドン（リスパダール®）1回1 mg 1日1回眠前，0.5〜2.0 mgで調整
- オランザピン（ジプレキサ®）1回2.5 mg 1日1回眠前，2.5〜5 mgで調整

②以下の薬剤も選択されることが多い．
- クエチアピン（セロクエル®）1回25 mg 1日1回眠前，25〜50 mgで調整

③経口摂取が困難な場合
- ハロペリドール（セレネース®）（5 mg点滴静注・皮下注）
- クロルプロマジン（コントミン®）（5〜25 mg点滴静注）

高力価の抗精神病薬を用いる際にはパーキンソン症候群やアカシジアなどには注意を要する．オランザピン，クエチアピンは添付文書に糖尿病患者には禁忌と記載がある．クエチアピンは鎮静作用が比較的強くせん妄を強く疑う患者の睡眠導入剤としても非常に使いやすい．クロルプロマジン使用中は血圧低下に注意する．

非定型抗精神病薬がせん妄を増悪させることもある（アセチルコリン受容体やヒスタミン受容体への作用による）．投与後にせん妄が増悪する際には，①量の不足と考え増量する，②純粋なドパミンD2受容体阻害剤であるハロペリドールに変更する，といった対応が考えられる．

クエチアピン・ハロペリドール・リスペリドンは，審査情報提供事例として「器質的疾患に伴うせん妄・精神運動興奮状態・易怒性」に対して処方した場合，当該使用事例を審査上認めるとされている[3]．

〈文　献〉
1) 「がん疼痛の薬物療法に関するガイドライン2010年版」（日本緩和医療学会/編）pp171-177, 金原出版, 2010
2) Bush SH & Bruera E：The Oncologist, 14：1039-1049, 2009
3) 保医発0928第1号

第4章 鎮痛薬の副作用対策

§3 ゾレドロン酸水和物の副作用対策

# 1. 顎骨壊死

海老原　充　小西哲仁

## POINT
- ゾレドロン酸水和物による顎骨壊死は抜歯などの歯科処置が誘因となることがある
- 特徴的な臨床所見として歯肉の腫脹・疼痛・骨の露出がある
- 薬物治療として抗菌薬投与があり，第1選択薬はペニシリン系抗菌薬とされる
- 口腔ケアには顎骨壊死の予防効果もあるとされ，ゾレドロン酸水和物投与前後には歯科との緊密な連携が望まれる

## 1 副作用症状の作用機序
- ゾレドロン酸水和物（ゾメタ®）はビスホスホネート製剤の1種であり，悪性腫瘍領域では，骨転移による疼痛緩和や高Ca血症の是正に用いられる
- 同薬剤による合併症に，ビスホスホネート誘発顎骨壊死（BRONJ）がある
- BRONJは同薬剤を投与されているか，その既往があり，顎骨への放射線治療の既往がなく，上顎もしくは下顎の骨露出が**8週間以上**継続した状態とされる[1]
- 破骨細胞の骨吸収抑制・骨細胞の抑制，口腔内細菌の関与，血管新生の抑制による顎骨の血流低下などにより腐骨が形成され，腫脹・疼痛が出現する

## 2 発症時期・期間
- 同薬剤の投与歴が重要であり，投与後どの時期でも発症しうる
- 腐骨の露出を認めると病悩期間も長期化することが多い

## 3 評　価
- 米国顎顔面外科学会（AAOMS）により表のようにBRONJのStage分類が提唱されている
- 図Aは腐骨となった部分が口腔内に露出している
- 抗菌薬投与・口腔ケアを行った結果，図Bのように改善傾向を認めた

表　BRONJ：Stage分類

| ステージ分類 | 病態 | 対処法 |
|---|---|---|
| 潜在的リスクあり | 顎骨の露出、壊死を認めないが、経口または経静脈的にビスホスホネート系薬剤の投与をされている | 患者の評価を行う必要がある。特に処置の必要はない |
| ステージ0 | 顎骨の露出、壊死を認めないが、非特異的な臨床所見や症状を認める | 鎮痛薬や抗菌薬の使用を含む全身処置 |
| ステージ1 | 無症状で感染を伴わない骨露出、骨壊死 | 抗菌作用のある含嗽薬の使用、3カ月ごとの経過観察、ビスホスホネート製剤の継続の評価検討 |
| ステージ2 | 感染を伴う骨露出、骨壊死。疼痛、発赤を伴い、排膿がある場合とない場合がある。 | 経口抗菌薬の使用、抗菌作用のある含嗽薬の使用、疼痛コントロール、軟組織の炎症を緩和するための表面のデブリドメント |
| ステージ3 | 疼痛、感染を伴う骨露出、骨壊死で、以下のいずれかを伴うもの。病的骨折、外歯瘻、または下顎下縁にいたる骨吸収と破壊 | 抗菌作用のある含嗽薬の使用、感染治療、疼痛コントロール、外科的デブリドメント、切除、より長期間におよぶ感染・疼痛コントロール |

文献1より引用

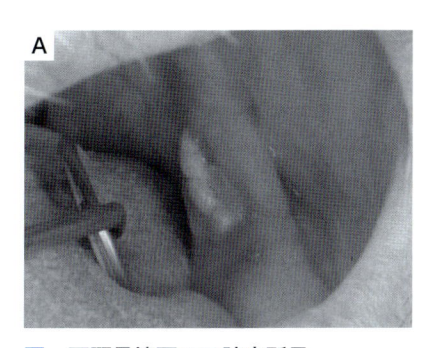

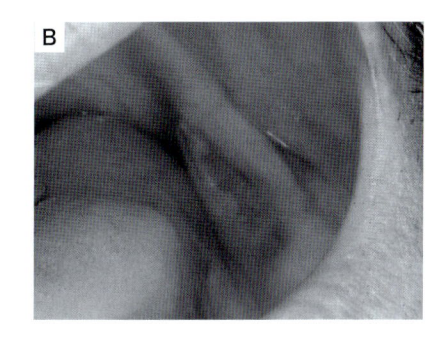

図　下顎骨壊死の口腔内所見
A）骨露出と歯肉の腫脹、B）抗菌剤投与・口腔ケア後
国立がん研究センター中央病院歯科上野尚雄先生より
カラーアトラス写真1参照（p.10）

## 4 対　策

### 1）薬物治療について

- 抗菌薬投与が行われることが多く、第1選択はペニシリン系抗菌薬が推奨されている。ペニシリンアレルギーを有する例ではクリンダマイシンなどが使用される。われわれの施設では投与後3〜6カ月の時点で効果判定を行い、継続の有無を判断している。
- 処方例
  ①アモキシシリン（サワシリン®）1回500 mg 1日3回
  ②スルタミシリントシル酸塩（ユナシン®）1回375 mg 1日3回
  ③クリンダマイシン（ダラシン®）1回150 mg 1日4回

> **Pitfall 抗菌薬の副作用にも注意**
> 長期投与となるため，各薬剤の副作用の出現には十分な注意が必要である．

### 2）非薬物治療について
- **口腔ケア**が重要であり，外科的処置は病的骨折などの場合に限られる
- 歯科との緊密な連携により口腔ケアをゾレドロン酸水和物投与前より開始することが顎骨壊死の予防に効果的である

〈文　献〉
1) American Association of Oral and Maxillofacial Surgeons：J Oral Maxillofac Surg, 65：369-376, 2007

第4章 鎮痛薬の副作用対策

§4 トラマドールの副作用対策

# 1. セロトニン症候群

山口重樹

## POINT
- セロトニン症候群とはセロトニン活性を高める薬剤の使用により脳内のセロトニン活性が亢進することで起きる
- トラマドールはセロトニン症候群を引き起こす可能性のある薬剤である
- トラマドールとセレギリン（エフピー®錠）の併用は禁忌とされている
- トラマドールとセロトニン選択的再取り込み阻害薬の併用は要注意である
- セロトニン症候群は自律神経症状を中心とした精神神経，消化器症状を呈する

## 1 副作用症状の作用機序

　トラマドールの化学構造はモノアミン類似の骨格とオピオイド類似の骨格を併せもつため，オピオイドおよび抗うつ薬様（セロトニンとノルアドレナリンの再取り込み阻害）の2つの薬理作用を有する．そのため，トラマドールはセロトニン作動薬との併用によりセロトニン症候群を発症することがある．セロトニン症候群とはセロトニン活性を高める薬剤の使用や併用により，脳内のセロトニン活性が亢進するもので，さまざまな自律神経症状を中心として精神神経，消化器症状を呈する（図）[1]．

## 2 発症時期・期間

　セロトニン作動薬の投与あるいは併用開始後24時間以内に発症することが多いが，遅発性に発症する場合もある．一般的に予後はよく，原因薬剤の投与中止により24時間以内に改善することが多いが，高熱，呼吸不全，腎不全，DICなどを呈して死亡に至る重症例も報告されている．

## 3 評　価

　Sternbachによる診断基準を表に示す[2]．セロトニン症候群の原因薬剤としては，クロミプラミン，ブロモクリプチン，ペチジン，デキストロメトルファン，セルトラリン，トラゾドン，フルボキサミン，パロキセチン，トリプトファン，トラマドールなどがあげられる．したがって，トラマドール投与開始時にはMAO阻害薬，炭酸

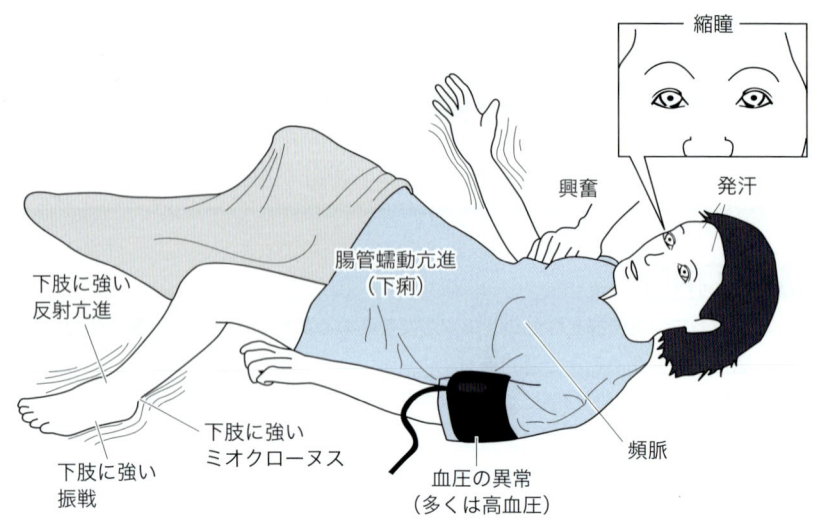

**図　セロトニン症候群でみられる症状**
文献1より引用

**表　Sternbachによるセロトニン症候群の診断基準**

| |
|---|
| A）セロトニン作動薬の追加投与や投薬量の増加と一致して,次の症状の少なくとも3つを認める<br>　①精神状態の変化(錯乱,軽躁状態)<br>　②興奮　　　　③ミオクローヌス　　　④反射亢進<br>　⑤発汗　　　　⑥悪感　　　　　　　　⑦振戦<br>　⑧下痢　　　　⑨協調運動障害　　　　⑩発熱 |
| B）他の病因(例えば感染,代謝性疾患,物質乱用やその離脱)が否定されること |
| C）上記の臨床症状の出現前に抗精神病薬が投与されたりその用量が増量されていないこと |

文献2より引用

リチウム，セロトニン選択的再取り込み阻害薬などの併用薬には注意が必要である．
　似たような症状を呈する状態として悪性症候群があげられるが，原因薬剤（悪性症候群ではドパミン拮抗薬），発症時期（悪性症候群では数日〜数週間）が異なるため，鑑別診断は比較的容易である．

## 4 対　策

　セロトニン症候群が疑われた場合，最初に行うべきことは原因薬剤の中止である．ベンゾジアゼピン系抗不安薬や循環器系作動薬の投与，クーリングなどの対症療法が必要な場合もある．各種症状への対応として，リスペリドン，ペロスピロン，オ

ランザピンなどのセロトニン・ドパミン拮抗薬の投与が有効との報告もある．重症例では輸液とともに全身管理を行う．

〈文　献〉
1 ) Boyer, E. W., et al.：N Engl J Med, 352：1112-1120, 2005
2 ) Sternbach, H.：Am J Psychiatry, 148：705-713, 1991

# 第5章 症例で学ぶ鎮痛薬の選び方・使い方

## §1 侵害受容性疼痛（内臓痛）の治療

## 1. 頭頸部がんの痛み

住本和歌子，石井純一，余宮きのみ

### POINT

- 体性痛や神経障害性疼痛が混在することが多いため，非オピオイド，オピオイドに加え鎮痛補助薬が必要なことがある
- 腫瘍の増大に伴う重みや手術の後遺症などが原因で，頸・肩・上肢に筋緊張が増強することがある
- 骨への浸潤により会話時などに痛みを伴うことがある
- 顔面の醜形により，抑うつなどの精神的な要因が痛みの閾値を下げることに配慮する
- 早期に摂食・嚥下障害を生じることが多いため，鎮痛薬の投与経路が適切か常に検討する

### 頭頸部がんに伴う痛みの特徴[1]

　頭頸部がんの痛みは体性痛や**神経障害性疼痛**（主に三叉神経，舌咽神経）の混在が多く非オピオイド，オピオイドに加えて**鎮痛補助薬**が必要なことがある．また，腫瘍の増大に伴う腫瘍自体の重み，手術の後遺症などが原因で，頸・肩・上肢に筋緊張が増強することがある．さらに骨への浸潤により顔面骨の骨折が起こると，局所に強い痛みを訴える場合もある．また顔面の醜形による抑うつなどの精神的な要因が痛みの閾値を下げることにも配慮が必要である．

> **MEMO　三叉神経，下顎神経，舌咽神経**
> 三叉神経は知覚と運動の混合神経で，舌・口腔粘膜のほか顔面の皮膚にも知覚神経線維が分布している．下顎神経は三叉神経の第3枝で舌前方2/3の知覚と味覚にかかわる．下顎神経の最大の枝である下歯槽神経は下顎の歯・歯肉に分布し，オトガイ孔から下顎骨前面に出てオトガイ神経となり，オトガイ・下唇に分布する．舌咽神経も混合神経で，その舌枝は舌後方1/3の知覚と味覚にかかわる．

## 症例で学ぶ薬の使い方

**症例** 疼痛により食事・服薬が困難になった症例

70歳代女性，左下唇がん術後再発，右オトガイ下〜左下顎広範囲皮膚潰瘍（図）．腫瘍増大，自壊に伴い痛みが出現したため，外来にてセレコキシブ1回200 mg 1日2回（400 mg/日）に加えてモルヒネ塩酸塩1回10 mg 1日2回を処方した．その後モルヒネ塩酸塩を1回30 mg 1日2回まで増量し，フェンタニル貼付薬2.1 mg/3日（12.5 μg/時）にオピオイドスイッチングを行ったところ痛みは軽減した．その後，症状が再燃したためフェンタニル貼付薬を4.2 mg/3日（25 μg/時）に増量し，アセトアミノフェン1回600 mg 1日4回（2,400 mg/日）を追加した．しかし痛みが増強し，経口摂取も困難となったため入院となった．

肩から肩甲骨部が持続的に"重苦しい"と表現し，マッサージやホットパックを行うと症状が軽減する．下顎と舌に三叉神経痛，舌咽神経痛もあり"ピリピリ痛む"と訴える．下顎は"ズキズキ痛む"とも表現した．痛みの増強に伴って食事・服薬も困難である．骨転移も疑ったが骨シンチグラフィーでは確認されない．下顎の皮膚の潰瘍は深く，一部に下顎骨の露出がみられる．また腫瘍の増大と自壊による顔貌の変化のため，精神的にも不安定な様子である．

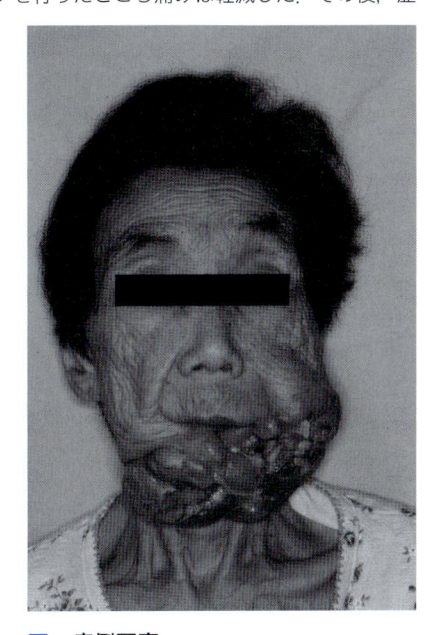

**図 症例写真**
カラーアトラス写真2参照（p.10）

## 1 行われた治療

### 1）痛みの治療

服薬が困難なため経口の鎮痛薬は中止とし，モルヒネ注0.5 mg/時を持続皮下注で開始したところ下顎のズキズキする痛みは軽減した．そのためモルヒネ注0.5 mg/時をフェンタニル貼付薬2.1 mg/3日（12.5 μg/時）にオピオイドスイッチングを行った．その後，フェンタニル貼付薬は順次4.2 mg/3日（25 μg/時），6.3 mg/3日（37.5 μg/時）へ10日ごとに増量した．

一方，肩甲骨部の重苦しさは残存したためフルルビプロフェンアキセチル注1回50 mgを頓用にて点滴静注したところ症状は緩和された．また，腫瘍の重みによる筋緊張と抑うつが増強したため，筋弛緩および抗不安薬作用を期待してミダゾラム0.25 mg/時，レスキュー1回2.5 mgで持続皮下注を開始したところ肩甲骨部の筋緊張も和らいだ．

　その後，下顎骨の骨折により下顎のズキズキする痛みが再び増強した．この痛みに対してはモルヒネ注のレスキュー薬と骨折部の固定が効果的であった．その後舌のピリピリ感が増悪した時は**鎮痛補助薬**としてリドカイン20 mg/時，レスキュー1回10 mgの持続皮下注を併用し有効であった．

### 2) 抑うつへの対応

　腫瘍の増大に伴い抑うつが強くなり，不眠もみられたためミダゾラムを0.5 mg/時へ増量し，クロルプラミン塩酸塩を眠前に12.5 mg点滴静注したところ夜間眠れるようになった．

## 2 この症例での薬物選択のポイント

　体性痛に加えて神経障害性疼痛も出現したときは，非オピオイド，オピオイドに**鎮痛補助薬を追加する**ことがポイントである[1〜3]．本症例では，ミダゾラム，リドカインを鎮痛補助薬として使用した．

　手術の後遺症，腫瘍そのものの重みによって頸・肩・上肢などに筋緊張が生じることがある．内服が困難であったため**筋弛緩薬**としてミダゾラムを用いた．レスキュー薬としてズキズキする痛みにはオピオイド，筋緊張にはミダゾラム，ピリピリする痛みにはリドカインを使い分けたことで適切に緩和できた．

## 3 この症例での注意点

　頭頸部がん患者は発声・視覚・聴覚・嚥下などの重要な機能の障害，顔貌の変化による精神的負担が比較的高いことが指摘されている[4]．腫瘍の増大による顔面の醜形も抑うつの原因となり，痛みの閾値の低下，筋緊張の原因になるとも報告されている[5]．本症例においても包交の方法など**ボディイメージ**へのアプローチにも細心の注意を払った．精神的負担への対応として家族のサポートも重要であるが，本症例においては家族の来院がかえって患者の精神的負担となっていたため，患者と家族別々に傾聴などの精神的ケアが必要であった．このように患者を取り巻く環境もふまえて精神的サポートを行っていくことが望まれる．

## 4 患者と家族への説明

　痛みの種類を評価し，レスキューを効果的に使用することをわかりやすく伝える．「痛みが強くなったときはいつでも痛み止めを使えます．痛み止めには色々な種類

があるので，そのときはどこがどのように痛むのかも教えてください」と説明するとよい．

## 5 次の一手

今後腫瘍増大に伴う口腔内の浮腫による閉塞感が増悪する場合は，コルチコステロイドを検討する．

### <文　献>

1) 「がん疼痛の薬物療法に関するガイドライン2010年版」(日本緩和医療学会/編)，金原出版，2010
2) 藤井勇一，卯木次郎：JOHNS, 15：1575-1581, 1999
3) 大嶋健三郎 他：がん治療レクチャー，2（3）：724-729, 2011
4) 久賀谷亮，内富庸介：ターミナルケア，10（1）：29-34, 2000
5) 本松裕子：緩和ケア，2（1）：19-21, 2011

# 第5章 症例で学ぶ鎮痛薬の選び方・使い方

## §1 侵害受容性疼痛（内臓痛）の治療

## 2. 食道がんの痛み

中西京子

### POINT

- 食道がん局所の痛みは早期では内臓痛であるため、非オピオイドおよびオピオイドが有効である
- 食道がんでは食道の通過障害を合併しやすいため、鎮痛薬の投与経路は非経口投与を早期から検討しておく
- 体性痛や神経障害性疼痛を合併することがあるため、オピオイドに加え非オピオイドや鎮痛補助薬の併用が有効なことがある
- 呼吸器症状を合併しやすいためモルヒネの併用も検討する

## 食道がんに伴う痛みの特徴

　食道がん局所の痛みは初期には腫瘍局所の**胸痛や胸部違和感**[1]などの内臓痛であるため、WHO方式3段階除痛ラダーに従い非オピオイドおよびオピオイド鎮痛薬を適切に使用すれば除痛が可能である．しかし、食道がんでは内腔狭窄に伴う通過障害を比較的早期から合併しやすいため、経口オピオイドで導入した後は早期から非経口投与経路（フェンタニル貼付薬など）へのオピオイドスイッチングを検討しておくことが重要である．

　また、食道がんでは診断時に肺・胸膜・椎体・肋骨などの周辺臓器への浸潤が15％に認められる[1]．進行すると体性痛や神経障害性疼痛を合併することがある．オピオイド鎮痛薬に加え非オピオイド鎮痛薬や鎮痛補助薬の併用が必要となることもある．

　さらに、気管・気管支浸潤による咳嗽、気管食道瘻による肺炎の合併や反回神経麻痺による呼吸困難などの呼吸器症状を合併しやすい．**フェンタニル貼付薬を定期投与薬として使用している症例では、モルヒネやオキシコドンの併用を検討する．**

## 症例で学ぶ薬の使い方

**症 例** 食道通過障害を合併した痛みを外来でコントロールした症例

40歳代男性，食道がん椎体浸潤，リンパ節転移（図）．
食道がん原発巣による嚥下時の痛みに対してナプロキセン1回200 mg，1日3回が開始され痛みは緩和された．化学放射線療法に伴う食道炎による痛みが悪化し，コデイン1回20 mg，1日3回を開始した．食道炎の症状は軽快したが，次第に椎体浸潤による背部痛が増強した．
患者はできるだけ外来通院で症状を調節して，在宅療養を継続したいと希望した．

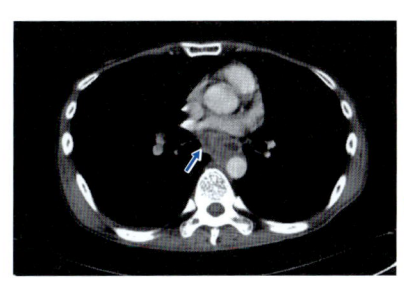

**図　胸部CT（造影）**
食道がん原発巣が胸椎と大動脈に接している．その後，胸椎に直接浸潤した

## 1 行われた治療

### 1）痛みの治療

　コデインからオキシコドン徐放錠1回5 mg，1日2回に変更した．定期鎮痛薬の切れ目の痛みに対して速放性オキシコドンが有効であったため，痛みの程度に応じてオキシコドン徐放錠を1回40 mg，1日2回まで増量し痛みはコントロールされていた．食道の通過障害を合併することが予想されるため，オキシコドンを20 mg〔フェンタニル貼付薬（デュロテップ® MTパッチ）2.1 mg/3日（12.5 μg/時相当）〕ずつ，4回に分けてフェンタニル貼付薬（デュロテップ® MTパッチ）8.4 mg/3日（50 μg/時相当）にオピオイドスイッチングした．レスキューはモルヒネ塩酸塩内用液剤20 mg/回とモルヒネ坐薬10〜20 mg/回を処方し外来での鎮痛コントロールが可能であった．

### 2）消化器症状への対応

　化学放射線治療後にもかかわらず，食道の通過障害が進行していた．進行すると水分や唾液も通過しなくなる状態が予測される．できるだけ自宅で過ごしたいとの希望があったため，内視鏡が通過可能なうちに一時的に入院し胃瘻を造設した．

## 2 この症例での薬物選択のポイント

　WHO方式3段階除痛ラダーに従い，NSAIDsから鎮痛薬を開始し，痛みの状況に応じて弱オピオイド，強オピオイドの追加とオピオイドスイッチングを行ったところ痛みのコントロールは良好であった．食道の通過障害による内服困難が合併することを前提に定期投与のオキシコドン徐放錠をフェンタニル貼付薬に早期に変更しておいた．また，レスキューは食道が狭窄しても通過可能であるように内用液と坐薬を選択したことにより在宅療養の継続が可能であった．

　また，特にがん性腹膜炎などで腸蠕動が低下しやすい消化器がんなどでは，モルヒネからフェンタニルに変更する際に腸蠕動が亢進して腹痛の原因となることもある[2, 3]．少量ずつ切り替えることで，合併症のリスクを軽減できる．

　なお，胃瘻を造設したことにより，治療薬を内服できなくなったとしても胃瘻からのレスキュー投与が可能となる．

## 3 この症例での注意点：オピオイドスイッチング[4]

　オピオイドスイッチングで注意すべき点は，①換算比には多くの報告があり，ばらつきがある，②各オピオイドで交差耐性は不完全である，③消化吸収や肝・腎機能など全身状態が影響することなどがあげられる．以上の点より**換算比はあくまでも目安である**ことを認識し，痛みが十分にコントロールされている場合には過量投与を避けるために**等価鎮痛用量の70％程度の量で投与すると安全**である．オピオイドの投与量が多い場合には，20〜30％量ずつ変更すれば副作用の増強や痛みの悪化を最小限にすることができる．

　十分に配慮して投与量を決定しても，痛みの悪化や副作用の増強を認めることがあるため症状の評価を継続的に行い，投与量を微調整することが重要である．先行薬がモルヒネ以外で腎機能低下している場合には，モルヒネへの変更で眠気や悪心などの副作用が急激に悪化する場合があるため避けることが望ましい．

　フェンタニル貼付薬は1日製剤と3日製剤が市販されているが，いずれも貼付後**フェンタニルの血中濃度が定常状態に達するのに3日以上を要する**．そのため痛みが十分にコントロールされている状態でのオピオイドスイッチングが望ましい．また，1日製剤の場合でも増量は3日あける必要がある．

> **Advice 痛みの悪化に備える**
> 
> オピオイドスイッチングは安全性を考慮して，等価鎮痛用量の70％程度の量で変更することが多い．痛みの悪化に備えて，十分に有効なレスキューを指示しておくことが必須である．
> また，オキシコドンやモルヒネからフェンタニルへの変更による腹痛（蠕動痛）にはブチルスコポラミンが有効な場合がある．

## 4 患者と家族への説明

### 1）フェンタニル貼付薬への変更

食道の通過障害を合併する可能性が高いため，オピオイドは内服可能なうちから徐々にフェンタニル貼付薬に変更しておくことを説明する．

### 2）胃瘻を提案する

オピオイド定期投与薬は貼付薬に変更可能であるが，現状では速効性の非経口薬は注射薬もしくは坐薬に限られる．在宅での注射薬のレスキュー投与は難しい場合が多い．また坐薬を嫌う場合は胃瘻を提案する．胃瘻からの経管栄養も可能であることを説明する[5]．

## 5 次の一手

食道がんでは進行に伴い気管・気管支への浸潤に伴う咳嗽や肺炎の合併・反回神経麻痺による呼吸困難などの呼吸器症状を合併することも多い．そのためフェンタニル貼付薬の定期投与症例では，オピオイドの増量が必要な場合には胃瘻からの投与が可能なオキシコドンやモルヒネの併用（上乗せ）を検討する．

さらに呼吸器症状が悪化する場合には，ステロイドや抗不安薬の投与を検討する[6]．

〈文　献〉

1）加藤健：「新臨床腫瘍学 改訂第2版」（日本臨床腫瘍学会/編），pp471-482，南江堂，2009
2）「トワイクロス先生のがん患者の症状マネジメント」（Twycross R，他著，武田文和/監訳），医学書院，2007
3）余宮きのみ，他：がん患者と対症療法，14（2）：47-53，2003
4）工藤尚子，他：「がん疼痛薬物療法に関するガイドライン2010年版」（日本緩和医療学会/編），pp41-42，金原出版株式会社，2010
5）矢野友規：Progress in Medicine，30（10）：2517-2520，2010
6）髙橋秀徳，他：「呼吸器症状の緩和に関するガイドライン2011年版」（日本緩和医療学会/編），pp52-65，金原出版株式会社，2011

第5章 症例で学ぶ鎮痛薬の選び方・使い方

§1 侵害受容性疼痛（内臓痛）の治療

# 3. 胃がんの痛み

余宮きのみ

## POINT

- 胃がん局所の痛みは内臓痛であるため，非オピオイドおよびオピオイド鎮痛薬が有効である
- 胃がんの痛みでは，食欲不振，嘔気嘔吐，消化管閉塞を合併しやすいため，鎮痛薬の投与経路への配慮が大切である
- 胃がんでは腹部・骨盤内の転移に伴い腎機能障害を合併することがあるので，鎮痛薬の選択において腎機能に配慮する
- 腹腔神経叢浸潤による神経障害性疼痛を併発することがあるので，必要であれば鎮痛補助薬を検討する

## 胃がんに伴う痛みの特徴[1]

　胃がん局所の痛みは内臓痛であり，非オピオイドおよびオピオイド鎮痛薬が有効である．そのため，WHO方式がん疼痛治療法にしたがってオピオイドを含めて鎮痛薬を適切に使用することが大切である．特に胃がんで留意すべきことは，通過障害や嘔気嘔吐，食欲不振といった**消化器症状を合併しやすい**ので，症状や病状に合わせて**鎮痛薬の投与経路の変更**を適切に行えることが重要となる．
　また，胃がんはがん性腹膜炎を伴うことが多く，**便秘や消化管閉塞になりやすい**ため，オピオイド鎮痛薬の投与にあたっては，常に**排便コントロール**に細心の注意を払う．
　さらに後腹膜に病巣が広がると，**腹腔神経叢浸潤**を伴い**鎮痛補助薬が必要となる**こともある．

# 症例で学ぶ薬の使い方

**症例** 胃での通過障害により鎮痛が不安定になった例

50歳代男性，胃がん肝転移，リンパ節転移（図），緩和ケア外来通院中．外来にて上腹部の痛みが出現したため，ロキソプロフェン1回60 mg 1日3回（180 mg/日）が開始され，いったん痛みは和らいだが，再び痛みが増強したため，オキシコドン徐放錠1回5 mg 1日2回（10 mg/日）を追加した．痛みの増強に合わせてオキシコドン徐放錠を1回40 mg 1日2回（80 mg/日）まで漸増し痛みはコントロールされていた．また緩下薬を自己調節し排便のコントロールは良好であった．
1週間位前から持続的な悪心が出現し，内服した薬剤も嘔吐することがときどきあった．上腹部の痛みも増強しているが，嘔吐を恐れてレスキュー薬のオキシコドン速放製剤15 mg/回は服用していない．悪心の出現にともなって食欲もなくなったが水分摂取はできる．オピオイド導入時に一時的に制吐薬を予防的に使用したが，悪心は出現しなかったため制吐薬は1週間ほどで中止している．患者の希望は，できるだけ家で過ごすことである．

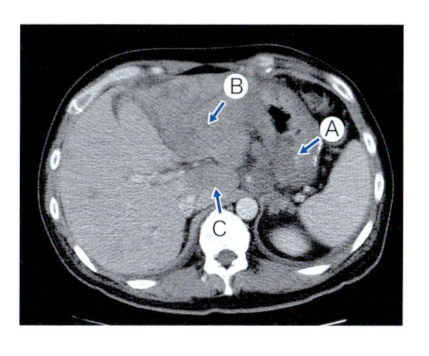

**図　症例のCT画像所見**
胃壁はびまん性に肥厚し内腔の狭小化が見られ（A），肝臓への直接浸潤も疑われる．また多発性肝転移（B）と総肝動脈周囲のリンパ節転移（C）が認められる

## 1 行われた治療

### 1）痛みの治療

　服薬ができないため入院とし，内服薬は中止とした．オキシコドン注64 mg/日を持続皮下注で開始したところ，痛みは再び良好にコントロールされた．退院に向け，オキシコドン注から，徐々にフェンタニル貼付薬1.2 mg/日に変更し，レスキューはオキシコドン速放製剤15 mg/回またはモルヒネ坐剤10 mg/回とした．

### 2）消化器症状への対応

　症状と画像所見から，胃での通過障害による嘔気嘔吐と考えられたため，メトクロプラミド30 mg/日を持続皮下注で開始したところ，嘔気嘔吐は消失し食事も少

量ずつだが食べられるようになった．退院に向け，メトクロプラミド注からモサプリド1回10 mg 1日3回へ変更した．

## 2 この症例での薬物選択のポイント

### 1）剤形の選択

今後も胃の腫瘍の増大により通過障害が悪化する可能性がある．そのため，鎮痛薬の内服が困難になった場合でも鎮痛が維持できるように，**貼付薬**を選択したのがポイントである．さらにレスキュー薬として，内服困難になる場合を想定し**坐剤**を処方しておくのもポイントである．

### 2）注射薬の変更

オピオイドの投与経路を経口薬から注射薬に変更する際には，経口薬が安定して小腸から吸収されていたかどうかを検討してほしい．この症例では，嘔吐のためオキシコドン徐放錠が**小腸から十分吸収されずに痛みが増強**していたと考えられたので，痛みはあったが増量せずにほぼ等鎮痛力価で変更を行った．特に，経口薬が小腸から十分吸収されていない状態で鎮痛が得られないからと漫然とオピオイドが増量されている場合は注意が必要である．

等鎮痛換算の注射薬に変更すると過量投与になる可能性がある．経口薬の吸収が不十分な可能性がある場合には，より少量の注射薬で変更するのが安全である．加えて，投与経路を変更した後は痛みと副作用を詳細に観察し，投与量を微調整することが重要である．

> **Pitfall 増量効果が得られない場合**
> 
> 胃がんの症例でオピオイドなどの鎮痛薬を増量しても効果が得られにくい場合には以下の点について確認する．①経口薬では薬剤が小腸まで到達できる状態かどうか，嘔気嘔吐などできちんと内服できなくなっていないか，②後腹膜浸潤などによる神経障害性疼痛を合併していないか，③新たな病態による痛みの出現（骨転移，消化管閉塞による蠕動痛など）④るい瘦による肩甲骨や仙骨，腸骨などの骨突出部が硬いベッドに長時間あたることでの痛みではないか．

## 3 この症例での注意点

胃がんでは，化学療法や腹部・骨盤内の転移に伴い，腎機能障害をきたすことが少なくない．この症例においても腎機能障害については常に留意すべきである．

WHO方式3段階除痛ラダーの第1段階のNSAIDsは腎毒性があるので，腎機能障害が懸念される状況であればNSAIDsは中止するか，アセトアミノフェンを選択するのが望ましい[2]．また，オキシコドンは，活性代謝物は微量だが，未変化体が19％程度と比較的多いため[3]，急激に腎機能が悪化した場合には，**未変化体の蓄積**

**による副作用**が出現することもある．その場合には，減量またはフェンタニルに変更することが必要である．そうした意味では，この症例ではすでにフェンタニル貼付薬に変更している点で安心といえる．またモルヒネについては，腎障害下では**活性代謝物の排泄が滞り副作用が増強する**原因となるため，避けるか投与量を減ずるなど慎重に用いる．

## 4 患者と家族への説明

### 1）レスキュー薬の非経口薬が使えることを説明する
「痛みがでたけれど，レスキューが飲みづらい，飲んでも吐いてしまいそうになったら，坐薬の痛みどめを使ってください」などと伝えるとよい．

### 2）排便コントロールの重要性を伝える
「便秘になりやすいので，きちんと排便が得られるように，排便の状況を見ながら下剤を調整してください．ご自分で排便のコントロールが難しいと思ったときには，いつでも相談してください」などと伝えるとよい．

## 5 次の一手

今後，腹腔神経叢浸潤をきたし**神経障害性疼痛が問題となる**可能性もある．痛みは，"刺されるような""電気が走るような""焼けるような""締め付けられるような"といった，特徴的な性状であったり，突然強い痛みが出現する突出痛などとして表れることがある．このような神経障害性疼痛の特徴が明確である場合や，オピオイドを十分増量しても効果が得られない場合には，**鎮痛補助薬**を検討する．

また，胃の腫瘍がさらに増大し消化管閉塞となった場合には，ステロイドの投与を検討する[4]．

〈文　献〉
1）余宮きのみ，他：消化器の臨床，14：388-393，2001
2）「がん疼痛の薬物療法に関するガイドライン2014年版」（日本緩和医療学会/編），金原出版，2014
3）平山武司：「臨床緩和医療薬学」（日本緩和医療薬学会/編），pp138-146，真興交易，2008
4）久永貴之：「がん患者の消化器症状の緩和に関するガイドライン2011年版」（日本緩和医療学会/編）pp45-51，金原出版，2011

## 第5章 症例で学ぶ鎮痛薬の選び方・使い方

### §1 侵害受容性疼痛（内臓痛）の治療

# 4. 大腸がんの痛み

余宮きのみ

### POINT

- 大腸がん局所の痛みは内臓痛であるため、非オピオイドおよびオピオイド鎮痛薬が有効である
- 腰仙部神経叢浸潤による神経障害性疼痛を併発することがあるので、必要であれば鎮痛補助薬を検討する
- 鎮痛補助薬の使用にあたっては、鎮痛補助薬の副作用や鎮痛メカニズムをよく理解することが重要である
- 鎮痛補助薬の使用にあたっては、投与前後の痛みをよく評価し、副作用が許容できる範囲で増量し、無効な場合には漫然と使用しない
- 腎機能障害下でプレガバリンを使用する際には、作用が強く出現する可能性があるので少量から慎重に使用する

## 大腸がんに伴う痛みの特徴

　大腸がん局所の痛みは内臓痛であり、非ピオイドおよびオピオイド鎮痛薬が有効である。そのため、WHO方式がん疼痛治療法にしたがってオピオイドを含めて鎮痛薬を適切に使用することが大切である。

　一方、大腸がんが第1〜4腰椎へ直接浸潤し、**上部腰仙部神経障害**をきたすことがある。痛みは、背部・下腹部・側腹部・腸骨稜・大腿前面〜外側に認められる。また直腸がんでは第4腰椎〜第1仙骨への直接浸潤を生じ、**下部腰仙部神経障害**をきたすことがある。痛みの部位は、臀部・会陰部・大腿後面・下腿に認められる。

　また筋力低下、感覚低下などは第5腰椎、第1仙骨領域に認められ、アキレス腱反射の減弱・下肢浮腫・膀胱直腸障害・仙骨部圧痛・下肢伸展拳上テスト陽性などが認められる。これらの神経障害性疼痛をきたすと、オピオイドを増量しても十分な鎮痛が得られず、**鎮痛補助薬や神経ブロックが必要となる**ことがある。

# 症例で学ぶ薬の使い方

**症例** 骨盤内再発による坐位で出現する電撃痛の症例

50歳代女性，直腸がん術後局所再発，放射線治療後．
会陰部に針で刺されるような痛みが出現した．麻酔科外来で仙骨ブロックを施行されたが，効果は一時的であった．くも膜下フェノールブロック（永久ブロック）をすすめられたが副作用を懸念して拒否した．セレコキシブ1回200 mg 1日2回，アセトアミノフェン2,400 mg/日，オキシコドン徐放錠1回140 mg 1日2回内服で，持続的な痛みは軽減したものの，坐位で出現する電撃痛（NRS 8〜10）はコントロールできなかった．オキシコドン徐放錠を1回160 mg 1日2回に増量したところ，痛みは変化せず眠気だけが増したため，緩和ケアチームに紹介された．モルヒネのレスキュー薬50 mg/回はほとんど無効である．腎機能障害は認めない．

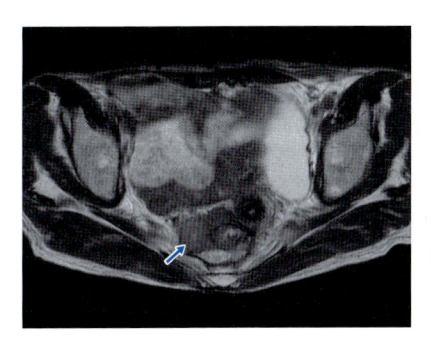

**図　症例の画像所見**
下部直腸右側に腫瘍を認める．骨盤内再発と考えられる．

## 1 行われた治療

痛みの性状から神経障害の関与を疑わせ，画像所見（図）と痛みの部位からも骨盤内再発による下部腰仙部神経障害が疑われた．プレガバリン1回25 mg 1日2回から開始した．またオキシコドン徐放錠は1回140 mg 1日2回に戻した．その結果，坐位での電撃痛はNRS 6程度に軽減し眠気も出現しなかったため，3日後にプレガバリンを1回50 mg 1日2回に増量したところNRS1程度となり，低反発のクッションを併用し坐位で食事ができるようになった．また仰臥位で睡眠がとれるようになり患者の満足が得られた．

## 2 この症例での薬物選択のポイント

オピオイドが適切に増量されているにもかかわらず十分な鎮痛が得られなかったこと，また診察所見と画像所見から神経障害性疼痛が疑われたため，鎮痛補助薬の追加を検討した．がんの神経障害性疼痛に対して，どの鎮痛補助薬を選択するのか

についての明確な基準はなく，また多くは保険適応外である．そのため，当症例では「末梢神経障害性疼痛」に保険適応のあるプレガバリンを選択した．

## 3 この症例での注意点

プレガバリンは，ほとんどが未変化体として腎臓から排泄されるため，腎機能障害では投与量を減量する必要ある[1]．当症例では腎機能は正常であったが，骨盤内腫瘍では水腎症など腎機能障害を併発することがあるので注意する．

また**鎮痛補助薬**は実際に投与してみなければ，その患者に有効かどうかわからない．このように有効性が不明確なうえに眠気を生じやすい鎮痛補助薬が多いので，**最初は少量から開始する**．ただし，少量から開始し十分な鎮痛効果が得られないと，患者によっては「この薬は効かない」と判断を下してしまい，ときには自己中止してしまうこともある．したがって，**投与前後で痛みをこまやかに評価**し，少しでも効果があれば眠気が許容できる範囲で増量する．無効な場合には漸減，中止するようにして漫然とした使用は避ける．

> **Advice 鎮痛薬以外の方法も考慮する**
> 骨盤内再発による神経障害性疼痛は，オピオイドなどの鎮痛薬だけでは十分な鎮痛が得られないことが多い．①鎮痛補助薬が有効であるが，患者の希望も尊重しながら，②放射線治療や③神経ブロックの適応の検討も念頭におく．

## 4 患者と家族への説明

「最初は少量から開始するので，効果が不十分かもしれません．効果が少しでもあれば，増量することで鎮痛が得られる場合も多いので，少しでも効いたかどうか教えてください」などと説明し，**わずかな効果も見逃さず評価**してもらうようにするとよい．

## 5 次の一手

### 1）鎮痛補助薬の追加

さらに痛みが増強してきた際には，まずは今まで有効であったプレガバリンを眠気が許容できるまで増量してみる．それで対応ができないようなら，他の鎮痛補助薬を追加していくことになる．どの鎮痛補助薬を追加したらいいのかについての基準はないが，ひとつの方法として，鎮痛補助薬のメカニズム（表）を参考にして**異なるメカニズムのものを追加する**方法が考えられる．効果が得られやすいばかりでなく，副作用の増強という点からも同じ機序の鎮痛補助薬の併用は避けることが好ましい．いずれにしても，鎮痛補助薬の使用にあたっては，副作用や鎮痛メカニズ

表 鎮痛補助薬の想定される鎮痛機序

| 薬効 | 一般名 | 剤形 | Naチャネル阻害 | Caチャネル阻害 | NMDA受容体阻害 | GABA抑制系の活性化 | 下行性疼痛抑制系の活性化 |
|---|---|---|---|---|---|---|---|
| 抗痙攣薬 | ガバペンチン プレガバリン | 内服 | | ◎ | | | |
| | バルプロ酸ナトリウム | 内服 | ○ | | | ◎ (GABA分解酵素阻害) | |
| | クロナゼパム ※ベンゾジアゼピン系(抗不安作用, 筋弛緩作用) | 内服 | | | | ◎ (GABAA作動薬) | |
| | カルバマゼピン | 内服 | ◎ | | | | |
| 筋弛緩薬 | バクロフェン | 内服 | | ○ | | ◎ (GABAB作動薬) | |
| 抗うつ薬 | アミトリプチリン | 内服 | ○ | | | | ◎ |
| | クロミプラミン | 注射 | ○ | | | | ◎ |
| | デュロキセチン | 内服 | ○ | | | | ◎ (SNRI作用) |
| NMDA受容体拮抗薬 | ケタミン | 注射 | | | ◎ | | |
| | イフェンプロジル | 内服 | | | ◎ | | |
| 抗不整脈 | メキシレチン | 内服 | ◎ | | | | |
| | リドカイン | 注射 | ◎ | | | | |

文献2より引用

ムをよく理解し使用することが重要である．

### 2) 神経ブロックの検討

　　鎮痛補助薬を工夫しても十分な鎮痛が得られなければ，神経ブロックを考慮する．本症例では，神経ブロックの副作用として歩行障害を嫌い永久ブロックを拒否した経緯があるため，くも膜下腔へチューブを留置して行う持続ブロック（可逆的）がよい選択肢になる[3]．チュービングによる**持続くも膜下ブロック**では，チューブが留置されるわずらわしさはあるものの，痛みや副作用をみながら患者と相談し除痛範囲を微調整できる利点がある．

〈文　献〉
1) 「ここが知りたかった緩和ケア」（余宮きのみ），pp46-51，南江堂，2011
2) 松尾直樹，他：ターミナルケア．12：138-143，2002

第5章 症例で学ぶ鎮痛薬の選び方・使い方

§1 侵害受容性疼痛（内臓痛）の治療

# 5. 肝がんの痛み

黒澤 永

## POINT
- 肝臓自体は痛みを感じることがない臓器であるが，がんの腫大により，肝被膜が伸展すると内臓痛を感じるようになり，非オピオイド鎮痛薬やオピオイド鎮痛薬が有効であることが多い
- 特に肝外へ突出するように発育した肝がんの場合，腹腔内への破裂による急激な腹痛が発生することがある
- 解剖学的な位置関係から横隔膜への浸潤をきたすこともあり，その刺激により右肩への放散痛を認めることがある
- 肝がんは肝硬変を合併していることが多く，肝機能が低下していることもあるため，アセトアミノフェンを投与する際は注意が必要である

## 肝がんに伴う痛みの特徴

　肝がんは転移性肝がんと肝原発の肝がんに大別される．肝臓原発の悪性腫瘍には肝細胞がん，肝内胆管がんが知られている．肝がんとしての痛みは内臓痛であり，神経障害性疼痛を呈することはあまり多くない．このため非オピオイドやオピオイドで十分な鎮痛が得られることが多い．また横隔膜への浸潤をきたすことにより右肩への放散痛を訴えることがある．

　肝細胞がんの多くは肝硬変，慢性肝炎の状態から発病することが多く，肝機能が低下していることも多いため，薬剤の選択に注意が必要である．肝細胞がんでは腫瘍が肝外に突出するように発育した場合，腹腔内に破裂し痛みを起こすことがある．急激に激痛が襲い，血性腹水の増加，血圧低下を伴うことが多く生命の危機に直面する場合もあり，早急に肝動脈塞栓術（TAE）を検討する必要がある．

　痛みが出現した場合には速やかなオピオイドの用量調節が必要となるため，持続皮下注や持続静注を行う．出血量が多く，全身状態が低下し肝機能が低下しているとTAEの適応がない場合もあり，その際はオピオイド投与のほかに，苦痛緩和のための鎮静が必要になる場合もある．

　肝内胆管がんは肝細胞がんと比較し頻度が少なく，閉塞性黄疸をきたすことが多

いことが特徴である．また後腹膜に浸潤することにより後腹膜神経叢浸潤による神経障害性疼痛を引き起こすことがある．肝内胆管がんでは肝機能は保たれていることが多いのでアセトアミノフェンをはじめとした非オピオイドやオピオイドを適切に使用することにより除痛が得られることが多い．

## 症例で学ぶ薬の使い方

### 症例　心窩部痛，腹水増加による腹部膨満感を訴えた症例

71歳男性，C型肝炎ウイルス陽性，肝硬変，びまん型肝細胞がん，肺転移，腹水貯留．消化器内科で肝動注化学療法を行っていたが，門脈腫瘍栓，肺転移が出現．肝機能も低下しているため緩和ケア科に転科した．心窩部の鈍痛に対しロキソプロフェン1回60 mg，1日3回が処方されている．ロキソプロフェンの開始後，心窩部痛はNRS 2程度にコントロールされていたが，2週間前から心窩部痛が徐々に増悪した．現在はNRS 6程度の鈍痛が持続している．また腹水が徐々に増加しており，腹部膨満感も訴えている．CT上は肝左葉に肝外に突出する肝細胞がんが存在している（図）．

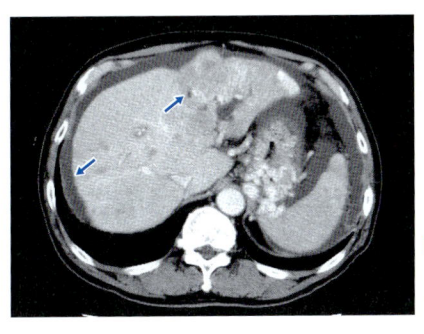

**図　腹部造影CT**
左葉に腹側に突出する肝がんを認める．また肝・脾臓周囲に腹水を認める

### ◾1 行われた治療

痛みの部位から肝の被膜伸展による内臓痛と判断した．オキシコドン徐放性製剤1回5 mg 1日2回（10 mg／日）を開始し心窩部痛も腹部膨満感も軽減した．

### ◾2 この症例での薬物選択のポイント

われわれの施設では，腹水貯留による**腹部膨満感に対してオピオイドが有効**なことはよく経験される．本症例でもオピオイドにより腹部膨満感は軽減され，利尿薬投与は不要であった．利尿薬を用いる場合には電解質異常などに留意し，漫然とした投与は避けるようにする．

## 3 この症例での注意点

2011年1月にアセトアミノフェンの1日最大投与量が改定されたが、痛みに対してアセトアミノフェンを選択する場合は、**肝機能のモニタリング**を行う[1]．

肝機能障害が進行してくると腎機能も低下してくることも多く、その際にはNSAIDsは中止し、モルヒネはオキシコドン・フェンタニルへのオピオイドスイッチングを考慮する[2]．

## 4 患者と家族への説明

腹水貯留による苦痛がある場合、患者は腹水穿刺を希望する場合が多い．現在はアルブミンを維持しやすい腹水濾過濃縮還元法などもあり[3]、体調の急激な変化は起きにくくなっている．しかし、鎮痛薬を調整し「腹水があっても辛くない状態」であれば必ずしも穿刺は必要がないことを伝えるとよい．

## 5 次の一手

肝腫大が進行してくると胃の圧排をきたし、食後の腹部膨満感を訴えることがある．アセトアミノフェンやオピオイドのレスキューの食前投与が有効なことがある．

本症例では鈍痛であり急激な腹水増加は認めず、肝破裂の可能性は低かった．しかし肝破裂は、生命の危機に直面しなおかつ激烈な痛みであることが多い．造影CTなどで肝破裂の診断がついた場合は速やかにオピオイド持続皮下注もしくは持続静注を開始し、それでも痛みが緩和できない場合には、持続的鎮静も考慮する必要がある．

> **Advice タイトル**
>
> 持続的深い鎮静を開始する際には、耐え難い苦痛、治療抵抗性、余命の評価、患者・家族の希望、チームでの合意が必要である．しかし肝がん破裂は緊急事態であり十分な議論する時間が取れないこともある．可能であれば事前に耐え難い苦痛があった場合の対応を協議しておくことが望ましい．

〈文 献〉

1) 余宮きのみ：緩和ケア，21：583-585，2011
2) 「がん疼痛の薬物療法に関するガイドライン2010年版」（日本緩和医療学会/編），金原出版，2010
3) 福井博：日本消化器病学会雑誌，105（11）：1597-1604，2008

第5章 症例で学ぶ鎮痛薬の選び方・使い方

§1 侵害受容性疼痛（内臓痛）の治療

# 6. 胆嚢がんの痛み

黒澤　永

## POINT

- 胆嚢がんは胆嚢炎との鑑別が難しく，緊急手術が行われ手術所見ではじめて胆嚢がんと判明することがある
- 胆嚢がんの痛みは侵害受容性疼痛（内臓痛）であることが多くNSAIDs，アセトアミノフェン，オピオイドが効きやすい
- 胆嚢がんでは腹膜播種をきたすことも多く，消化管閉塞による痛みを訴えることがある
- 閉塞性黄疸をきたしやすく，そう痒感で難渋することも多い

## 胆嚢がんに伴う痛みの特徴

　良性疾患として急性胆嚢炎による右季肋部痛が出現することはよく知られており，特に炎症が強い場合は腹部エコー，造影CTでも胆嚢がんとの鑑別は困難なことがある．急性胆嚢炎と判断され，緊急ドレナージや手術が必要となり，その結果はじめて胆嚢がんと診断されることがある．

　胆嚢がんは侵害受容性疼痛であることが多く，このため胆嚢がんと診断がついた場合はWHO方式3段階除痛ラダーに従い，軽度の痛みであればNSAIDsやアセトアミノフェンを投与し，中等度以上の痛みであればオピオイド投与を検討する．後腹膜へ浸潤すると神経障害性疼痛となることがあり，鎮痛補助薬が必要になることがある．

　胆嚢がんは比較的腹膜播種をきたしやすく，腸閉塞を起こしやすい[1]．腸閉塞による痛みが出現した場合にはステロイド，オクトレオチド，ブチルスコポラミン臭化物の投与を検討する．

　また，胆嚢がんをはじめ胆道がんでは閉塞性黄疸をきたすことが多い．閉塞性黄疸そのものは痛みを訴えないことが多いが，そう痒感に悩まされることが多い．胆道ドレナージによりそう痒感は改善するため，可能であれば経皮経肝胆道ドレナージや内視鏡的ドレナージを考慮する．これらは確定診断のために行われることもある．

# 症例から学ぶ薬の使い方

**症例** 右季肋部，背部に鈍痛がある症例

70歳男性胆囊がん，肝転移，肺転移，腹膜播種．
閉塞性黄疸で発症し，胆管ステントを留置し消化器内科で化学療法を行っていたが肝転移・肺転移が出現し，緩和ケア科に転科した．右季肋部痛に対しロキソプロフェン1回60 mg，1日3回が処方されている．痛みはNRS 2程度にコントロールされていたが，1週間前から右季肋部痛が徐々に増悪していた．現在はNRS 7程度の鈍痛が持続している．またときどきNRS 5程度の背部の鈍痛が続いている．
腹部膨満感や悪心の訴えはなく，排便も2日に1回程度認めている．
CT上は胆囊がんが増大しており，後腹膜に浸潤している（図）．また閉塞性黄疸をきたしおり，胆管ステントが留置されている．

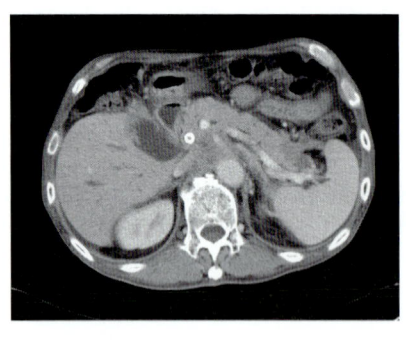

**図　腹部造影CT**
胆囊がんが増大しており後腹膜に浸潤している．また閉塞性黄疸をきたしており，胆管ステントが留置されている

## 1 行われた治療

　右季肋部痛は胆囊がんが存在する部位と一致するため，腫瘍による侵害受容性疼痛（内臓痛）と考えられた．またCT上腫瘍は後腹膜まで浸潤しており，このため背部痛が出現していると判断した．背部痛も痛みの性状から，内臓痛と考えた．すでに処方していたロキソプロフェンにアセトアミノフェン1回0.8 g，1日3回を追加し右季肋部痛はNRS 4に低下したが，背部痛は改善しなかった．このためオキシコドン1回5 mg，1日2回を併用し右季肋部痛はNRS 2，背部痛もNRS 3に軽減した．

## 2 この症例での薬物選択のポイント

　WHO方式3段階除痛ラダーに沿ってNSAIDsにアセトアミノフェンを併用した[2]．それだけでは痛みが取り切れず，患者もさらなる痛みの改善を希望したためオキシ

コドンも追加した．

## 3 この症例での注意点

　　NSAIDsに対し抗潰瘍薬が使用されていなかったため副作用対策としてPPIも併用した[3]．胆嚢がんに限らないが，**NSAIDsによる胃十二指腸潰瘍からの出血**により全身状態が急激に悪化することがあるので，注意が必要である．アセトアミノフェンは消化性潰瘍の危険性がないが，適宜肝機能のモニタリングを行う．

## 4 患者と家族への説明

　　胆嚢がんによる痛みは鎮痛薬が比較的効きやすいことを伝える．また，オピオイドによる悪心が出現する可能性があることも伝え，制吐薬をいつでも使えるように説明する．

## 5 次の一手

　　後腹膜への浸潤により神経障害性疼痛をきたした場合は，抗痙攣薬，抗不整脈薬，抗うつ薬などの鎮痛補助薬の使用を検討する．

　　腹膜播種などによる腸閉塞が発生した場合，内服継続が困難になることが多い．この場合にはオピオイドの持続皮下注，持続静注に切り替える必要がある．

　　また消化管閉塞そのものの痛み，嘔気嘔吐に対してはステロイド，オクトレオチド，ブチルスコポラミン臭化物などでの使用を検討する[4]．

　　閉塞性黄疸に対するそう痒感は難渋することが多いが，パロキセチンが有効であるとの報告もあり，抗ヒスタミン薬などが無効の場合には検討してもよい[5]．

> **Advice　消化管閉塞そのものの痛み**
> 消化管閉塞の痛みは，腸管の伸展による痛みと蠕動亢進による痛みがある．前者はオピオイドが，後者はブチルスコポラミン臭化物が有効である．消化管閉塞の痛みでは両薬剤を組み合わせて対応する．

〈文　献〉
1）黒川敏昭，他：外科，66（3）：295-300, 2004
2）「がんの痛みからの解放-WHO方式がん疼痛治療法」（世界保健機構/編），金原出版，1987
3）「がん疼痛の薬物療法に関するガイドライン2010年版」（日本緩和医療学会/編），金原出版，2010
4）「がん患者の消化器症状の緩和に関するガイドライン2011年版」（日本緩和医療学会/編），金原出版，2011
5）新城拓也，岡田雅邦：Palliative Care Research, 1（2）：317-320, 2006

# 第5章 症例で学ぶ鎮痛薬の選び方・使い方

## §1 侵害受容性疼痛（内臓痛）の治療

# 7. 膵がんの痛み

中西京子

### POINT
- 膵がんの初発症状は **40％** が痛み（腹痛・背部痛）である[1]
- 膵がんの神経障害性疼痛を合併することがあるため，鎮痛補助薬が必要になることがある
- 後腹膜神経叢に浸潤した場合は，背部痛を伴うこともある
- 消化管狭窄を合併することもあり，非経口での鎮痛薬投与が必要となることも多い
- 膵がんでは，糖尿病を合併することがあるので，ステロイドを併用しにくい

## 膵がんに伴う痛みの特徴[2,3]

　膵がんは診断時に痛みを認めることが比較的多く，早期からの緩和ケアを必要とするがん種である．膵がんの痛みは，腫瘍局所およびその周辺臓器への浸潤による内臓痛と傍大動脈リンパ節転移や後腹膜浸潤による神経障害性疼痛を合併することがあるため，オピオイド鎮痛薬と鎮痛補助薬の併用が必要な場合も多い．腰背部痛を認める場合は後腹膜神経叢浸潤を疑う．WHO方式がん疼痛治療法にしたがってオピオイドを含めた鎮痛薬を使用しても痛みのコントロールが不十分である場合は積極的に鎮痛補助薬の併用を検討する必要がある．

　また，腫瘍の増大に伴い，十二指腸や横行結腸狭窄による腹部膨満感を伴う蠕動痛を合併する場合には，胃管挿入やブチルスコポラミンが有効である．消化管の通過障害を合併した場合は，鎮痛薬は非経口での投与経路への変更が必要になる．

　神経障害性疼痛や消化管の狭窄に対してはステロイドが有効であるが，膵がんでは糖尿病を合併していることも多いため，血糖検査を行ったうえでステロイド投与の適応を慎重に検討する必要がある．

## 症例で学ぶ薬の使い方

**症例** 腫瘍による十二指腸通過障害を合併した症例

63歳男性，膵がん肝転移，リンパ節転移

1カ月前から上腹痛が出現，徐々に悪化したため受診．膵がんが疑われ精査を行うと同時に，強い痛みに対してロキソプロフェン1回60 mg，1日3回とオキシコドン徐放錠1回5 mg，1日2回が開始された．痛みが改善しないためオキシコドン徐放錠を増量し，1回50 mg，1日2回で痛みは緩和された．精査の結果，膵がんと診断され化学療法が予定されていた．

数日前から上腹部の膨満感と悪心が出現し，経口摂取をすると嘔吐するようになった．鎮痛薬はなんとか内服していたが，痛みが急激に悪化し，背部の締め付けるような痛みも伴うようになった．その後，レスキューの速放性オキシコドンの内服も困難となった．患者は症状が緩和され，化学療法を受けることを希望している．

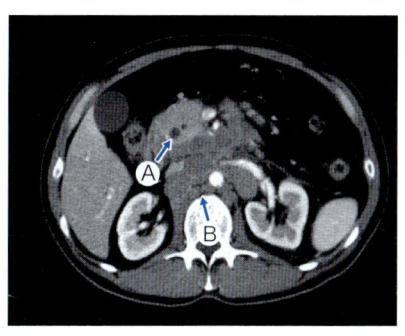

**図　腹部CT（造影）**
膵頭部原発巣，膵頭部原発巣による十二指腸狭窄（A），傍大動脈リンパ節転移（B）

## 1 行われた治療

### 1）痛みの治療

内服での投薬が困難であるため，入院しオキシコドン注射剤（オキファスト®注）75 mg/日の持続皮下注を開始し，内服薬は中止した．オキファスト®注皮下注を開始後，腹痛は軽減し自制内となったが，背部痛は持続していた．背部痛は誘因のない突出痛で，締め付けるような痛みであるため**神経障害性疼痛**と診断した．鎮痛補助薬としてリドカイン注射液480 mg/日の持続皮下注を併用したところ，背部痛は軽減した．レスキューはオキファスト®注15 mgの早送りを指示した．

### 2）消化器症状への対応

症状と画像所見（図）から，膵がんの増大による十二指腸の閉塞による嘔気嘔吐

と判断した．症状が強く，早急な対応を希望したため胃管を挿入し胃内容物をドレナージしたところ，嘔気嘔吐は消失した．

## 2 この症例での薬物選択のポイント

### 1）経口以外の投与経路の検討

消化管閉塞のため経口薬を内服しても嘔吐するようになり，鎮痛効果が減弱していた．経口以外の投与経路としては，貼付薬と持続皮下注・静注があげられる．本症例では痛みが強く，早急なオピオイド鎮痛薬のタイトレーションが必要であったため持続皮下注を選択した．

経口薬から注射剤へ投与経路を変更する際の投与量は換算比をもとに決定するが，消化管からの薬剤吸収が低下している場合には同等量であっても過量となる場合がある．本症例では痛みが増強していたため，同等量で持続皮下注へ変更した．鎮痛効果と血中濃度が定常状態となる12～24時間後の痛みと眠気を参考に，レスキュー量も考慮したうえで30～50％の増量を12～24時間ごとに行い至適用量を決定した．タイトレーション中は十分に効果の得られるレスキューの設定も大切である．

### 2）鎮痛補助薬の検討

また，オピオイド鎮痛薬が効きにくい神経障害性疼痛を合併しているため鎮痛補助薬の併用が必要であった．がん疼痛における鎮痛補助薬の投与法については，エビデンスの高い報告が少なく確立されていない[4]．筆者は①**経口投与が可能か**，②**眠気を避けたいか**，③**痛みの性状**などを考慮して鎮痛補助薬を選択している．本症例では経口投与ができないため，非経口投与が可能なリドカイン，ケタミン，クロミプラミンが候補となるが，患者が眠気を嫌っていたためリドカインを選択した．鎮痛補助薬は患者の状態や希望に合わせて選択することが重要である．

## 3 この症例での注意点：オピオイドの過量投与に注意

鎮痛補助薬の併用や化学療法により痛みが軽減した場合に，相対的にオピオイドが過量となる場合がある．痛みがなく，眠気が強い場合にはオピオイドの減量も検討する．また，神経障害性疼痛による突出痛に対してオピオイドの増量で対応するとやはり過量投与となる．痛みの性状から神経障害性疼痛が疑われ，オピオイドの増量が無効で，オピオイドの増量で眠気が増強する突出痛の場合にはオピオイド鎮痛薬に加え鎮痛補助薬を併用することで疼痛コントロールがうまくいく場合も多い．

一度オピオイドの至適用量が決まっても，痛みは変化するため効果と副作用（眠気）の評価を行い，鎮痛治療が適切であるかどうかを継続的に検討する必要がある．

## 4 患者と家族への説明

神経障害性疼痛を合併しているため複数の薬剤の併用が必要であることを説明

する．

　痛みの性状や画像検査などから腫瘍が神経を障害することによる痛みも合併していることが疑われるため，痛みのコントロールには鎮痛補助薬の併用が必要である．しかし，鎮痛補助薬は副作用が出ないように少量から開始するため，わずかな効果しか得られない場合がある．少しでも効果があり副作用が許容できるならば有効量まで増量していくことを伝えておく．

## 5 次の一手

　本症例では，腫瘍増大による上部消化管の閉塞による嘔気嘔吐も重症であった．早急な改善を希望されたため，胃管を挿入し速やかに症状緩和が得られたが，**消化管閉塞に対してはステロイドが有効**であることをしばしば経験する．ステロイドが奏功すれば，胃管抜去も可能となる．血糖検査を行い，糖尿病の疑いがなければステロイドの適応を検討する．さらにステロイドは腫瘍の炎症や浮腫を軽減することで，鎮痛効果を発揮する場合もある[5]．

　痛みが緩和され薬剤のオピオイドの至適用量が決まり，退院をめざす場合はより簡便な投与経路に変更する必要がある場合も多い．持続皮下注射からフェンタニル貼付薬などに**オピオイドスイッチング**しておくことが望ましい．ステロイドで消化管閉塞が改善し，内服が可能となった場合でも嘔気嘔吐の再発に備えて坐薬などの非経口投与が可能なレスキュー薬を用意しておく必要がある．

> **Advice　鎮痛補助薬の併用**
>
> がん疼痛では純粋な神経障害性疼痛は少なく，内臓痛や体性痛が合併していることが多い．神経障害性疼痛が疑われる場合でも，十分にオピオイドを増量したうえで鎮痛補助薬の併用を検討することが望ましい．また，がん疼痛に対する鎮痛補助薬の使用は大半が適応外使用であるため，事前に鎮痛補助薬併用の理由や意味合いを患者・家族に説明しておく必要がある．

〈文　献〉
1) 江川新一：膵臓，23 (2)：105-123，2008
2) El-Kamar FG, et al：Oncologist, 8 (1)：18-34, 2003
3) Fazal, S, et al：J Pancreas. 8 (2)：240-253, 2007
4) 久原幸ほか：「がん疼痛薬物療法に関するガイドライン2010年版」(日本緩和医療学会/編) pp66-71, 金原出版株式会社, 2010
5) Watanabe S, et al：J Pain Symptom Manage, 9 (7)：442-445, 1994

第5章 症例で学ぶ鎮痛薬の選び方・使い方

§1 侵害受容性疼痛（内臓痛）の治療

# 8. 子宮がんの痛み

駒澤伸泰，吉野　葵，池垣淳一

## POINT

- 子宮がん局所の痛みは内臓痛であるため，非オピオイドおよびオピオイド鎮痛薬が有効である
- 水腎症を併発し，腰背部痛をきたすこともあるため尿路確保を行う
- 骨盤腔のがん性内臓痛に対して，局所麻酔薬やエタノールを用いた上下腹腔神経叢ブロックが有効なケースもある
- 子宮頸がんでも子宮体がんでも子宮頸管に浸潤すると，内子宮口が狭窄した場合，帯下，血液が貯留し感染を併発することによって，内容物の流出時に陣痛様の下腹部痛が起きることがある

## 子宮がんに伴う痛みの特徴

　子宮がん局所の痛みは内臓痛であり，非オピオイドおよびオピオイド鎮痛薬が有効である．そのため，**WHO方式3段階除痛ラダー**にしたがってオピオイドや鎮痛補助薬を適切に使用することが基本である．

　子宮がんの初期は痛みが出ないことが多く，骨盤内組織への浸潤により痛みが発生することが多い．腫瘍の直接浸潤による内臓痛に対しては，非オピオイドおよびオピオイド鎮痛薬が有効である．しかし，骨盤内への直接臓器浸潤や遠隔転移がある場合はさまざまな機序の痛みを呈する．具体的には，水腎症による腰背部痛，腸管浸潤や腹膜炎による腸閉塞，悪性胸水による呼吸困難感など多様である．閉鎖リンパ節転移による閉鎖神経痛や坐骨神経痛も見逃してはならない．

　また，椎体浸潤などの骨転移，骨浸潤に対しては，積極的な放射線療法や，**ビスホスホネートを用いた抗破骨細胞療法**も有効である．

# 症例で学ぶ薬の使い方

## 症例　体動時痛と下腿浮腫のため，ADLが低下している症例

40歳代女性，子宮頸がん，リンパ節転移，緩和ケア外来通院中．
外来にて下腹部の痛みが増強したため，オキシコドン徐放錠1回10 mg 1日2回（20 mg/日）およびロキソプロフェン1回60 mg 1日3回（180 mg/日）を開始した．その後痛みのコントロールは良好であったが，1週間くらい前より右腰背部痛および下腿浮腫が出現した．右腰背部痛は次第に増強し尿量の減少も見られるようになった．さらに腰背部痛のみならず動作時に大きな痛みが上背部に発生した．動作時痛および下腿の浮腫によりADLは著しく低下している．患者の希望は身の回りのことが行えて家で過ごすことである．

## 1 行われた治療

### 1）骨転移に対する放射線療法とビスフォスホネート投与の考慮

一般的に動作時痛は骨転移の痛みの著明な所見である．症状と画像所見より，骨転移と診断された．骨転移に対する放射線療法は痛みの軽減と病的骨折・麻痺の予防を目的としている．患者と相談の結果，放射線療法の前に薬物療法として抗破骨細胞療法ビスホスホネート4 mg/ 3 weekが施行された．

### 2）水腎症に対する利尿薬投与と経尿道的尿管ステント留置

症状と画像所見より右の水腎症が発見された．水腎症に対し，フロセミド投与により尿量維持を行いつつ，泌尿器科にコンサルトし経尿道的尿管ステントが留置された．

## 2 この症例での薬物選択のポイント

水腎症に関して，利尿薬が有効な場合もあるが，効果は一時的であることが多い．疾患が進行性であることを考慮すると両側水腎症がみられた場合早期に経尿道的尿管ステントまたは，経皮的腎瘻を行う．腎機能保持の面からは腎瘻が有利であるが，QOL低下や感染のリスクもあるため尿管ステントも考慮すべきである．

WHO方式3段階除痛ラダーの第1段階のNSAIDsは長期投与により腎毒性を有するため腎機能障害に留意すべきである．水腎症の悪化に伴い，**腎機能を考慮するならば，NSAIDsの中止かアセトアミノフェンなどへの変更を考慮すべき**である．また，オピオイドについても，**モルヒネの場合腎不全症例では活性代謝物の排泄の遅延**により，呼吸抑制，消化器運動抑制などの症状が発生する可能性があるため，フェンタニルやオキシコドンの選択が安全である．

## 3 この症例での注意点

水腎症は尿管外からの圧排と粘膜浸潤により引き起こされる．外科的に閉塞原因を除去したときと腎瘻，尿管ステントなどの保存的治療を行ったときの予後は変わりがないという報告もあるが，**治療の大原則は尿路確保**である．腎不全になる前に早期発見することが大切であり，新規に出現した腰背部痛と下腿浮腫を認めれば水腎症を疑うべきである．

> **Advice　水腎症は早期発見**
> 水腎症とは，尿路狭窄などの尿路通過障害のため，腎盂，腎杯が拡張した状態であり，放置すると腎機能障害，腎不全につながります．尿路結石症，腫瘍浸潤，炎症などを原因として下腹部の進行がんではよく見られます．WJカテーテルや超音波で容易に診断の足掛かりはでき，症状改善も期待できる．

## 4 患者と家族への説明

### 1）下肢へのリンパ浮腫による腫脹や疼痛について知らせる
「今後，下肢の腫れや痛みが強くなれば放射線など新たな治療が必要となるので伝えてください」と説明する．

### 2）Simpson徴候について伝える
感染を併発する可能性のあるSimpson徴候について伝えておき早期発見してもらう．「がんの進行とともに子宮内に蓄積した組織が壊死を起こし，それを子宮が収縮により外に出そうとするため陣痛のような痛みが起こることがあります」と説明する．

## 5 次の一手

子宮がん患者において下肢での循環障害による腫脹や疼痛に対して，**腰部硬膜外ブロック**が行われることもある．

骨盤内のがん性内臓痛に対して，局所麻酔薬での神経ブロックで鎮痛効果が確認できればアルコールを用いた**上下腹神経叢ブロック**を行う可能性もある．

子宮がんの直接浸潤による肛門部，会陰部，骨盤周辺のがん疼痛に**くも膜下サドルブロック**が有効なこともある．

〈文　献〉
1）「がん疼痛の薬物療法に関するガイドライン2010年度版」（日本緩和医療学会/編），金原出版，2010
2）平山武司：「臨床緩和医療薬学」（日本緩和医療学会/編），pp138-146，2010
3）Soltau, J：Antitcancer Res, 28（2A）：933-942, 2008

# 第5章 症例で学ぶ鎮痛薬の選び方・使い方

## §1 侵害受容性疼痛（内臓痛）の治療

## 9. 卵巣がんの痛み

駒澤伸泰, 吉野 葵, 池垣淳一

### POINT

- 卵巣がん局所の痛みは内臓痛であるため，非オピオイドおよびオピオイド鎮痛薬が有効である
- 卵巣がんは腹膜播種により腸閉塞を起こすことが多く，治療の選択を行う必要がある
- 卵巣がんにおける腹水貯留による腹部膨満感への対応も症状緩和に重要である
- 骨盤腔のがん性内臓痛に対して，局所麻酔薬やエタノールを用いた上下腹腔神経叢ブロックが有効なケースもある

## 卵巣がんに伴う痛みの特徴

　卵巣がん局所の痛みは内臓痛であり，非オピオイドおよびオピオイド鎮痛薬が有効である．そのため，WHO方式3段階除痛ラダーにしたがってオピオイドや鎮痛補助薬を適切に使用することが大切である．

　卵巣がんも子宮がんと同じく骨盤内への臓器浸潤や遠隔転移によりさまざまな機序の痛みを呈する．例としては，水腎症による腰背部痛，悪性胸水による呼吸困難感などがあげられる．また，椎体浸潤などの骨転移，骨浸潤に対しては，積極的な放射線療法や，ビスホスホネートを用いた抗破骨細胞療法も有効である．

　さらに，卵巣がんに多い痛みとして**腹膜播種や腸管浸潤による腸閉塞**や，腹水過多による腹部膨満感があり，症例ごとに対応していく必要がある．

## 症例で学ぶ薬の使い方

### 症例　腹部膨満感と急性腹痛を合併した症例

　60歳代女性，卵巣がん，がん性腹膜炎，緩和ケア外来に通院中．
　外来にて下腹部の痛みが増強したため，オキシコドン徐放錠1回10 mg 1日2回（20 mg/日）およびロキソプロフェン1回60 mg 1日3回（180 mg/日）を開始した．そ

の後痛みのコントロールは良好であったが，3日前より腹部膨満感が著明となり排便もみられなくなった．数時間前より締めつけられるような痛みが下腹部に出現し，耐えがたい悪心も発生して救急車にて来院した．患者の希望は，とりあえずこのしめつけられる痛みからの解放である．

## 1 行われた治療

### 1) イレウスに対する治療

胃管挿入により症状は軽減したものの，消失しないため，オクトレオチド300 μg/日の持続皮下投与を開始したところ，悪心および痛みは軽減した．

### 2) がん性腹膜炎による腹水の治療

抗がん剤の腹腔内投与なども考慮されたが，腸閉塞を合併していたために，とりあえず1,000 mLの腹水穿刺を行い腹腔内の減圧を図ったところ腹部膨満感は著明な軽減をみせた．婦人科と相談し，腹腔内への抗がん薬投与なども考慮していく方針となった．

### 3) オピオイドスイッチング

消化管運動抑制の観点からは，オキシコドンよりもフェンタニルの方が好ましいと考えられる．調節性の点からは貼付薬よりも注射薬による投与を考慮する．本症例では，フェンタニル300 μg/日静脈投与へ変更した．

## 2 この症例での薬物選択のポイント

合成ソマトスタチンアナログであるオクトレオチドは，治療抵抗性の腸閉塞による痛みや悪心の管理に使用できる．同剤は，消化管ホルモン数種類の分泌を阻害し，消化管分泌物を減少させる．通常1回300 μg/日の持続投与により，嘔気嘔吐，および悪性腸閉塞による腹痛を軽減させる．特定の患者には，スコポラミンなどの抗コリン薬を追加することで，オクトレオチド単独では効果が得られない悪性腸閉塞に関連する疝痛の軽減に役立つ．

コルチコステロイドは，腸閉塞の治療に広く使用されているが，エビデンスの点からの裏付けは乏しい．しかし，再開通に有効だったという報告もある．さらに薬物療法のみならず，腹水穿刺やCART（腹水濾過濃縮再静注法）などの侵襲的治療法も検討する価値がある．

> **Pitfall 腹水穿刺は慎重に**
> 腹水穿刺は，大量腹水貯留における腹部膨満感対する処置としては非常に有効であり，CARTにより身体予備能力の維持にも有効である．しかし，終末

期の循環予備能が低下している状態では腹水穿刺自体により血圧低下等の危険な合併症を引き起こす可能性を視野に入れるべきである．また，腸管穿刺等を避けるためエコーガイド下での腹水穿刺も安全と考えられる．

## 3 この症例での注意点

卵巣がんの終末期は腹膜播種のため，**腸閉塞を起こす症例が多い**．急性腸閉塞では，腸閉塞が部分的なものであれば，**経鼻胃管ないしイレウス管を用いて拡張した腸管の減圧を**試みてもよい．イレウス管の使用により，貯留した体液およびガスを除去できる．しかしながら，これらの処置にても腸閉塞が解除できない場合で，ある程度の予後が見込まれる症例では外科手術も選択肢の1つとなる．終末期の患者は全身予備能が低下しているために開腹手術等の侵襲は大きく綿密な管理が必要である．

腸閉塞の減圧の1つとして自己拡張式ステントがある．重症の腸閉塞のなかには，拡張式合金ステント術により閉塞症状の緩和が得られるものもある．食道，胆道，胃十二指腸および大腸はステントが利用可能である．

## 4 患者と家族への説明

### 1）腹膜播種に対する症状のコントロール

「がんの進行に伴い，今後も急に腸の運動が著しく減弱することが考えられます，持続的な痛みだけでなく急にしぼられるような痛みが出現したら症状緩和のための追加治療が必要ですので知らせてください」などと伝える．

### 2）遠隔転移に対する早期発見

「もし呼吸困難感や胸痛が出現した場合，卵巣がんが肺や胸膜に転移している可能性がありますので教えてください」などと伝える．

## 5 次の一手

卵巣がんで死亡する患者の約半数に胸膜転移が認められる．胸膜転移に対して呼吸困難が発生することが多く卵巣がんの胸膜転移に対する**胸膜癒着療法**が有効とされる．また，遠隔転移として肺転移がもっとも多いため呼吸困難，胸痛に対する対応を重ねていく必要がある．また，骨転移の治療に関しても**放射線治療**やビスホスホネートを用いた**抗破骨細胞療法**が有効な可能性がある．

〈文 献〉
1）「がん疼痛の薬物療法に関するガイドライン2010年度版」（日本緩和医療学会/編）金原出版，2010
2）助川明子：緩和ケア20（3），259-262，2010
3）「トワイクロス先生のがん患者症状マネジメント」（武田文和/訳）医学書院，2010

# 第5章 症例で学ぶ鎮痛薬の選び方・使い方

## §1 侵害受容性疼痛（内臓痛）の治療

# 10. 乳がんの痛み

駒澤伸泰, 吉野 葵, 池垣淳一

### POINT
- 乳がん局所の痛みは初期は顕著でないが進行とともにさまざまな痛みを呈する
- 溶骨性の骨転移をきたすことが多く，放射線治療やビスホスホネートが有効である
- 乳がん術後にもさまざまな痛みが発生する
- 皮膚転移やびらん形成がみられた場合，通常のオピオイドやNSAIDsが効きにくい
- 高カルシウム血症によるせん妄・食欲不振・悪心・口渇・多尿・便秘やクリーゼに注意する

## 乳がんに伴う痛みの特徴

①骨転移による体動痛
②脊椎骨転移による疼痛
- 腫瘍拡大による神経根圧迫の痛み
- 脊椎リンパ節などに転移したがんが脊椎骨とそれを取り囲む軟組織に二次的に浸潤する場合に，後縦靱帯や前縦靱帯を刺激する痛み
- 脊椎骨に転移した乳がんが脊柱管に進入，神経根と脊椎自体の圧迫による背部痛
- 脊髄神経根への浸潤により支配領域の疼痛
- 鎖骨下リンパ節転移による神経圧迫・浸潤による上腕痛など

③肋骨転移・胸椎転移による側胸部痛・胸・腹部および背部の体壁痛
④椎体骨転移
⑤皮膚転移・局所再発による皮膚表面の疼痛
　皮膚転移は，悪性細胞が上皮に進入した際に発症する潰瘍性皮膚病変であり，転移性悪性病変をもつ患者の5～10％近くが皮膚転移をもち，通常最期の3～6カ月にみられる．
⑥肝転移増大にともなう内臓痛
⑦脳転移・髄膜転移により生じる強度の頭痛
⑧リンパ浮腫にともなう疼痛
　急激にむくみが増強した場合や，蜂窩織炎を併発した場合，皮膚の腫脹による突っ

張り間や鋭敏な疼痛を感じることがある．
⑨乳がん術後に**侵害受容性疼痛としての筋膜性疼痛**の頻度が多い．さらに神経障害性疼痛としては，肋間上腕神経痛にも注意する

## 症例で学ぶ薬の使い方

### 症例 がん疼痛コントロール中に意識障害が発生した症例

40歳代女性，乳癌，リンパ節転移，肺転移，緩和ケア外来通院中．
外来にて胸部の痛みが増強したため，オキシコドン徐放錠1回10 mg 1日2回（20 mg/日）およびロキソプロフェン1回60 mg 1日3回（180 mg/日）を開始した．その後痛みのコントロールは良好であったが，1週間くらい前より記銘力低下およびつじつまの合わない発言がみられ，のどの渇き，食欲不振，吐き気，便秘もみられた．2日前より意識障害が発生した．脳転移が疑われ，MRI撮影が行われたが転移巣は発見できなかった．患者の家族はとまどっており，意識が回復することを願っている．

## 1 行われた治療

### 1）カルシトニン製剤の投与

血清カルシウムを測定したところ，12.5 mg/dLと高値であり，アルブミンは3.0 g/dLと低値であった．カルシトニン製剤40単位/日を3日間継続したところ，意識が徐々に回復した．その後，全身検索が行われ，多発骨転移が発見されたためにビスホスホネート製剤の投与（4 mg/ 3 week）を開始した．

### 2）多発骨転移に対して

乳がんの骨転移は約4分の1の症例で発見されるが，血行性転移の割合が高く脊椎骨や骨盤など比較的下半身が多いため体動時痛などに注意を要する．抗破骨細胞療法としてのビスホスホネート製剤投与により症状が改善したが，今後のADLを考慮し放射線科にコンサルトが行われた．

## 2 この症例での薬物選択のポイント

高カルシウム血症の治療においては低カルシウム血症に陥ることのないように投与量を調整し，モニタリングすることが大切である．悪性腫瘍による高カルシウム血症の主な治療法には以下のような方法がある．

### 1）カルシトニン製剤

合成カルシトニン80〜160単位の筋注・点滴静注．反復投与により効果が減弱することもある．

**2）ビスホスホネート製剤**

　生理食塩水500 mLで希釈して2～4時間かけて点滴静注する．単回投与で著明な血清カルシウム濃度の低下が得られ，2週間ほど効果持続がえられる．

　高カルシウム血症の再発に応じて再投与が必要な場合には，少なくとも1週間の投与間隔をおく．投与後は定期的に腎機能検査を行う．血清カルシウム値が急速に低下するおそれがあるので，カルシトニン製剤との併用に注意する．抗破骨細胞療法であるビスホスホネート製剤ではその他に腎機能障害や顎骨壊死に対する注意が必要である．

> **Pitfall　高カルシウム血症は多彩な症状を引き起こす**
> 高カルシウム血症は，せん妄，全身倦怠感，便秘，嘔気嘔吐のみならず，心電図変化等も引き起こす可能性があるために急変の原因ともなりうる．また，定期的な採血項目にもカルシウムはしばしば忘れられがちである．骨転移及び高カルシウム血症をきたすことが多い乳がんでは非特異的な症状の出現時に鑑別することは大切である．

## 3　この症例での注意点

　急性期においては生理食塩液の補液やフロセミドなどによる治療でカルシウム値を補正することが大切である．

## 4　患者と家族への説明

**1）脊椎転移・脊髄圧迫をきたした場合**

　「今後，骨に転移したがんによりしびれを伴う痛みや足のしびれなどが起こる可能性があります．その場合，痛みの治療を追加する必要があるので教えてください」と説明する．

**2）骨転移による体動時痛の出現について**

　「今後，がんの進行とともに体動時に痛みが悪化する可能性が考えられます．その場合は放射線療法や違う種類の薬の追加も有効と思いますので教えてください」と説明する．

## 5　次の一手

　進行乳がんの痛みは機序および部位が多岐に渡るために，詳細なアセスメントをしたうえで，精神科・ペインクリニック・皮膚科を含めたコンサルテーションが重要である．痛みを主訴とするうつ病の発症もまれでなく**精神科へのコンサルト**が有効な場合もある．

　皮膚のびらん・潰瘍は"ヒリヒリとする"疼痛を生じ，オピオイドやNSAIDsの

併用のみではコントロール不十分な場合もあるため，**皮膚科コンサルト**により Mohs 手術も考慮される．痛みや悪臭の軽減にメトロニダゾール軟膏が有効という報告もある．

乳がんの脊椎転移で薬物療法抵抗性の場合，ペインクリニックへコンサルトし神経ブロックを考慮する．

〈文　献〉
1）「がん疼痛の薬物療法に関するガイドライン 2010 年度版」（日本緩和医療学会／編），金原出版，2010
2）神野浩光：臨床外科，62（11）：127-13, 2011
3）「トワイクロス先生のがん患者症状マネジメント」（武田文和／訳），医学書院，2010
4）Lacomba, M. T., et al.：Clin J Pain. 26：320-325, 2010

# 第5章 症例で学ぶ鎮痛薬の選び方・使い方

## §1 侵害受容性疼痛（内臓痛）の治療

# 11. 腎がんの痛み

駒澤伸泰，浅湫美穂，池垣淳一

## POINT

- 腎がん局所の痛みは内臓痛であるため，非オピオイドおよびオピオイド鎮痛薬が有効である
- がんが急速に増殖すると腎臓の被膜が伸び，腰背部，特に肋骨錐体三角部に痛みが出る
- 腎がんからの出血により凝血塊が尿管を閉塞し，尿管結石のような疝痛を生じることが多い
- 腎機能低下により，モルヒネやコデインの代謝産物の蓄積が発生するために注意が必要である

## 腎がんに伴う痛みの特徴

　早期には無症状であることが多い．早期の段階で古典的3徴候である血尿（60％の患者），腹部腫瘤（30～40％），側腹部痛（40％）を伴う腎がんは，全体の10％に満たない．ゆえに腎がんは発見が遅れることが多い．進行により転移が発生し，肺転移の場合には咳や血痰，骨転移がある場合には病的骨折や骨痛，脳転移では痙攣・意識障害・頭痛と多彩な症状を示す．

　腎がん局所の痛みは内臓痛であり，非オピオイドおよびオピオイド鎮痛薬が有効である．そのため，WHO方式3段階除痛ラダーにしたがってオピオイドや鎮痛補助薬を適切に使用することが大切である．

　腎がんが急速に増殖すると，腎臓の被膜が伸び，腰背部，特に肋骨錐体三角部（一番下の肋骨と脊柱に囲まれた三角形の部分）に痛みが出る．腎がんから大量に出血すると凝血塊となり尿管を閉塞し，閉塞が急に起こると尿管結石症のような疝痛発作を生じる．

## 症例で学ぶ薬の使い方

**症例　良好な疼痛コントロールの後、血尿や悪心が発生した症例**

70歳代男性，腎がん，肺転移，他院泌尿器科外来フォロー中．
胸部異常陰影から肺転移を疑われ原発巣の検索により進行腎がんと診断され，他院の泌尿器科でフォローされていた．外来にて肋骨椎体三角部の痛みが増強したため，モルヒネ徐放錠1回10 mg 1日2回（20 mg/日）にレスキューとしてモルヒネ5 mg速放剤，およびロキソプロフェン1回60 mg 1日3回（180 mg/日）を開始した．痛みの増強に伴い，モルヒネ徐放錠は1回30 mg 1日2回（60 mg/日）まで増量を行った．その後痛みのコントロールは良好であったが，1週間くらい前より尿量の減少，全身の浮腫および軽度の血尿が出現した．さらに痛みはないが，日中の眠気や制吐薬が無効な悪心がみられた．浮腫は次第に増悪し，全身の浮腫によりADLは著しく低下しているため当院緩和ケア外来受診となった．患者の希望は身の回りのことが行えて家で過ごせることである．

## 1 行われた治療

### 1）モルヒネのフェンタニルへのスイッチング

モルヒネの代謝産物の蓄積が強く疑われたために，フェンタニル貼付薬2 mg/3日（25μg/時）へ移行し投与量を調整したところ，日中の眠気や対応不能な悪心からも解放された．

### 2）NSAIDsからアセトアミノフェンへの鎮痛補助薬の変更

NSAIDsは長期投与により腎毒性，出血傾向を助長する可能性があるためにアセトアミノフェンに変更した．アセトアミノフェンに変更後，徐々に全身の浮腫も軽減した．

## 2 この症例での薬物選択のポイント

腎機能障害患者にモルヒネを使用するとモルヒネ-3-グルクロニド（M3G）およびモルヒネ-6-グルクロニド（M6G）が蓄積し，呼吸抑制，腸管抑制，悪心などの副作用への対処が困難になる．そのため，**腎機能障害患者にはモルヒネを使用しないほうが望ましい**．特に，**高度な腎機能障害を有する患者では，モルヒネを使用すべきではない**．

1）コデイン

コデインは10％程度がモルヒネに変換され，さらにM3GおよびM6Gに変換されるため，**腎機能障害患者にはコデインを使用しないことが望ましい**．使用する際は減量あるいは投与間隔を延長する．

2）オキシコドン

オキシコドンは，肝臓で代謝され主にノルオキシコドンおよびオキシモルフォンに変換される．オキシモルフォンは鎮痛活性を有するがごく少量しか生成されない．また，使用する際は十分に注意して慎重な観察が必要である．

3）フェンタニル

フェンタニルは，肝臓で主に非活性代謝物であるノルフェンタニルに変換される．臨床経験から比較的安全に腎機能障害患者に使用できるが，血中濃度が上昇するため減量して使用する．長期間に及ぶ際は効果および副作用を注意深く観察する必要がある．

4）ガバペンチン

**ガバペンチンは，腎機能低下により排泄が遅延される**ため，腎機能により投与量の調節が必要である．

5）その他

腎機能低下・浮腫・腹水や何らかの出血がある場合，NSAIDsは併用しない．

> **Advice 腎機能評価は難しい**
>
> 終末期の患者においては，腎機能の変動は症例により様々である．腎機能障害の出現と変動が著しい腎臓がんでは顕著である．片腎でさらに腎機能障害をきたした場合にはオピオイド投与量の調節はしばしば難しく，傾眠傾向や離脱症状をきたすこともある．腎機能，肝機能を意識したオピオイド投与量調整が必要である．

## 3 この症例での注意点

腎機能障害時の薬剤投与の注意点を列挙する．

## 4 患者と家族への説明

1）医療用麻薬の相対的過剰投与の可能性

「現在使用している医療用麻薬でも眠気や便秘の悪化が起きることがあるので，そのときは教えてください」と説明する．

2）腎臓からの凝血塊による疝痛発作の可能性

「腎臓からの出血が尿管を閉塞させて，結石のような痛みが発生することもあるのでそのときは知らせてください」と説明する．

## 5 次の一手

### 1）腹腔神経叢ブロックの考慮
腎臓のがん疼痛は腹腔神経叢を介して伝達されるため，腹腔神経叢をブロックすることで疼痛がコントロールできる可能性がある．

### 2）遠隔転移への対応
肺転移により胸痛，呼吸困難，骨転移により動作時痛，病的骨折等が発生するために早期に症状を発見し対応する．

〈文　献〉
1）「がん疼痛の薬物療法に関するガイドライン2010年度版」（日本緩和医療学会/編），金原出版，2010
2）平山武司：「臨床緩和医療薬学」（日本緩和医療学会/編），pp138-146，真興交易，2010

第5章 症例で学ぶ鎮痛薬の選び方・使い方

§1 侵害受容性疼痛（内臓痛）の治療

# 12. 膀胱がんの痛み

駒澤伸泰，浅湫美穂，池垣淳一

## POINT
- 膀胱がん局所の痛みは内臓痛であるため，非オピオイドおよびオピオイド鎮痛薬が有効である
- 仙骨前面に浸潤すると肛門部痛をきたすことがある
- 水腎症となった場合腰背部痛をきたし，尿路が閉塞すると疝痛を起こす
- 仙骨神経叢へのがん浸潤に伴う会陰部痛や大腿後面の神経障害性疼痛に対して薬物コントロールが困難なときは，くも膜下鎮痛法を行う

## 膀胱がんに伴う痛みの特徴

　膀胱がん局所の痛みは内臓痛であり，非オピオイドおよびオピオイド鎮痛薬が有効である．そのため，WHO方式3段階除痛ラダーにしたがってオピオイドや鎮痛補助薬を適切に使用することが大切である．
　がんの進行とともに下記のような多彩な症状を示す．
①膀胱周囲の浸潤による**下腹部痛や陰茎の先端部痛**
②仙骨前面への浸潤による**肛門部痛**
③水腎症による出血などで急に尿路が閉塞したときの**疝痛**
④転移部の背部・腰部痛，直腸痛，恥骨上部の**疼痛**

## 症例で学ぶ薬の使い方

**症例** 体動時に増強する背部痛と下肢の麻痺が起きた症例

80歳代男性，膀胱がん，脊椎転移，緩和ケア内科入院中．
外来にて下腹部の痛みが増強したため，オキシコドン徐放錠1回5 mg 1日2回（10 mg/日）およびロキソプロフェン1回60 mg 1日3回（180 mg/日）を開始した．その後痛みのコントロールは良好であったが，2週間くらい前より背部痛が出現した．背部痛

は体動時に増強する傾向にあった．さらに腰背部痛の増強とともに両下肢の麻痺や感覚異常も出現しはじめた．体動時痛および下腿の麻痺・浮腫によりADLは著しく低下している．患者の希望は自分の足で歩くことがまずできるようになることである．

## 1 行われた治療

### 1）ステロイド投与による脊髄圧迫症状の改善

デキサメタゾン20 mg急速静注を直ちに行い，その後4 mgを6時間ごとに静注した．整形外科にも減圧や緊急手術等の適応をコンサルトしたが，デキサメタゾン投与により，神経症状が改善したために放射線療法を開始した．

### 2）放射線療法

MRIにて腫瘍の腰椎転移と硬膜外浸潤が認められたために30 Gy/10回/2週のプロトコールで放射線治療を開始した．

## 2 この症例での薬物選択のポイント

長時間作用型ステロイド投与により脊髄圧迫症状改善を目的とした．

> **Advice　くも膜下ステロイド投与の有効性**
>
> 進行がん患者の10～20％においては，脊髄圧迫を引き起こし，がん疼痛の増強やしびれを引き起こしQOLを著しく低下させる．くも膜下ステロイド投与は，脊椎麻酔と同じ要領で脊髄内にステロイドを投与する方法であり，簡易であるため，施行する価値があるかもしれない．

## 3 この症例での注意点

### 1）放射線治療

一般的には30 Gy/10回/2週が標準的であるが，治療期間の短縮の有効性を評価した比較試験で，20 Gy/5回/1週と8 Gy 1回照射の間には疼痛軽減効果に差がないことが示され，30 Gy/10回/2週の標準治療と8 Gyの1回照射を比較した第Ⅲ相試験でもその効果に差がないことが報告されている．

しかし，骨転移に対する1回照射と通常分割照射を比較した臨床試験の結果を解析したシステマティックレビューでは，疼痛緩和効果には両者に差がないが，疼痛の再増悪による再治療の頻度と治療後の病的骨折は1回照射で有意に多いことが報告されている．そのため，骨以外に活動性の転移病巣がなく比較的長期生存が期待できる場合には，通常分割照射を適応することが望ましいかもしれない．

### 2）脊髄圧迫

進行がん患者の5～10％に脊髄圧迫が起こりうる．胸椎は最も硬膜外圧迫が起こりやすい部位である（脊髄圧迫のうち70％）．脊髄転移のある患者の約30％は疾患

部位が不連続で複数箇所となっているため1カ所のみにとらわれるべきではない．

### 3）ステロイド

ステロイドの副作用としての胃潰瘍，耐糖能異常，骨粗鬆症に注意すべきである．

## 4 患者と家族への説明

### 1）水腎症の早期発見

「がんの進行とともに尿の出が悪くなったり，腰背部に重い痛みが発生することがあります．その場合は新しい治療を行うことが必要です」と説明する．

### 2）がんの進行に対する痛みのコントロールへの早期の対応

「会陰や肛門の辺りの痛みが出現した場合，現在の内服治療だけでは対応困難であるとも考えられるので早めにお知らせください」と説明する．

## 5 次の一手

骨盤内腫瘍の局所再発による仙骨神経叢へのがん浸潤に伴う会陰部痛や大腿後面の神経障害性疼痛に対して薬物コントロールが困難なときは，**くも膜下鎮痛法**を行う．

〈文　献〉
1）「がん疼痛の薬物療法に関するガイドライン2010年度版」（日本緩和医療学会/編）金原出版，2010
2）Arcangeli G：Int J Radiat Oncol Biol Phys, 42：1119-1126, 1998

# 第5章 症例で学ぶ鎮痛薬の選び方・使い方

## §1 侵害受容性疼痛（内臓痛）の治療

# 13. 前立腺がんの痛み

駒澤伸泰，吉野 葵，池垣淳一

### POINT

- 前立腺がん局所の痛みは内臓痛であるため，非オピオイドおよびオピオイド鎮痛薬が有効である
- 進行とともに骨転移を起こしやすく多彩な症状を示し，ビスホスホネートを用いた抗破骨細胞療法や放射線療法などを考慮する
- 水腎症となった場合腰背部痛をきたし，尿路が閉塞すると疝痛を起こす
- 仙骨神経叢へのがん浸潤に伴う会陰部痛や大腿後面の神経障害性疼痛に対して薬物コントロールが困難ときは，くも膜下鎮痛法を考慮する

## 前立腺がんに伴う痛みの特徴

　早期前立腺がんに特有の症状はないが，進行とともに多彩な症状を示し血尿・尿閉・骨転移による疼痛・不全麻痺・腰痛などで発見されることもある．前立腺がん局所の痛みは内臓痛であり，非オピオイドおよびオピオイド鎮痛薬が有効である．そのため，WHO方式3段階除痛ラダーにしたがってオピオイドや鎮痛補助薬を適切に使用することが大切である．

## 症例で学ぶ薬の使い方

### 症例　前立腺がん骨転移による腰背部痛と上腕痛をきたした症例

　60歳代男性，前立腺がん，上腕骨・脊椎転移，緩和ケア外来通院中．
　外来にて下腹部の痛みが増強したため，オキシコドン徐放錠1回15 mg 1日2回（30 mg/日）およびロキソプロフェン1回60 mg 1日3回（180 mg/日）を開始した．その後痛みのコントロールは良好であったが，1週間くらい前より右腰背部痛が出現し，次第に増強した．痛みは体動時に増強する傾向にあった．さらに腰背部痛のみならず動作時に大きな痛みが上腕に発生するようになった．動作時痛および下腿の浮腫によりADL

は著しく低下している．患者の希望は身の回りのことが行えて家で過ごせることである．

## 1 行われた治療

### 1）放射線治療

前立腺がんの治療においては小線源療法や外照射療法があるために，骨髄抑制の可能性も考慮に入れつつ適応を考慮する．本症例では放射線照射歴がなかったために，8 Gy 1回の単回照射が行われた．

### 2）ビスホスホネートによる抗破骨細胞療法

動作時痛および夜間痛は骨転移の痛みの著明な所見である．症状と画像所見より，骨転移と診断された．整形外科にコンサルトしたところ，経皮的椎体形成術の適応はないとのことであった．ゆえに，骨転移に対する放射線療法は痛みの軽減と病的骨折，麻痺の予防を目的としている．薬物療法としては**ビスホスホネートによる抗破骨細胞療法**が4 mg/ 3 weekにて施行された．

## 2 この症例での薬物選択のポイント

前立腺がんの骨転移は造骨性転移を認めることが多いが，骨代謝回転が異常となる病態においては溶骨を抑制することが重要である．ゆえに造骨性転移の治療においてはビスホスホネートによる破骨細胞の阻害を介した骨吸収抑制が重要であり，骨折予防および症状改善に有効である．

ビスホスホネートについて**特記すべき副作用に顎骨壊死**がある．統計的には**1％の患者で顎骨壊死が発生**しうる．顎骨壊死の症状としては，二次感染による病変部の疼痛や腫脹が多くの場合みられる．進行により顎骨の口腔内への露出部位が腐骨を形成することや，排膿・知覚麻痺・発熱・倦怠感等がみられる．

> **Advice　顎骨壊死に要注意**
> 顎骨壊死はビスフォスフォネートの重大な合併症であるが，経験したことのない医療従事者も多いと考えられる．前立腺がんは比較的経過の長い癌であり，長期間のビスフォスフォネート投与の可能性がある．ハイリスク患者抽出のための歯科受診や患者教育が重要であろう．

## 3 この症例での注意点

### 1）放射線治療

骨転移が多発しておらず，痛みの部位が比較的限局しているときには，骨痛緩和のための**外照射療法**を行う．痛みの治療のみならず，病的骨折の予防，骨髄圧迫の予防や治療目的でも行われる．照射方法に関し8 Gy 1回ほどの単回照射と30 Gy/ 10回/ 2週の分割照射のどちらがよいかはまだ結論がついていない．3,260症例を集

積したメタアナリシスでは単回照射と分割照射の間で痛みの寛解率に関し差がなかったと報告しており，治療効果と照射線量の間の相関は認められなかったとある[2]．

### 2) 外科的治療

骨転移に対しては，根治的手術が行える場合は少ないが，近年注目されているのが，骨セメント（医療用セメント，ポリメチルメタクリレート）による経皮的椎体形成術である．放射線療法だけでは効果が薄いと考えられた場合は，整形外科にコンサルトする．

### 3) ADL の維持

骨転移の治療に対しては，ビスホスホネートや放射線治療のみならず，リハビリテーションやギプス固定などの**理学療法**も重要である．前立腺がんは進行症例においても余命がほかのがんに比して長いため患者のADLに特に配慮する必要がある．

## 4 患者と家族への説明

### 1) がんの進行に対する痛みのコントロールへの早期の対応

「会陰や肛門の辺りの痛みが出現した場合，現在の内服治療だけでは対応困難であるとも考えられるので早めにお知らせください」と説明する．

### 2) ビスホスホネートによる顎骨壊死の早期発見

「もし，下顎が腫れてきたり，膿が口腔内に出てきたりなどの症状が出てきたら早めに知らせてください」と説明する．

## 5 次の一手

骨盤内腫瘍の局所再発による仙骨神経叢へのがん浸潤に伴う会陰部痛や大腿後面の神経障害性疼痛に対して薬物コントロールが困難なときは，**くも膜下鎮痛法**を行う．がんの進行とともに水腎症や尿管閉塞による疝痛も発生することがあり，注意が必要である．

〈文　献〉

1) 「がん疼痛の薬物療法に関するガイドライン2010年度版」（日本緩和医療学会/編）金原出版, 2010
2) Wu J S, et al：Int J Radiat Oncol Biol Phys, 55：594-605, 2003
3) 浦出雅裕：「別冊 the Quintessence 口腔外科 YEAR BOOK 一般臨床家・口腔外科医のための口腔外科ハンドマニュアル'09」（日本口腔外科学会/編），pp69-77, クインテッセンス出版, 2009

# 第5章 症例で学ぶ鎮痛薬の選び方・使い方

## §1 侵害受容性疼痛（内臓痛）の治療

# 14. 肺がんの痛み

儀賀理暁, 松崎正子

### POINT

- 複数の症状が存在し病勢の進行が速いことが肺がんの特徴であり, 迅速な治療とケアが重要である
- 複雑な症状をコントロールするためには, 各薬剤の特性を考慮した複数のオピオイドの適切な組み合わせが必要となる場合がある
- 提示症例では複数のオピオイドの役割分担を明確にし, 投与量の決定にはフェンタニル注射液によるタイトレーションを用いた

## 肺がんに伴う痛みの特徴

　呼吸器関連腫瘍では, 疼痛と呼吸困難が混在する場面が多い. 近年, 新たな薬剤の登場と啓発活動によりがん疼痛に対する治療とケアは良質なものとなりつつあるが, 病態生理の複雑さもあり, 呼吸困難への対応は十分であるとはいえない.

　肺がんによる疼痛の代表的な原因は胸壁浸潤と骨転移であり, 解剖学的な位置関係より両者が混在する場合もある. そのうち特に骨転移については, 放射線治療の有用性が示されている. 放射線治療により, 骨転移の30〜50％は完全な除痛が, 60〜90％は不完全であっても疼痛を改善し得るため鎮痛薬の減量が可能とされている[2]. しかしながら, 効果出現までに4〜6週間という期間を要するため, この間は適切な薬物治療が施される必要がある.

　呼吸困難に対してはモルヒネの有効性が証明されている[3,4]が, 臨床現場で複数の症状に対応する際には, 副作用も含めた各薬剤の特性を鑑みたうえで薬剤を選択し組み合わせる必要がある. また, ステロイドや抗不安薬も呼吸困難に対する有効性が示されているが, これらを使用する際にも, 疼痛など他の症状の治療への影響を配慮することが望まれる.

　また, 肺がんの終末期は短い期間に病勢が進行することが多く, 本人と家族の不安への対応も含めた迅速なケアが重要である.

## 症例で学ぶ薬の使い方

**症例** 疼痛，呼吸困難，眠気を同時コントロールし得た症例

53歳男性．腰痛にて近医を受診したが改善せず，紹介された病院にてPETを行った結果，左肺がん，多発肺・骨転移と診断された．当科初診時の症状は，呼吸困難と腰痛．さらなる精査の結果，左肺腺がん T4N3M1b stage IV と診断（図1）．シスプラチンとペメトレキセドによる全身化学療法とともに，症状緩和目的で腰椎への放射線治療とオキシコドン徐放製剤（オキシコンチン®）1回40 mg 1日2回内服とアセトアミノフェン（カロナール®）1回600 mg 1日4回内服が投与された．呼吸困難はやや改善したが，その後に出現した仙骨転移による疼痛が出現した（図2）．オキシコンチン® 1回60 mg 1日2回とカロナール® 1回600 mg 1日4回とベタメタゾン（リンデロン®）1回2 mg 1日2回が投与されたが，除痛が不十分であったうえに，強い眠気を訴えた．

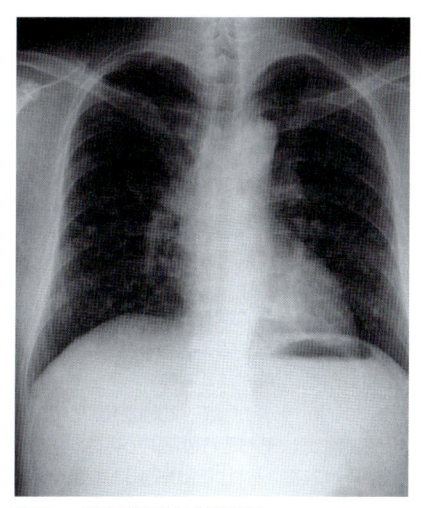

**図1 胸部単純X線写真**
全肺野に多発する肺転移を認める

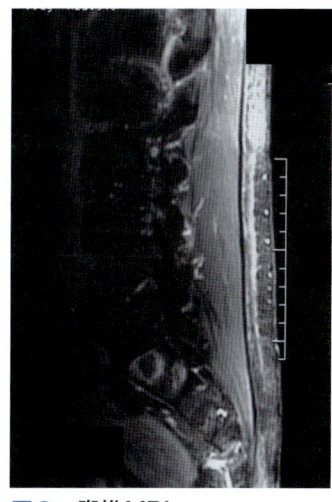

**図2 脊椎MRI**
仙骨への骨転移を認める

## 1 行われた治療

まず除痛を徹底する目的で，カロナール®とリンデロン®を残して，オピオイドをフェンタニル注射液に一本化した．タイトレーションにて6.3 mg/日となったフェンタニルを，順次等量の貼付薬へと切替えた．その後，呼吸困難への対応として，改めてオキシコンチン®を上乗せした．

結果的に下記の処方にて疼痛，呼吸困難，眠気をコントロールすることが可能となった．

- フェンタニル貼付薬（デュロテップ®MTパッチ）6.8 mg/3日を3枚と8.4 mg/3日を1枚　および
- オキシコドン（オキシコンチン®）1回30 mg 1日2回　および
- アセトアミノフェン（カロナール®）1回600 mg 1日4回　および
- ベタメタゾン（リンデロン®）1回2 mg 1日2回

## 2 この症例での薬物選択のポイント

μ1受容体への高度の親和性・選択性からもたらされる鎮痛効果の高さと眠気・悪心の少なさは，フェンタニルの重要な特性である．また，デュロテップ®MTパッチは貼付薬であり，内服薬が増えがちながん患者の負担軽減に寄与し得る．

一方，呼吸困難に対してはモルヒネの有効性が証明されている[3, 4]が，本症例はもともと内服経験のあったオキシコンチン®を選択した．悪性腫瘍による呼吸困難に対するオキシコドンの有効性にはエビデンスがなく，日本緩和医療学会のガイドライン[5]では**「弱い推奨」**であるが，対処法の1つとして**「すでに投与されているオピオイドを増量する」**と記されている．また，オキシコドンの注射液（合剤）である複方ヒコデノン注射液（パビナール®）には，激しい咳嗽発作における鎮咳といった類似の適応がある．

疼痛に対してはフェンタニル，呼吸困難に対してはオキシコドンという役割分担を明確にしたこと，フェンタニル注射液によるタイトレーションという手法で速やかにオピオイドの投与量を決定しえたことが本症例のポイントである．

> **Pitfall　フェンタニル貼付薬の効果判定のタイミング**
> フェンタニル貼付薬の3日製剤は貼付開始後約24時間で，1日製剤は3～5日で，薬剤の血中濃度が最高値となる．したがって，初回使用時，増（減）量時，多剤からの切り替えなどの際には，それぞれの薬剤の特性を鑑みて効果判定のタイミングを検討する必要がある．それ以前の評価に基づいた増（減）量は，ときとして思わぬ事態を招く可能性があり，十分な注意を要す．

## 3 この症例での注意点

本症例では，オピオイドを導入していた状況下で，さらに疼痛・呼吸困難・眠気への対応を迫られた．複数のオピオイドの併用は必ずしも推奨されていないが，臨床現場で複雑な症状をコントロールするためには，各薬剤の特性を考慮したうえで適切に組み合わせる必要がある．また，フェンタニル注射液と貼付薬は，相互換算式が確定している訳ではない．したがって，きめ細かな観察下に段階的な切り替え

が必須である．

## 4 患者と家族への説明

　オキシコドンを中止してフェンタニル注射液によるタイトレーションを行っている間は呼吸苦が出現する可能性があるが，「数日間で疼痛をコントロールし，その後すぐに呼吸苦へも対応する」ことを約束した．また，「眠気が薬剤の過量投与の目安である」ことを説明し，適切な投与量の決定には本人の協力が不可欠であることを理解していただいた．

## 5 次の一手

　本症例で実際に行った治療は，仙骨への放射線照射とビスホスホネート製剤の投与である．これによって，後日デュロテップ®MTパッチの減量が可能となった．しかし，これらが不成功であった場合は，仙骨ブロックを考慮していた．

〈文　献〉
1）儀賀理暁，他：Jpn J Cancer Chemother, 37：547-550, 2010
2）Takahashi T, et al：J Palliat Care Med, 4：171.doi:10.4172/2165-7386.1000171, 2014
3）Viola R, et al：Support Care Cancer, 16：329-337, 2008
4）Bruera E, et al：Ann Int Med, 119：906-907, 1993
5）「がん患者の呼吸器症状の緩和に関するガイドライン2011版」（日本緩和医療学会/編）金原出版，2011

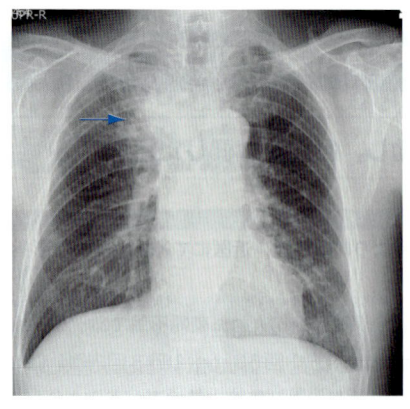

**図3　EGFR阻害薬内服後6日目**

善を認め睡眠確保が可能となった．しかし，検査結果を待つ間にも痛みは徐々に増強，特に肩関節外転時に強い痛みを生じていた．

　2月20日頃よりさらに痛み増強．咳嗽も悪化をきたし，オキシコドン30 mgまで増量が必要であった．しかしオキシコドン増量後には高度の便秘を認めさらに軽度の幻覚まで認めるようになった．

　この時点で，気管支鏡検査後の病理検査にて腺がん，EGFR遺伝子変異（＋）と報告され，進行肺腺癌stage Ⅳ（T4N3M1b）の診断となる．レントゲン上も腫瘍増大を認めていた．3月6日，ゲフィチニブ（イレッサ®）開始となる．3月12日，痛み軽減，咳が楽になったと報告あり．レントゲン上も腫瘍の縮小を認めている（図3）．オキシコンチン® 1回10 mg 1日2回へ減量．外来にて継続治療中である．

## 2 この症例での薬物選択のポイント

　このような症例ではオピオイドのいずれを使うかは，大きな問題ではない．本症例のように随伴症状として咳がある症例では鎮咳作用が期待できるモルヒネ製剤を使用するという選択肢もあるだろう．病状の進行が早い，治療効果が即座に得られるなどの抗がん治療との兼ね合いからは調節性のよいオピオイドが望ましく，内服薬での調節が好まれる．

## 3 この症例での注意点

　オピオイドの副作用である眠気や幻覚は多くの場合増量直後などにみられたとしても，内服継続により耐性が引き起こされ症状が軽減されることが多い．しかし，本症例では比較的少量のオピオイドの投与量であっても幻覚を自覚されており，注意が必要だろう．いわゆる意識障害を伴った幻覚ではなく，意識状態が清明に保た

れつつも幻覚を自覚する．オピオイドサイコーシスと診断される病態も存在する．可能な限り非薬物的治療を取り入れ，オピオイド投与量を最低必要量とする努力が必要となる．したがって治療効果が望めない肺がんの場合には放射線療法が第1選択となっていく．オピオイドの選択で改善可能な場合もあり，最も精神症状が少ないといわれているフェンタニル製剤への変更を余儀なくされる場合もあるだろう．一方でEGFR遺伝子変異（＋）症例に対する**ゲフィニチブの効果は数日で得られる可能性**があることも知っておくべきであり，特に外来患者では2週間の同一処方とした場合にオピオイド投与量の調節が必要となることに留意したい．

## 4 患者と家族への説明

　オピオイド導入時にはオピオイドの内服方法，副作用，副作用軽減目的の薬剤などについて詳細な説明が必要となる．同様に痛みが軽減した場合に副作用，特に眠気が再燃する可能性を説明し，治療による腫瘍の縮小，痛みの消失があった場合について説明をしておくことが重要だろう．しかし，痛みがないからと安易に薬剤を中断してしまうと退薬症状が引き起こされるため，医師と相談して漸減することを強調しておく．

　これらの留意事項は肺がん治療にとどまらない．最近はがん患者の疼痛治療でのオピオイド使用への抵抗は少なくなっていると感じる．したがって治療前または治療に伴う痛みに対しても早期からオピオイドを使用する症例が多い．結果的に腫瘍の縮小や治癒とともにオピオイドは減量できるのだが，当院の外来にても数年に1例程度だがオピオイドの離脱が困難となる症例が紹介される．イライラする，眠れないといった症状から，くしゃみ，咳が出るなどの訴えがあり，定まった症状があるわけでもなく医療者に気がつかれずに本人が苦しんでいることも多いと推察する．治療方法があるわけではないが，そのような症状があると理解し患者の訴える症状に理解を示す態度が重要となる．

第5章 症例で学ぶ鎮痛薬の選び方・使い方

§1 侵害受容性疼痛（内臓痛）の治療

# 16. 胸膜播種（胸壁腫瘍）の痛み

儀賀理暁，小峰和美

## POINT
- 胸膜播種（胸壁腫瘍）は，胸壁に浸潤した場合，侵害受容性疼痛に加えて神経障害性疼痛を生じることが多い
- がんそのものに対する治療（提示症例では放射線）が，疼痛コントロールに有用な場合がある
- 提示症例では，放射線治療が功を奏するまでの疼痛をコントロールし，終了後速やかに撤収し得る鎮痛補助薬を選択した

## 胸膜播種（胸壁腫瘍）に伴う痛みの特徴

　小さな胸膜播種巣が直接疼痛の原因になることは少ないが，胸膜炎や胸水を伴った場合は，胸膜刺激痛を生じる場合がある．また，腫瘍が胸壁内へと浸潤した場合は，解剖学的に肋間神経や腕神経叢へと影響を及ぼす可能性が高く，腫瘍浸潤による侵害受容性疼痛に加えて神経障害性疼痛を生じる場合が多い．したがって，腫瘍により浸潤あるいは圧排されている胸壁の組織（胸膜，筋肉，骨，血管，神経，脂肪，皮膚など）を腫瘍から解放することが，根本的な疼痛対策となる．

　がん種にもよるが，抗がん薬や放射線によって腫瘍の縮小効果が期待できる場合はもちろん，大きさそのものが縮小しない場合でも除痛効果が現れる可能性があり，疼痛治療においても抗がん治療の適応について常に専門家へとコンサルトできる体制が望ましい．

　しかしながら，これらの治療は治療効果が現れるまでに数週間を要し，また，末梢神経の圧迫や浸潤による神経障害を伴う病変に対する放射線治療の除痛率は40〜60％とやや低く報告されているので，その際には，適切な薬物治療の施行や神経ブロックなどの他治療の併用を検討することが必要である[1]．

　その他，咳や便秘などの痛みの誘発因子をコントロールすること，姿勢，生活様式，環境などの工夫と調整，周囲の筋肉の緊張を緩和する理学療法なども重要な治療手段となり得る．

　なお，日本緩和医療学会のガイドライン[1]では，がんによる神経障害性疼痛のあ

る患者に対しては，非オピオイド鎮痛薬・オピオイドによる疼痛治療を行うことが**「強い推奨」**，抗けいれん薬，抗うつ薬，抗不整脈薬，NMDA受容体拮抗薬，コルチコステロイドのうちいずれかを投与することが**「弱い推奨」**とされている．

## 症例で学ぶ薬の使い方

### 症例　神経圧迫による疼痛に対して鎮痛補助薬を用いた症例

73歳男性．前医にて，食道がん UtMt, cType2, cT4（AI：left main bronchus）N3M1（LUNG），cStage IVbと診断され（図1），放射線治療目的で当院に転院．当院初診時の症状は，頸部腫瘤，嚥下困難，右上肢不全麻痺，右肩痛．食道，縦隔，右鎖骨上窩に対するtotal dose 61.2Gy/34fr（41.4→48.6の多段縮小）の放射線治療とともに，疼痛緩和目的でフェンタニル貼付薬（デュロテップ®MTパッチ）12.6 mg/3日＋フルルビプロフェンアキセチル（ロピオン®）1回50 mg 1日2回点滴静注が投与されたが，除痛が不十分かつ強い痺れを訴えていた．

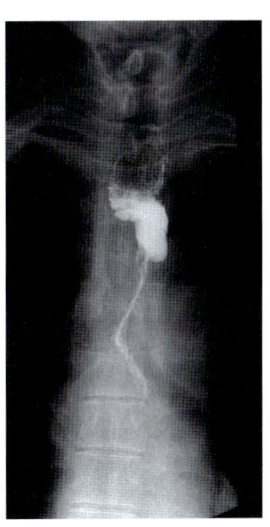

**図1　食道造影**
食道は，ほぼ完全に閉塞している．

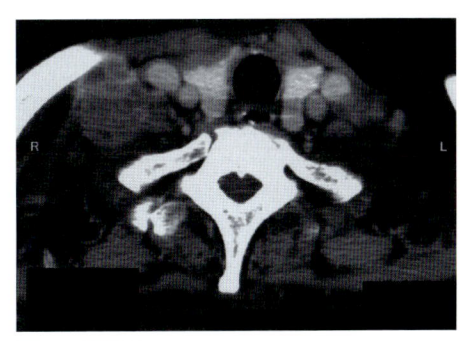

**図2　頸部CT**
右頸部リンパ節が腫大し，腕神経叢を圧迫している．

## 1 行われた治療

　右上肢不全麻痺・右肩痛・痺れは，腫大した右鎖骨上窩リンパ節が腕神経叢を圧迫していることが原因と診断（図2）．デュロテップ®MTパッチを100μg/時（2.4 mg/日）に増量し，リンデロン® 1日4 mg点滴静注とキシロカイン® 1日200 mg持続静注を追加した．

　その後，キシロカイン®持続静注を200→300→400→600 mg/日と連日増量．放射線治療が進むとともに，頸部腫瘤が縮小したため，キシロカイン®持続静注を600→400→300→200 mg/日と2日ごとに減量し，最終的には放射線治療の終了日に合わせて終了した．リンデロン®も，これと同時に投与を終了した．

## 2 この症例での薬物選択のポイント

　神経障害性疼痛のコントロールには，オピオイドに加えて鎮痛補助薬が必要となる場合が多い．鎮痛補助薬の選択に明確な基準はないが，投与経路，痛みの性質，随伴症状を検討すると候補を絞りやすくなる[3]．本症例では，経口投与が不可能であること，$Na^+$チャネルのブロックにより障害された末梢神経の過敏反応を抑制し得ること，そして投与量の微調整が容易であることより，リドカインを選択した．また，組織の浮腫軽減を期待して，ステロイドを併用した．

　放射線という抗がん治療が除痛効果を発揮すると予想されたため，放射線治療が功を奏するまでの間いかにして症状を抑えるか，そして治療終了後速やかに撤収し得るかという視点から鎮痛補助薬を選択し追加したことが本症例のポイントである．

> **Advice　患者の声をよく聴こう**
> 鎮痛補助薬は少量から使用し始めることが多いので，最初は効果も副作用もわずかである．開始直後の劇的な効果を期待していると，ほとんどの薬剤が「無効」と判定されてしまう．鎮痛補助薬の使用にあたっては**患者の声をきめ細やかに聴く努力が必要**で，「ほんのわずかでも」症状が改善するのであれば，副作用に注意しながら積極的に増量を検討したい．

## 3 この症例での注意点

　心筋抑制作用と刺激伝導抑制作用を有するリドカインは，重篤な刺激伝導障害のある患者では禁忌となる．また，重篤な副作用としては，意識消失・痙攣・不安・興奮・知覚異常などの中枢神経系の症状が，心血管系の副作用としては，血圧低下・徐脈・不整脈などがあげられる．リドカインの抗不整脈薬としての有効値は，1.5〜5.0μg/mLであるが，10μg/mL以上で副作用が発現しやすくなる，つまり用量依存的であるとされている．特に全身状態の低下したがん患者では少量でも副作用

を生じることがあるので，十分な観察が必要である[1]．したがって，使用開始にあたっては，リドカインテスト（モニタリング下に 50 mg 程度を点滴静注）を行うことが望ましい．

## 4 患者と家族への説明

鎮痛補助薬としてのリドカインは，急速に増量することが難しく，劇的な即効性は期待し難い．にもかかわらず持続静注となったため，患者は 24 時間シリンジポンプとともに過ごすことを強いられた．したがって，その不自由さに対する配慮が重要であり，「少しずつ楽になる」ことと「放射線治療後はフリーになる」ことを丁寧に説明した．

## 5 次の一手

これらの治療が不成功であった場合，腕神経叢ブロックを考慮していた．ただし，安易にブロックできる場所ではなく，現実的には対応困難となった可能性が高い．今回の症例では，放射線治療によって経口摂取が可能となり使用できる薬剤の選択肢が増えたので，次善の策として，各種の経口剤を組み合わせたスタンダードな症状コントロールがあげられる．

〈文　献〉
1 )「がん疼痛の薬物療法に関するガイドライン 2014 版」（日本緩和医療学会/編）金原出版, 2014
2 )「Textbook of Palliative Medicine」（Bruera, E. et al eds.）, Hdder Arnold, 2006
3 )「ここが知りたかった緩和ケア」（余宮きのみ/著）南江堂, 2011

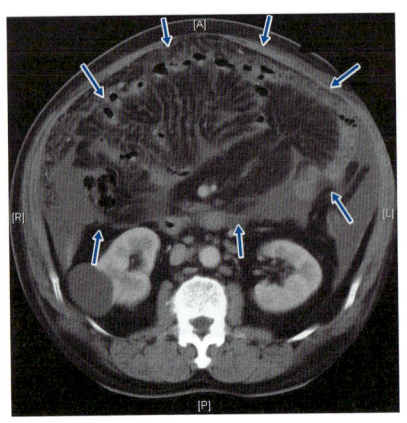

**図3　初発時**
腫瘍が浸潤して腸管が一塊となっている

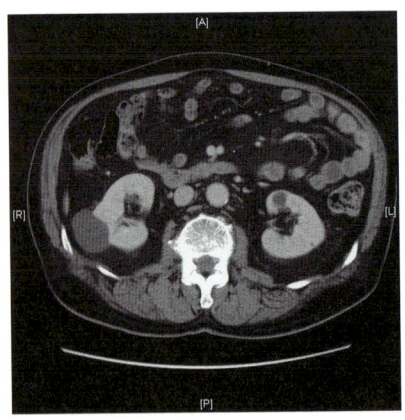

**図4　治療終了（10年後）**
CRを維持している

## 1 行われた治療

当科転科時，全身苦痛あり．メチルプレドニゾロン（ソル・メドロール®）1回 250 mg 1日1回静注．持続的血液濾過透析（CHDF）を行いつつVAD療法※を開始．同時にブプレノルフィン（レペタン®）0.3 mg/日を24時間持続静注開始．

※VAD療法
デキサメタゾン 1回40 mg 1日2回 点滴静注　4日間のうち1日
ビンクリスチン（VCR）0.6 mg/kg/日 24時間持続静注　4日間
ドキソルビシン（ADR）15 mg//kg/日 24時間持続静注　4日間
を1サイクルとする．

腫瘍崩壊にて，連日透析膜の交換が必要であったが，腹部膨満感，全身苦痛は急速に改善，フォーリーカテーテル挿入による苦痛のみが残り，抜去した．

10年後，現在の画像（図4）．

## 2 この症例での薬物選択のポイント

約10年前，フェンタニル製剤のないころであり，肝代謝でなおかつ鎮痛効果の高いブプレノルフィンを選択した[4]．

現在では，迷うことなくフェンタニル持続静注を開始する．

## 3 この症例で注意点

近年，尿酸を酸化分解・排出するラスブリカーゼ（ラスリテック®）0.2 mg/kg 連日点滴静注の出現により，腫瘍崩壊症候群に対する予防処置が比較的容易になっ

た．しかしながら極めて激しい進展様式をとり，初診時に急性腎不全を合併した悪性リンパ腫に対し，血液透析を用いつつ化学療法を開始する際には，透析により血中濃度が低下するモルヒネ，コデイン，オキシコドンに比し，フェンタニルは投与量の調節なしに比較的安全に使用できる[4]．

## 4 患者と家族への説明

「終末回腸より発症したと考えられる非ホジキンリンパ腫が急速に増殖し，腹腔内に充満し，急性腎不全を生じています．治療により腸管の穿孔・出血等による重大な転機を伴う可能性もあるが，治療効果は期待できます．できる限りのサポートを行います．患者さんは人工透析の機械につながれて動けずとてもつらいと思います．家人は交代でつき添って励まし側方支援をお願いします」と説明する．

## 5 次の一手

ブプレノルフィンはオピオイド受容体への部分作動薬であり，ある程度以上量を増やしても一定以上は作用が増加しない有効限界がみられる（天井効果）．鎮痛コントロールが困難な際には，速やかにオピオイドへの変更を行う．人工透析により血中濃度の低下をきたしにくいフェンタニルを選択．ブプレノルフィン0.3 mgあたり，フェンタニル0.1 mgと同等の鎮痛効果をもつ．ブプレノルフィンの最後の投与量と同等〜1.5倍量のフェンタニルへ変更する[5]．

### 症例 ② 激しい中枢神経再発をきたした非ホジキンリンパ腫

60代女性．後腹膜の粗大腫瘍にて発症．骨髄浸潤をもつ非ホジキンリンパ腫（濾胞型，grade2，B細胞性）
多剤併用療法＋残存腫瘍への局所照射にてCR（完全寛解）へ導入．その3年後，陰部ヘルペスにて近医受診．投薬受けるも，微熱と頭痛が続き，内服加療も徐々に増悪傾向となったため，当科受診．精査のため入院．入院時JCS I -3（刺激しないで覚醒しているが，自分の名前や生年月日が言えない状態），髄液穿刺：細胞数 1641/3，class V．非ホジキンリンパ腫の中枢神経浸潤再発と診断．MRIにて髄腔内の造影所見あり（図5）．

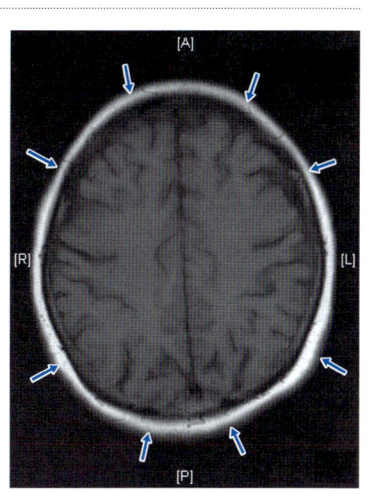

**図5　脳MRI**
髄腔内の播種が造影されている

## 1 行われた治療

1）処方

【連日】
- ロキソプロフェン（ロキソニン®）1回 60 mg，頭痛・発熱時内服，1日 180 mg まで
- デキサメタゾン　1回 8 mg 1日1回 点滴静注
- グリセオール®　1回 400 mL 1日1回 点滴静注

【週2回】
- メトトレキサート（MTX）12 mg およびプレドニゾロン（PSL）20 mg 髄注，髄液所見改善まで

【3週ごと】
- MTX 大量化学療法（メトトレキサート 21.5 mg/kg（IBW）/回）1回1コースとして，3週ごとに計4コース実施

2）経過

脳室に頭部オンマイヤチューブ留置．MTX 大量療法4コース，髄注を14回実施．症状は著明に改善したが，髄液所見は class V のまま．全身状態良好のため，外来にて髄注を継続することとし，退院．2年後の現在も CR 状態で外来通院中．

## 2 この症例での薬物選択のポイント

発熱・頭痛ともにかなり激しい症状を呈していたが，原因は原病の中枢神経浸潤による脳圧亢進・髄膜刺激症状であり，症状緩和のためにはステロイド，浸透圧性利尿薬，殺細胞性治療薬が最も効果的であり，NSAIDs をサポート的な役割として用いた．

## 3 この症例での注意点

同上の薬剤による全身化学療法，放射線療法を組み合わせた集約的な治療が効果的だが，治療による白質脳症に対する配慮を要する．

## 4 患者と家族への説明

入院時には原病のために意識障害が強かったため，家人へ重篤な状態であることを伝えた．治療により意識がはっきりしてくるとともに，少しずつ病状を伝え，治療方針の決定にも加わっていただいた．居宅サービスを受けながら自宅で生活をしたい，という自分の意思をはっきりと提示されたため，髄液はまだ class V の状態ではあったが退院，通院治療へ移行した．

## 5 次の一手

　NSAIDsの極量までの投与にも抵抗性となれば，白質脳症の危険性はあるが，オピオイドの開始と同時に全脳照射（±全脊椎照射）を考慮する．

〈文　献〉
1) 廣瀬貴之：血液内科領域におけるB型肝炎ウイルスの再活性化．第71回新潟癌治療学会
2) 島本悦宏, 高後 裕：ペインクリニック．31（別冊春号），S191-S201，2010
3) 米田俊之：血液・腫瘍科，56（6）：768-776，2008
4)「がん疼痛の薬物療法に関するガイドライン2010年版」（日本緩和医療学会/編），金原出版，2010
5)「今日の治療薬2010」（浦部晶夫, 他/編），南江堂，2010

第5章 症例で学ぶ鎮痛薬の選び方・使い方

§1 侵害受容性疼痛（内臓痛）の治療

# 18. 多発性骨髄腫の痛み

今井洋介

## POINT
- 多彩な骨病変を呈するため，診断時からの整形外科医との連携により，脊髄神経麻痺などの二次病変の発症を予防することが必須である
- ビスホスホネート（BP）系薬剤の開始の際しては，必ず歯科へのコンサルタントを行う
- 発症時に腎障害を有することが多いため，使用薬剤の代謝，排泄経路に配慮する

## 多発性骨髄腫による痛みの特徴

　多くの多発性骨髄腫の患者は，骨量低下・骨溶解に起因する病的骨折を合併したり，激しい骨痛を伴う．

　多発性骨髄腫の発症により，破骨細胞の活性亢進による骨吸収の増加，ならびに骨芽細胞機能の低下に伴う骨形成の低下が生じ，骨量が一層減少すると考えられる．

　骨痛の機序については，骨の不安定性や骨髄内圧の上昇といった機械的因子の関与，および腫瘍浸潤部位における痛みを誘導する液性因子の関与によって神経障害が生じていると考えられている．破骨細胞の特異的阻害薬であるビスホスホネートが骨痛を緩和することより，破骨細胞が多発性骨髄腫による骨痛の発生に関わっていることは想像に難くない．

　疼痛コントロールの方法としては，WHO方式3段階除痛ラダーに沿って行われるべきだが，骨髄腫腎といって，発症時にしばしば腎障害を合併している場合がある[1]．

　腎機能をさらに障害する可能性のあるNSAIDsの使用については十分な注意を要する（肝代謝のアセトアミノフェンが推奨される）．また，オピオイドの選択に関しても，その代謝物が腎より排泄されるモルヒネやコデインではなく，肝代謝であるオキシコドン，フェンタニルを第一選択に考えたい．

　高用量のステロイド（例えばデキサメタゾン8〜40 mg/日など）は，疼痛を緩和するのみならず，原病に対する有効な治療である．また，局所の疼痛管理目的としては，8 Gy程度の単照射にて除痛効果が得られる．脊椎の圧迫骨折などに対しては，局所照射・薬物療法のみならず，整形外科医とよく相談のうえ，硬性コルセッ

トによる免荷，ADLの範囲設定を行い，圧迫骨折の進行による下肢の不全麻痺などを回避することが肝要である．ビスホスホネートは骨痛を軽減させるだけでなく，骨病変の進行を止め，骨関連事象の発症頻度を下げる．しかしながら，顎骨壊死，腎障害などの有害事象については慎重に考える必要がある[1,2,3]．ビスホスホネートを用いる際には，患者と家族に十分な説明を行ったうえ，腎機能を確認し，専門家に患者の口腔内の精査を依頼し，問題がないと判断したのちに投与を行うべきである．

> **MEMO** ビスホスホネート（BP）系薬剤投与時の注意
>
> 日本口腔外科学会のホームページでは，「BP系薬剤（注射）投与に際して，患者に確認，説明いただきたいこと」として，注射用BP製剤を患者に投与する前に以下の事項を実施することが推奨されている．
> ・歯科検診を受け，十分な検査を行うこと
> ・外科的な歯科処置が必要と歯科専門医が判断する場合は，可能な限り注射用BP製剤による治療の開始前に完了し，歯周組織の状態を良好にしておくこと
> ・全身状態が許せば，注射用BP製剤による治療開始は，抜歯部位の粘膜形成が完了するか（14〜21日），骨が十分に治癒するまで延期すること
>
> （文献4より引用）

多発性骨髄腫の治療薬としてはビンクリスチン硫酸塩（オンコビン®）をはじめとして，ボルテゾミブ（ベルケイド®），サリドマイド（サレド®），レナリドミド（レブラミド®）など，末梢神経障害を生じる薬剤が多数存在する．特にボルテゾミブによる神経毒性は蓄積性，用量依存性の傾向があり，投与の中断，減量で軽減，回復するが，下肢の電撃痛，筋力低下など，重度の神経障害を発症すると，不可逆性であることもある．経過観察を怠らず，神経毒性の早期の発見と対処が望まれる．薬剤による治療としては，ビタミン剤（ビタミンB1・6・12），サプリメント（L-グルタミン製剤），三環系抗うつ薬，抗痙攣剤（ガバペンチン），漢方薬（芍薬甘草湯，牛車腎気丸），プレガバリン（リリカ®）などがある[5,6]．

## 症例で選ぶ薬の使い方

### 症例① 激しい胸郭変形を有する多発性骨髄腫症例

70代女性．体幹の疼痛あり，近医にて内服加療も無効．5カ月後，疼痛の増悪あり，起きることができなくなり，総合病院受診．その夜に症状増悪，他の総合病院の整形外科へ緊急入院．多発性骨髄腫を疑われ，当科へ紹介．

多発性骨髄腫（IgA-κ型）臨床病期：ⅢA，ISS病期1と診断．全身に溶骨性の骨病変を有し，特に左側肋骨は多発骨折しており，胸郭の変形が著しい状態であった（図1）．
TP：8.6 g/dL，alb：4.1 g/dL，LDH：216 IU/L，ALP：405 IU/L，BUN：19 mg/dL，Cre：0.65 mg/dL，総Ca：8.4 mg/dL，IgG：682，IgA：1,742，IgM：43，β2MG：3.1 mg/L，WBC：5,200/μL，Hb：9.9 g/dL，plt：96,000/μL

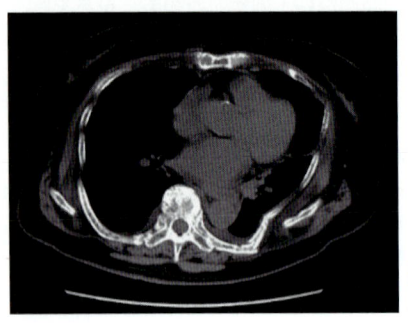

**図1　当科入院時の胸部CT**
左肋骨の多発骨折を認める

## 1 行われた治療

### 1）1～4日目

デキサメタゾン **40 mg/日 点滴静注**，オキシコドン徐放製剤（オキシコンチン®）**1回5 mg，1日2回（12時間ごと）**，アセトアミノフェン（カロナール®）1回300 mg，1日4回（各食後，眠前）を開始．カロナール®は症状に合わせて増量．
レスキューとしてオキシコドン水和物（オキノーム®）**1回2.5 mg，1時間あければ1日何回でも内服可**．

### 2）4日目以降

オキシコンチン®は**20 mg，1日2回（12時間ごと）**まで増量．並行してボルテゾミブ（ベルケイド®）による治療を開始．

### 3）肺炎の合併

その後，右下肺野の肺炎を合併．誤嚥性肺炎を疑い，一時禁食とした．
オキシコンチン®内服も中止となったため，フェンタニルパッチ（デュロテップMTパッチ®）8.4 mg/3日（50μg/時）を貼付．疼痛コントロール不良にて同剤を12.6 mg/3日（75μg/時）へ増量したところ傾眠傾向となり，再び8.4 mg/3日へ減量．
また，ボルテゾミブによる末梢神経障害が強く，不穏せん妄状態を生じたため中止．レナリドミド（レブラミド®）と高用量デキサメタゾン（レナデックス®）の併用療法を開始．疼痛コントロールも安定し，リハビリテーションにより自宅で夫の介助があれば暮らせる状態となったため外来通院治療へ移行．

## 2 この症例での薬物選択のポイント

激しい全身の疼痛あり，臥床状態にてほとんど動けない状態であったため，早期の症状改善を目指した．大量のステロイドとともに最初からNSAIDsと併用して強オピオイドを開始した．初診時に明らかな腎障害は認めなかったが，NSAIDsは肝代謝のアセトアミノフェンを選択した．

## 3 この症例での注意点

硬性コルセットを合わせるのに苦労するほどの胸郭の変形をきたしており，全身骨の激しい疼痛があった．ステロイド，NSAIDs，オピオイドのみならず，ビスホスホネート，エルカトニン（エルシトニン®）などを集約的に用いた治療を行いつつリハビリテーションを行い，少しずつ小さな目標を達成していくことが，帰宅・社会生活復帰への道へつながる．

## 4 患者と家族への説明

本人と夫へ現在の状態と多発性骨髄腫について説明した後に，「この病気は，（治療法の開発により）この5年間で最も予後の改善した病気の1つです．治療を行うことで，症状を改善させることは可能です．しかしながら，完全に病気を治して一生治療しなくてもいい状態までもっていくことはかなり難しく，再び症状が出ては治療を行う，ということを繰り返していくような病気とご理解ください」と伝えた．

## 5 次の一手

症状激しく，コントロールに難渋するようであれば，モルヒネの持続静注を行い，NSAIDsも極量まで増量する．必要に応じて鎮痛補助剤を用いる．

### 症例② 左右の上腕骨に病的骨折をきたした多発性骨髄腫症例

60代女性．第9胸椎の圧迫骨折にて発症．多発性骨髄腫の疑いにて当科へ紹介受診．多発性骨髄腫（IgG-κ）臨床病期：ⅢA，ISS病期1と診断．以後4年間にわたり，サリドマイド，L-PAM大量療法，レナリドミドなどの治療を行い，プラトー状態導入と再燃を繰り返してきた．最近では頭蓋底に髄外腫瘤を形成し，合計40Gy16回分割照射を実施した．その後，内服治療を行いつつ外来通院されていたが，左側上腕の疼痛が強くなり，入院．TP：9.0 g/dL，alb：2.6 g/dL，LDH：1,070 IU/L，ALP：443 IU/L，BUN：8 mg/dL，Cre：0.43 mg/dL，総Ca：8.3 mg/dL，IgG：4,801，IgA：14，IgM：10，WBC：3,4000/μL，Hb：9.9 g/dL，plt：960,000/μL
左右の上腕骨は，ほぼ病的骨折状態（図2，3）

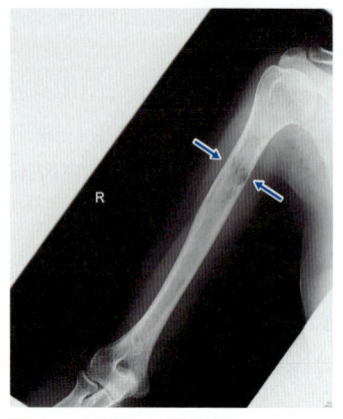

図2　入院時X線右腕

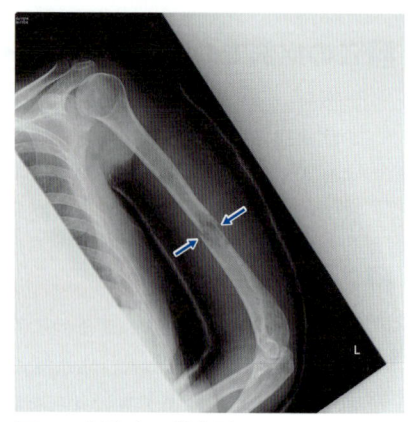

図3　入院時X線左腕

## 1 行われた治療

　それまで内服していたコデインリン酸塩水和物（コデインリン酸塩®）80 mg 2×1（12時間おき）を，オキシコドン徐放剤（オキシコンチン®）1回10 mg，1日3回（8時間おき）およびオキシコドン水和物（オキノーム®）5 mgのレスキューおよびアセトアミノフェン（カロナール®）300 mg，1日4回（各食後＋眠前）へ変更．整形外科へ転科，左右の上腕骨に髄内釘を留置（図4，5）後，両側上腕骨に1回4 Gyを5回の照射を実施．両側上腕骨の疼痛はコントロールされ，日常生活での使用が可能となった．

## 2 この症例での薬物選択のポイント

　病的骨折による急峻な両側上腕の疼痛の増悪をみたため，弱オピオイドから強オピオイドへの変更およびNSAIDsの併用も開始したが，腕を動かしたときの突発痛は激しかったため，ひたすら固定・安静をしつつ，整形外科医と相談．迅速に髄内釘留置術を行った．病変は上腕骨全般にわたっていたため，術後上腕骨全体に照射を実施した．

## 3 この症例での注意点

　長管骨の骨折に関しては，ただ単純に修復，固定するだけでは，骨折部位に腫瘍細胞があること，原病のために良好な骨形成がなされにくいことから治癒しない．髄内固定術などの整形外科的な治療を要する[1]．

図4　術後Ｘ線右腕

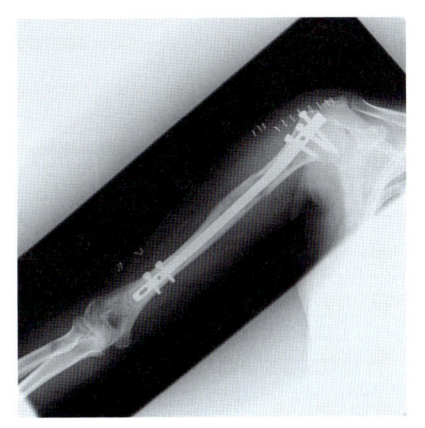

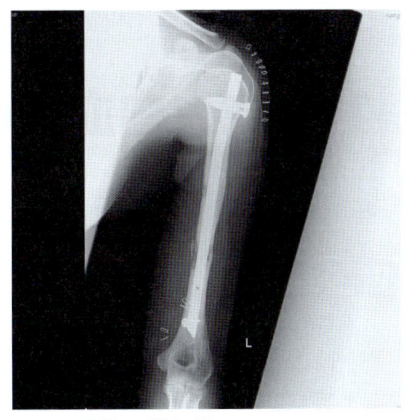

図5　術後Ｘ線左腕

## 4 患者と家族への説明

　　長い経過のなかで，病状が進んできた．厳しい状況であるが，目の前のことを1つ1つこなしながら，目標達成（友人との旅行）にむけてリハビリテーションに励みましょう．

〈文　献〉
1) 米田俊之：血液・腫瘍科，56（6）：768-776, 2008
2) 島本悦宏，高後裕：ペインクリニック．31（別冊春号），S191-S201, 2010
3) 「がん疼痛の薬物療法に関するガイドライン2010年版」（日本緩和医療学会／編），金原出版，2010
4) 「ビジネスホネート系薬剤と顎骨壊死」（日本口腔外科学会／監）
http://www.jsoms.or.jp/pdf2/bone_bisphos.pdf
5) 根本真記：薬局，61（2）：63-72, 2010
6) 田村和夫：Mebio oncology, 2（3）：51-58, 2005

第5章 症例で学ぶ鎮痛薬の選び方・使い方

§1 侵害受容性疼痛（内臓痛）の治療

# 19. 成人白血病の痛み

今井洋介

## POINT

- 診断から告知，治療開始が極めて短時間に行われる成人急性白血病の場合，突然のbad newsを伝える際の医師の振る舞いが，患者の精神的苦痛を著明に緩和する
- 根治を目指す化学療法，もしくは造血幹細胞移植を完遂するために，治療による患者へのダメージを適切に緩和し続けることが不可欠である
- 原病の直接浸潤による疼痛の緩和に対しては，化学療法自体が最も寄与するが，治療効果が十分現れるまでの間，適切な緩和ケアが行われることが望ましい

## 成人白血病に伴う痛みの特徴

　小児の急性リンパ性白血病にて，しばしば，白血病細胞の急速な増殖による骨髄内圧上昇が原因と考えられる骨痛が発症のサインとなった症例が報告されるが[1]，成人白血病では発症時の骨痛は稀である．しかしながら，急性白血病の場合，ほとんど症状のない患者に対し，診断，告知，治療開始を，極めて短時間の間に行わなければならない．短時間に自分の人生を180度変えるかもしれないbad newsを受容することは容易ではない．白血病の治療は日進月歩で進んではいるが，「世間一般の白血病に対するイメージ＝死」であるからである．

　Bad newsを伝える際の医師のふるまいが適切であれば，患者や家族の腹にしっかりと病状認識が落とし込まれ，医師‒患者間の距離は縮まり，その後の患者の不安は軽減する．

　日本サイコオンコロジー学会が開発したSHARE‒プロトコールは，bad newsを適切に伝えるために開発されたものであり，このような場合，白血病患者の精神的苦痛を軽減するために絶大なる効果を示す．それだけに，診断時にほとんどの患者が強い疼痛を自覚する骨髄穿刺，骨髄生検に際しては，事前に十分にその必要性を説明し，同意を得たうえ，声掛け等の愛護的なサポートが必須である．成人白血病における疼痛の代表的なものとしては以下のものがあげられる．

### 1）臓器への直接浸潤による疼痛

慢性骨髄性白血病による緩徐に形成された巨脾による疼痛はあまりないが，急性転化等による急速な経過では被膜の進展により疼痛を自覚する．WHO方式3段階除痛ラダーによる疼痛コントロールを速やかに行いつつ，原病への化学療法を行うことで，疼痛の急速な改善が期待できる[2]．また，少線量の照射も迅速な疼痛緩和をもたらす[3]．

### 2）中枢神経浸潤による疼痛

急性リンパ性白血病は高頻度に中枢神経浸潤を生じ，脳圧亢進による頭痛，悪心，髄膜刺激症状による末梢神経痛などを呈する．MRI，髄液穿刺による迅速な診断と同時に，ステロイドによる脳浮腫の軽減，浸透圧性利尿薬による脳圧の減圧を図るとともに，抗がん薬およびステロイドの髄注および全脳照射，全脊髄照射などの集約的な治療がなされる．

### 3）粘膜障害による疼痛

長期に及ぶ強力な化学療法中，口腔内・肛門の粘膜障害が起こる．出血性膀胱炎などを合併することもある．長期にわたる苦痛を伴う場合もあり，肉体的にも，精神的にもダメージが大きい．歯科医師・歯科衛生師などと連絡を密にし，定期的な口腔ケアを実施することで，粘膜障害の重症度を軽減できるだけでなく，口腔内カンジダ症などの早期発見，早期治療が可能となる．しかしながら，高用量の殺細胞性治療薬や全身照射による粘膜障害，アデノウイルスによる出血性膀胱炎などの疼痛は患者に対するダメージが極めて厳しく，そのコントロールにはモルヒネ（もしくはその他のオピオイド）の持続静注を要することもしばしばである．モルヒネの持続静注は，突出痛に対するボーラス投与が可能であり，口腔粘膜のダメージが強く，経口投与が困難な場合，有用である．

## 症例で学ぶ薬の使い方

### 症例① 慢性骨髄性白血病の肝脾腫による疼痛

20代男性．腹痛，吐き気が出現し，近医受診．整腸剤を処方され，一時症状回復も，その後症状再燃，急速に増悪し，救急病院へ緊急搬送．腹部エコーにて巨脾．異常な白血球高値を認め，同日当科へ紹介．TP：6.9 g/dL，alb：3.7 g/dL，LDH：530 IU/L，ALP：310 IU/L，BUN：13 mg/dL，Cre：0.78 mg/dL，総Ca：8.6 mg/dL，WBC：200,300/$\mu$L（blasts17.5%），Hb：7.1g/dL，plt：703,000/$\mu$L，骨髄穿刺：blasts25.4%，FISH法bcr/abl：99.6%陽性，major bcr/abl定量：4.7×10E3陽性にて，慢性骨髄性白血病急性転化期と診断（図1, 2）．

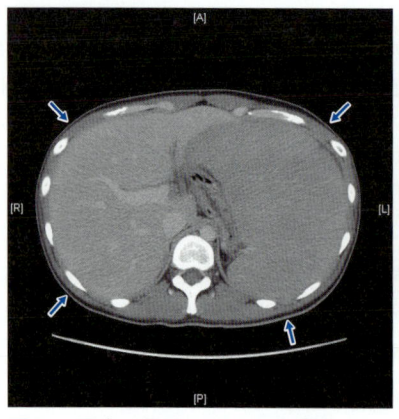

図1　原病の浸潤している肝脾腫　　図2　著名な脾腫

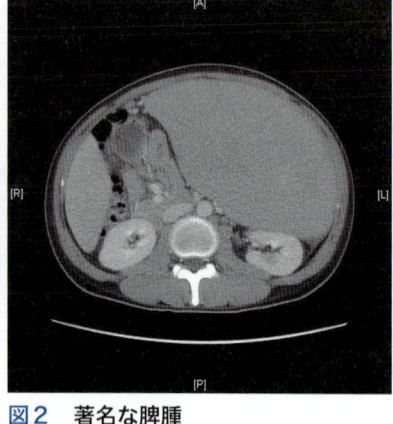

## 1 行われた治療

　コデインリン酸塩1回20 mg 1日4回（各食後，眠前），アセトアミノフェン1回600 mg，1日4回（各食後，眠前），ヒドロキシカルバミド（ハイドレア®）1回500 mg 1日3回（各食後），ダサチニブ（スプリセル®）1回70 mg 1日2回（朝夕食後）開始．著明な肝脾腫による疼痛のコントロールつかず，コデインを1回40 mg 1日4回に増量するも，著効しなかった．
　コデインリン酸塩をフェンタニル貼付薬（デユロテップ®MTパッチ）2.1 mg/3日（12.5μg/時）へ変更．その後，細胞学的寛解へ導入されるとともに肝脾腫も改善．鎮痛薬をオフにすることができた．

## 2 この症例での薬物選択のポイント

　緩徐に形成されていた脾腫が，急性転化によって一気に進行し，被膜の急激な進展により激しい疼痛を生じたものと考える．悪心，便秘等の副作用に気をつけつつ，迅速にオピオイドを至適量まで増量することが望ましい．

## 3 この症例での注意点

　若年の患者である．オピオイドの副作用対策としてプロクロルペラジンメシル酸塩（ノバミン®）1回5 mg 1日3回（各食後）などを用いるときには，アカシジアの出現には十分に気をつける必要がある（体がムズムズしてじっとしていられない，よく眠れない，などの症状で出現することが多い）．

## 4 患者と家族への説明

発症はかなり前かもしれないこと，急性転化を生じており，根治を目指すためには同種造血幹細胞移植を要するが，同胞とHLAの一致をみなかったこと，TKI（チロシンキナーゼ阻害薬）による遺伝子学的効果をみつつ同種造血幹細胞の実施について相談を繰り返す必要があることを説明した．

## 5 次の一手

急速に増悪する内臓痛を迅速にコントロールするためにはオピオイドの持続静注が有効と考える．

### 症例② 寛解導入療法中に急激に中枢神経浸潤を生じた高齢者急性リンパ性腫瘍の一例

79歳男性．腹部膨満感，微熱にて近医受診．白血球中に異型リンパ球を多数認め，血小板数は12,000しかなく，当科へ紹介．TP：6.9 g/dL，alb：3.8 g/dL，LDH：4,351 IU/L，ALP：232 IU/L，BUN：18 mg/dL，Cre：0.9 mg/dL，総Ca：9.7 mg/dL，尿酸：11.2 mg/dL，WBC：13,500/μL（blasts62.0%），Hb：15.3 g/dL，plt：9,000/μL，骨髄穿刺：blasts97.2%，空胞を有するバーキットリンパ腫様の細胞，急性リンパ性白血病（L3）と診断．本人，家人へ告知のうえ，高齢者向けの多剤併用化学療法を開始．髄液浸潤もあり，メトトレキサート（MTX）12 mg＋プレドニゾロン（PSL）20 mgの髄注も実施．末梢血中の芽球は順調に減少．全身状態も安定していたが，外泊を予定していた日の朝，頭痛・悪心・眼瞼下垂を生じた．

## 1 行われた治療

### 1）現状

本症例では，中枢神経浸潤の再燃と考えた．化学療法中の突然で激しい再燃であり，年齢を考慮すると，これ以上の積極的な化学療法は勧めかねた．家族と相談し，Best Supportive Careを行う方針となった．

### 2）処方

デキサメタゾン（デカドロン®）**8 mg/日 点滴静注**，および，濃グリセリン（グリセオール®）**200 mL/日 点滴静注**，フルルビプロフェンアキセチル（ロピオン®）**100 mg/日 24時間持続静注**を連日行った．

速やかに頭痛，悪心は消失．腫瘍熱も消失したが，両側の眼瞼下垂と夜間せん妄あり．ミルタザピン（リフレックス®）**1回15 mgを内服（眠前）**し，夜間不穏時リスペリドン（リスパダール®）**1回1 mgを頓用**するようにした．

徐々に全身苦痛も伴ったため，モルヒネ塩酸塩水和物（塩酸モルヒネ®）**10 mg/日持続静注**，苦痛時1時間あたりの静注分をボーラス投与の追加を行った（15分あければ何回でも可）．

3）経過

長女に付き添われ，8日間，療養型病院に入院中の妻をはじめ，色々な方と会い，家族と沢山話をして，永眠した．

## 2 この症例での薬物選択のポイント

残された時間を苦痛なく過ごし，有意義なものにすることが目標にて，リンパ系腫瘍の増悪時に生じる腫瘍熱を抑えるため，ステロイドとNSAIDsを十分に用いた．また，原病が放出するサイトカインおよびステロイド投与にて，年齢からも終末期せん妄の出現する可能性は極めて高かった．早い時期にミルタザピンとリスペリドンを投入することで，拘束や鎮静を用いることなく家族とよい時間を過ごすことが可能となった．

## 3 この症例で注意点

高齢者に発症した極めてアグレッシブな急性リンパ性白血病にて，根治は困難であるが，治療によってはより長期の延命も可能であったかもしれない．ただ，長男，長女はもちろん，入院していた妻にも予後告知をしたあとは，主治医および医療チームは，意思統一をしっかりと図って，ぶれることなくBSCの方針を貫徹する必要がある．もちろん，そのときどきでの臨機応変で柔軟な対応を行うことは当然のことである．

## 4 患者と家族への説明

妻へは「とてもスピードの速い白血病が治療中に再び勢いを増してしまいました．脳神経のなかで病気があばれており，予後は極めて不良です．いたずらに苦痛を長引かせるより，この一時集中して，しっかりとお看取りをすることが大切と考えます」と伝えた．

## 5 次の一手

全身苦痛が激しく，終末期せん妄も強く，覚醒しているメリットが少ないと家族が強く希望したときに限り，鎮静を行う．ミダゾラム（ドルミカム®）10 mg～30 mg/日 24時間持続静注．

〈文　献〉
1）小澤美和：小児科診療，8（159-163）：1407-1411，2010
2）島本悦宏，高後　裕：ペインクリニック．31（別冊春号）：S191-S201，2010

3）笹井啓資：がん看護，7（1）：50-52，2001

**〈参考資料〉**
1）「続・がん医療におけるコミュニケーション・スキル」（藤森麻衣子，他/著），pp24-31，34-49，医学書院，2009
2）今井洋介：Trends in Hemaological Malignancies, 3 (1)：32-36, 2011

第5章 症例で学ぶ鎮痛薬の選び方・使い方

§1 侵害受容性疼痛（内臓痛）の治療

# 20. 小児白血病の痛み

大園秀一

## POINT

- 小児白血病は激しい疼痛を伴うことが多く，進行期にはオピオイドによる緩和を必要とする症例が多い
- ステロイドや少量の化学療法が進行期でも症状緩和に有効な場合もあり，鎮痛補助薬としての役割も果たす
- 痛みの程度は患者本人の言葉や様子に加え，保護者の情報やフェイススケール等から総合的に評価する

## 小児白血病に伴う痛みの特徴

　小児白血病の疼痛は，増殖する白血病細胞が骨髄をはじめとした各臓器において侵害受容体を直接刺激する激痛であり，速やかに対応することが現場では求められる．

　鎮痛薬はWHO方式3段階除痛ラダーに従うことが原則であるが，病状が進行するとモルヒネなどの強オピオイドが必須となる．一方でかなり進行した状態でも少量のステロイドや抗がん剤も鎮痛補助薬として有効である．

　小児は内服が困難なことが多いため，確実な鎮痛を目標として急性期管理はモルヒネの持続静脈投与（皮下投与）＋突発痛に対するボーラス投与を行い，維持管理はフェンタニル貼付薬＋レスキュー内服（オプソ®またはオキノーム®）を行う．

　終末期においては刻々と状態が変化し，鎮痛薬以外の薬剤（例：抗生物質，輸血など）も多剤併用されることがあるため，全身管理の一環としての疼痛コントロールという視点が欠かせない．

　医師－患者間のみならず，医療チーム内においても良好なコミュニケーションをとることが疼痛緩和の土台になることはいうまでもなく，心身両面でのケアを円滑に進める原動力となる[1]．

　小児は年齢や病気の理解に個人差が大きく，家族（特に母親）からの情報が重要なため，本人の評価と家族の痛みに対する認識や対処行動も十分汲み取ったうえで判断する必要がある．

## 症例で学ぶ薬の使い方

**症例** PBSCTを行うも早期に増悪したリンパ性白血病の男子例

初発時12歳の大腿骨原発リンパ芽球性リンパ腫/白血病の男性（図1-a）．多剤併用化学療法により第一寛解期に入ったが，発病後2年11カ月の維持療法中に両側精巣再発．さらに，膵臓，副腎や右大腿骨にも病変が浸潤していることが判明（図1-b）．その7カ月後，未寛解の状態でHLA一致の兄をドナーとした末梢血幹細胞移植（PBSCT）を施行．移植後の口内炎痛にモルヒネ塩酸塩持続注射を投与したが，悪心と倦怠感が強く思うように増量できない状態であった．移植後40日で骨髄浸潤が判明．間もなく大腿骨痛が悪化したためモルヒネ増量とステロイド投与を行い，自宅に外泊．その後急激に腹痛が増悪し，全身状態も悪化したためモルヒネを約10倍量まで増量．疼痛緩和はある程度得られたが，移植後65日の経過で腫瘍死の転機をたどった．

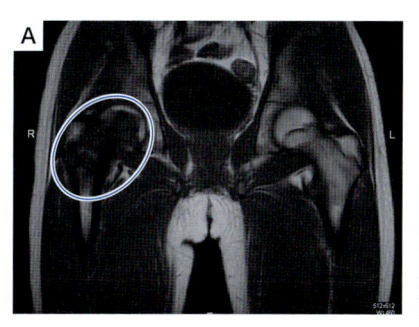

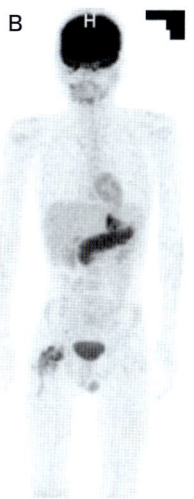

**図1　再発時画像所見**
A）再発時両大腿骨MRI T1強調画像．右大体骨頭〜骨幹部にかけて広範囲に不均一な低信号域を認める
B）再発時PET画像．膵臓，左副腎，右大腿骨，左精巣にFDGの吸収域を認め，浸潤像と判断された

## 1 行われた治療（図2）

入院前より大腿部の痛みは継続していたため，NSAIDsの投与は長期間に及んでいた．入院後より弱オピオイド（リン酸コデイン）にステップアップし，5月から

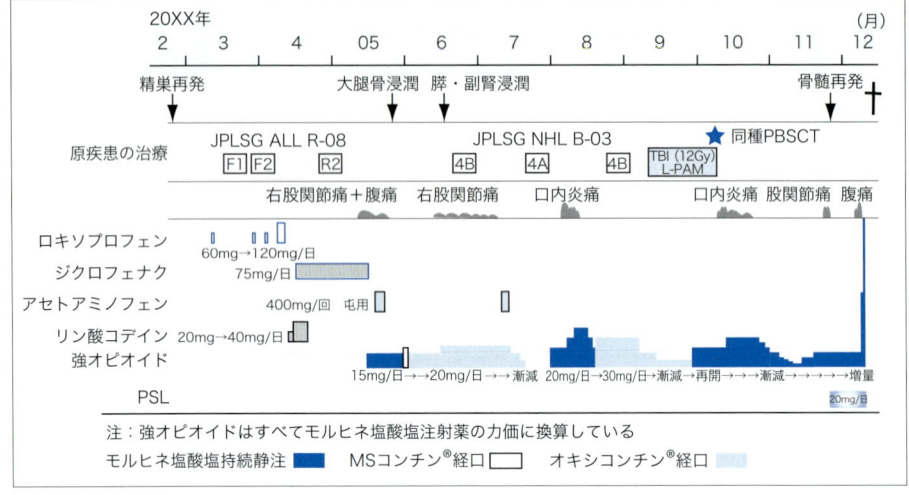

**図2 症例経過（精巣再発後）**

JPLSG ALL R-08：日本白血病リンパ腫研究グループ．再発急性リンパ性白血病に対するリスク別臨床研究
JPLSG NHL B-03：日本白血病リンパ腫研究グループ．小児成熟B細胞性腫瘍に対する臨床試験
PBSCT：末梢血幹細胞移植，TBI：全身放射線照射，L-PAM：メルファラン
F1：デキサメタゾン，ビンクリスチン，メソトレキサート，L-アスパラギナーゼ，髄注による多剤併用化学療法
F2：デキサメタゾン，ビンクリスチン，シタラビン，L-アスパラギナーゼ，髄注による多剤併用化学療法
R2：デキサメタゾン，ビンデシン，メソトレキサート，L-アスパラギナーゼ，イホスファミド，ダウノルビシン，6-メルカプトプリン，髄注による多剤併用化学療法
4B：シタラビン，メソトレキサート，ビンクリスチン，デキサメタゾン，エトポシド，髄注による多剤併用化学療法
4B：デキサメタゾン，メトトレキサート，シクロホスファミド，ビンクリスチン，ピラルビシン，髄注による多剤併用化学療法

の疼痛急性期の持続痛に対してモルヒネ塩酸塩持続静注を行った．突発痛の対処としてはモルヒネ塩酸塩持続静注を1時間分早送りした．痛みがある程度治まり，経口摂取も可能となったところでオキシコドン塩酸塩（オキシコンチン®，1回5 mg，1日2回）の内服へと切り替えた．

化学療法等による口内炎で経口摂取が困難であったため8月や9月以降はモルヒネ塩酸塩を持続静脈投与した．口内炎が一時的に改善した際には経口投与とした．終末期においては腫瘍増大による股関節痛や腹痛が認められ，頻回のボーラス投与が必要となり，オピオイドからの離脱が困難であった．

11月，骨髄浸潤が再度判明したとき，鎮痛補助薬としてステロイド〔プレドニゾロン（PSL）20 mg/日，静注〕の投与を行った．痛みの改善と共に，倦怠感も改善し，念願の自宅外泊が実現した．

## 2 この症例での薬物選択のポイント

　急性白血病/リンパ腫の病状進行が確認され，それまで行われていたNSAIDsや弱オピオイドではコントロール困難な疼痛であると判断された．除痛ラダーのステップアップとして持続点滴静注の強オピオイドを選択した．一方でモルヒネ塩酸塩注射薬による悪心などの副作用が持続したため，完全に徐痛できる状態まで増量できなかった．このため少しでも状態が安定したときに，経口摂取とオピオイドスイッチングを同時に行った点が本症例におけるポイントである．

## 3 この症例での注意点

　死亡直前の腹痛は白血病細胞の多臓器への浸潤であったと推測された．速やかにモルヒネ塩酸塩増量を考慮しなくてはならなかったが，過去の副作用から積極的な増量に躊躇していた．しかしモルヒネ塩酸塩持続静注をボーラスで1時間投与（20mg/時間）した際，本人の苦痛が和らぎ，予測された吐気や眠気などの副作用がなかったため，段階的でない増量は一般的に勧められないが，増量前の約10倍量に増やした．患者は亡くなる前日の夜まで意識があり，家族と意思疎通を取ることもできた．終末期におけるオピオイド増量は，悪心のほか呼吸抑制や意識障害の増悪が特に注意すべきポイントであるが，本症例ではそれらの副作用に注意が払われ，適正な増量が行われたものと考えられた．

## 4 患者と家族への説明

　本症例においては，家族の理解がよく情報開示にも積極的であったため，両親から本人に初発時より小児がんである旨の説明が行われていた．その後も本人の意思を尊重し，再発や転移，オピオイドの開始に関する情報も医師から本人に優先的に伝える方針を採っていた．オピオイド開始時，本人に「現在の痛みを和らげるために効果的な薬であること」「医療用麻薬であり，痛みの原因が解決すれば中止できること」「モルヒネ製剤であること」「副作用として，便秘や悪心などがあるが適切な対処でモルヒネを使いながら軽減する方法があること」について説明を行い，同意を得たうえで開始した．家族にも同様の説明を行った．

**モルヒネ開始説明後の本人の反応**：「それは麻薬？」「どんな副作用がある？」「（説明を聞いて）ふぅーん…（後にうなずいて，同意）」

## 5 次の一手

　鎮痛薬増量に反応しなかった場合，あるいは副作用が強く出て思うように増量できない際に2つの次の手を想定していた[2,3]．

①鎮痛補助薬の追加：ケタミンによる鎮痛．持続点滴で投与可能であり，オピオイ

ドと作用機序が異なるため効果が期待できる．また，呼吸抑制が少ない点もメリットである．0.1〜0.15 mg/kg/時より開始．

②**向精神薬・ベンゾジアゼピンによる鎮静**：疼痛により睡眠が妨げられたり，せん妄を合併した際には考慮される薬剤．当科では活動性せん妄の際は**ハロペリドール（セレネース®）0.025〜0.05 mg/kg/日（1日投与量を朝晩に半分ずつ投与し，1日あたりの最大投与量は10 mg）持続点滴**，疼痛コントロール不良で睡眠障害の際は**ミダゾラム（ドルミカム®）0.05〜0.1 mg/kg/時，持続点滴**を行う．特に②を選択する際は開始後家族と本人の意思疎通がより困難となるため，鎮痛効果と鎮静による意識の低下との兼ね合いを本人・家族に十分説明し，承諾を得た後に開始すべきである．

〈文　献〉

1 ) 加藤陽子：がん患者と対症療法．22 (2), : 105-110, 2011
2 ) Brown, S. C. and McGroth, P. A. : In Paediatric Palliative Medicine (Hain RDW, ed.), pp1318-1336, Oxford Medical Publication, 2010
3 ) 奥野滋子 他：ペインクリニック, 31, Spring Suppl : S202-S214, 2010

# 第5章 症例で学ぶ鎮痛薬の選び方・使い方

## §1 侵害受容性疼痛（内臓痛）の治療

## 21. 小児固形腫瘍の痛み

大薗秀一

### POINT

- 小児固形腫瘍の疼痛は「侵害受容性疼痛」と「神経障害性疼痛」両面からのアプローチが必要である
- 進行期でも放射線治療が症状緩和に有効である
- 緩和期に入っても予後が年単位で推移する場合もあるため，適切な投与経路で患児のQOLを保つことが重要

### 小児固形腫瘍に伴う痛みの特徴

　小児固形腫瘍の疼痛は成人の固形腫瘍同様，腫瘍の直接的な侵害受容体への刺激による**侵害受容性疼痛**と周囲の神経を巻き込んだり，圧迫することでその支配領域に波及する**神経障害性疼痛**に分けられる．

　疼痛管理の原則は"by the ladder：疼痛ラダーに従って""by the clock：時間通りに""by the mouth：可能な限り経口で"であり，小児においては"by the child：患児にあわせて""via appropriate route：適切なルートで"が加わる[1]．

　小児白血病と異なる点は，進行期でも放射線治療が症状緩和に有効なことである．終末期には呼吸困難を呈する症例が多く，呼吸症状のコントロールにもモルヒネ製剤は重要な役割を果たす．

### 症例で学ぶ薬の使い方

**症例　呼吸困難と肩甲部痛を呈した胸壁原発軟部肉腫の男子例**

　初診時12歳男児．呼吸困難と右胸部の腫脹を主訴に当科紹介入院．胸部単純X線写真にて右全肺野のすりガラス様陰影と左肺野の多発性の腫瘤影を認めた．また，MRI画像でも同様の所見であった（図1A，B）．右胸部腫瘤の生検の結果「分類不能肉腫」と診断された．化学療法を計8コース行ったが改善乏しかった．腫瘍の胸壁圧迫による疼痛が認

められ，NSAIDs→弱オピオイド→強オピオイドの順でコントロールを行った．家族に完治が困難であるという説明を行い，残された時間をできる限り家族と一緒に過ごすことを提案．その後放射線治療で疼痛コントロールを行い入院8カ月で退院．しかし12日後に脳転移による痙攣発作を起こし再入院．その後呼吸状態が急速に悪化し，再入院後11日で腫瘍死した．

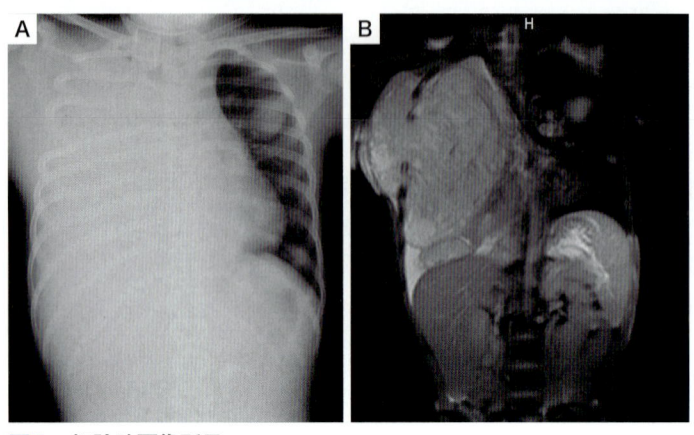

#### 図1　初診時画像所見
A）入院時胸部単純X線写真．右全肺野の透過性低下，縦隔の左方偏移，右肋骨IVとVの間隔の離開，左肺の多発性結節
B）入院時胸部MRI STIR画像．右胸郭内から胸腔外にはみ出す巨大な腫瘍を認める．左肺にも多発性の結節を認めた

## 1 行われた治療（図2）

　入院直後より化学療法を開始．その後肩甲部痛を認め，強オピオイド〔ブプレノルフィン塩酸塩（レペタン®）1回0.2 mg 1日1～2回点滴静脈投与（1時間）〕やNSAIDsの屯用で対処していた．痛みは化学療法が開始されて3～4日後よりはじまり，10～14日くらいで軽快し，20日～次の治療が開始されるまでに再び訴えとしてあげられた．3回目の化学療法後の回復期に頓用の点滴オピオイドでも痛みが軽快しなかったため，持続性強オピオイドのモルヒネ塩酸塩（カディアン®）1回20 mg 1日1回内服を開始した．患児のコンプライアンスが不良であることを考慮し，1日1回投与の薬剤を選択した．その後本人が内服より点滴の痛み止めを希望したため，突発痛へのレペタン®点滴静注＋NSAIDs〔アセトアミノフェン（カロナール®）1回400 mg 1日1～2回内服〕に変更した．入院から7カ月後，放射線＋ステロイドによる疼痛コントロールを開始．両側にそれぞれ総照射量30Gy照射し，内服薬での疼痛コントロールが可能となったため，自宅退院とした．再入院後は呼吸困難もあり，内服困難となったため，モルヒネ塩酸塩20 mg/日より開始

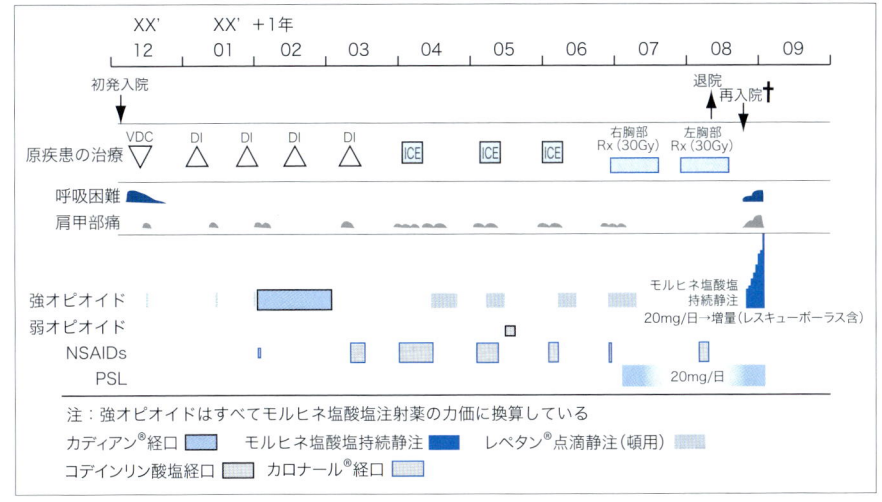

**図2　症例全経過**
VDC：ビンクリスチン＋ドキソルビシン＋シクロホスファミド
DI：ドキソルビシン＋イホスファミド
ICE：イホスファミド＋カルボプラチン＋エトポシド

し，漸増持続静注とボーラス投与で対処した．

## 2 この症例での薬物選択のポイント

　　内服コンプライアンスが不良であるうえに，痛みの訴えが非常に多かった症例．年齢が12歳であり，初回入院時は家族が付き添っていない状況であった．内服を本人管理にできないため，管理担当の看護師との密な連絡が欠かせなかった．このような背景を考慮し，可能な限り内服の回数が少ない鎮痛薬を選択し，突発痛には点滴静注の薬剤を投与し確実な疼痛コントロールを心がけた．

　　さらに，患児は1人で入院しており，さまざまな状況から踏み込んだ病状説明がなされていなかったため，不安が強く痛みの訴えに一貫性がないときもあった．心理社会的な背景も痛みに強く関与していたと考えられ，看護師や心理士，保育士が丁寧に患児の話に耳を傾けていたことも，疼痛緩和に大きく貢献したものと考えられた[2]．

## 3 この症例での注意点

　　初診時よりかなり進行した腫瘍であり，化学療法・放射線療法にも抵抗性であった一方で，治療中は腫瘍増大に一定の抑制がかかっていたと考えられ，疼痛コント

第5章 症例で学ぶ鎮痛薬の選び方・使い方

§2 侵害受容性疼痛（骨転移等）の治療

# 1. 骨肉腫の痛み

坂下美彦

## POINT
- 初発症状は運動時の痛みのことが多い
- 進行した場合は腫瘍の部位や骨転移部位によりさまざまな痛みが出現しうる
- 若年者に多くまた治療が長期に及ぶため心理社会的問題にも配慮する必要がある
- 肺への転移が多いため，終末期では呼吸困難のマネジメントが必要となる

## 骨肉腫に伴う痛みの特徴

　骨肉腫は10歳代に好発する骨原発性悪性腫瘍である．部位は大腿骨遠位部が最も多く，ほかに脛骨近位部，上腕骨近位部などに発生する．症状は運動時の局所の痛みとして発症することが多いため，初期はスポーツ障害による痛みと鑑別が難しい．腫脹や熱感を伴うこともある．進行すると安静時にも痛むようになる．

　一刻も早く診断し，化学療法を開始することが重要である．治療が奏功すると痛みも軽快する．化学療法と手術で根治的な治療が行われる．

　再発転移は肺が最も多く，肺の腫瘍摘出術が繰り返し行われることがある．ほかに骨や肝臓などに転移することもある．転移の部位によりさまざまな痛みが出現する可能性がある．たとえば，安静時は痛くないが動作やある姿勢で増強する体動時痛や，しびれなどの神経症状を伴う神経障害性疼痛である．その場合は治療と合わせて痛みのマネジメントが重要になる．

　骨肉腫は若年者に多く，また入院治療期間も長期に及ぶ．そのため，骨肉腫の患者の症状マネジメントには身体的な問題だけでなく，心理社会的な問題にも配慮が必要である．終末期では肺転移から呼吸不全に至ることが多い．そのため呼吸困難のマネジメントが重要である．

## 症例で学ぶ薬の使い方

**症例** 検査時や化学療法中の痛みのコントロール

62歳女性，骨盤骨肉腫．
5カ月前より左臀部の痛みが出現し，1カ月前に痛みが増強した．近くの病院でのCT検査（図）にて左骨盤の骨腫瘍が疑われ当センターを紹介された．入院後，針生検にて骨盤の骨肉腫と診断．腫瘍の部位から手術の適応はなく，重粒子線治療が予定された．当センターでイホスファミド（イホマイド®）とドキソルビシン（アドリアシン®）による化学療法を施行し，重粒子線治療のため他施設へ転院となった．

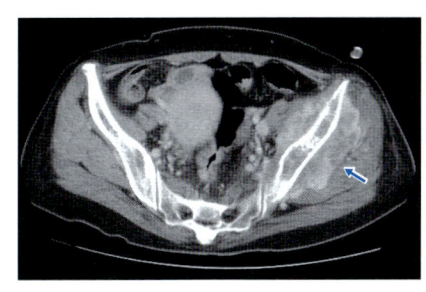

**図　骨盤部CT**
左腸骨に腫瘍を認める

## 1 行われた治療

　当センター受診時は左臀部から股関節に強い痛み（NRS 8/10）があった．前医で処方されていたロキソプロフェン（ロキソニン®）180 mg/日に加えオキシコドン徐放製剤（オキシコンチン®）20 mg/日を開始し，安静時の痛みはNRS 3/10程度に改善した．針生検の際には体位による痛みの増強が予測されたため，レスキューとしてオキシコドン速放製剤（オキノーム®）5 mgとジクロフェナクナトリウム坐剤25 mgを前もって30分前に使用し，無事に検査を施行することができた．化学療法開始後は抗がん剤による悪心が出現したため，オキシコンチン®は一時的にモルヒネの持続注射1 mg/時に変更し，悪心が落ち着いてからオキシコドンを再開した．

## 2 薬物選択のポイント

　化学療法などによる悪心でオピオイドが内服困難な場合，痛みが落ち着いていればフェンタニル貼付薬に変更することもある．この症例では体動時の痛みのコントロールが不良であったのでモルヒネの持続注射を選択した．

## 3 この症例での注意点

　安静時の痛みは比較的良好にコントロール可能であるが，動作や姿勢により増強する体動時痛のマネジメントが難しい．予防的なレスキューの使用と合わせて，移動時の車イスの使用など痛みを増強させない工夫を行った．

## 4 患者と家族への説明

　「抗がん剤による吐き気が強いので痛み止めは一時的に注射に変更しますが，吐き気が治まればまた飲み薬に戻すことができます．また，抗がん剤の効果で痛みが減れば，痛み止めを減らすことも可能です」と説明した．

## 5 次の一手

　下肢の神経障害性疼痛などを伴うようであれば，プレガバリン（リリカ®カプセル）などの鎮痛補助薬を併用する．

第5章 症例で学ぶ鎮痛薬の選び方・使い方

§2 侵害受容性疼痛（骨転移等）の治療

# 2. 上腕骨転移の痛み

坂下美彦

## POINT

- ◆ 上腕骨転移による痛みは局在性がはっきりとした侵害受容性疼痛である
- ◆ 病的骨折の急性期では痛みは増強し，神経障害性疼痛を伴うことがある
- ◆ 病的骨折ではQOLを考えて外科的固定を優先して検討する
- ◆ 外科手術の適応がなく保存的に診た場合，1～2カ月程度で偽関節となり痛みは軽快する

## 上腕骨転移に伴う痛みの特徴

　上腕骨への転移は体幹の骨に比べると少ない．上腕骨転移の痛みが難治性となることはあまりないが，病的骨折を起こすと状況は大きく変化する．骨溶解性の転移を起しやすい乳がんや肺がん，腎がんなどで注意が必要である．

　上腕骨転移の痛みは局在性のはっきりとした侵害受容性疼痛である．上肢を動かした際に肩や上腕に強く痛みを感じることが多い．しかし安静時に持続する場合もある．また転移部局所には圧痛を感じる．上腕骨転移の痛みに対しては鎮痛薬以外に放射線照射も検討すべきである．四肢骨転移への疼痛緩和目的の放射線照射の有効率は80～90％と高い．

　病的骨折が起きた場合は，外科的な固定術を検討すべきである．骨皮質が脆弱となった転移部は，物を持つ，腕をつくなどの動作で骨折を起すことがある．通常，急性期は痛みのため全く腕を動かせない．さらに，上肢のしびれなど神経障害性疼痛を伴うこともある．病的骨折やその切迫状態では髄内釘などの固定術の適応となることがある．外科的固定が行われた場合，上肢の機能は維持され，痛みのマネジメントも良好となる．よってQOLの点からは外科手術を優先すべきである．しかし適応は他病変の状況や全身状態，予後などを含め総合的に判断されなければいけない．

　手術適応がなく病的骨折を保存的に診た場合，三角巾やアームスリングによる腕の固定が重要になる．上腕骨の骨折では，大腿骨骨折とは異なり比較的に安定性を保ちやすい．急性期には痛みが強いが，1～2カ月程度で偽関節となり痛みは軽減することが多い．その場合，腕の挙上は不可能であるが，手の機能は保たれる．

## 症例で学ぶ薬の使い方

**症 例** 上腕骨病的骨折後の痛みのコントロール

71歳男性　肝細胞がん，左上腕骨病的骨折（図）．
3カ月前に左上腕骨を骨折し整形外科医院を受診．単純骨折としてギプス固定にて経過を診られていたが，改善が認められないため近くの総合病院へ紹介された．精査の結果，肝細胞がんの骨転移による病的骨折と診断，また肝硬変と糖尿病の合併が明らかとなった．加療目的に当センター消化器内科を紹介された．受診時，骨折部位は腫瘤状となっていた．左上肢は三角巾使用により痛みは強くはなかった．

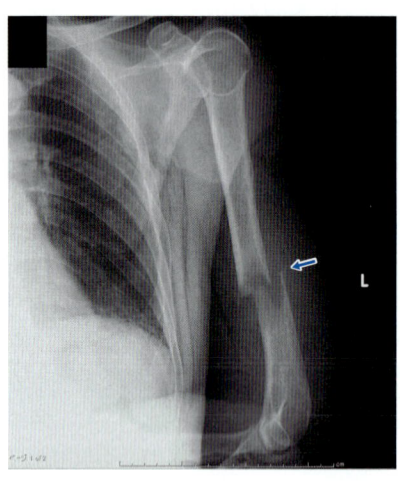

**図　左上腕骨X線写真**
左上腕骨の病的骨折を認める

### 1 行われた治療

痛みは軽度であったため，ロキソプロフェンナトリウム（ロキソニン®）1回60mg 1日2回の定時内服を行った．放射線照射にて転移部の腫瘍が縮小すれば，髄内釘固定術を検討することとした．左上腕骨転移部に放射線照射25 Gyを施行し，肝臓の腫瘍に対してTAEを行った．さらに全身療法としてソラフェニブ（ネクサバール®）による化学療法が開始された．しかし，その後骨転移部の腫瘍は増大した．腫瘍切除術も検討されたが，易出血性，糖尿病，術後の神経障害のリスクを考え，外科手術は施行せずに保存的療法を行った．

### 2 薬物選択のポイント

骨折からすでに時間が経過していたこともあり，ロキソプロフェンでマネジメント

可能であった．NSAIDsで鎮痛が不十分であればオピオイド鎮痛薬の併用を検討する．

## ❸ この症例での注意点

　骨折部に力が加わらなければ痛みの増強はない．三角巾で吊るなど，腕の安静を保つことが重要であった．

## ❹ 患者と家族への説明

　「骨折を起したままになっているため，腕を挙げたりすることはできませんが，ボタンをはめるなど手を使うことはできます．今後痛みが強くなるようであればほかの痛み止めで緩和することが可能です」と説明した．

## ❺ 次の一手

　しびれなどの神経障害性疼痛を伴えばプレガバリン（リリカ®カプセル）などの鎮痛補助薬を検討する．

第5章 症例で学ぶ鎮痛薬の選び方・使い方

§2 侵害受容性疼痛（骨転移等）の治療

# 3. 椎体転移の痛み

坂下美彦

## POINT

- ◆ 椎体転移では離れた部位に関連痛を感じることがある
- ◆ 神経根の圧迫などの神経障害性疼痛に対しては鎮痛補助薬が必要なことがある
- ◆ 動作によって悪化する痛みに対しては動作の工夫や補助具の使用が重要である
- ◆ 椎体転移の痛みでは薬物療法以外に放射線照射も考慮する
- ◆ 脊髄圧迫による麻痺のリスクも評価する必要がある

## 椎体転移に伴う痛みの特徴

　椎体転移の痛みは頸椎，胸椎，腰椎のどこの椎体への転移かによって異なる．また，神経障害性疼痛や動作時の突出痛を伴うことがある．そのため痛みのマネジメントは簡単ではない．さらに椎体転移では麻痺のリスクのも念頭におかなければならない．

　椎体転移では転移部の痛みだけではなく，離れた部位に関連痛を感じることがある．これは脊椎と同じ知覚支配を受ける領域の骨に同時に痛みを感じるために起きる．頸椎転移では肩や上肢に，腰椎転移では骨盤や下肢に痛みを感じる．このような特徴を理解しておくことは，脊椎転移の診断の助けになる．

　神経根の圧迫や障害により，椎体転移では神経障害性疼痛を伴うことがある．頸椎では上肢，胸椎では胸部や腹部，腰椎転移では下肢にしびれなどの知覚障害や痛みを生じる．「ビリビリする」，「電気が走るような」などと表現されることもある．このような痛みは，NSAIDsやオピオイドだけではマネジメントが難しいことがあるため，プレガバリンなどの鎮痛補助薬が併用される．

　椎体転移では動作や姿勢により増強する突出痛が出やすい．立ち上がりや寝返りなどの動作の際に椎体へは屈曲や回旋などによる荷重が加わり，一時的な痛みの増強が起こる．このような痛みに対してオピオイドの増量を行うと安静時の眠気が問題となるため，薬物療法以外に放射線照射を検討すべきである．また，痛みが増強しない動作の工夫や補助具の使用などが必要である．

　椎体転移では脊髄圧迫による麻痺を起すことがあるので注意が必要である．頸椎

転移では四肢麻痺，胸椎転移では下肢麻痺となる．脱力などの出現時は放射線照射や外科手術の適応が検討されるが，症状が出現してからでは麻痺を回避できないことも多い．CTやMRIで脊髄圧迫のリスクを評価する必要がある．

## 症例で学ぶ薬の使い方

**症例** 神経障害性疼痛を伴う肺がん頸胸椎転移

47歳男性，肺がん（扁平上皮がん）頸胸椎転移．
7年前に右肺上葉切除術施行，同年に縦隔リンパ節に再発し，放射線化学療法が行われた．その後経過は良好であったが，今年になり頸部から右上肢の痛みが出現するようになり，MRI検査にて頸椎胸椎転移（C7-Th2）と診断された（図）．項部から右上肢に痛み（NRS 7～8/10），右上肢にしびれと軽度の脱力があった．箸を使っての食事は難しい状態であった．

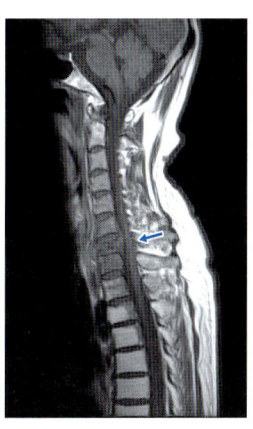

**図　頸胸椎のMRI**
C7-Th2に転移を認める

### 1 行われた治療

疼痛緩和目的にC5-Th2に放射線照射30 Gyを施行した．同時にロキソプロフェンナトリウム（ロキソニン®）1回60 mg 1日3回内服とオキシコドン徐放製剤（オキシコンチン®）1回10 mg 1日2回内服を開始した．しかし，悪心のコントロールが困難のため，オキシコドンはフェンタニル貼付薬（フェントス®テープ）に変更した．レスキューとしてオキシコドン速放製剤（オキノーム®）5 mg/回を使用した．フェントス®テープを2 mg/日（25 μg/時）→3 mg/日（37.5 μg/時）→4 mg/日（50 μg/時）まで増量したところ項部から上肢の痛みが軽減した．右上肢

## 4 患者と家族への説明

「脳腫瘍による頭蓋内圧亢進症状を保存的治療のみで継続的に和らげ続けることは困難ですが，脳浮腫を軽減することができれば頭痛や嘔吐は改善します．最終的には脳幹部へ腫瘍が浸潤して意識障害が生じると思われますが，それまでの間，頭痛や吐き気などの辛い症状は和らげるようにしましょう」と説明した．

## 5 次の一手

脳浮腫軽減対策が無効な場合，NSAIDsやオピオイド（モルヒネ）等の鎮痛薬を試す．

第5章 症例で学ぶ鎮痛薬の選び方・使い方

§3 神経障害性疼痛の治療

# 2. 転移性脳腫瘍に伴う痛み

渡辺邦彦

## POINT
- 脳実質内腫瘍のみで頭痛を生じることは少ない
- 頭蓋内圧亢進や局所脳浮腫により血管が伸展されると痛みの原因となる
- 痛みを感知する硬膜に腫瘍が浸潤したり，髄腔内播種をきたして髄膜刺激症状が生じると頭痛の原因となる
- 痙攣発作が生じると，発作後に頭痛が生じる場合もある

## 転移性脳腫瘍に伴う痛みの特徴

　転移性脳腫瘍でも脳実質の病変のみで痛みを伴うことは稀であるが，腫瘍周辺脳浮腫により頭蓋内血管が伸展されたり，頭蓋内圧が亢進すると頭痛の原因となる．急速に成長する転移性脳腫瘍では腫瘍本体の大きさと比較して周辺脳浮腫が著明な場合が多いため，脳浮腫が軽減されると症状が緩和される場合が多い．頭蓋内圧亢進に伴う頭痛は朝方に強く，悪心や嘔吐を伴うのが特徴である．硬膜に腫瘍が浸潤したり髄腔内播種で髄膜刺激症状が出現すると痛みの原因となる．更に，脳腫瘍は痙攣発作を誘発する頻度が高く，発作後に頭痛を併発する場合もある．

## 症例で学ぶ薬の使い方

**症例** 頭痛を訴えた乳がんからの転移性脳腫瘍の症例

　51歳女性．5年前に乳がんの摘出術を受けた．3週間前から頻繁に頭痛が出現．CT検査で多発性脳腫瘍を認め転移性脳腫瘍と診断された．痛みの性状は「右目の奥の方の締め付けられるような痛み」で増強時はNRS 10/10となり，ソファーにうずくまって動けない状態となった．CT所見で病変の1つが右前床突起部に存在し（図），同部硬膜浸潤が疼痛の原因と考えられた．

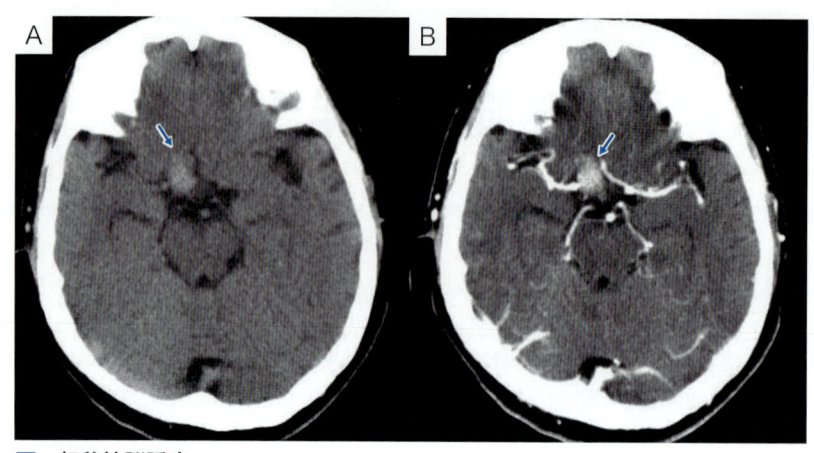

**図　転移性脳腫瘍**
A) 単純CT，B) 造影CT

## 1 行われた治療

　メロシキカム（モービック®）10 mg 1錠を1日1回投与したが，鎮痛効果は僅かであった．

　オキシコドン速放製剤（オキノーム®）で鎮痛を図ると，10 mgでNRS 2/10程度に疼痛が軽減され，その効果は約3時間持続した．オキシコドン徐放製剤（オキシコンチン®）を導入しタイトレーションすると100 mg/日で疼痛は消失した．オキシコンチン®100 mg/日の服用開始後，1週間経過しても眠気が強かったためフェンタニル徐放製剤（フェントステープ®）4 mgを毎日貼付へのスイッチングを行った．すると痛みと共に眠気も消失し，放射線治療を受ける気力が生じ，全脳照射を受けた．照射開始後2週間頃よりレスキューを全く必要としなくなり，日中の眠気が出現したため徐々にフェントステープ®を減量すると，1 mgの貼付で良好な除痛が維持できた．

## 2 この症例での薬物選択のポイント

　硬膜浸潤に伴う痛みにはオピオイドが有効である．
　頭部以外の部位の疼痛と同様のタイトレーションで，良好な除痛が維持できた．

## 3 この症例での注意点

　オピオイドの副作用として頭蓋内圧亢進があるため，硬膜浸潤に伴う痛みにオピオイドを投与する場合は頭蓋内圧亢進を考慮しながら行う必要がある．

## 4 患者と家族への説明

「脳を包む硬膜に付着するように転移した部分が痛みの原因のようです．放射線治療を行い，転移した部分が不活発になると痛みは和らぐと思います．それまでの間はモルヒネ系統の鎮痛薬が有効と考えられるので試してみましょう」と説明した．

## 5 次の一手

オピオイドが無効な場合はステロイドやグリセオールで頭蓋内圧のコントロールを試みる．

第5章 症例で学ぶ鎮痛薬の選び方・使い方

§3 神経障害性疼痛の治療

# 3. 脊髄・脊椎腫瘍に伴う痛み

渡辺邦彦

## POINT

- 脊髄・脊椎腫瘍では硬膜，神経根部，骨膜など疼痛を感知する組織が多いため，神経障害性疼痛や体性痛などの痛みが混在する頻度が高い
- 疼痛以外に麻痺や膀胱直腸障害などを伴うことが多い

## 脊髄・脊椎腫瘍に伴う痛みの特徴

脊髄・脊椎腫瘍では背部痛または神経根性疼痛が1週間ほど続いた後，数時間〜数日の間に弛緩性対麻痺または四肢麻痺をきたす．

## 症例で学ぶ薬の使い方

**症例** 疼痛を伴った多発性悪性神経鞘腫の症例

57歳男性．約1年前より歩行が不安定となり，歩行時膝折れが出現した．6カ月前頃より両上肢巧緻運動障害が出現．突然激しい頭痛が出現しくも膜下出血を疑い，脳神経外科を受診した．MRIで延髄-頸髄移行部，頸髄に多数の腫瘍性病変を認めた（図）．その後，椎弓形成術が行われ悪性神経鞘腫と診断された．大後頭神経刺激による後頭部痛（NRS 5/10），左C7-8領域に放散する痺れを伴う疼痛（NRS 8/10）が持続した．

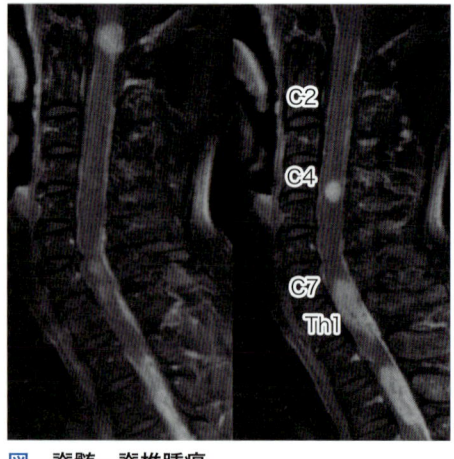

**図** 脊髄・脊椎腫瘍

## 1 行われた治療

メロキシカム10 mg 1錠を1日1回投与したが，鎮痛効果は僅かであった．

オキシコドン速放製剤（オキノーム®）で鎮痛を図ると，5 mgで後頭部疼痛はほぼ消失し，左上肢疼痛はNRS 3/10程度の効果が約3時間持続するようになった．オキシコドン徐放製剤（オキシコンチン®）を導入してタイトレーションを行うと80 mg/日で疼痛は改善したが痺れ感は持続した．プレガバリン内服を漸増し，1回75 mg，1日2回で服用すると神経根部疼痛は軽減したが（NRS 1～3/10），放散する痺れ感は持続した．そのため，プレガバリン内服を1回150 mg，1日2回まで増量したが，眠気が増強する一方，痺れ感の軽減を認めなかったため，1回75 mg，1日2回のプレガバリンを継続的に内服した．

## 2 この症例での治療選択のポイント

硬膜浸潤に伴う痛みにはオピオイドが有効である．神経障害性疼痛に対し，NSAIDs，プレガバリン，オキシコドンの併用が有効であった．

## 3 この症例での注意点

プレガバリンは眠気などの副作用が強いため，効果と副作用のバランスを詳細に検討しながら投与する必要がある．

脊髄・脊椎病変のある患者では移動時の体幹の捻じれが，疼痛や麻痺などの症状悪化の原因となるため人力のみでの移乗は極力控えた方が安全である．本例において当院では介護保険で据置き式リフトを導入し，車いすや訪問入浴時などの移乗を安全に行うことが可能であった．

## 4 患者と家族への説明

「通常の痛みはモルヒネ系統の薬が大変有効ですが，末梢神経の付け根の部分が刺激されて生じる，痺れを伴う痛みはモルヒネだけでは完全に取ることは困難です．痺れを和らげる薬を一緒に使うと楽になると思いますが，眠気が副作用としてあります．効果と眠気のバランスをみながら内服する薬の量を考えていきましょう」と説明する．

## 5 次の一手

オピオイドに抵抗する神経障害性疼痛に対しては鎮痛補助薬としてプレガバリンのほかステロイド，抗うつ薬，抗痙攣薬，抗不整脈薬などがあるが，副作用が効果を上回る場合も多く，詳細に評価しながら使用する必要がある．

また，抗うつ薬と抗不整脈薬の併用では突然死をきたす症例が報告されているため併用を避ける．

第5章 症例で学ぶ鎮痛薬の選び方・使い方

§3 神経障害性疼痛の治療

# 4. 脊髄圧迫症状に伴う痛み

樋口比登実

## POINT

- 脊髄圧迫に伴う痛みは神経障害性疼痛であるため，種々の薬物療法を駆使しても難渋することが多い
- 脊髄圧迫の部位や程度により，症状が異なり病状の進行により症状も随時変化することに留意する
- 脊髄損傷の程度と進行を把握し，その時々の残存機能を評価し，対応することが必要である
- 四肢の運動障害，麻痺性イレウス，膀胱直腸障害などの症状の早期発見のため，細やかな配慮が必要となる
- 麻痺の進行時期は非常に多彩な症状が展開されるが，麻痺が完成してしまうと痛みは軽減する

## 脊髄圧迫症状に伴う痛みの特徴

脊髄神経が圧迫されるために生ずる神経症状が問題となる．圧迫される神経の部位や程度により症状が変化する．痛み，しびれ，筋力低下，感覚低下など多彩な症状を呈する．画像診断にて部位を確認し，予想される症状の進行などに関しても**病状説明**が必要となる．脊髄圧迫による麻痺が生じた場合には原発巣担当医を含めて整形外科的手術や放射線の適応の有無を決定する．麻痺を回避するために**早期発見**，早期放射線治療が必要となる場合が多い．手術に関しては，予想される生命予後，全身状態，重要臓器への転移の有無，原発巣が制御されているかどうか，などが考慮される因子である．

脊椎転移後の生命予後はがんの種類によって差がある．乳がん，前立腺がんでは予後が比較的良好であるが，すでにホルモン療法や化学療法を施行しつくした後に発生した脊椎転移例では予後不良である．甲状腺がん，腎がんでも転移巣が骨に限局している場合には，数年以上の生命予後を期待できる．一方で，肺がん，胃がん，食道がんでは一般に脊椎転移後の予後は不良である．

## 症例で学ぶ薬の使い方

**症例** 腎がん・骨転移・脊柱管圧排による下肢痛・下肢麻痺症例

60代女性．腎がん，肺転移，脳転移，泌尿器科にて治療継続中．
経過：X年4月，右腎がん（図1）にて右腎摘出術施行．
5月12日よりインターフェロン導入→6月末，CTにて肺転移増大．
7月，左上下肢麻痺出現し，MRIにて脳転移認めガンマナイフ施行．
麻痺出現の頃より腰下肢痛出現：メロキシカム（モービック®）10 mg/回 1日1回，ランソプラゾール（タケプロン®OD）15 mg/回 1日1回，プレドニゾロン（プレドニン®）5 mg/回 1日2回朝昼を開始，不眠時ゾピクロン（アモバン®）7.5 mg/回，疼痛時アセトアミノフェン坐薬200 mg/回にてコントロール良好であった．
7月22日，ソラフェニブ（ネクサバール®）導入のため入院．
ガンマナイフ施行後左上肢の症状は改善するも，下肢症状の改善認められず，疼痛は明らかに増悪傾向を認め，8月4日緩和ケアチームに依頼された．左下肢筋力低下著明，左L1～3領域の疼痛あり．夜間痛もあり，アセトアミノフェン坐薬200 mgは有効との評価．しかし，会話中も気持ちの辛さを訴え涙することあり．疼痛に関しては，MRIにて腰椎転移による脊髄圧迫症状（図2）と診断された．

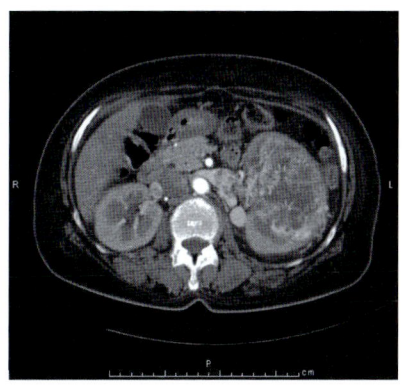

**図1　CT：左腎がん**
左腎下極に115 mm程度の大きなmassが認められる

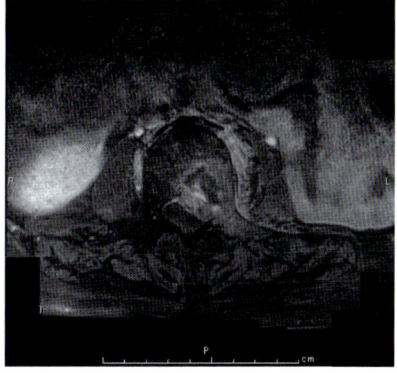

**図2　MR2：腎がん 腰椎転移 L3 骨転移**
左椎弓根から椎体にかけてmassが形成され脊柱管を圧排している

> **Advice　麻痺は早期診断早期治療**
> 麻痺が出現したならば迷わず画像診断，放射線治療医と整形外科脊椎専門医にコンサルトすることが望ましい．麻痺出現の可能性のある患者には，事前に麻痺が出現する可能性を伝え，身体の変化が起こった場合はすぐに受診するようすすめておく．事前に説明すると，患者によっては"いつ歩けなくなるのですか？"などと問う方もあるが，その場合は動けなくなることを待つのではなく，動けることを幸せに思うよう指導している．

## 1 行われた治療

### 1）痛みの治療

#### ①放射線療法
- **疼痛**および**麻痺症状改善**のため，速やかに**放射線治療**開始．しかし，疼痛軽減されるも麻痺の進行は制御できず．放射線治療：30Gy/10回

#### ②免荷
- 硬性コルセット

#### ③薬物療法
- ステロイドは導入済み．継続
- NSAIDs・アセトアミノフェンは導入済．特に副作用なく継続
- オピオイド導入については骨転移による体性痛および脊髄圧迫による神経障害性疼痛のためオキシコドンを選択，オキノーム®のレスキューより開始
- オキノーム®の有効性を確認のうえ，オキシコンチン®を導入し，徐々に増量し至適量を決定する
- 鎮痛補助薬については神経障害性疼痛緩和目的にて使用．夜間痛あり不眠ありであったため，眠気の副作用のあるクロナゼパムを選択

> **Advice　疼痛治療第一歩！！**
> 疼痛治療の第一歩は痛みを緩和することではなく，夜間に痛みで目覚めることのない十分な睡眠の確保である．処方した翌朝必ず訪室し"よく眠れましたか？"と問う．ゆめゆめ"痛みはありませんか？"とは問わない．睡眠が確保できたことを実感していただくと，1つ目標を達成したと感じられる．一段ずつであるが症状改善する可能性を実感でき，"何とかなる…"と思っていただければあとは円滑に薬剤の導入が可能となる．

#### ④薬物療法の実際
- 8月4日：夜間痛の治療：就寝前にクロナゼパム0.5 mg/回（リボトリール®），ゾピクロン7.5 mg/回併用したところ2.5時間熟睡

- 8月5日：さらにオキノーム®散2.5 mgを追加したところ熟睡感を得られたためオキノーム®の積極的使用指示
- 8月8日：疼痛コントロール良好
- 8月11日：オキシコンチン®5 mg/回 1日1回導入，レスキューとしてオキノーム®併用
- 8月13日：夜間痛・食思不振ともに改善したため点滴中止
- 8月14日：食事90% OK　FS：1/10

### 2）不安への対応

　放射線療法およびオピオイドの導入により疼痛コントロールは良好となったが，下肢運動麻痺の進行に対する不安が強く，「足の動きが悪くて残念です」との発言あり．不眠とうつ状態に対する薬物療法を施行した．

#### ①薬物療法の実際

- 8月18日：下肢麻痺進行，疼痛は安定，不眠あり：就寝前のゾピクロン7.5 mg/回をロルメタゼム（エバミール®）1 mg/回へ切り替えた
- 8月19日：不眠解消
- 9月1日：問題なく経過していたが，再度不眠となりニトラゼパム（ベンザリン®）5 mg/回に変更．不眠改善
- 9月3日：不眠ないが意欲・元気無し．パロキセチン（パキシル®）5 mgを就寝前に追加．経過観察

> **Pitfall　抗うつ薬のタイミング？！**
> 気持ちの落ち込みなどの症状を聞き，うつ状態を考慮してもすぐに抗うつ薬を処方しない．先ず睡眠確保（高齢者はベンゾジアゼピン系の薬剤でせん妄を発症することあり注意）．不眠，疼痛などの症状コントロールを行いつつ，抗うつ薬を考慮する．症状が改善すると気分が変化することもある．また，抗うつ薬は効果出現までに時間がかかるため，きちんと評価し増量などを考える．精神科医のコンサルトを受けることが大切である．

## 2 この症例での薬物選択のポイント

　オピオイド導入に際し**速放性**のオキノーム®より開始し，効果確認のうえ，**徐放性**のオキシコンチン®導入とした．そのため，特に嘔気嘔吐などの副作用に対する制吐薬を使用せず円滑な導入ができた．**麻痺性イレウス**などのリスクもあり嘔気嘔吐・便秘などの消化器症状には留意した．

　また，神経障害性疼痛，不眠，うつ状態など考慮し，鎮痛補助薬としてはクロナゼパムを選択．睡眠薬に関してはその都度，睡眠時間・質などの状況を確認しながら変更した．1日で結論を出さず，その日1日の生活状態なども鑑みながら十分患

者と**話し合い薬剤を選択調整**した．

　片腎であることを考慮し，腎機能に影響を及ぼしにくい薬剤を選択するように努めた．

　今回は放射線治療および麻痺の進行に伴い疼痛の軽減が認められたため，オピオイドは少量で管理できた．

## 3 この症例での注意点

　麻痺の進行が認められた場合には，即座に放射線治療医にコンサルトし，可及的速やかに放射線治療を開始することが必要である．この症例のように脳転移（左上肢下肢麻痺）をガンマナイフで治療した後に，脊椎転移による同側の左下肢麻痺が発症することもあるため，疼痛・筋力低下など日々の診察が非常に重要となる．

　また神経障害性疼痛の薬物療法の基本は，焦らないことである．思うように効果が得られず，次々薬剤を追加投与する場合がある．まずは痛みを取ることではなく，**夜間痛がないこと**を目標に薬物療法を開始する．

## 4 患者と家族への説明

### 1）すべての痛みが薬剤で解決するわけではないことを説明する

　「万一，痛くてどうしようもなくなったら，じっとしていましょう．骨転移は骨折の痛みによく似ているので，安静にすることもとてもよい治療法です」などと話す．

### 2）レスキューの使い方を伝授する

　「痛くなってから飲んでもOKですが，放射線治療に行くときにストレッチャーに乗って，固いベッドに移動して，戻ってくると痛くて痛くて…となるのであれば，**予防的**に使ってみましょう」と，自己コントロールの必要性を説明する．

### 3）症状の変化など何でも気づいたことはスタッフに伝えることの重要性を説明する

　「痛み，不眠，不安，気持ちの落ち込み，感覚がない，動かない，お腹が張る，失禁・失便などどのような症状でも**スタッフに伝える**ことで病状の変化を早く発見ができ対応することが可能となります」などと説明することにより，患者とスタッフの良好な関係が得られることも多い．

### 4）痛みと病気の進行が必ずしも一致しないことを説明する

　「痛みが増強すると病気が進行したと考える方が多いのですが，**痛みと病気の進行は同じではありません**．痛みの神経の近くに小さな腫瘍があっても非常に痛いと感じますが，腫瘍が成長しても痛みと関係ない場所であれば痛くはないのです」と話すことは，病状理解の促進にもつながる．

## 5 次の一手

　今後別の場所の脊椎転移により，さらに上位の麻痺が発症し症状の変化が激しい

時期は，モルヒネ注，ケタラール®注[1]による管理が必要となる場合がある．しかし，麻痺が完成すると疼痛やしびれ感などが激減するため，オピオイドの減量や，経口・経皮製剤へのオピオイドスイッチングが可能となる．

神経根の圧迫症状が強い場合は，神経ブロック[2,3]も有効である．しかし，ブロック施行時期と麻痺の進行が一致すると，ブロックが原因で麻痺になったと誤解される恐れがある．**専門医にコンサルト**することが重要である．

> **Pitfall　薬物療法の基本的な考え方**
>
> 神経障害性疼痛は管理に難渋するため，鎮痛補助薬を大量に処方する場合が見受けられる．「患者を楽にする！」と意気込むことも大切であるが，1つひとつの薬剤の効果を評価し，無効なものは中止することが必要である．"痛みは改善したが，眠ってばかりいる""せん妄状態?!"では，良好な疼痛管理といえない．患者に薬剤の説明を行い，作用機序，効果出現時間などを考慮・評価し薬剤を使用すると，よい効果が得られると考えている．

〈文　献〉
1)「がん疼痛の薬物療法に関するガイドライン2010年版」(日本緩和医療学会/編)，pp135-136，金原出版，2010
2) 樋口比登実:神経根ブロック．ペインクリニック，28 (5):651-658, 2007
3) 樋口比登実:ペインクリニック，31 (12):1611-1620, 2010

第5章 症例で学ぶ鎮痛薬の選び方・使い方

§3 神経障害性疼痛の治療

# 6. 坐骨神経浸潤による痛み

窪田靖志

### POINT

- がんの発生位置や転移部位によっては坐骨神経浸潤により坐骨神経痛を生じる
- 痛みは神経障害性疼痛となることが多い
- オピオイドでコントロールできない強い痛みや運動神経麻痺が進行する場合，放射線治療の適応がある
- 画像診断により疼痛の原因部位が明らかな場合，神経ブロックも適応となることがある

## 坐骨神経浸潤による痛みの特徴

　坐骨神経は下肢で最も太い神経である．主にL4〜S3神経根を起源とし仙骨前面で神経叢を形成し，脛骨神経・総腓骨神経に分枝する．主に臀部から下肢外側〜後面の神経障害性疼痛が特徴である．子宮がん，卵巣がん，S状結腸がん，直腸がんなど小骨盤腔内のがんの直接浸潤や局所再発，あるいはリンパ行性転移からの進展によって起こりうる．これらのがん疼痛を診察する際，**神経支配に沿った痛み・知覚鈍麻・アロディニア**がみられる場合，坐骨神経浸潤による神経障害性疼痛を強く疑う．

　診断は国際疼痛学会などの特別委員会で作成されたアルゴリズムを用いて行う．治療はほかの神経障害性疼痛と同様にオピオイドや鎮痛補助薬が有効である．それらが無効な場合には神経ブロックも可能であるが，侵襲度が高いこと，まだエビデンスが確立されていないことより適応は慎重に決める必要がある[1]．

## 症例で学ぶ薬の使い方

**症例** 坐骨神経浸潤による痛みが，薬の切れ間に出現する症例

50代女性，S状結腸がん，仙骨，第12胸椎転移

S状結腸がん手術後，補助療法として化学療法を施行中．前回入院時より，腰部〜両大腿部にかけての疼痛を訴え，オキシコドンとNSAIDsで対応していたが，疼痛コントロール不良により緩和ケアチームに依頼となった（図1，2）．

紹介時投薬内容：オキシコドン徐放製剤1回25 mg，1日2回12時間おき，ロキソプロフェン（ロキソニン®）1回60 mg，1日3回，アモキサピン（アモキサン®）1日1回夕食後25 mg，レスキューはオキシコドン速放製剤（オキノーム®）1回5 mg．薬が切れると痛む（end of dose failure）

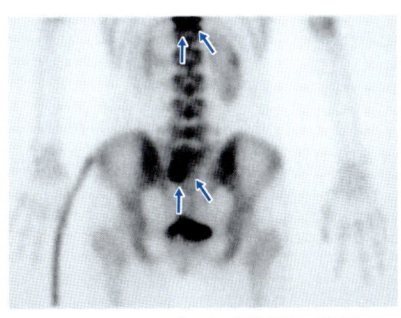

**図1 骨シンチグラム背面像の所見**
第1〜2仙椎，第12胸椎にhot spotが認められる

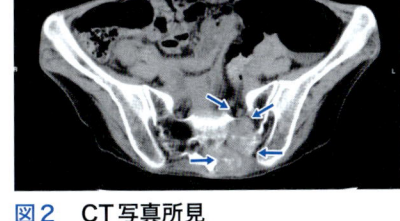

**図2 CT写真所見**
左仙骨S1〜2レベルの横断像．骨破壊と腫瘍の浸潤が認められる

**MEMO** end of dose failure
薬の切れ目の痛みのこと．徐放製剤の増量もしくは，投与間隔の短縮が推奨される[2]

## 1 行われた治療

定時薬のオキシコドン徐放製剤（オキシコドン®）を毎日10 mgずつ増量し3日間で1日80 mgとした．アモキサピンに加えガバペンチン（ガバペン®）200 mg 1日1回夕食後内服開始．ロキソプロフェンは長期内服による副作用を懸念してメロキシカム（モービック®）10 mg，1日1回朝食後内服に変更した．痛みについてはやや改善がみられたが嘔気嘔吐が生じた．フェンタニル貼付薬（デュロップ®MT

パッチ）4.2 mg/3日にスイッチングし，リスペリドン錠（リスパダール®）1日1回0.5 mg夕食後内服開始としたところ悪心は消失，痛みもほぼコントロールできた．介入12日間で一旦退院となった．その後，化学療法のため1カ月，肺炎の対処のため1カ月それぞれ入院した間，骨転移痛が出現しデキサメサゾン（デカドロン®）1回1 mg 1日1回朝食後内服を開始した．また，「痛みよりも痺れをとってほしい」という訴えに対しガバペンチンを最大1,000 mg/日まで増量（朝200 mg，昼200 mg，夕400 mg，就寝前200 mg）し，また，下肢脱力に対し放射線治療を併用した．薬剤の増量に対し痛み・痺れともに反応はあり，患者本人の満足感も得られたが，徐々に増悪する症状と「追いかけっこ」をしているようであった．亡くなる1週間ほど前より徐々に意識レベルが低下し5日前より内服中止．フェンタニル貼付薬を漸減中止した．痛みに対してはレスキューとしてモルヒネ1回5 mgの点滴静注を設定したが，苦痛の訴えはなかった．介入から約3カ月後，ご永眠された．

## 2 この症例での薬物選択のポイント

### 腰椎転移に対する対処

　仙骨部の神経浸潤による痛みとは別に，第12胸椎転移による体動時腰背部痛がみられた．骨転移の痛みや炎症性疼痛にはNSAIDs，ステロイドが有効である．NSAIDsは長期に使用する必要があるため，極力胃粘膜障害・腎障害の少ないものが望ましい．最近ではCOX-2選択性の強いNSAIDs（セレコキシブ，メロキシカム）が発売されている．また，見落とされがちであるが，コルセットは移動時の痛みを軽減するために有用である．

## 3 この症例での注意点

　進行性のがんであり，当初は下肢の坐骨神経痛のみであったが，徐々に症状の程度は悪化し，また，性状が変化するため，その都度，多種類ある鎮痛薬のバランスをみる必要があった．重要なことはそれぞれの鎮痛薬の作用機序，副作用，薬物動態，投与タイミング，代謝経路，相互作用を考慮しつつ患者の反応を注意深く観察しながら次の治療方針を決定していくことである．
　経過中，意識レベルの低下に対しフェンタニル貼付薬を中止している．我々は通常，意識レベルが低下しても，呼吸数減少や縮瞳などオピオイド過量の徴候がないかぎり，減量はしても中止はしない．なぜならば，意識レベルが低下してももし痛みが残っていると，うなり声が出たり，眉間にしわを寄せてしまうからである．この患者は亡くなる前に腎不全を併発しており，ミオクローヌスがみられたため薬物の貯留を危惧し持続性のオピオイドは中止とした．しかし，レスキューのモルヒネ注は常に使えるように指示を出しておいた．

> **Pitfall　がん以外の原因を見落とさない**
> この患者ではないが腰椎椎間板ヘルニア，脊柱管狭窄症をもともともっている患者ががんになることもある．もちろん鎮痛薬はオピオイドも含めて使ってよいが，違う原因療法でよくなることも….

## 4 患者と家族への説明

　この患者は理解力が高く，説明にあまり苦労はなかった．しかし，痛みの症状と痺れの症状の見分けは本人にも難しいらしく，新しい薬剤を追加したときや，薬剤を増量したときの効果の確認として「痛みはいかがですか？」という問いかけ以外に「痺れはいかがですか？」と別に尋ねるようにしている．また，「痺れ」というと知覚鈍麻の症状と「ジンジンした感じ」のような不快な感覚を混同する患者さんもいる．我々は，問いかける「痺れ」の意味を「それは，例えばジンジン，ピリピリするような不快な感覚ですか？」のように具体的に尋ねるようにしている．

## 5 次の一手

　この患者は，オピオイド定時薬の増量や鎮痛補助薬に対し反応がみられたため行っていないが，持続硬膜外ブロック（感染の問題があり，あまり長期の留置はお勧めしないが）や，くも膜下腔への持続モルヒネ投与などは適応があると考えられる．しかし，2カ所以上に強い痛みのポイントが分散している場合など，全身的な薬物投与はある程度必要と考える．

〈文　献〉
1）「癌性疼痛」（花岡一雄/編），pp144-146，克誠堂出版，2010
2）「がん疼痛の薬物療法に関するガイドライン」（日本緩和医療学会/編），pp140，金原出版，2010

第5章 症例で学ぶ鎮痛薬の選び方・使い方

§3 神経障害性疼痛の治療

# 7. 四肢浮腫による神経絞扼による痛み

窪田靖志

## POINT

- ◆ リンパ節転移や治療などさまざまな要因で四肢浮腫が起こる
- ◆ 浮腫が高度になると神経絞扼，血流不全により痛みが生じる
- ◆ 痛みは神経障害性疼痛の特徴をもつほかに，重さやだるさがある
- ◆ 浮腫の軽減，オピオイド，鎮痛補助薬，手術療法の適応がある

## 四肢浮腫による神経絞扼による痛みの特徴

担がん患者における，四肢浮腫はさまざまな要因によって起こる．大きな要因としては，低栄養や異化亢進による低アルブミン血症，水分排泄障害，子宮がん手術でのリンパ節郭清，放射線治療やリンパ節転移によるリンパ流のうっ滞，静脈血栓症による水分漏出などがあげられる．浮腫による重量増により四肢が動かしづらく，末梢循環の低下による重だるさが生じる．浮腫が高度になると皮膚の伸展痛や，いわゆるコンパートメント症候群のように，末梢血流が阻害されることによる虚血の痛みや神経障害性疼痛が生じる．浮腫そのものの軽減をねらい，水分出納の検討や利尿薬の投与，リンパマッサージ，下腿挙上，弾性包帯などが用いられる．薬物療法としてはオピオイドの効果もあるが，無効例に対しては鎮痛補助薬の適応となる．

## 症例で学ぶ薬の使い方

### 症例　下肢DVT，下大静脈血栓症を発症した症例

50代女性，直腸がん，肺転移，肝転移（糖尿病，脳梗塞，肺梗塞，下肢深部静脈血栓症（以下，下肢DVT）・下大静脈血栓症）

イレウス回避目的の人工肛門を造設した化学療法施行中の患者．DVTに対しては，下大静脈フィルターが挿入された（図）．下肢の痛みと痺れに関し緩和ケアチームにコンサルトがあった．現症としては，両下肢浮腫，両下肢に重く張るような痛み，熱感あり．足

趾はビリビリする．下肢の感覚低下はない．ちょっとした動きで，腰が"ギャン"と痛む．夜は1〜2時間程ずつ，うつらうつらする．レスキューはオキシコドン速放製剤（オキノーム®）5 mgを3回/日使用しているが，ロキソプロフェン錠も疼痛時に屯用していた．本人が自覚する思考障害あり．吐き気あり．

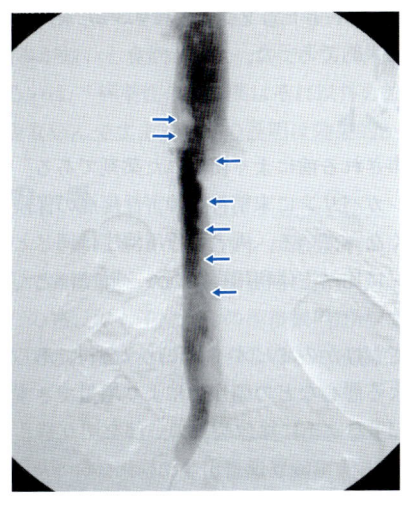

**図　下大静脈造影写真の所見**
内壁に広範囲に造影の欠損がみられる

## 1 行われた治療

### 1）痛みの治療

　オキシコドン徐放製剤（オキシコンチン®）を使用したところ，有効であったが悪心があり，増量が難しかったためフェンタニル貼付薬（デュロテップ®MTパッチ）4.2 mg／3日にスイッチングした．不眠は改善したが下肢痺れは残存．徐々にデュロテップ®MTパッチを増量するも下肢浮腫も次第に増悪．ガバペンチン（ガバペン®）200 mg夕食後内服が下肢の症状に有効であった．また腰部の体動時痛に対してはメロキシカム10 mgとデキサメサゾン4 mgを**朝食後**内服で改善．デュロテップ®MTパッチ16.8 mg／3日まで増量し，階段の昇降が可能になり笑顔で会話できるようになった．一旦退院となったが2週間後下肢浮腫がさらに増悪，痛みによる体動困難のため再度緩和ケアチームにコンサルトされた．レスキューは有効であったため，レスキュー1回量の増量，デュロテップ®MTパッチの漸増（最終33.6 mg／3日）により改善，2週間後退院となった．

### 2）せん妄・悪心への対処

　せん妄の初期症状である思考障害が当初みられ，その後オピオイドの増量に伴い悪化，幻覚が出現した．また，悪心も紹介当初からあり，その両者の治療のためにリスペリドン内服液0.5 mg就寝前1回内服を開始後，両者とも改善をみた．

第5章 症例で学ぶ鎮痛薬の選び方・使い方

§3 神経障害性疼痛の治療

# 8. 腸腰筋症候群による痛み

久保田敬乃，下山直人

## POINT

- 腸腰筋への悪性腫瘍やリンパ節等への圧迫浸潤や炎症により，第1～4腰椎の腰仙部神経叢障害を呈する侵害受容性疼痛および神経障害性疼痛の1つ[1,2]
- 腸腰筋攣縮による同側股関節の屈曲固定を認める
- 下肢浮腫，水腎症を合併し得る
- 原疾患は骨盤内原発の大腸や直腸がん，婦人科がん等が多い
- 脊椎骨転移や脊柱管腫瘍浸潤等による神経根症でないことを確認する
- 薬物治療はWHO方式がん疼痛治療法（以下，WHO方式）に基づき，非オピオイド系鎮痛薬，オピオイドの使用に加え，Caチャネル$\alpha_2\delta$リガンド，三環系抗うつ薬，デキサメサゾンが有効であったとの報告がある

## 腸腰筋症候群に伴う痛みの特徴

第1～4腰神経支配領域（鼠径部，大腿部，膝等）の痛みを認め，股関節伸展位で症状が増悪し得る．単一神経根支配領域を超えることが多い．

また，下肢痛以外にも下肢の痺れや，経過により筋力低下も認める．

### Advice 腸腰筋症候群は稀だが重要

発達した毛細血管網が筋線維を覆っているにも関わらず，骨格筋への腫瘍転移は稀である．これは，筋収縮や組織pH，乳酸による機械的腫瘍破壊と血管新生抑制に起因すると考えられている[3]．よって本症候群は1990年に初めて報告された[2]稀な病態と考えられている．

### Pitfall 加齢性変化による症状との鑑別

患者が中高齢者の場合等，腰椎の加齢性変化を痛みの原因と誤る可能性がある．常に適確な判断が重要である．

# 症例で学ぶ薬の使い方

**症例①** 左L1～3分節にまたがる神経障害性疼痛

62歳男性，身長167 cm，体重57 kg
主訴：左大腿部痛と腫脹，左股関節痛
現病歴：X年10月右尿管がんに対し腹腔鏡下右腎尿管全摘術施行後，化学（GEM＋CDDP）放射線療法施行．2年後の1月より左下腹部痛，左下肢発赤腫脹と痛み出現．同年3月CT，MRIにて左腸腰筋，腸骨筋から大腿四頭筋に渡り広範な筋腫脹を認め（図1），同部位生検で尿路上皮がん転移巣と診断された．病巣が広範囲で放射線治療適応とならず，化学療法継続で経過観察．
初診時現症：左鼠径大腿部痛，著明な左下肢浮腫と軽度股関節屈曲拘縮，伸展障害を認めた．

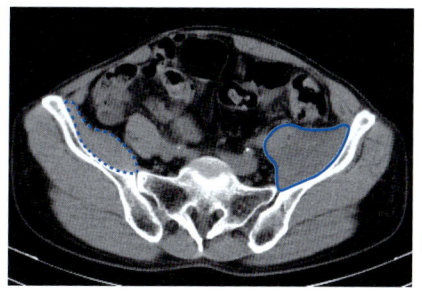

図1　腸腰筋および腰筋の腫脹
（── 患側，⋯ 健側）

## 1 行われた治療

　介入時，安静時痛著明で軽度腎機能低下があったため，トラマドール/アセトアミノフェン配合錠（37.5 mg/325 mg，トラムセット®）1回1錠 1日4回内服開始し，安静時痛は軽減したが下肢伸展時痛が残存した．1週間後にオキシコドン徐放製剤（オキシコンチン®）1回20 mg 1日2回とアセトアミノフェン（カロナール®）1回600 mg 1日3回内服に変更し一時良好な鎮痛を得た．しかし大腿周囲径増大に伴いL1～3領域の痛みが増悪し，オキシコンチン® 1回30 mg 1日2回内服に増量，またプレガバリン（リリカ®）1回25 mg 1日2回内服も開始，数日ごとに適宜漸増し1回150 mg 1日2回内服で鎮痛を得た．

## 2 この症例での薬物選択のポイント

　痛みが著しく，軽度腎機能低下のためNSAIDsでなく，同じくWHO方式第1段

階薬剤群のアセトアミノフェン（非オピオイド系鎮痛薬）と第2段階薬剤群のトラマドール（弱オピオイド）配合錠を選択．しかし，鎮痛困難だったためアセトアミノフェンに加え第3段階薬剤群であるオキシコドン（強オピオイド）と鎮痛補助薬のプレガバリン（Caチャネル$\alpha_2\delta$リガンド）選択に至った．

### 3 この症例での注意点

化学療法や，今後施行され得る局所放射線治療に伴う腫瘍崩壊は，痛みの増悪と大腿周囲径が目安になり得ることを念頭におく．

### 4 患者と家族への説明

「腰から足にかけての筋肉の間に痛みの原因があるようです．まず適切なお薬を服用して左足の痛みを楽にして，夜ぐっすり眠れるようにすることから始めましょう」と説明する．

### 5 次の一手

オピオイド増量，スイッチングやほかの鎮痛補助薬等，薬物療法の工夫をし，病状病期，今後の治療方針，全身状態や患者本人や家族の希望により，神経根・硬膜外・くも膜下ブロック，外科的病巣切除なども合併症を踏まえたうえで検討される．放射線治療時等の仰臥位および股関節伸展保持目的に一時的な硬膜外ブロックは有効となり得る．また筋攣縮にジアゼパム，バクロフェン，チザニジン，ダントロレンナトリウムが治療薬として報告がある[1, 2]．

### 症例② 血腫により腸腰筋症候群を呈した例

80歳男性，身長170 cm，体重65 kg
主訴：左鼠径部痛および大腿部痛
現病歴：腰痛，発熱・倦怠感，血小板数減少と腹部CTにて脾腫を認め，当院紹介入院．腰痛に対し主科よりアセトアミノフェン1回300 mg 1日4回内服と屯用ペンタゾシン（ソセゴン®）15 mg点滴静脈内投与（1日2回程度）を受けるも症状コントロール不良のため，入院約2週間後緩和ケアチーム依頼．その時点ではまだ確定診断に至らずにいた．初診時現症：倦怠感著明，コミュニケーション困難な状況であったが，不定愁訴と共に腰背部痛を強く訴えていた．
臨床経過：介入翌日，血管内大細胞型B細胞リンパ腫（Intravascular large B cell lymphoma：IVLBL）の確定診断となり，直ちに化学療法（EPOCH）開始．

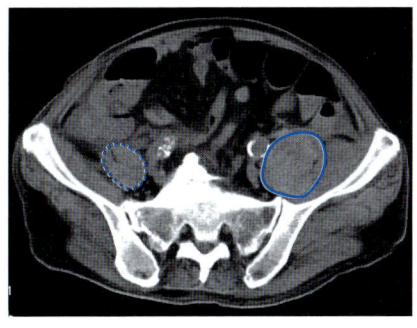

図2　腸腰筋血腫（—患側，…健側）

## 1 行われた治療

　　オキシコドン徐放製剤（オキシコンチン®）1回5 mg 1日2回内服開始し，翌日症状軽快するも残存，倦怠感増悪し経口困難となりオキシコドン注射剤（オキファスト®）1日20 mg静注投与に変更，適宜漸増し40 mgまでの増量で鎮痛を得た．原疾患治療効果あり，その後適宜漸減，治療開始後7日で鎮痛薬不要となった．

　　しかし翌日，再び主訴増悪し，オキファスト® 1日10 mg投与開始．CTにて左腸腰筋血腫を認めた（図2）ため，同日緊急大動脈造影施行，左L2・L3腰動脈からの出血に対して塞栓術施行後も痛み持続，左下肢の痺れも訴えたため，リドカイン注射剤（静注用2％キシロカイン®）1日400 mg持続投与開始，オキシコドン注射剤を適宜漸増し発症3日目に1日40 mgまで増量し鎮痛を得た．その後症状改善と共に漸減，発症22日目に鎮痛薬不要となった．

## 2 この症例での薬物選択のポイント

　　腸腰筋症候群発症後は激烈な痛みに対し経口困難だったため，静注可能な第3段階薬剤群であるオキシコドンと鎮痛補助薬であるリドカイン（抗不整脈薬）の選択に至った．

## 3 この症例での注意点

　　治療科医によれば一度落ち着いた臨床症状の急激な変化は，原疾患治療過程で腸腰筋近傍の血管内腫瘍が崩壊し，その脆弱部位から出血したことに起因するという．急激な痛みの増悪に対し，第3段階薬剤群である強オピオイド使用を躊躇しないことが重要である．

## 4 患者と家族への説明

　　「腰から足にかけての筋肉の間に血の塊ができたことが痛みの原因と考えます．まずは適切なお薬を服用して左足の痛みを楽にしましょう」と説明する．

## 5 次の一手

　症例①同様，薬物療法の工夫をする．ただし本症例は腫瘍浸潤にではなく血腫による腸腰筋症候群であると考えられるため，病状改善により鎮痛薬減量，中止に至った．

〈文　献〉
1 ) Agar M, et al：J Pain Symptom Manage, 28：282-293, 2004
2 ) Stevens MJ, et al：Australian Radiol, 34 (2)：150-154, 1990
3 ) Pretorius ES & Fishman EK：AJR Am J Roentgenol, 174：401-404, 2000

# 第5章 症例で学ぶ鎮痛薬の選び方・使い方

§3 神経障害性疼痛の治療

## 9. メサドンによる治療

関根龍一

### POINT

- 日本ではメサドンはWHO方式3段階除痛ラダーとは別に位置付けられ，ほかのオピオイドに不応性の難治性がん疼痛に限って用いる
- 疼痛治療に熟達した医師のみが処方し，適正使用マニュアルに記載された注意点を逐一チェックして治療にあたる
- メサドンを開始する場合は，患者・家族にメサドンにかかわる利益とリスクについて十分なカウンセリングを行ったうえで処方を行う
- メサドンが内服できなくなった場合の対応（注射剤，坐薬，脊髄鎮痛法など）について事前に検討しておく
- メサドン中止時は痛みが増強するリスクがあるため，将来，疼痛治療医が変わる可能性が高い場合には，メサドン処方が継続できるように事前に準備をしておく

## メサドンの主な利点と欠点

1）利点
　①他のオピオイドが無効な難治性疼痛にも効果が期待できる
　②腎機能障害時にも比較的安全に使用できる
　③薬剤費が比較的安価である

2）欠点
　①薬物代謝速度の個人差が非常に大きく，呼吸抑制のリスクが大きい
　②他のオピオイドからの切り替え方法が未確立である
　③QT延長とそれによる致死性不整脈のリスクがある
　④相互作用で注意すべき薬剤が非常に多い

## 症例で学ぶ薬の使い方

**症例** メサドンの使用により腕神経叢浸潤による痛みが軽快した症例

3年前に診断された肺扁平上皮がんが再発した66歳男性．3rd lineの抗がん薬であるゲムシタビンの投与中に，左肺尖部局所再発部の腫瘍浸潤が進行．左上肢の筋力低下，知覚異常，しびれを伴う痛み，左上肢の浮腫等の症状が出現．知覚異常の分布としては，左前腕，母指，示指，中指には比較的しびれが少なく，肘から薬指，小指にかけての尺側にしびれと痛みを強く訴えた．痛みの強度は，コンサルト依頼時にNRSで6/10であった．抗がん薬は3rd lineまで試されたが，患者のPSが3と低下と認めたため，継続困難な状況であった．腫瘍への放射線治療はすでに同部位に照射歴があり，追加照射は困難であった（図1）．

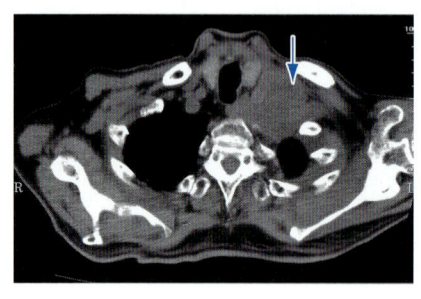

**図1 症例のCT画像所見**
矢印部が肺尖部の腫瘤であり，左側腕神経叢浸潤症候群として矛盾しない所見．腫瘍増大による周囲組織の著明な浸潤，圧排を認める

### 1 行われた治療

非オピオイド鎮痛薬（アセトアミノフェン，セレコキシブ）のみでは鎮痛不十分であり，オピオイドとしてオキシコドン（オキシコンチン®，オキノーム®）が導入され経口でタイトレーションされた．この患者の痛みの性状から臨床的に神経障害性疼痛の診断となり，プレガバリン，ステロイド（ベタメタゾン）が開始された．しかしながら，これらの薬剤追加でも痛みの改善に乏しく，主治医チームはPCA（患者自己調整鎮痛）を開始し，用量を増量していた．依頼時点での疼痛関連の処方は以下の通り

- フェンタニル注射剤持続投与（PCA）125 μg/時，レスキュー90 μg，ロックアウト15分
- セレコキシブ1回200 mg 1日2回
- アセトアミノフェン1回600 mg 1日3回
- プレガバリン1回225 mg 1日2回
- ベタメタゾン1回1 mg 1日1回

## 2 コンサルト後メサドン開始までに行われた経過の流れ

### 1) 痛みの診断
　　この患者の痛みは複数の病態が関与していると考えられた．第1に，肺尖部腫瘍が下位腕神経叢へ浸潤して生じた痛み（腕神経叢浸潤症候群）で，この結果，左上腕，肘，尺側前腕，薬指・小指に分布したしびれを伴う痛みが生じていると考えられた．

### 2) この症例の痛みは難治性の範疇に入る痛みか否か？
　　非オピオイド鎮痛薬を当初より継続しているが効果なく，オキシコドン内服，フェンタニル注射剤（PCA）によるオピオイドタイトレーション，オピオイドスイッチングを経過．さらに，神経障害性疼痛への効果を期待して，鎮痛補助薬であるプレガバリン，ベタメサゾンも追加されている状況である．よって，疼痛治療への薬物療法としては，可能な薬物と投与方法については網羅されているが，満足な鎮痛が得られていない難治性疼痛であると判断された．

### 3) メサドン導入に適した患者かどうかの評価
　　難治性疼痛であること，患者の痛み治療への態度が非常に真摯で服薬コンプライアンスも良好であること，当院で当面は入院加療をしばらく継続予定であること（近日，本剤を処方できない医師へ転医する予定がないことを確認）よりメサドン導入に適した患者であると判断した．

### 4) 主治医との話し合い
　　痛みの主原因は神経障害性疼痛であり，リスクベネフィットを勘案しても，専門家の立場よりこの難治性疼痛にメサドンを試すことは考えうる最良の選択肢と主治医に説明したところ，主治医はその状況を理解された．メサドンを開始するかどうかの患者・家族への説明の際に緩和ケア医が同席することも主治医は了解された．

### 5) 院内薬剤師へメサドン開始の可能性について連絡
　　メサドンを開始後は，安全な処方運用のため，薬剤師の協働が欠かせない．自分が緩和ケアの専門家であっても，二重のチェック機能の役割としても，事前に薬剤師に情報提供し，処方内容やモニタリングで薬剤師の立場から確認をしてもらえる体制を整えておくことが重要である．

### 6) 緩和ケア医，主治医と患者・家族との話し合い
　　メサドンという薬剤の概要，リスクと利益を伝えたところ，本人・家族ともにぜひ試したいとの返答あり．定期的な採血，心電図測定についても了解された．将来近医への引き継ぎの希望があった場合には，その医師が緩和ケアに詳しくない場合には，処方継続が困難となる可能性があるため，早めにその場合には知らせてほしいと説明．この件についても了解された．

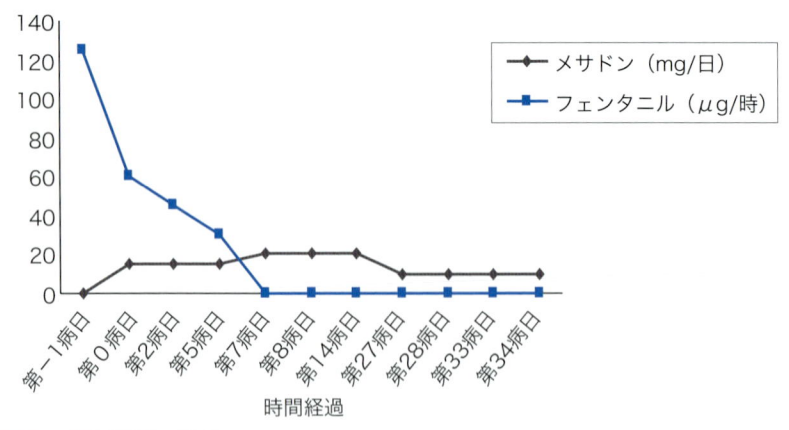

図2　薬剤用量の推移

### 7）メサドン処方開始後の経過（図2）

- **第0病日**：担当薬剤師と協議した後，フェンタニル持続投与125μg/時の約半分をメサドンに置き換えた．**メサドン開始後の疼痛悪化に備えてPCAドーズのレスキューは継続とした．**
**フェンタニル125μg/時→60μg/時＋メサドン5 mg 1日3回（15 mg/日）**
また神経組織圧排性の疼痛の緩和目的にベタメタゾンを1回1 mg 1日1回から1回4 mg 1日1回へ増量した．
翌日より疼痛改善を認めた（NRS6→3/10）が眠気が持続したため，フェンタニル持続を数日ごとに漸減した．
**フェンタニル45μg/時→30μg/時→0μg/時**
- **第7病日**：フェンタニル持続の中止時にメサドン1回10 mg 1日2回（20 mg/日）へ増量．
- **第7〜33病日**：レスキューはオキシコドン速放製剤10〜15 mg/回に変更し，PCAは中止とした．
- **第27病日**：傾眠によりメサドンを1回5 mg 1日2回に減量．
- **第33病日**：病状進行による内服困難のためメサドン内服を中止し，モルヒネによるPCA1.2 mg/時を開始．翌日永眠された．

### 8）メサドンの効果に関する評価

メサドンは死亡前日まで内服できており，疼痛はNRS3〜5/10の範囲で推移し，患者はメサドンの効果を実感されていた．

## 3 メサドンを選択する場合のポイントと注意点

### 1）難治性疼痛が対象
疼痛緩和が得られる可能性のあるすべての薬物を試した結果強い痛みが残存し，しかも患者がその痛みで強い苦痛を感じている場合が処方の対象である．

### 2）処方医は疼痛に関する一定以上の専門的知識と経験を有していることが必須
メサドンによる疼痛治療には重篤なリスクが伴うため，疼痛や緩和ケアの専門家のみが処方すべき薬剤との国際的なコンセンサスがある．メサドンの処方の実際については適正使用ガイド等[2, 3]を熟読してチェックリストやモニタリングの注意点を適宜確認する．

### 3）処方前には患者や家族への十分なカウンセリングが必須
メサドンには，致死性不整脈や呼吸抑制といった重篤な副作用があるため，処方に関連した利益とリスクに関する十分なカウンセリングの後にメサドン処方の希望がある場合に限り処方する．

### 4）処方妥当性の判断は主治医や多職種チームメンバーとの協議が前提
メサドンの処方医が主治医ではなく，併診医（コンサルテーション）の場合は，主治医に本剤の利益とリスクについて説明し，理解してもらっておくことが処方の前提となる．また，メサドンに関するリスク（QT延長による致死性不整脈，重篤な呼吸抑制）を考慮すれば，医師ひとりの独断で処方や用量を決定するのではなく，疼痛治療に詳しい複数のメンバー間で協議し，最良の方法と結論づけた方法で行うのがよいと筆者は考えている．これは終末期の鎮静を開始するときの話し合いのプロセスに似ている．

### 5）メサドン開始時の切り替え方法（全量一括vs部分置換か？）
メサドンの国内治験では，先行オピオイドの定時投与量の全量を一括して切り替える方法を採用し，日本の添付文書上は一括切り替えを前提に用法用量が定められている．しかしながら，世界各国ではより安全で有効なメサドンの使用法を模索する過程でさまざまな切り替え方法が実践されており[4]，個々の切り替え方法の優劣はエビデンスによって明かにされていない．このため，個々の症例でどのように対応するか最良の判断を，処方担当医と疼痛治療に詳しい多職種チームメンバー間で協議した後に決定する．

### 6）本例ではなぜ先行オピオイドを半量のみの切り替えを行ったのか？
患者の全身状態はかなり進行し薬物代謝が遅延していること，メサドン処方開始時点で軽度から中等度の眠気があり，メサドンを一括して切り替えた場合に傾眠を悪化させるリスクがかなり高いと，緩和ケア担当薬剤師と協議した結果，半量のみの切り替えが妥当と判断した．この結果，フェンタニルは半量を残して，半量部分のみをメサドンに切り替える選択を行った．平均の痛みは翌日にはNRSで6/10か

ら3/10まで改善し，患者はメサドンに切り替えてもらってよかったと笑顔もみられた．眠気の増強に関してはフェンタニルの持続を残しておいた部分を漸減することで対応することができ，結果的にはこの切り替え方法によって起こり得る眠気にうまく対応できたと考えられる．

### 7）メサドン開始後の眠気対策

定時オピオイドからの全量切り替えを行った後に眠気が強い場合は，メサドンを減量またはスキップすることや，眠気を助長しうる薬剤〔抗不安薬，睡眠薬，鎮痛補助薬（本例ではプレガバリン）等〕のなかから最も利益のない薬剤から順に減量，中止して対応する．

## 4 メサドンの利益とリスクに関する患者と家族への説明

「現在の難治性の痛みに対する効果が期待できる薬剤としてメサドンという内服薬があります．メサドンは，医療用麻薬の1つに分類されますが，独自の薬理効果があり，ほかの医療用麻薬が効かない人にも効果がみられる可能性があります．副作用には，ほかの医療用麻薬と同様の副作用（眠気，便秘，悪心）に加えて，頻度は非常に少ないものの致死性不整脈，呼吸抑制といった重篤なリスクがあります．このため，致死性不整脈のリスク評価のために定期的に心電図，血液中の電解質をチェックする必要があります．また呼吸抑制に関しては，眠気や呼吸状態を細かくみながら，この薬が過剰に投与されないように用量調節をしていく必要があります．このような薬を使用してみたいというお気持ちはありますか？」と丁寧に説明する．

## 5 次の一手

そもそも難治性の痛みにメサドンを試すため，メサドンが奏功しない場合はその後の治療にも難渋する場合が多い[5]．このため，メサドンに効果がみられない場合や，メサドンを内服ができなくなった場合の対策として，オピオイドのレスキューを用意しておく．できれば注射剤（PCA）を用意できた方がよい．さらに痛みが強ければ，神経ブロックや脊髄鎮痛法等のより高度な疼痛治療法についても検討しておく．

〈文　献〉

1）「がん疼痛の薬物療法に関するガイドライン2014年」（日本緩和医療学会／編）pp26-27，金原出版，2014
2）「メサペイン錠5mg/同10mg 適正使用ガイド第2版」（メサペイン安全評価委員会／監），2013
3）関根龍一：ペインクリニック，34（11），1489-1502，2013
4）「Opioids in Cancer Pain, second edition」（Davis M, et al, eds），pp234, Oxford University press, 2009
5）Moryl N, et al.：Pain, 96：325-328, 2002

第5章 症例で学ぶ鎮痛薬の選び方・使い方

§4 混合性疼痛の治療

# 1. 混合性疼痛とは

飯嶋哲也

## POINT

- ◆ 混合性疼痛：侵害受容性と神経障害性の2つの要素をもった痛みと定義
- ◆ 「苦痛の予防」への意識：画像診断の有効利用で症状の出現予測と対応
- ◆ 静脈内PCA：オピオイド鎮痛薬・ケタミン・リドカイン混合薬で対応可能

## ■はじめに

　混合性疼痛（mixed pain）という用語は現状では学術用語としては一般的ではないが，本書では便宜的に侵害受容性疼痛（内臓痛や骨転移による痛みを含む）と神経障害性疼痛が混在するがん疼痛と定義して論をすすめることにさせていただくことをご了承いただきたい．

## 1 混合性疼痛の予防

　さて，一部の神経原性腫瘍を除いて初期から混合性疼痛である悪性腫瘍はほとんどない．病状の進行に伴って神経障害性疼痛の要素が大きくなってくることが多い．したがってWHOの緩和ケアの定義にあるように「早期に発見し，正確にアセスメントし，的確に対処することで苦痛を予防する」ことが重要となってくる．つまり，より治療困難な混合性疼痛へと進展することを予防できる場合があることを常に念頭におくべきである．

## 2 がん診療の現状と混合性疼痛

　現状では初診時に進行がんであったとしても，原病の治療が優先される場合が多いのではないだろうか．「痛い」という患者の訴えを混合性疼痛であるととらえることができず，運動神経麻痺などの深刻な病態になって初めて神経障害性疼痛であると認識される場合も少なくないはずである．原病の治療が，遠くない将来に発症することが予想される苦痛の予防に優先されるという現状を一朝一夕で変えることは困難である．効率性が重視される現在の外来・入院診療のなかで，将来起こりうる苦痛症状の予防を考えた診療を行うには時間的に余裕がない．そして，「なんとか治りたい」という患者・家族の希望を考えればいたし方のないことかもしれない．し

かし，そこには冷徹な視点で，患者・家族に将来起こりうる「苦痛の予防」に手を尽くす医療者の存在が必要不可欠であると考える．

## 3 混合性疼痛の診断

　混合性疼痛の治療にあたっては，的確な時期にオピオイド鎮痛薬および，鎮痛補助薬を導入することで，がんによる「痛みのために眠れぬ夜」を1日でも減らすことが医療者にとっての優先順位の高い事項であると考える．それにはまず，灼熱痛，電撃痛，強いしびれ，知覚低下，アロディニアなどの神経障害性疼痛に特徴的な感覚神経の異常とともに，わずかな運動神経障害も見逃さないように問診を行い，身体所見をとる必要がある．あわせて，CTやMRIなどの画像診断の所見も患者・家族に薬剤の必要性を納得してもらうためにも必要である．また，画像診断の所見は症状の進行を予測することにも役立つことを忘れてはならない．

## 4 混合性疼痛の治療

　神経障害性疼痛に有効であるとされている薬剤には，いわゆる「鎮痛補助薬」と称されている抗痙攣薬，抗うつ薬，NMDA受容体拮抗薬，抗不整脈薬，ステロイドがある．さらに，疼痛の範囲が限局していれば神経ブロックや脊椎転移で神経圧迫のある場合には脊椎固定術などの手術療法が混合性疼痛の緩和に有効である場合もある．神経障害性疼痛の治療の詳細に関しては前セクション（第5章§3）をご参照いただきたい．

## ■おわりに

　本セクションで呈示させていただく症例は，入院時に筆者が所属する緩和ケアチームに併診依頼のあった症例を，遡及的に検討したものであることをはじめにお断りさせていただく．

第5章 症例で学ぶ鎮痛薬の選び方・使い方

§4 混合性疼痛の治療

# 2. 椎体転移および脊髄神経圧迫に伴う痛み

飯嶋哲也

## POINT

- 膵がんにおける神経障害性疼痛は晩期には治療困難となることが多く,早期から対処すべきである
- 正確なアセスメントおよび的確な対処が治療困難な疼痛への進展を予防する
- 「痛い」という患者の訴えから,神経障害性疼痛特有の症状を聞き出すことが医療者の重要な役割である.
- 椎体転移を伴う,膵がんによる疼痛の治療にあたっては,消炎鎮痛薬,医療用麻薬,鎮痛補助薬,ビスホスホネート,神経ブロック,手術などを適切に選択することが重要である.

## 膵がんに伴う痛みの特徴

　日本の膵がんによる死亡数は26,791人と悪性新生物死亡全体344,105人の7.8%となっている(2009年)[1].診断される時点でなんらかの痛みを訴えている割合が40〜80%という報告がある[2].

　治癒切除を行った場合でも膵がんでは腹腔神経叢浸潤が起こる場合が多いため背部痛が主な症状として生じることが多い.また,膵頭部がんの場合には腫瘍による十二指腸圧迫による心窩部痛を伴うこともある.

　診断時に既に進行がんである場合が多く,本稿で提示する症例のように初診時に既に骨転移を伴っている場合もある.治療困難な症例となることもあり,診断時からがん治療医と疼痛コントロール専門医との連携が重要である疾患の代表例である.

## 症例で学ぶ薬の使い方

**症例** 症状の進行予測が必要であった進行膵がん症例

60代男性,膵がん(診断時 Stage IV b, T4N3M1).初診時手術適応のない進行膵がん

症例である．

[治療経過]

XX年4月　心窩部痛，背部痛を主訴に近医内科受診．精査目的にて大学病院を紹介受診
　　　　　閉塞性黄疸に対して膵管・総胆管ステント留置，十二指腸ステント留置
　　　　　疼痛は軽快（図1）

XX年5月　入院中に化学療法開始し，外来化学療法へ移行．疼痛なし

XX年6月　外来化学療法継続
　　　　　背部痛に対してロキソプロフェンナトリウム（ロキソニン®）1回60mg
　　　　　1日3回開始

XX年7月　外来化学療法継続
　　　　　背部痛が増強しオキシコドン徐放製剤（オキシコンチン®）1回5mg 1日
　　　　　2回，内服開始

XX年8月　外来化学療法継続
　　　　　背部痛がさらに増強し，オキシコンチン®を1回10mg 1日2回に増量

XX年9月　下旬に背部痛がさらに増強し，オキシコンチン®1回30mg 1日2回

XX年10月　胸痛・尿閉にて緊急入院．下肢不全麻痺あり（図2）
　　　　　脊髄圧迫が原因とされ放射線治療開始．緩和ケアチーム併診開始
　　　　　モルヒネ・ケタミン・リドカイン混合液による静脈内PCA開始

XX年11月　永眠

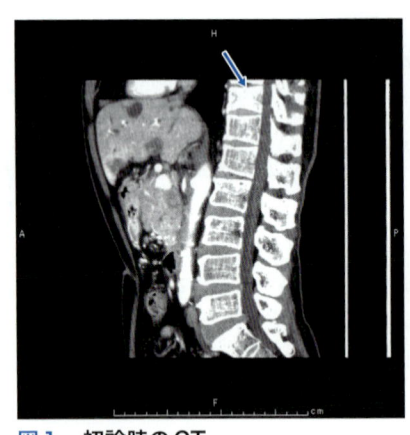

**図1　初診時のCT**
Th11に骨転移を思わせる骨硬化像がある．
後に骨転移が判明する仙骨は撮像領域外にある

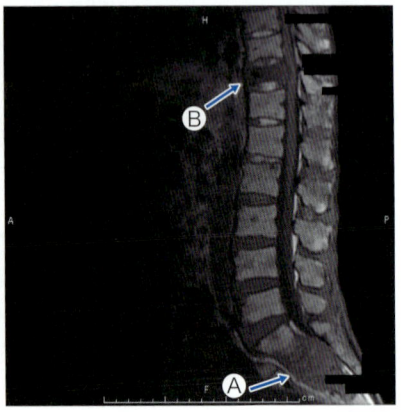

**図2　下肢運動神経麻痺が出現した際のMRI**
責任病変である仙骨転移巣（A）のほかに，初診時に指摘されたTh11の骨転移（B）が進行して脊髄圧迫の所見を示している

## 1 行われた治療

治療経過に示したように初診時に訴えていた腹痛および背部痛は膵管・総胆管ステント留置，十二指腸ステント留置という内科的処置によりひとまず軽減した．その後，腫瘍の増大に伴うがん疼痛が増強し，ロキソニン®1回60mg 1日3回，オキシコンチン®1回5mg 1日2回が順次開始された．なんとか夜間睡眠は確保される程度の疼痛に軽減されていた．

## 2 この症例での治療のポイント

診断から死亡までの経過が7カ月と比較的短期間であった進行膵がん症例である．診断のきっかけとなった心窩部痛・背部痛はステント留置により当初は軽減していた．このため化学療法が優先された症例である．遡及的に検討すれば，初回のCT（図1）で指摘されていた時点で，Th11の転移巣に対して放射線治療の適応を検討すればよかったかもしれない．また，進行膵がんであることから腹腔神経叢ブロックも検討の余地があったと考えられる．尿閉をきたしての緊急入院（図2）まで神経障害性疼痛に対する評価がされていなかったことが残念である．いずれにせよ時間的に制約がある外来診療において，「痛い」という患者の訴えを深く掘り下げて対応する時間がなければ，近い将来起こりうる苦痛症状に対応する難しさを痛感させられる症例である．

## 3 この症例での注意点

外来化学療法中に背部痛が増強し，NSAIDsと併用でオキシコドンの増量で対応していた症例である．夜間不眠の有無などを参考にしながら，疼痛の増強に応じて，アミトリプチリン（トリプタノール®）1回10mg 1日1回眠前内服や，プレガバリン（リリカ®）1回25 mg 1日1回眠前内服という少量から併用することで，より効果的な疼痛管理が施行できた可能性もあったと考えられる．また，ゾレドロン酸水和物（ゾメタ®）の併用も骨転移痛に対して有効であった可能性も考えられる．

## 4 家族への説明

オキシコドン導入時の説明として以下のように伝える．
「夜眠れないほど強い痛みがでてきたようなので普通のいわゆる『解熱鎮痛薬』では痛みを抑え切れないようです．医療用麻薬であるオキシコンチン®を飲んでいただくと夜眠れないような強い痛みではなくなると思います．オキシコンチン®は飲んですぐ効くお薬ではありませんが，痛み止めの土台となるお薬です．オキシコンチン®に加えて，飲んだら30分くらいで効いてくるオキノーム®という粉薬も一

緒に処方させていただきます．オキシコンチン®を飲む時間に痛ければ，オキノーム®も同時に飲んでも大丈夫です」

## 5 次の一手

　結果的には短い経過であったが，運動神経麻痺が顕在化する前に脊椎転移巣に対して脊椎固定術などの手術療法も検討する疼痛治療法の1つと考える．

〈文　献〉
1) 厚生労働統計協会：国民衛生の動向・厚生の指標，58：45-69，2011
2) Mola F & Sebastiano P：Langbecks Arch Surg 393：1919-22, 2011

第5章 症例で学ぶ鎮痛薬の選び方・使い方

§4 混合性疼痛の治療

# 3. 肋骨転移および肋間神経浸潤に伴う痛み

飯嶋哲也

## POINT

- 肺がんの肋骨転移では肋間神経浸潤による神経障害性疼痛を伴うことがある
- 正確なアセスメントおよび的確な対処が治療困難な疼痛への進展を予防する
- 「痛い」という患者の訴えから，神経障害性疼痛特有の症状を聞き出すことが医療重要な役割である
- 肋間神経浸潤を伴う痛みの場合には局所麻酔薬もしくは高周波熱凝固法を用いた肋間神経ブロックが有効な場合がある

## 肺がんの肋骨転移および肋間神経浸潤に伴う痛み

わが国の肺がんによる死亡数は42,434人と悪性新生物死亡全体344,105人の19.6％となっている（2009年）[1]．世界的にみれば5年生存率は約15％で，80％の患者が診断後1年以内に死亡しているとの報告もある[2]．つまり，症状が顕在化したときには既に進行癌であることが多い疾患である．

肺がんが肋骨転移した場合の疼痛の特徴は以下の2点となる．第1に侵害受容性疼痛としては腫瘍が胸膜を刺激して生じる局在のはっきりしない体性痛に加えて，骨転移した腫瘍が骨膜を刺激することによって生じる局在のはっきりしたズキッとする痛みが伴う．第2に肋間神経浸潤によるしびれるような，じんじんする，ときに電撃痛をともなう神経障害性疼痛が伴うことがあげられる．

### 症例で学ぶ薬の使い方

**症例** 経過中に一時的に経口摂取ができなくなった高齢の進行肺がん症例

80代男性，肺扁平上皮がん（診断時 Stage IIb，T3N0M x）

[治療経過]

XX年7月　左側胸部痛を主訴に近医整形外科受診

| | |
|---|---|
| XX年8月 | 近医内科に入院．肺がんの診断確定（図）<br>左側胸部痛に対してジクロフェナクナトリウム（ボルタレン®）1回25mg 1日3回，フェンタニル貼付薬（フェントス®テープ）1mg 1日1回，モルヒネ塩酸塩水和物（オプソ®）1回5mg 疼痛時屯用，プレガバリン（リリカ®）1回25mg 1日1回眠前 |
| XX年9月 | 放射線治療の適応検討．この間に腫瘍増大，胸水貯留 |
| XX年10月 | 当院入院．放射線照射開始．入院後緩和ケアチーム併診開始<br>胸水穿刺後せん妄状態となる．呼吸困難が強いため，フェンタニル貼付薬，内服薬を中止として静脈内PCA開始<br>PCA薬液組成：モルヒネ1mg/mL，ケタミン0.25mg/mL，リドカイン9.5mg/mL，投与設定：ベース投与量0.5mL/時，ボーラス投与量1mL/時，ロックアウト間隔10分<br>照射回数が増えたところで疼痛軽減<br>モルヒネ硫酸塩水和物（ピーガード®）1回20mg 1日1回に変更 |
| XX年11月 | 放射線照射終了（60Gy/20回）<br>疼痛軽減し近医内科に転院 |

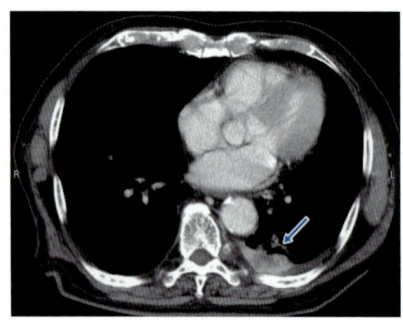

**図　初回のCT**
肋骨から椎体方向へと浸潤する腫瘍

## 1 行われた治療

　前医にてオピオイドと鎮痛補助薬としてのリリカ®が的確に処方され，疼痛コントロールは良好であった．当初はオプソ®5mgから開始し，患者にオピオイド鎮痛薬が有効であることを実感してもらったうえで，鎮痛効果はあるが時間が経つと効果が切れてくるという訴えに応じて，徐放製剤としてフェントス®テープの処方が開始されていた．

## 2 この症例での薬物選択のポイント

　80代の進行肺がん症例である．診断時には左側胸部に電撃痛を伴う強い痛みを訴えていた．主治医は当初から腫瘍の肋間神経浸潤（図）による疼痛緩和目的にオピ

オイドに加えてリリカ®が処方されていた．このため緩和ケアチーム併診開始時には夜間睡眠を妨げるような強い疼痛はなかった．しかし経過中に胸水貯留による苦痛症状が出現し，せん妄による内服困難のためにモルヒネを主体とした静脈内PCAを開始して対応した．その後，放射線治療が進むにつれて疼痛が軽減し，静脈内PCAを中止して，少量のモルヒネ経口薬（ピーガード® 20 mg）にて疼痛緩和が可能であった症例である．

## 3 この症例での注意点

　主治医が混合性疼痛であることを初診時から認識して，的確にオピオイドおよび鎮痛補助薬が処方されていた症例である．高齢であることからリリカ®は25 mg/回 眠前内服から開始して，徐々に増量し当院受診時には150 mg/日になっていた．肺がんであり，今後，呼吸困難が主要な症状として出現することを予測して疼痛軽減後はオピオイドとしてモルヒネを選択した．なお，放射線治療終了後はモルヒネ経口薬のみで疼痛は軽減されており，鎮痛補助薬は必要としなかった．

## 4 患者と家族への説明

　静脈内PCAに変更する際の説明として以下のように伝える．
「息苦しさが強くなってきて，お薬を飲むことが難しい状態になっています．これまで飲んでいただいていた痛み止めのお薬を点滴に置き換えることが，現時点で苦痛をやわらげるために一番よい方法であると主治医の先生とご相談させていただきました．息苦しさや痛みが強くなったときに，すぐにご自分で痛み止めを足すことができるスイッチのついた機械で痛み止めの注射薬を投与します．そのスイッチを押すことで，いままで痛いときに飲んでもらっていたオプソ®と同じように痛みを和らげてくれます．スイッチを押さなくても痛み止めは持続的に投与されています．痛み止めについても何か心配なことがあれば遠慮なくお尋ねください」

## 5 次の一手

　本症例では，放射線治療終了後に神経障害性疼痛が消失したため鎮痛補助薬としてのリリカ®の再開を必要とせず，最小量のモルヒネ徐放製剤のみで疼痛コントロールが可能になった．しかし，なんらかの要因で放射線照射が行えなかった場合には，局所麻酔薬を用いた肋間神経ブロックを施行した後に，高周波熱凝固による神経ブロックを行うことも検討の対象となる治療であると考える．

〈文　献〉
1） 厚生労働統計協会：国民衛生の動向・厚生の指標，58：45-69，2011
2） Mercadante S, Vitriano V：Lung Cancer, 68：10-15, 2011

第5章 症例で学ぶ鎮痛薬の選び方・使い方

§4 混合性疼痛の治療

## 4. 仙骨転移および仙骨神経浸潤に伴う痛み

飯嶋哲也

### POINT
- 直腸がんの仙骨転移では仙骨神経浸潤による神経障害性疼痛伴うことがある
- 正確なアセスメントおよび的確な対処が治療困難な疼痛への進展を予防する
- 「痛い」という患者の訴えから，神経障害性疼痛特有の症状を聞き出すことが医療者の重要な役割である
- 仙骨神経浸潤に伴う痛みの場合には下肢の知覚神経障害を伴うことがあるため，慎重に診察して経過を追うことが重要である
- 排泄機能が障害されている場合には，早期から神経破壊薬を用いた神経ブロックを検討することも必要となる

## 仙骨転移および仙骨神経浸潤に伴う痛みの特徴

わが国の大腸がんによる死亡数は42,434人と悪性新生物死亡全体344,105人の12.3％となっている（2009年）[1]．UpToDateの最新版には，何らかの症状があって大腸がんと診断された場合の5年生存率が49％，症状がなくて診断された場合の5年生存率が71％という1971年の文献が紹介されている[2]．診断時に何らかの苦痛症状がある場合には予後が短くなることを予想して，将来的に起こる症状に対して「先手を打つ」ことが必要な疾患の1つである．

直腸は骨盤内臓器であるため，仙骨転移を伴う場合には内臓痛および骨転移による侵害受容性疼痛に加えて，仙骨神経叢にかかわる神経障害性疼痛を伴うことが多い．とくに下腿後面の知覚障害を伴う神経障害性疼痛を訴えることが特徴である．また，痔疾に類似した排便時の疼痛も進行直腸がんに特徴的な疼痛である．

# 症例で学ぶ薬の使い方

**症例** 若年者の進行直腸がんの局所再発症例

20代男性，直腸がん（診断時 Stage IIIb，T3N3M0）

[治療経過]

XX-2年3月　近医内科にて直腸がんの診断

XX-2年4月　手術目的にて当院受診．人工肛門増設後に二期的に低位前方切除施行．術後化学療法施行

XX-2年7月　術後からあった腰痛から臀部の疼痛緩和目的にメロキシカム（モービック®錠）1回5mg 1日1回開始

XX-2年9月　CTにて局所再発確認

XX-2年10月　臀部の疼痛が増強に対してオキシコドン徐放製剤（オキシコンチン®）1回5mg 1日2回内服開始，オキシコドン速放製剤（オキノーム®散）1回2.5mg 疼痛時頓用

XX-1年9月　がん専門病院にて骨盤内臓器全摘術施行（仙骨合併切除）
術後，緩和ケアチームが併診開始．フェンタニル貼付薬（フェントス®テープ）6mg 1日1枚，オキノーム®散1回30mg 疼痛時頓用，ガバペンチン（ガバペン®錠）1回400mg 1日1回眠前開始して疼痛コントロール良好となる（図1）

XX-1年11月　がん専門病院退院後，腸閉塞で大学病院に緊急入院
緩和ケアチーム併診開始
経口摂取が不可能となったため静脈内PCA開始．フェンタニル貼付薬は継続
PCA薬液組成：モルヒネ2mg/mL，ケタミン0.5mg/mL，リドカイン9.3mg/mL
投与設定：ベース投与量0.1mL/時，ボーラス投与量1mL/時，ロックアウト間隔10分

XX 年1月　疼痛管理目的にくも膜下カテーテル挿入し皮下ポート増設
静脈内PCAも併用するが疼痛緩和に難渋する（図2）

XX 年3月　永眠

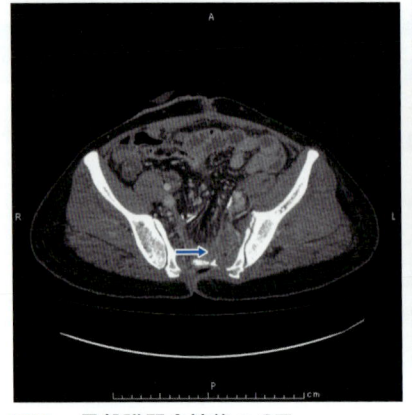

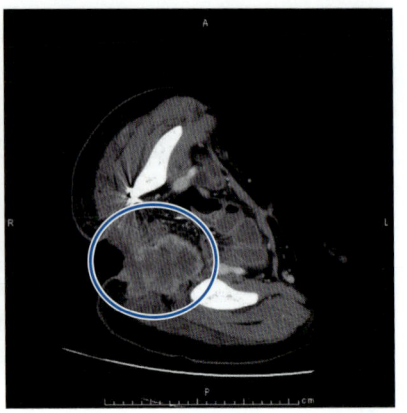

**図1 骨盤臓器全摘後のCT**
仙骨に接して残存する腫瘍と思われる所見がある

**図2 増大した再発腫瘍**

## 1 行われた治療

　低位前方切除から6カ月後，従来処方されていたモービック®錠5 mgのみでは緩和されない夜間睡眠を妨げる臀部痛が出現したため，オキシコンチン®1回5 mg 1日2回とオキノーム®2.5 mg屯用からオピオイドを導入．当初はNSAIDsとオピオイドのみで疼痛管理は良好であった．このときから肛門部の差し込むような疼痛が日常生活を妨げない程度の頻度でみられていたが，その頻度もオピオイド開始後から少なくなってきたとのことであった．同時期に仙骨領域に局所再発していることが確認された．

## 2 この症例での薬物選択のポイント

　若年の進行直腸がん症例である．局所再発巣の制御のために化学放射線治療を行っていたが，局所再発が起きたため根治を目指した骨盤内臓器全摘術施行（仙骨合併切除）行ったところ，仙骨神経領域の体動時の電撃痛をともなう疼痛が増強した症例である（図1）．

　緩和ケアチームが併診し，経口摂取が困難になることもあると想定してオピオイド鎮痛薬としてフェンタニル貼付剤を選択した．また腫瘍による尿管圧迫をステントにて対応していたが，水腎症による腎機能悪化の可能性も否定できなかったことからレスキュー薬としてはモルヒネではなくオキシコドンが選択されていた．さらに，神経障害性疼痛に対する鎮痛補助薬としてガバペン®を開始して疼痛は一旦軽減したが，最終的には再発巣が増大して（図2）疼痛管理に難渋した．

## 3 この症例での注意点

　仙骨神経巣近くに腫瘍が存在し骨浸潤が疑われる場合，混合性疼痛として治療を開始することが重要である．電撃痛などの特徴的な神経障害性疼痛の訴えがなくても，診断的にプレガバリンなどの鎮痛補助薬の少量投与を行うことで，併用するオピオイドの節約効果を期待できることがある．また，知覚低下などを的確に診断することで，画像診断に先行して病巣の進展を予測することも可能な場合もあるため，正確な身体症状の診断は重要である．また，骨浸潤による疼痛の治療目的にNSAIDsやビスホスホネート製剤（ゾメタ®）の併用も行うことも一法である．

　仙骨領域に腫瘍があるため，経過中には少なくとも一度は，下肢の皮膚感覚障害の有無，程度について診察をすべきであった症例であると考える．患者からは感覚障害に関する訴えはなかった．

　原病の治療によって排泄機能が失われることは確実であったため，神経障害をきたす可能性のあるブロックも考慮の対象となったと考えられる．

## 4 患者と家族への説明

　静脈内PCAに変更する際の説明については以下のように伝える．

　「腸閉塞のために，お薬を飲むことが難しい状態になっています．これまで飲んでいただいていた痛み止めのお薬を点滴に置き換えることが，現時点で苦痛をやわらげるために一番よい方法であると主治医の先生とご相談させていただきました．痛みが強くなったときに飲んでいたお薬のかわりに点滴で痛み止めが使えるようにしました．ご自分で痛み止めを足すことができるスイッチのついた機械で痛み止めの注射薬を投与します．そのスイッチを押すことで，いままで痛いときに飲んでもらっていたオキノーム®と同じように，もしかしたらもう少しよく効いてくることを期待しています．飲み薬と違って，注射薬は細かく調整することができますので，安心してください．腸閉塞が落ち着いてきたら，また飲み薬に戻すことも可能です」

## 5 次の一手

　本症例では，がん疼痛に関して薬物療法を主体として治療を行った．しかし，仙骨領域の進行がんであることから，比較的早期に，つまり局所再発が確認された時点でも膜下フェノールブロックなどの神経ブロックを検討する余地があったのではないかと考えている．

〈文　献〉
1) 厚生労働統計協会：国民衛生の動向・厚生の指標，58：45-69，2011
2) Ahnen DJ, et al：Clinical manifestations, diagnosis, and staging of colorectal cancer. UpToDate, 2012

用も考慮する必要がある
③**背部の張り感は筋膜性疼痛**：シップ剤，トリガーポイントブロック，低出力レーザーなどの理学療法の併用を検討
④多発骨転移があり血清カルシウム値も補正値で高くビスホスホネート製剤の使用を検討

### 2）治療

① 入院しすぐにロピオン®を点滴投与したところ，効果あり，作用時間が4時間くらいとのこと．嗄声があり反回神経麻痺があるため誤嚥しやすく，散剤，大きな粒は飲みにくい．ゼリーと一緒に飲ますなど考慮し，まずアセトアミノフェン1回900 mg 1日3回と，頓用としてロピオン® 1回50 mg 1日4回までを使用可能にした
② オキシコンチン®を10 mg/日から20 mg/日へ，レスキューとしてオキノーム®を2.5 mg/回から5 mg/回へ増量した
③ 鎮痛補助薬としてプレガバリン（リリカ®）1回75 mg 1日2回を併用
④ 背部の筋膜性疼痛に関して1％キシロカインによるトリガーポイントブロックを週3回ペースで施行，あわせて光線療法・理学療法併用
⑤ 全身投与として，骨転移痛治療としてゾレンドロネート（ゾメタ®）を点滴した．

> **MEMO　アセトアミノフェンの最大用量**
> アセトアミノフェンは，作用機序がNSAIDsと異なり，中枢性作用と考えられる鎮痛解熱剤である．2011年1月に使用量の改正があり，国際標準と同じく最大1回1,000 mgまで1日4,000 mgまでとなった鎮痛解熱剤である

### 3）経過

① 上記治療を同時にスタートしたためか，疼痛は減少しVAS 2～3に減少した．しかし体動時痛は残存した．また眠気が強くふらつきもみられた
② リリカ®を75 mg/回から50 mg/回に減量したところ，ふらつきも減量した
③ 背部の筋膜性疼痛は，5回のトリガーポイントブロック後，光線療法・理学療法とシップ剤でコントロール可能となった
④ 徐々に疼痛が増悪されたため，オキシコンチン®，リリカ®を増量し，また夜間睡眠障害があったため夜間ハロペリドール（セレネース®）5 mg/mLとミダゾラム（ドルミカム®）10 mgの点滴を追加使用した

## 2 この症例での薬物選択のポイント

### 1）骨転移痛への対策

WHO方式3段階除痛ラダーの原則どおり，特に骨転移痛に関してはNSAIDsまたはアセトアミノフェンは第1選択薬である．効果を確認するためにロピオン®を

試した．その後，アセトアミノフェンをベースにしてNSAIDsとしてロピオン®を
レスキューに使用することを検討した．

### 2）神経障害性疼痛への対策

　　神経障害性疼痛に関して副作用と効果よりビリッと電気が走るような発作的痛み
に対しては，われわれは現在プレガバリン（リリカ®）を第1選択として選ぶこと
が多い．注意点は，1回75mg　1日2回で使用するのが常用量といわれているが，
ふらつき眠気が出やすくQOLが低下しまた薬剤継続を拒否される例もあるので，特
に高齢者では1回25mg　1日2回または1回25mg　1日1回（寝る前）から開始し
た方が賢明である．副作用がなければ増量していけば効果は出てくる．

### 3）張りへの対策

　　張り感などはブロックなどで即日に改善することが患者にとっては，うれしい限
りであるが，ブロックでは出血傾向などはチェックしておくことが必要である．

## ❸ この症例での注意点

### 1）筋膜性疼痛も念頭に

　　がん疼痛には，がんが直接関係する疼痛だけでなく，2次的に起こる筋膜性疼痛
なども含まれており見落とされやすいので注意が必要である．本症例では，紹介状
には頸部から上肢に関する疼痛のことしか記載がなかったが，筋膜性疼痛を抑える
ことで頸部から肩にかけての発作的痛み以外の疼痛管理はしやすくなることが多い．
筋膜性疼痛は，早期であればNSAIDs，筋弛緩剤，シップ剤でも軽減するケースが
あり，また早期に対応しなければ，痛みの悪循環が重なり難治性疼痛になってしま
うことがある．

### 2）ラダー通りの処方を基本にする

　　基本はWHO方式がん疼痛治療法であり，ラダー通りアセトアミノフェンまたは
NSAIDs＋オピオイド＋鎮痛補助薬が基本となる．

### 3）アセスメントは十分に

　　この症例の一番のポイントは患者の話を充分に傾聴すること，共感することで正
確なアセスメントができ，治療ができたと考える

## ❹ 患者と家族への説明

### 1）アセスメント

　　前主治医よりの説明を確認することから話を始める．これは前医とあまりにもか
け離れた説明は，患者家族に不安を与えることがあり，前医の説明に追加するよう
に以下のことを説明した．

> **Advice　アセスメントのコツ**
> ①がん患者の疼痛は，病態的には単発であることは少ないので，患者の声はアセスメントの主材料である
> ②ベットサイドに座るなど目線を合わせて，患者が話しやすい環境を整えることが大切
> ③患者さんの訴えは，言葉を変えずそのまま記載しておく．例えばピリピリ，ピリッときた…など

**2）痛みについて**

　今の痛みを機序から侵害受容性疼痛（筋膜性疼痛を含む），神経障害性疼痛について，それぞれの特徴と治療法について図表を用いて総論的に時間をかけて理解いただけるまで説明した．

**3）治療方針について**

　本例についての画像と図表を用いて症状をアセスメントした結果を説明し，治療方針について説明した．治療法の効果，副作用について，効果ない場合の対処法などについても説明した．

**4）予後について**

　今後の症状の進展予想経過，予後予測についても家族に話し，できるだけ本人にも話すようにする．

> **Pitfall　「忙しい」を患者に伝えない**
> ①「忙しいのでまた後できます」は医療者の勝手であり，患者は「先生は忙しいから聞いてもらえない」と患者は解釈し充分に話してくれなくなると，アセスメントがうまくいかなくなるのでご注意を
> ②前医のアセスメントを鵜呑みにしないで自分で再度アセスメントしてみること

## 5 次の一手

①持続皮下，静注による麻薬など鎮痛薬の注入
②持続硬膜外ブロックによるオピオイドなどの注入
③浅い鎮静から開始する

〈文　献〉
1）河西稔，他「癌性疼痛」（花岡一雄/編），pp148-152，克誠堂出版，2010
2）河西稔，他「癌性疼痛」（花岡一雄/編），pp141-147，克誠堂出版，2010

第5章 症例で学ぶ鎮痛薬の選び方・使い方

§5 筋膜性疼痛の治療

# 2. 長期臥床による筋膜性疼痛

吉澤明孝, 吉澤孝之

## POINT
- 長期臥床の原因を考え, それによる筋膜性疼痛の存在を忘れない
- 長期臥床によるQOL低下の回復には薬物療法だけでなく, 理学療法併用を検討する
- QOL維持・向上を目標に治療方針を検討する

## 長期臥床による筋膜性疼痛の特徴

### 1 長期臥床による身体的変化の特徴

　人間の身体的・精神的機能は使わないと衰えていくことが知られている. 健康成人であっても, ベッド上で安静臥床（長期臥床）を続けていると, 以下のようなことが起きる.
　①下肢の筋力は安静臥床1週目で20％, 2週目で40％, 3週目で60％も低下する
　②1日間の安静によって生じた機能低下を回復させるためには1週間かかり, 1週間の安静により生じた機能低下を回復するには1カ月かかるといわれている
　③さらには, 体中の関節が硬くなり, 筋膜性疼痛を起こし, 体を起こそうとするとめまいがして（起立性低血圧）座ることや歩くことができなくなってしまう

### 2 がん性疼痛における長期臥床の原因

　①疼痛によって体動困難になり長期臥床になる場合
　②がんの影響による麻痺（骨転移による脊髄損傷, 脳転移など）によって長期臥床になる場合
　など長期臥床の原因は多岐に及ぶが, 症状は筋肉の廃用症候群によるものであり, それによる筋膜性疼痛は基本的には, 疼痛管理と理学療法が中心になると考える.

> **Advice　患者の話をしっかり聞く**
> 長期臥床による筋膜性疼痛は見落とされやすく, 見落とさないためには患者から話を聞きやすくすること.

①患者の声はアセスメントの主材料である
②ベットサイドに座るなど目線を合わせて，患者が話しやすい環境を整えることが大切
③open questionであることが大切（Yes・Noで答えられない質問）

## 症例で学ぶ薬の使い方

### 症例　転移により体動困難となり，腰背部痛が生じた症例

肺がん，脳転移，多発骨転移による脊髄損傷，中枢性麻痺
がん専門病院で肺がん，骨転移に対して化学療法，放射線治療を施行してきたが，さらにめまい，悪心が強く出現し精査にて脳転移がみつかり，ガンマナイフ治療を施行した．体動困難になりADLが低下し，最近は背部痛，体動時痛など改善せず，緩和ケア目的で当院紹介となる．当初外来に車椅子で家族が通院させてきたが，腰背部痛が強くなり緊急入院となる．
**入院時症状**：左片麻痺，Th4以下の不全麻痺，知覚低下あり．腰背傍脊椎部に筋肉のテンションの高い部分があり圧痛がある
**画像**：CT，MRI多発性脳転移（図），多発性骨転移
**前医よりの処方**：バルプロ酸ナトリウム（デパケン®）1回100 mg 1日2回，セレコキシブ（セレコックス®）1回100 mg 1日2回ほか
**血液検査**：出血傾向無，軽度肝障害があるのみ
**アセスメント**
①不全麻痺であり完全な脊損ではない

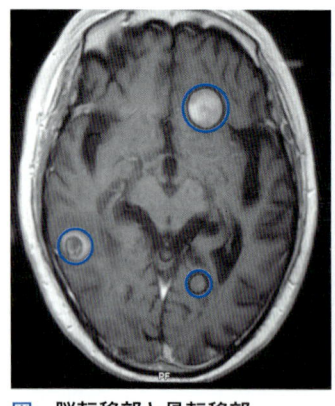

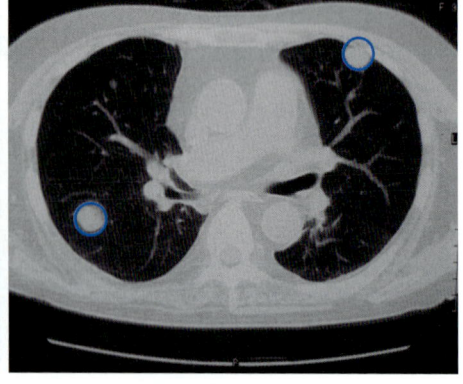

図　脳転移部と骨転移部

②腰背部の圧痛は，画像より判断してがん転移浸潤によるものと考えられ，体動困難になることで腰背部痛が出てきているため，長期臥床による筋膜性疼痛の可能性も否定できない

③体動困難は，体動時発作的に Th4 領域に走るような痛みが増強することから，神経障害性疼痛が考えられる

④また脳転移による不全片麻痺があり，体動困難を助長していることは間違いない．悪心は改善しており脳圧はコントロールされていると考えられる

## 1 行われた治療

### 1）治療方針

①**筋膜性疼痛**：①NSAIDsまたはアセトアミノフェン，②シップ剤，③理学療法（低出力レーザー，低周波など含む），④トリガーポイントブロックなどを検討する．⑤筋弛緩薬は，さらに体動困難にしてしまうことがありこのケースでは控えるべきである

②**骨転移痛（体性痛）**：①ゾメタ使用，②オピオイド併用，③必要に応じて装具

③**神経障害性疼痛**：鎮痛補助剤の併用

### 2）治療

①NSAIDsの効果を検討するために，フルルビプロフェンアキセチル注射液（ロピオン®）50 mg と生理食塩液50 mLを15分で点滴した．効果があったため，使用中のセレコックスでは不十分と判断しアセトアミノフェン1回900 mg 1日3回，レスキューとしてジクロフェナクナトリウム（ボルタレン®錠）25 mg，またはロピオン® 50 mg/ 5 mL点滴静注を1日4回まで使用可能とした

②骨転移痛：①にくわえて，オピオイド導入を開始した．オピオイドは悪心があるため使用しなかったと前医より報告があったが，制吐剤を使用しオキシコドン速放製剤（オキノーム®）1回2.5 mg 1日4回定時服用およびレスキューとしても使用する形で導入

③神経障害性疼痛：発作的疼痛であり**第5章§5-1**の症例と同様にプレガバリン（リリカ®）の少量から開始した（リリカ® 1回25 mg 1日2回）

④理学療法を病室での，下肢などの拘縮予防を兼ねてマッサージなど運動器リハビリを中心に施行

> **Pitfall　QOLの維持を忘れない**
> ①長期臥床は改善しないと簡単に結論付けないこと．患者も精神的にも希望を失っている場合が多くQOL維持のためにも緩和ケア的理学療法が有用である
> ②緩和ケアはチーム医療であり，理学療法など他職種と相談することを忘れない

**表　進行がん患者のリハビリの目的**

| 生命予後が長め(月単位)の場合 | 生命予後が短め(週・日単位)の場合 |
|---|---|
| ADL基本動作・歩行の安全性の確立,能力向上 | 疼痛緩和 |
| ①残存能力+福祉機器の活用<br>②動作のコツの習得 | ①物理療法<br>②ポジショニング・リラクセーション<br>③補装具・杖 |
| 廃用症候群の予防・改善 | 浮腫による症状緩和 |
| ③廃用による四肢筋力低下,関節拘縮の予防・改善 | ④リンパドレナージ主体 |
| 浮腫の改善 | 呼吸困難感の緩和 |
| ④圧迫,リンパドレナージ,生活指導 | ⑤呼吸法,呼吸介助,リラクゼーション |
| 安全な栄養摂取の手段の確立 | 心理支持 |
| ⑤摂食,嚥下面のアプローチ(代償手段主体) | ⑥アクティビティー,日常会話や訪室そのもの |
| 在宅準備 | |
| ⑥自宅の環境評価とアドバイス,ホームプログラムの習得 | |

|  |  |
|---|---|
| QOL ----→<br>　　ADL ↗<br>維持的(supportive)リハビリテーション | QOL ----→<br>ADL ↘<br>緩和的(palliative)リハビリテーション |

### 3) 経過

①患者自身の評価では,手当て(タッチング)効果も含め理学療法一番有効だといわれた

②夜間睡眠も張りが強く寝れなかったため前医より筋弛緩効果もある安定剤(デパス®)+眠剤(マイスリー®)が使用されていたが,そのため日中も眠気が残りQOLがよいとはいえなかった.上記治療開始とともに安定剤,眠剤は頓用使用になり,実際ほとんど使用されなくなった.それにより日中覚醒状況がよくなりQOLは改善した

## 2 この症例での治療選択のポイント

①長期臥床による筋膜性疼痛には,薬物療法だけでなくQOL改善を目指した緩和的理学療法(表)が有効である[1]

②残存筋力を低下させないように筋弛緩剤,筋弛緩作用のある薬剤の使用に配慮する

③オピオイド導入も速放製剤の少量でのタイトレーション,つまり,麻薬系鎮痛薬の使用の本来の基本型がQOLを考慮しながら導入するには適している

> **MEMO** 　**緩和ケア的理学療法**
> 表に示すように緩和ケア的理学療法とは，緩和ケアで行う理学療法には，長期予後が期待できる場合はADL・QOLともに維持向上を目指す理学療法，長期予後が期待できない場合には，ADLは低下していくのでQOLを維持していく理学療法が行われる．また理学療法には「手当て（タッチング）」の効果がありこれは緩和ケアの大切な手技手法である．

## 3 この症例での注意点

①がん末期での長期臥床症例では，ADL，QOLともに低下している例が多い
②治療目標は身体的疼痛管理だけでなく，全人的疼痛としてQOL改善に向けた目標を検討する必要がある
③理学療法など多職種によるチームケアが必要なケースである
④今後は在宅の準備を行うためMSWを中心に訪問看護，介護職（ケアマネージャー）との在宅ケアチームと連携を図る．このタイミングを逸してはならない

## 4 患者と家族への説明

### 1) アセスメント

前主治医の説明を確認することから話をはじめる．これは前医とあまりにもかけ離れた説明は，患者家族に不安を与えることがあり，前医の説明に追加するように以下のことを説明した．

### 2) 痛みについて

今の痛みを機序，病態から侵害受容性疼痛（体性痛として筋膜性疼痛を含む），神経障害性疼痛について，それぞれの特徴と治療法について図表を用いて総論的に時間をかけて理解いただけるまで説明した．

### 3) 治療方針について

本例についての画像と図表を用いて症状をアセスメントした結果を説明し，治療方針について説明した．治療法の効果，副作用について，効果ない場合の対処法などについても説明した．

### 4) 予後について

今後の症状の進展予想経過，予後予測についても家族に話し，できるだけ本人にも話すようする．

### 5) 薬物療法以外について

特にQOLを維持向上させるためには，薬物療法だけでなく理学療法の必要性を話した．また目標をどこに置くかをキーパーソンを中心に話し相談した．

根治不能な状態での緩和的化学療法を行う場合には，治療によるベネフィットとリスクを常に考慮しながら治療の継続について評価していくことが重要である．

さらに，化学療法に伴う身体的な疼痛以外に，化学療法自体に対する不安，再発や増悪に対する不安・実存的苦痛，仕事や家庭と治療の両立・経済的負担といった社会的苦痛などさまざまな痛みを伴うが，詳細については成書を参照されたい．

> **Advice　ほかの原因による症状の可能性を考える**
> 
> 化学療法による有害事象とほかの原因による症状との鑑別も重要である．鑑別として，①既存の悪性腫瘍増悪による症状と②新規もしくは合併疾患による症状があげられる．症状の性状・症状出現のタイミングなどの問診と身体所見・神経学的所見をまず評価し，原因を探っていく．

## 症例で学ぶ薬の使い方

### 症例　カペシタビン，TS-1による口内炎，手足症候群をきたした1例

60歳代女性．転移性乳がん

二次治療としてカペシタビン1回1,800 mg 1日2回（2週内服・1週休薬）を開始．手足症候群Grade3を繰り返したため，1回1,200 mg 1日2回（用法は上記と同様）と2段階まで順次減量するも，手足症候群Grade2が遷延．6コース後にTS-1 1回60 mg 1日2回（4週内服・2週休薬）に変更したが，Grade3の口内炎・Grade2の手足症候群をきたし，1コース目の内服22日目に緊急入院．入院時は口内炎による疼痛のため開口障害をきたし経口摂取・内服不可，脱水，手足症候群による疼痛のため歩行も困難な状態であった．入院翌日からは高カロリー輸液を実施．

### 1 行われた治療

早急な疼痛コントロールを要する状態であり，オキシコドン徐放性剤（オキシコンチン®）1回5 mg 1日2回からフェンタニル貼付薬（デュロテップ®MTパッチ2.1 mg）にオピオイドスイッチングを行った．NSAIDsやアセトアミノフェンは使用しなかった．

含嗽薬としてはリドカイン（キシロカイン®ビスカス）とアズレンスルホン酸ナトリウム（ハチアズレ®）を用いた．手足症候群に対しては，外用薬として尿素クリーム（ウレパール®クリーム10％）・ヘパリン類似物質（ヒルドイド®ソフト軟膏0.3％），また発赤・表皮剥離あり疼痛も強かったため，手袋・指キャップ・靴下

を使用した．口内炎，手足症候群は徐々に改善し，入院11日目より経口摂取開始．疼痛改善したためオピオイドも中止し18日間の入院後，退院．

上記有害事象や腎機能障害を認めたことから，以後TS-1をカペシタビンに変更し1回900 mg 1日2回と3段階減量して外来にて再開．現在も継続中．

## 2 この症例での薬物選択のポイント

非経口投与が望まれたため，フェンタニル貼付薬へオピオイドスイッチングを行った．

## 3 この症例での注意点

鎮痛に加え，口内炎と手足症候群に対する適切な支持療法が必須である．

> **Advice　他科・多職種との連携が重要**
> 適切な支持療法については，主治医の判断だけでなく，他科・多職種との連携が重要である．例えば皮膚障害に対しては皮膚科医・形成外科医などによる診察・処置を依頼し疼痛軽減を図っていく．また，日常生活においては患者・家族が行う日々のケアが必須となる．外来・病棟看護師，薬剤師など多職種による頻回の患者・家族指導が重要である．

## 4 患者と家族への説明

「オピオイドに関しては，経口摂取困難なためまずは貼付薬に変更します」と説明する．

> **MEMO　患者の不安軽減**
> 有害事象自体は蓄積毒性でなければ，また致死的でなければ回復する．患者にもその点を十分説明すること．また今後の方針について意思を確認しあっていくことで不安の軽減を図ることも重要である．

## 5 次の一手

鎮痛効果が不十分な場合，調節性に優れるフェンタニルもしくはモルヒネ製剤の皮下注射を考慮する．

〈文　献〉

1) 米国国立がん研究所（National Cancer Institute：NCI）
   http://evs.nci.nih.gov/ftp1/CTCAE/
   日本語訳〔日本臨床腫瘍グループ（JCOG）版〕
   http://www.jcog.jp/doctor/tool/ctcaev4.html

2) MASCC Mucositis Guideline
   http://www.mascc.org/mc/page.do?sitePageId=88037
3) D. E. Peeterson, et al. : Annals of Oncology 22, Suppl 6, vi78-84, 2011
4) Al B.Benson III, et al. : J. Clin. Oncol., 22 (14), 2918-2926, 2004
5) Martee, L., et al. : J. Clin. Oncol., 27 (1), 127-145, 2009
6) MASCC EGFR inhibitor Skin toxicity Tool (MESTT)
   http://www.mascc.org/mc/page.do?sitePageId=98483

# 第5章 症例で学ぶ鎮痛薬の選び方・使い方

## §6 抗がん治療に伴う痛みの治療

## 2. 手術後の痛み

三宅 智

### POINT
- 術後の慢性痛（開胸術，乳房切除術後など）は神経障害性疼痛である
- 治療は神経障害性疼痛治療薬と局所療法を組み合わせて行う
- 術直後の疼痛コントロールが重要である
- 痛みが遷延する場合は再発，浸潤を疑う

## 手術後の痛みの特徴

　手術後の疼痛としては，術直後の体性痛（急性痛）と術後しばらくしてから出現する神経障害性疼痛がある[1]．本稿では後者について解説し，症例として食道がん術後の開胸術後疼痛症候群をきたしたケースを提示する．

### 1 開胸術後疼痛症候群（PTPS）

　がんの領域では主に食道がん，肺がんなどで開胸術を行うが，本症候群をきたす頻度は30〜40％から5〜90％まで報告に幅がある．病態は術操作における，肋間神経の切離や牽引などが原因の開胸術創に沿った神経障害性疼痛と考えられている[1,2]．術後おおむね2カ月以上経過してから発症し，胸部の硬膜外ブロックが有効とされている．必ずしも鏡視下手術で発生頻度が少ないことは証明されていない．TENS（経皮的末梢神経電気刺激）が有効との報告もある[3]．薬物療法としては確立した方法はないが，神経障害性疼痛の治療に準じて，鎮痛補助薬（現在は神経障害性疼痛治療薬とよぶ方が適切かもしれない[4]）などの投与を必要に応じて各種の局所治療と組み合わせて行う．術後の急性期の痛みが強いと発生頻度が上昇するとの報告もあり，術直後の疼痛管理も重要である．

> **Advice  神経障害性疼痛の治療薬**
>
> 開胸術後疼痛症候群については神経障害性疼痛として治療することが重要である．神経障害性疼痛薬物療法ガイドラインでは，第1選択薬として，三環系抗うつ薬（ノルトリプチリン，アミトリプチリンなど），プレガバリン，ガバペンチンを第2選択薬として，SNRIであるデュロキセチン（サインバルタ®）や抗不整脈薬のメキシレチン（メキシチール®）などを第3選択薬としてオピオイドを推奨している．

## 2 乳房切除後疼痛症候群（PMPS）

必ずしも乳房切除を伴わない場合も本症候群をきたす場合もある．責任となる神経が肋間上腕神経であるため，肋間上腕神経痛とよぶべきだとの意見もある[5]．腋窩郭清を行った症例の30～70％程度に生じる痛みで，上腕後面，腋窩，前胸壁などの感覚低下を伴う神経障害性疼痛を指す．センチネルリンパ節切除や放射線照射を行って，腋窩郭清を行わないことで回避できるという報告がある[1]．術後疼痛の強さ，乳房上外側1/4のがん，若年症例などが発現率の上昇に寄与するとされる[6]．神経障害性疼痛の治療に準じて薬物療法を行い，必要に応じて神経ブロックなどの局所療法を併用する．

このほかにも，頸部郭清後疼痛や幻肢痛（四肢切断後の痛み）などががんの術後の慢性疼痛としてあげられる．

> **Pitfall  再発の可能性を忘れない**
>
> 術後の創部周辺の慢性疼痛は開胸術後疼痛症候群，乳房切除後疼痛症候群，幻肢痛等の神経障害性疼痛である可能性もあるが，創部あるいは近傍の再発の可能性を忘れてはならない．その場合，放射線照射や切除等を選択できる可能性もあり，常に適切な診察，画像診断を用いて正しい診断を行うことが重要である．

## 症例で学ぶ薬の使い方

**症 例** 食道がん術後に開胸術後疼痛症候群をきたした症例

60代男性．20XX年8月に嚥下時つかえ感を自覚．
近医受診後に，9月27日に当院消化器外科紹介受診．精査にて食道扁平上皮がん（cT3N1M1）の診断となる．10月4日に術前化学療法目的に腫瘍内科転科．CVリザーバー（中心静脈リザーバー）留置のうえ，がん性疼痛に対してオピオイドを導入．10月12日より，DCF療法を開始．計2コース施行後，効果判定PR（部分奏効）．12月15日に手術施行（食道亜全摘術，3領域郭清，胃管再建）．
20XX＋1年1月18日に退院．2月3日に右季肋部痛にて緊急入院．CTにて肝転移，大動脈周囲リンパ節転移が出現．2月8日に症状コントロールおよび緩和ケア病棟転棟目的に緩和ケア科紹介受診．2月15日に転科となった．

### 1 行われた治療

転科時の痛みは，右季肋部痛がNRS 8，右開胸部術創に沿った痛みがNRS 6であった．術後はNSAIDs，オピオイド投与は中止されていたが，NSAIDsとしてセレコキシブ（セレコックス®）1回100 mg 1日2回，オピオイドとしてオキシコドン（オキシコンチン®）1回5 mg 1日2回，便秘予防に酸化マグネシウム（マグラックス®）1回330 mg 1日3回内服を開始した（制吐薬は以前オピオイド内服の既往があったため，プロクラルペラジン（ノバミン®）5 mg頓用にて対応とした）．翌日には，右季肋部痛はNRS 1まで軽減したが，右前胸部痛はNRS 5とわずかな改善しか認めなかった．そこで，プレガバリン（リリカ®）1回25 mg 1日1回（眠前）を開始したところ，それまでは不眠であったが久々によく眠れたということであった．日中の前胸部痛はNRS 5と不変であったため，3日ごとにプレガバリンを増量（1回25 mg 1日2回→1回50 mg 1日2回→1回75 mg 1日2回）したところ，前胸部痛はNRS 1まで改善した．軽度の眠気を訴えたが辛くはないとのことで，ふらつきは認めなかった．その後，右季肋部痛は徐々に増強したため，最終的にオキシコドンを1回10 mg 1日2回に増量することで対応した．右前胸部痛についてはプレガバリン増量は必要とせず，安定して経過した．

転科1カ月後には経口摂取が困難となり，オピオイドスイッチングを行い，モルヒネ持続皮下注に変更した．NSAIDsはフルルビプロフェンアキセチル（ロピオン®）1回50 mg 1日3回に変更し，プレガバリンは中止としたが，右前胸部痛の再燃は認めなかった．その後，徐々に全身状態が悪化し転科2カ月後に永眠された．

## 2 この症例での薬物選択のポイント

体性痛と神経障害性疼痛が混在した状態であり，それぞれについての適切な薬剤選択が必要である．

## 3 この症例での注意点

神経障害性疼痛に対してプレガバリンを選択したが，まずは低用量で開始し耐用性を確認のうえ適宜増量する．

## 4 患者と家族への説明

痛みの分類について平易に説明し，薬剤の副作用について前もって情報を伝え，スムーズに増量できるよう工夫する．

## 5 次の一手

本症例では薬物療法のみで症状緩和が得られたが，症状改善が不十分な場合はペインクリニシャンにコンサルトを行い，神経ブロックの可能性を検討するべきである．

〈文 献〉
1)「がん疼痛の薬物療法に関するガイドライン2010年版」(日本緩和医療学会/編)，金原出版，pp20-23, 2010
2) Gerner P.：Anesthesiol Clin. 26, 335-367, 2008
3) Solak, O., et al.：ThoracCardiovasc Surg. 55, 182-185, 2007
4)「神経障害性疼痛薬物療法ガイドライン」(日本ペインクリニック学会/編)，真興交易，2011
5) Hanks G, et al：「Oxford Textbook of Palliative Medicine, Fourth edition」Oxford university press, pp599-637, 2010
6) Vilholm Oj, et al：Br J Cancer, 74：604-610, 2008

# 第5章 症例で学ぶ鎮痛薬の選び方・使い方

## §6 抗がん治療に伴う痛みの治療

## 3. 放射線照射後の痛み

三宅 智

### POINT
- ◆ 放射線照射後の痛みは数カ月〜年単位で発症し徐々に進行する痛みである
- ◆ 神経叢障害の治療は神経障害性疼痛治療薬と局所療法を組み合わせて行う
- ◆ 痛みが遷延する場合は再発,浸潤を疑う

## 放射線照射後の痛みの特徴

　放射線照射後の痛みには急性障害と晩期障害があり,前者には口内炎・食道炎・腸炎等の粘膜障害や皮膚炎,亜急性の脊髄障害などがある[1]．これに対して,晩期障害として発症する放射線照射後疼痛症候群には,腕神経叢障害,腰仙骨神経叢障害,脊髄障害,腸炎・直腸炎,膀胱炎,リンパ浮腫による痛みなどがある[1]．これらに共通する特徴として,以下のものがある．
- ・放射線治療の晩期障害(組織の線維化等)により痛みが生じる
- ・照射線量や治療範囲の広さにより発現率は異なる
- ・末梢神経障害,脊髄障害,粘膜障害など部位に応じた症状が出現する
- ・腫瘍再発との鑑別が重要である[2]

　以下に腕神経叢障害と腸炎の特徴について述べる．

### 1 腕神経叢障害（Brachial plexopathy）

　症例では腕神経叢障害の一例を提示するが,乳がんや腋窩・鎖骨上窩リンパ節転移に対して照射を行った場合に,照射後6カ月〜20年に18％程度で発症すると報告されている[1]．放射線照射による組織の線維化が原因であり,CTでは腫瘍と線維化の鑑別は困難で,MRIで腫瘤形成伴わない腕神経叢の肥厚(T1, T2強調画像で低信号)として描出される．症状としては照射部位に一致した神経支配領域の知覚異常(しびれ,痛み,アロディニアなど)であり,同時に皮膚障害(線維化など),患側のリンパ浮腫等を認めることも多い．神経障害性疼痛の治療に準じて薬物療法を行い,必要に応じて神経ブロックなどの局所療法を併用する．神経移植を試みた症例も報告されている[3]．同じ神経叢障害でも,腰仙骨神経叢障害（Lumbosacral plexopathy）はでは，痛みよりも下肢の浮腫をきたすことが多い．

## 2 放射線性腸炎

照射後3カ月〜30年で2〜10％程度で発症するとされる[1]．小腸よりもS状結腸，直腸に高頻度に起こる．下血，テネスムス，疼痛，狭窄などクローン病や虚血性大腸炎に似た症状をきたす．がんの局所再発との鑑別が必要である．

## 症例で学ぶ薬の使い方

**症例** 子宮頸がん術後にリンパ節転移に対する放射線照射にて，著名な浮腫を生じた症例

50代女性．20XX年8月15日に子宮頸がんの診断にて他院にて広汎子宮全摘，骨盤内リンパ節郭清術施行．術後，全骨盤に50.4Gy，大動脈周囲リンパ節に65Gyの放射線照射を施行．
20XX＋3年9月に左腋窩リンパ節転移，左上肢リンパ浮腫が出現し，左腋窩に65Gyの放射線照射を施行．化学療法として，TJ療法を9コース施行．左上肢の浮腫は一時軽減したが，20XX＋5年1月に再燃．左腋窩痛とリンパ浮腫のコントロール目的に，20XX＋5年9月に自宅近くの当院紹介受診となった．CT，MRIにて明らかな再発は認めず，前医にてNSAIDsとして，ナプロキセン（ナイキサン®）1回200mg 1日3回を投与されていた．

## 1 行われた治療

当科初診時，左腋窩痛はNRS 6であった．アミトリプチリン（トリプタノール®）1回10 mg 1日1回（眠前）内服を開始したところ，口渇，傾眠等の有害事象を認めず，疼痛もNRS 4と軽減したため漸増し，最終的にはアミトリプチリン1回10 mg，10 mg，25 mg 1日3回にて疼痛はほぼ消失した．同時にナプロキセンを休薬したが，疼痛は再燃しなかった．その後は眠気が増強したため，アミトリプチリンを漸減の後，中止としたところ，夜間頻尿が出現し，アミトリプチリン1回10 mg 1日1回（眠前）を再開し症状は改善した．
20XX＋5年9月に左腋窩〜上腕のしびれ，疼痛が再燃（NRS 6）し，プレガバリン（リリカ®）1回75 mg 1日2回開始したところ，著明なふらつきと眠気が出現したため，1回75 mg 1日1回（眠前）に減量したところ，日中の眠気は消失，ふらつきも徐々に改善した．疼痛はまだ残存していたため，2週間後にプレガバリ

ンを再び増量（1回75 mg 1日2回）したところ，今回はふらつき，眠気などの有害事象は認めず，疼痛もほぼ消失した．本症例では当初は再発の診断であったが，画像診断，臨床経過から再発よりは晩期放射線照射後疼痛症候群と判断し，オピオイドの導入は行わなかった．その後も，プレガバリン1回75 mg 1日2回とアミトリプチリン1回10 mg 1日1回（眠前）を継続し，疼痛，再発なく経過している．

## 2 この症例での薬物選択のポイント

神経障害性疼痛薬物療法ガイドラインでは第1選択薬はプレガバリン，アミトリプチリンであるが，夜間頻尿等のある症例では抗コリン作用のあるアミトリプチリンから開始してもよい．

> **Advice　神経障害性疼痛治療薬を優先**
> 担がん状態ではない場合で明らかに神経障害性疼痛であると判断した場合は，NSAIDsやオピオイドは併用せずに，神経障害性疼痛治療薬投与を優先するとよい場合がある．神経障害疼痛治療薬は眠気やふらつきを惹起するものが多いので，まずは眠前に少量から開始してこれらの有害事象がないことを確認してから増量するとよい．

## 3 この症例での注意点

プレガバリンを通常量から開始したところ，副作用が強く減量が必要であった．まずは低用量から開始し（アミトリプチリンも同様）耐用性を確認した後に増量することが望ましい．

## 4 患者と家族への説明

経過が長く再発との鑑別が必要な症例であるので，適宜画像診断を含めた再発のフォローを行い，丁寧に説明を行っていく必要がある．

> **MEMO　再発との鑑別が重要**
> 放射線照射後腕神経叢障害では，腫瘍の再発との鑑別が重要である．今回提示した症例も，当初は左腋窩リンパ節再発をきたしていたが，結果としては化学療法，放射線照射によって完全寛解（CR）となったものと考えられる．

## 5 次の一手

本症例では神経障害性疼痛薬物療法ガイドラインにおける第1選択薬しか使用していないので，今後疼痛が増強したとき，プレガバリン，アミトリプチリン増量が無効な場合は，第2選択薬であるメキシレチンや第3選択薬であるオピオイドを使

用するのがよいだろう.

〈文　献〉
1）Hanks G, et al.：「Oxford Textbook of Palliative Medicine, Fourth edition」Oxford university press, pp599-637, 2010
2）「がん疼痛の薬物療法に関するガイドライン（2010年版）」（日本緩和医療学会／編），金原出版，pp20-23, 2010
3）Thomas, H. et al.：HAND, 4, pp123-128, 2009
4）「神経障害性疼痛薬物療法ガイドライン」（日本ペインクリニック学会／編），真興交易, 2011

# 第5章 症例で学ぶ鎮痛薬の選び方・使い方

## §7 呼吸困難

# 1. 呼吸困難への対応

松島秀和

### POINT

- 呼吸困難は悪性腫瘍症例において痛みと同様，頻度の高い症状であり，QOLの低下をきたし，予後不良因子にもなることから臨床上重要である
- 呼吸困難に対する治療として有効性が証明されているのはモルヒネである
- 呼吸困難の薬物治療として，モルヒネを柱とし，抗不安薬，ステロイドを組み合わせることが重要である

## 呼吸困難に対する対応

呼吸困難は悪性腫瘍症例において痛みと同様，頻度の高い症状のひとつである．特に進行期の症例において頻度が高くなる．呼吸困難が出現すると，QOLが低下し，また予後不良因子になることから，臨床上も注意すべき症状の1つである．

### 1 呼吸困難の評価

まず，「呼吸困難」とは患者が自覚する呼吸時の不快感という主観的症状であり，客観的評価である「呼吸不全」と異なることを理解すべきである．

呼吸困難の評価は患者の訴えを聞くことからはじまる．「息が苦しくないですか？」「息が苦しくて日常生活に困っていませんか？」と問診することが重要である．「どのくらい苦しいですか？ 0〜10までの数字で答えてください」とNRSを利用して客観的に評価することも必要である．

次に呼吸困難の原因について評価する．呼吸困難の原因として，①肺がんなど呼吸器病変の悪化，②気道狭窄，③大量胸水，④大量心囊水，⑤肺炎の合併，⑥心不全の合併，⑦貧血の悪化，⑧上大静脈症候群，⑨がん性リンパ管症などがあげられる．呼吸困難発現時は病状が進行しており，原病に対する治療ができないことが多いが，肺小細胞がん，悪性リンパ腫など一部の症例においては化学療法，放射線治療が著効を示すことがある．大量胸水，大量心囊水に対してはドレナージ，癒着術が有用である．気道狭窄，上大静脈症候群には放射線治療に加えて気道ステント・血管ステントを，合併した肺炎には抗菌治療を，心不全には利尿剤の投与，貧血に

は輸血が有効である．がん性リンパ管症はステロイドが効果を示す症例がある．各症例の全身状態，進行度を考慮しながら，治療できる可能性のある原因について常に検討する意識が必要である．

次に，呼吸不全を伴っているか否かの検討も必要である．呼吸困難を訴えている症例は呼吸不全の合併頻度が高い．動脈血ガス分析の施行，酸素飽和度，呼吸回数による評価に加え，労作時のみの呼吸不全なのか，安静時にも呼吸不全があるのかなど呼吸不全の程度の評価も重要である．なお，呼吸不全を伴っている呼吸困難は症状緩和が難しい（薬物治療の奏功率が高くない）という認識をもっておいたほうがよいと思われる．

さらには，精神的な要素が関与していないかを検討することが必要である．「呼吸困難」が不安を惹起し，不安が「呼吸困難」を助長するという悪循環をきたすことが多く，その悪循環を断ち切ることも必要である．抗不安薬など精神的要素に対する治療を追加することにより症状緩和が可能になることがあるので，注目していただきたい．

## 2 呼吸困難に対する治療

呼吸困難に対する治療として非薬物治療，薬物治療の２つに分けられる（図１）．

### 1）呼吸困難に対する非薬物治療

#### ①酸素投与

呼吸困難症例については，呼吸不全の有無にかかわらず酸素を投与することが重要である．呼吸不全症例には当然効果が期待できるが，呼吸不全のない症例においても有効であることが日常診療上経験される．まず，酸素を投与してみることから始めてみる．ただし，酸素の効果は症例ごとにまちまちであること，また酸素投与

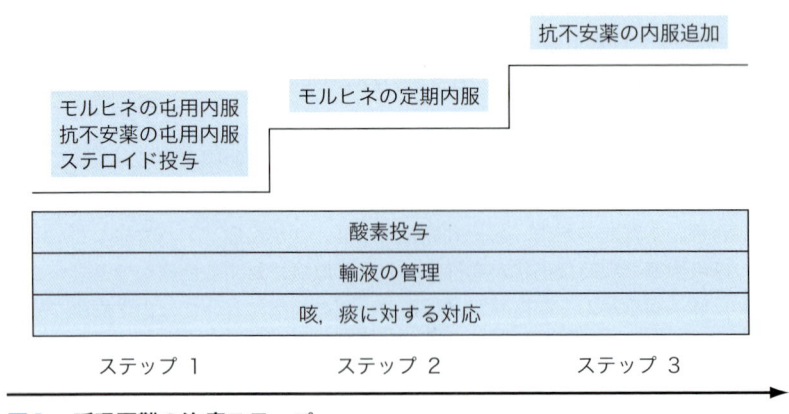

**図1　呼吸困難の治療ステップ**

により乾燥感，匂いに対する不快感，カニューラおよびマスク装着のわずらわしさ，チューブ装着による拘束感，行動制限が出現することがあり，もし効果がなければ投与中止も検討する．

**②点滴量の調節**

呼吸困難症例においては点滴量を必要最低限にすることが重要である．呼吸困難をきたしているがん患者においては，基本的には進行期であり呼吸不全，心不全，貧血などを併発していることが多く，大量の点滴により咳，喀痰，呼吸困難など症状を悪化させることが多いとされている．1日点滴量を500 mLないし1,000 mLに抑えることは1つの目安となる．

**③咳，喀痰に対する対応**

呼吸困難症例においては高頻度に咳，喀痰が出現する．咳については乾性咳嗽か湿性咳嗽かを鑑別する．乾性咳嗽であれば鎮咳剤の投与を，湿性咳嗽であれば去痰剤の投与またはネブライザーを施行する．ただし，湿性咳嗽においても夜間は睡眠確保のため鎮咳剤，睡眠薬の投与を検討する．

## 2）呼吸困難に対する薬物治療

呼吸困難に対する薬物治療は①モルヒネ，②抗不安薬，③ステロイドの3つに分けられる．呼吸困難の程度に応じて治療ステップをあげていくことが重要である．

**①モルヒネ**

呼吸困難に対して有効性が証明できている薬剤はモルヒネの全身投与であり，モルヒネを中心とした治療戦略を立てることが重要である．

呼吸困難症例に対して，まずモルヒネの屯用使用を検討する．呼吸困難の症状に合わせて速放製剤を少量から使用してみる（例：オプソ® 5 mg/回）．内服ができない場合はモルヒネ塩酸塩注射液（モルヒネ注）2 mgを皮下注射する．その後の呼吸困難の経過をみて，内服薬は1時間以上間隔をあけて，モルヒネ注は15分なし30分間隔をあけて繰り返し使用してみる．屯用にて使用するモルヒネの量がある程度把握できたら，今度はモルヒネの定期内服に移る．使用する薬剤は徐放製剤（例えばMSコンチン®，ピーガード®，カディアン®など）を用いる．それでも呼吸困難が改善しないときにはレスキュー治療薬（1日投与量の1/6量もしくは10〜20％の速放製剤）を用いる．これについては痛みの治療に用いるオピオイドの使い方と原則同じであるので，痛みに対する治療法を参考にすればいい．

「呼吸困難に対して有効性が証明できているオピオイドはモルヒネのみとされているが，その他のオピオイド（オキシコドン，フェンタニル）では効果がないのか？」「がん患者に高頻度に発現する痛みに対して，近年はモルヒネよりもオキシコドン，フェンタニルを使用する頻度が高く，そのような症例の呼吸困難にはどう対応したらいいのであろうか？」「今までの治療にモルヒネを追加投与するのか？」という疑

問もあるだろう．エビデンスという点で呼吸困難に有効なのはモルヒネのみであり，「がん患者の呼吸器症状の緩和に対するガイドライン」[1]では呼吸困難に対するオキシコドン，フェンタニルの全身投与は推奨されていない．しかし，臨床的にはオキシコドンが有効なこともある．オキシコドンを使用している症例に呼吸困難が出現したときにはオキシコドンの量を20～30％増量して経過をみ，それでもだめなときにモルヒネを追加内服してみるのがいいと思われる．ただし，フェンタニルについては呼吸困難に対しては無効であることから，フェンタニル使用例においてはすぐにモルヒネを追加内服すべきである．

②抗不安薬

NCCNガイドライン[2]において，呼吸困難に対する不安に対してベンゾジアセピン系薬の投与が推奨されている．呼吸困難をきたし，不安の強い症例においてはモルヒネに加えてベンゾジアゼピン系薬を屯用使用してみる．（よく使用するベンゾジアゼピン系薬はジアゼパム，アルプラゾラム，ロラゼパム，エチゾラム，ブロマゼパムなどがある）その後モルヒネの定期内服をしても症状が改善しないときには抗不安薬を定期内服させる．抗不安薬については副作用の眠気に注意することが必要である．効果，眠気などの副作用を秤にかけながら治療方針を決定すべきである．抗不安薬はモルヒネとの併用で呼吸困難に効果を示すことを理解していただきたい．

③ステロイド

呼吸困難症例に対してステロイドの使用について検討することが必要である．呼吸困難をきたす原因のなかで気管支の炎症（攣縮），がん性リンパ管症，上大静脈症候群など炎症が関与していることが多く，またがん性悪液質による呼吸困難もあることから，ステロイドが有効である病態が含まれている可能性がある．呼吸困難症例に対しては一度ステロイドを試してみるべきである．長時間作用型のステロイド（ベタメタゾンまたはデキサメタゾン）を使用する．1回4 mgないし8 mgを1日1回から開始し，呼吸困難が改善すれば徐々に漸減し，必要最小量（1日0.5 mgないし8 mgを1日1回内服）で維持していく．ステロイド自体胃潰瘍，糖尿病，骨粗鬆症，易感染状態など長期使用により重篤な副作用を発現する可能性があることから，効果が認められなければ早急に中止とする．リスクとベネフィットをはかりにかけながら治療すべきである．

## 呼吸困難に対する薬物治療

> **症例** 労作時呼吸不全を伴う肺がんIV期症例

59歳の女性，肺がん（腺がん）多発肺内転移
臨床経過：肺がん（腺がん）多発性肺内転移にて外来フォローアップ中．診断より1年6カ月後，呼吸困難が出現したため，入院となった．入院時胸部X線では両側肺野びまん性に多発結節影を認めた（図2）．呼吸回数は24回/分，酸素飽和度は安静時93％であるが，労作時89％と労作時呼吸不全を認めた．

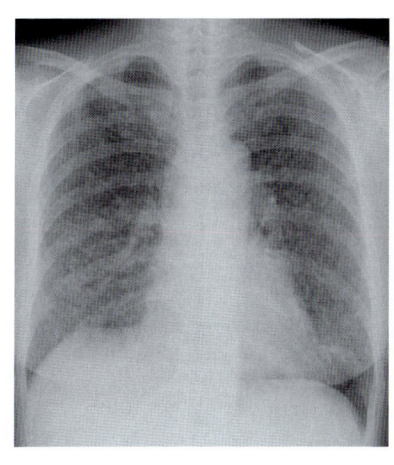

**図2 症例の入院時胸部レントゲン所見**
両側肺野にびまん性多発結節影を認める（右肺尖部の原発巣はレントゲンでは指摘できない）

### 1 行われた治療

入院時には呼吸困難と労作時の呼吸不全（低酸素血症）を認めた．呼吸困難に対して，まずモルヒネの屯用内服（オプソ® 5 mg/回）を開始．モルヒネの屯用内服にて呼吸困難は改善傾向になり，1日2回の使用でコントロールできた．ただし，夜間は不安に伴う呼吸困難，不眠を訴えたため，ジアゼパム5 mg/回の屯用内服を指示し，夜間の呼吸困難も改善傾向であった．労作時呼吸不全があり，入院時より酸素を投与したが，呼吸困難は改善せず，逆に酸素による乾燥感，不快感が出現したため，本人と相談のもと酸素投与は中止とした．呼吸困難の残存があったため，デキサメタゾン1回4 mg 1日1回の内服を追加したところ，呼吸困難のさらなる改善を認め労作時の呼吸不全も軽快したため，継続投与とし退院した．

## 2 この症例での薬物選択のポイント

本例は呼吸不全を伴う呼吸困難症例である．

### 1）非薬物治療

非薬物治療としては，労作時呼吸不全に対して酸素投与を行ったが，本人の自覚症状の改善なく，逆に乾燥感，不快感が出現した．呼吸困難に対して酸素投与を試す意義はあるが，本例のように症状の改善につながらないこともあり，継続の是非については患者と相談しながら決めていくことが必要である．

### 2）薬物治療

薬物治療においては，モルヒネ，抗不安薬，ステロイドを組み合わせて行うことが重要である．本例においてはモルヒネ，抗不安薬は屯用使用で済んでいるが，今後の経過によっては定期投与，モルヒネの増量を検討しなければならない．ステロイドについても有効であったが，副作用を考慮し，なるべく維持量に持っていけるように患者の症状を観察しながら漸減していくことが必要である．

## 3 患者と家族への説明

「呼吸困難の治療薬として一番効果があるのはモルヒネです．息が苦しいときにはモルヒネを飲んでください．苦しいときには何回でも飲んでいい薬ですので，我慢しないでください．もし，飲む回数が多くなるようでしたら，朝，晩など定期的に内服するようにします．また，夜は不安が強くなり，それに伴い不眠，呼吸困難が出現するようですので，不安を取り除き，きちんとした睡眠がとれるように眠り薬も飲んでくださいね．ステロイドも呼吸困難をとるとてもいい薬です．合わせて飲んで行きましょう」と説明した．呼吸困難については患者の症状を第一に考え，症状に合わせて治療プランを考えていることを患者および家族にきちんと伝える努力をする．

## 4 次の一手

今後呼吸困難，呼吸不全の悪化が予想される．呼吸困難の悪化についてはモルヒネの増量を検討し，定期内服，状況によってはモルヒネの持続点滴を考慮する．入院時の労作時呼吸不全の状況では酸素投与が無効であったが，呼吸不全の進行によっては酸素投与が有効のことがあり，再度酸素投与を検討すべきである．ただし，呼吸不全の進行に伴う呼吸困難の悪化については薬物治療の奏功率が高くないことを臨床医は認識しながら患者およびその家族に対応することが望まれる．

〈文　献〉
1）「がん患者の呼吸器症状の緩和に関するガイドライン2011年版」（日本緩和医療学会/編）金原出版，2011
2）「NCCNガイドライン」(http://www.tri-kobe.org/nccn/index.html)

第6章 症例で学ぶ突出痛への対応

# 1. 体動時の突出痛

三田礼子，有賀悦子

## POINT
- まずがんに由来する痛みかどうかを必ず評価する
- 安静時，体動時それぞれの疼痛の強さを評価し，オピオイド基本投与量の増量もしくはレスキューで対応可能か，鎮痛補助薬などほかの薬剤の併用が必要かを検討する

## 体動による痛みの特徴

体動による突出痛の特徴を以下にあげる．
①**骨転移に一致した体動時痛**：乳がん，腎がん，肺がんに多くみられる骨の侵害受容性疼痛
②**軟部組織の体動時痛**：肺がんの胸膜浸潤などにみられる被膜進展による侵害受容性疼痛
③**体位交換後，疼痛部位より末梢の痺れを伴う疼痛**：神経圧迫による疼痛
④**荷重のかかる部位の疼痛**：硬い椅子に座ったときなどにみられる筋の廃用に伴う皮膚・軟部組織の圧迫による疼痛

①，②は，レスキューおよびNSAIDs，鎮痛補助薬が有効であり，③，④は物理的な圧迫を避けた姿勢の指導が有効である．

## 症例で学ぶ薬の使い方

### 症例　腎臓がん胸椎転移に伴う体動時痛

60歳代男性，腎臓がん第12胸椎転移．
スニチニブ（スーテント®カプセル）1回37.5 mg，1日1回の内服で原発巣は縮小したものの，胸椎転移による背部痛および脊髄圧迫による両下肢不全麻痺が出現した．セレコキシブ（セレコックス®錠）1回200 mg，1日2回（400 mg/日）とフェンタニ

ル貼付薬（フェントス®テープ）37.5μg/時（0.9 mg/日）の開始とともに胸椎へ放射線照射を施行されたが疼痛が強いため，患者の希望でスニチニブを終了し，1週間後に当院へ転院となった．

両下肢筋力の徒手筋力テストは2～3と低下していたが感覚障害は認めず，第12胸椎レベルの背部正中に疼くような鈍痛および，第12胸椎の叩打痛と神経根部の圧痛を認めた．痺れや放散痛，電撃痛はみられず，仰臥位での疼痛は軽度であったが，10度のギャッジアップでも背部痛が増強し，本人の希望は疼痛の軽減と座位での食事摂取であった．

## 1 行われた治療

安静時痛もみられたため前医のセレコキシブ1回200 mg 1日2回を継続のうえ，フェンタニル貼付薬を50μg/時（1.2 mg/日）へ増量しデキサメタゾン（デカドロン®注射液）16.5 mg/日（2時間で点滴静注）を開始，レスキューはモルヒネ速放錠（モルヒネ塩酸塩®錠）1回20 mg（追加レスキューは1時間の間隔を開け，回数制限なし）とした．

安静時痛のNRSは4/10から1/10へ改善したが，体動時痛のNRSは9/10から7/10程度の改善であったため，座位での食事を目標に，毎食ギャッジアップの30分前にレスキューを内服したところ体動時痛のNRSが7/10から2/10へ改善し，食事の自力摂取や車椅子での散歩が可能となり，1週間後からデキサメタゾン（デカドロン®）を漸減，4週間後に1回2 mg，1日1回の内服とした．

入院3日目から眠気が強くなったため，オキシコドン徐放製剤（オキシコンチン®錠）1回30 mg，1日2回へオピオイドスイッチングを行ったが，疼痛がなく眠気が持続し，1回5 mg，1日2回（10 mg/日）まで減量した．

## 2 この症例での薬物選択のポイント

まず安静時痛の改善を目標にオピオイドの基本投与量を増量し，残った体動時痛に対するアプローチを行った．本症例の安静時痛はフェンタニル貼付薬の増量で改善，かつ疼痛時はレスキューが効果的であったことから，食事や入浴などの体動前にレスキューを使用し体動時痛の予防を図った．水口ら[2]によると，モルヒネ速放錠およびモルヒネ水溶液のTmax（図）は0.25～2時間，0.5～1時間でその後速やかに減衰するため，レスキューは体動の30分前に使用した．

鎮痛補助薬は，NSAIDsとオピオイドでの疼痛コントロールが困難な場合に併用を予定したが，オピオイドの増量で疼痛コントロールが得られたため，併用しなかった．

ステロイドは骨転移痛，神経障害性疼痛のほか，高カルシウム血症の治療および食欲低下，全身倦怠感に有効だが，本症例では他剤に比べて水分貯留作用が少なく，半減期が長いデキサメサゾンを選択し[1]，緩やかに漸減した．

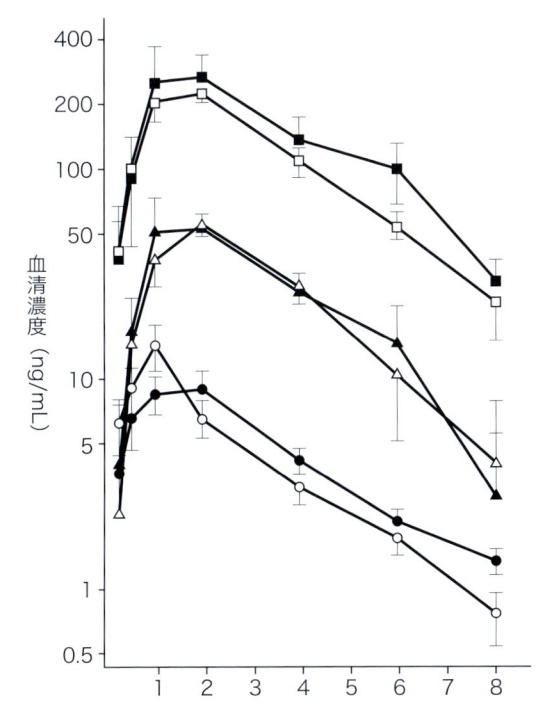

**図** 術前の癌患者における，モルヒネ（液体および錠剤）速放剤経口投与後のモルヒネ，M-3-G，M-6-G の平均血清濃度曲線
4〜5人のモルヒネ投与群の平均および標準誤差（白が液体，黒が錠剤）を表す
○，●：モルヒネ　△，▲：M-6-G　□，■：M-3-G
（文献2より引用）

## 3 この症例での注意点

　本症例のように，放射線照射約2週間後にみられる良好な疼痛コントロールおよび急激な眠気は，照射の鎮痛効果による相対的オピオイド過量と考えられ，オピオイドの減量が必要となるが，オピオイドの基本投与量の減量を図れても体動時痛が残存し，レスキューが必要なケースもある．またその際に基本投与量から計算するレスキューでは体動時痛が増強することもあるため，その場合はレスキューの増量も検討する．

## 4 患者と家族への説明

　体動時痛に対して，予防的レスキューを行う必要性を説明する．
「骨転移は，仰向けなどの同じ姿勢では痛みがなくても，動いたときに痛みが引き

起こされ，食事や入浴などの日常生活を妨げることがあります．〇〇さんが少しでも痛みがなく生活できるように，食事や入浴の30分前にレスキューを飲んで，動いたときの痛みを予防しましょう」

> **Advice 目標を設定する**
> 患者が「痛くてどうしていいかわからない」と悩んでいるとき，痛みの治療目標である，①夜間の睡眠の確保，②安静時の痛みの消失，③起床時や体動時の痛みの消失，が達成できているかを確認し，次の目標を患者と設定しながら疼痛コントロールを行う．

## 5 次の一手

　体動前のレスキューで疼痛の改善がみられない場合，安静時痛の増強を伴えば定期内服のオピオイドの増量を検討し，体動時痛のみの増強ならばレスキューの増量を検討する．

　レスキュー内服後に傾眠となる場合は，体動前のレスキューを骨痛に有効かつ眠気が少ないNSAIDsへ変更したり，定期内服にアセトアミノフェン（ピリナジン®末，カロナール®錠・原末など）の追加を検討する．

【処方例】
**疼痛予防目的に体動前のみロキソプロフェン60 mg 1錠を内服**　もしくは
**アセトアミノフェン1回600〜1,000 mg　1日3〜4回内服を追加**

　鎮痛補助薬は，眠気がなければプレガバリン（リリカ®カプセル）またはガバペンチン（ガバペン®錠）を用いる．また，眠気があればメキシレチン（メキシチール®錠）やリドカイン（キシロカイン®注射液）などの抗不整脈薬を使用し，内服が困難な場合はケタミン塩酸塩（ケタラール®静注用）の持続静注や持続皮下注射を検討する．

【処方例】
- 眠気がない場合
  プレガバリン1回75mg　1日1回夕食後　もしくは
  ガバペンチン1回200mg　1日1回夕食後
- 眠気がある場合
  メキシレチン1回100〜150mg　1日3回　もしくは
  リドカイン0.5〜1.0mg/kg/時　持続静注
- 内服が難しい場合
  ケタミン塩酸塩 50〜200mg/日　持続静注

　また，NSAIDsやオピオイドなどでコントロールが図れない多発骨転移痛に対し

ては，塩化ストロンチウム（$^{89}$Sr，メタストロン®）も検討されるが，いくつかの適応基準があるため，**第3章§5−2**を参照されたい．

> **Pitfall** 常に痛みの原因を検索する習慣をつける
> 患者の「痛い」という言葉を聞くと，オピオイド増量が頭に浮かんでしまうが，①どこが痛いか，②どのくらい痛むか，③どんなふうに痛むか，④痛みの増強，緩和要因はあるか，を患者に聞いて常に疼痛の原因を評価・整理し，対処法を検討する．

〈文　献〉
1) 水口公信：薬理と臨床，13（1），15–24, 2003
2) Vyvey, M.：56（12）：1295–1297, 2010

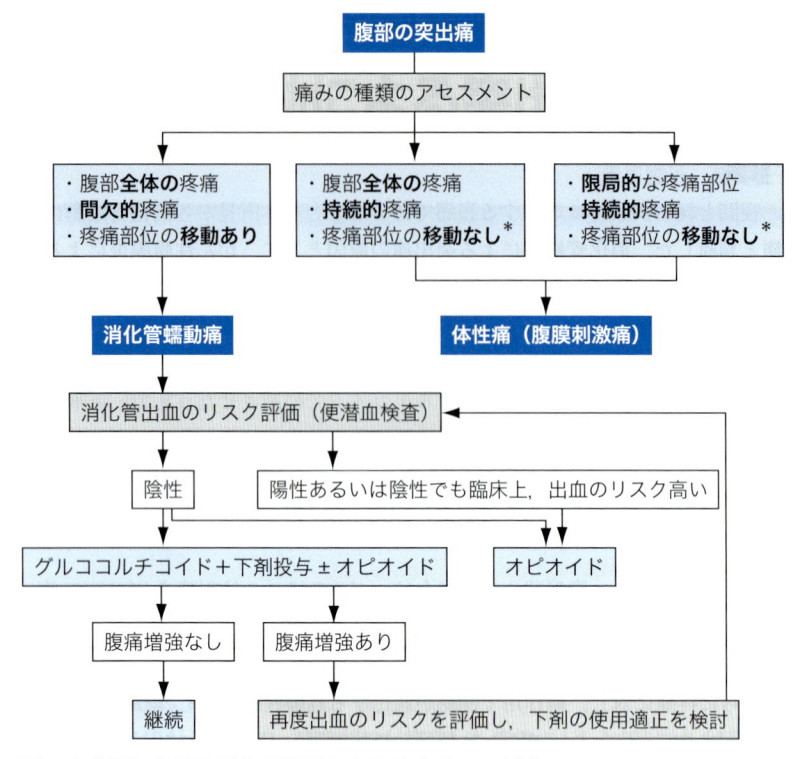

```
                    ┌──────────────┐
                    │  腹部の突出痛  │
                    └──────┬───────┘
                           │
                ┌──────────────────────┐
                │  痛みの種類のアセスメント  │
                └──────────┬───────────┘
         ┌─────────────────┼─────────────────┐
         ▼                 ▼                 ▼
 ・腹部全体の疼痛     ・腹部全体の疼痛     ・限局的な疼痛部位
 ・間欠的疼痛        ・持続的疼痛        ・持続的疼痛
 ・疼痛部位の移動あり   ・疼痛部位の移動なし*   ・疼痛部位の移動なし*
         │                 └────────┬────────┘
         ▼                          ▼
  【消化管蠕動痛】              【体性痛（腹膜刺激痛）】
```

図　**本症例における消化管蠕動による突出痛への対応**

＊複数の疼痛部位がある場合は，移動しているように表現されることがあるため，注意が必要である．

## 2 この症例での薬物選択のポイント

　腸管狭窄をグルココルチコイドで軽快させ，排便調整を行うことに併行してオピオイドで除痛を試みたことにある．オピオイドを用いるとき，腸閉塞は避けられないことを前提として腸蠕動抑制とするか，できるだけ腸管内腔を保たせて腸を動かしながら消化管蠕動痛の緩和を試みるかの選択を行わなければならない．経口摂取を可能とする患者のQOL維持のためにもこのことは大変重要である．

> **Pitfall**　疼痛コントロールの基礎は排便調整にあり
> 痛みに対してオピオイドを使用するときは排便調整を十分に行う必要がある．特に消化管に問題のある患者の場合は，オピオイドで鎮痛することと同等，あるいはそれ以上に排便調整が重要である．排便調整を早期より十分に行って

いくことで便秘による消化管症状を軽減し，有効で安全に鎮痛薬の使用を継続していくことができる．

## 3 この症例の注意点

排便調整時には消化管蠕動の亢進が起こるが，このときに腫瘍の浸潤等による消化管出血のリスクがある場合，グルココルチコイドの効果が見込めない消化管閉塞による蠕動痛の悪化には排便調整は行うべきでない．この場合は消化管蠕動を止め，オピオイドをメインとした疼痛コントロールを行う必要がある．

## 4 患者と家族への説明

本症例では，次のような説明を行った．
「あなたの腹痛は腸の壁がむくみで狭くなり，貯まった便をうまく動かせずに起こっている痛みです．まずは腸がうまく動くように腸のむくみを減らす薬を使います．そして腸の中に溜まっている便を出して腸に負担をかけずに動くようにします．もし，このときに強い痛みが出てくる場合は，腸の動きを抑えて痛みをとるモルヒネという薬を使っていきます．ただしモルヒネは腸の動きを休ませてしまうので，痛みに対して多量に使うと，腸閉塞という腸が全く動かない状態となってしまう危険があります．この危険を少しでも減らすために，腸の動きを抑える作用がモルヒネよりも若干弱いフェンタニルという貼り薬を使って，痛みを軽くしていきます」

## 5 次の一手

グルココルチコイドと下剤の併用で排便を認めなかった場合は，下剤を増量して排便を促すことが安全に行えるかを検討する必要がある．下剤の増量が消化管出血の危険性を高め，不適切と判断した場合，抗コリン作用の強いオピオイドを中心とした疼痛コントロールを計画する．下剤が腹痛増強の原因となる場合は減量あるいは中止を検討する．この場合，腸閉塞発症の危険性が非常に高くなることについて，十分に説明し，発症時の対応についても検討しておく必要がある．

これ以上腸蠕動を亢進させる治療は困難と判断した場合は，下剤は中止しオクトレオチド酢酸塩（サンドスタチン®）300μg/日持続皮下注射を用いてより積極的に腸蠕動を止め，腸閉塞への対処を検討する．同時に定時投与オピオイドのモルヒネへのスイッチング適応があるか検討する．

第6章 症例で学ぶ突出痛への対応

# 3. 予想できない突出痛

山田佐世子，有賀悦子

## POINT

- 予想できない突出痛が複数回生じる場合は，定時薬の追加（増量）も選択肢にいれる
- 予想できない突出痛においては，「いかに早く，上手にレスキューを利用できるか」が重要である
- 痛みの原因および痛み自体を常に評価する視点をもち，さらなる治療アプローチを検討する
- 鎮痛薬の処方は患者の希望を加味して組み立てる
- 不安が痛みを助長する悪循環に十分に配慮する

## 予想できない突出痛の特徴

　突出痛にはいくつかのサブタイプがあり[1]，本稿ではそのうちの**「予想できない突出痛」**について述べる．予想できない突出痛には，前述の消化管蠕動による痛みや，膀胱の攣縮に伴う痛みなど誘因がある随伴痛（unpredictable incident pain）と，本稿で示す症例のように誘因がない自発痛（idiopathic pain/spontaneous pain）がある．誘因のない突出痛はしばしば持続時間が長く，30分を超えるものもあるといわれている[2]．治療アプローチとしては**迅速なレスキュー対応が鍵**となるので，患者・医療者間の連携と十分な患者教育が重要である．

　また，**痛み・原因の評価は怠らず**，特にこのタイプの痛みで，神経障害性疼痛の関与が疑われる場合は，**鎮痛補助薬の使用を検討**する必要がある．

# 症例で学ぶ薬の使い方

**症例** 誘因なく出現する突出痛が残る症例

70歳代女性，右乳がん，多発リンパ節転移，多発骨転移．
化学療法の希望はなく，症状緩和目的で当院緩和ケア病棟に入院した．右上肢，左頸部から肩甲背部に，持続痛および誘因なく出現する「ズキーンと響く」突出痛があった．画像所見より，頸椎多発転移，頸椎圧迫骨折，脊柱管狭窄症が痛みの原因と考えられた（図）．ステロイドを導入し，頸椎転移巣に放射線を36 Gy照射した．フェンタニル貼付剤87.5 μg/時（含有量14.7 mg/3日），セレコキシブ1回100 mg，1日2回，アセトアミノフェン1回1 g，1日3回，プレガバリン1回75 mg，1日1回を使用し，持続痛はコントロールできたが，誘因なく出現する突出痛が残り，患者は予測できない痛みに不安を訴えた．

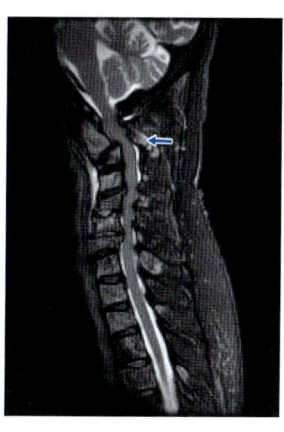

**図 頸椎のMRI所見**
頸椎全体にびまん性の骨転移と，第3〜7頸椎の圧迫骨折を認める．特に第3頸椎の変形は強く，同部位で脊柱管が高度に狭窄している．

## 1 行われた治療

本症例の場合，レスキューのオキシコドン速放製剤（オキノーム®散）は，「眠気は出るが効果はあり」という評価であった．1回20 mgを予防的な目的を含めて1日3〜4回内服していたので，オキシコドン徐放製剤（オキシコンチン®錠）1回40 mg，1日2回の併用を開始した．頻度は減少したものの，突出痛のコントロールは十分とはいえず，日中も数回，どちらかというと明け方に多く痛みが出現する傾向にあったため，定時のオキシコドン徐放製剤を8時に30 mg，20時に50 mgの不均等内服に変更した．その後，朝方の痛みが改善し，「調子がよい」と患者の満足度も上がったが，2週間後に左後頭部に広がるNRS10/10の痛みが出現し，

同部位のしびれ感および感覚鈍麻が悪化したと訴えた．画像上は目立った変化は認められなかった．

　レスキューのオキシコドン速放製剤を1回30 mgに増量すると同時に，起床時は必ず予防的に内服することを患者に提案した．また，レスキュー内服までの時間を短縮するために，痛みが出現したらできるだけ早くスタッフに知らせるよう患者に指導し，看護師側では速やかな配薬に努めた．結果，良好な突出痛のコントロールが得られ，意欲的にリハビリテーションに取り組むなど，日常生活も改善した．

## 2 この症例での薬物選択のポイント

　予想できない突出痛が1日複数回生じる場合に，定時投与オピオイドを増量し，全体的な血中濃度を高めることで患者の突出痛に対する不安を除去したことがポイントである．ただし，この場合，フェンタニル貼付剤による増量反応は不良であったことから，レスキューに用いていたオピオイド鎮痛薬の徐放製剤を併用した．

　オキシコドン徐放製剤を定時投与として併用を開始した後の明け方の疼痛悪化は，明け方の疼痛悪化にend-of-dose failure（第6章4参照）が重なった病態である．したがって，不均衡な定時薬内服量とし，個別的な対処を行った．

　併用療法を含むオピオイド定時薬の増量や，予防的レスキュー内服は，突出痛に対する治療アプローチの一例である．ただし，予想できない突出痛であることから，最終的には「**いかに早く，上手にレスキューを利用できるか**」が重要になる．必要時は麻薬の自己管理やPCA（patient controlled analgesia：患者自己管理鎮痛法）の利用も検討したい（第7章-§1参照）．

## 3 この症例での注意点

### 1）オピオイドスイッチングの検討

　本症例では，オキシコドン速放製剤内服後に眠気が増強しやすく，患者の生活の質に悪影響を及ぼしていたことから，定時薬の全量をオキシコドンに変更することに患者は抵抗を示していた．幸いフェンタニル貼付剤をベースに置いた状態で痛みをコントロールすることができたが，耐性化が懸念される場合や，痛みの原因に神経や骨の障害が関与する際は，フェンタニルからオキシコドンやモルヒネ製剤へローテーションすることで，オピオイドの総投与量を減らしながら優れた除痛効果が得られる可能性はあり[3, 4]，常に念頭におくべきである．

### 2）精神面への配慮

　**不安が痛みを助長する悪循環に配慮**した．痛みの原因に関しての十分な医師からの説明に加え，日常生活のなかでの具体的な対処法を看護師と共に確認した．その過程における傾聴サポートは患者にとっての援助となり，不安の軽減につながったと考える．

> **Pitfall** 薬物療法と並行して行う非薬物療法・ケア
>
> 痛みが増悪するなか,不安・焦燥感や孤独感が痛みをさらに助長していく症例をしばしば経験する.このようなケースに対し,「痛い」という訴えに単にレスキューを渡す行為だけを繰り返しても根本的な痛みの緩和にならない.「オピオイドは有効か」,「レスキューの使用がパターン化していないか」など,痛みを十分にアセスメントし,**非薬物的なケアの重要性**を念頭において,薬物調整を図っていきたい.

## 4 患者と家族への説明

オキシコドン徐放製剤併用療法としたときは,「レスキューのお薬がよく効いているようですから,レスキューで使用していた分を,同じ種類でより長い時間の安定した効果が期待できる錠剤に変えて,貼付剤に追加してみましょう」と,突発的な痛みが軽減できる可能性があることを伝えた.

また,「レスキューをいかに早く,上手に利用するか」が,対処法のポイントであることを伝え,「痛みがピークに達する前に,遠慮せずに早い段階でナースコールをしてください」と指導した.

## 5 次の一手

### 1)非ステロイド性消炎鎮痛薬の増量

セレコキシブを1回200 mg,1日2回まで増量する.

### 2)鎮痛補助薬の追加

痛みが増悪する過程で画像所見では大きな変化は認められなかったが,感覚障害を伴う痛みの悪化から,頸椎転移による神経の圧迫症状が進行している可能性が疑われた.神経障害性の痛みに対し,鎮痛補助薬を増量する目的で,導入済みのプレガバリンの増量を考慮する.

また,本症例では鎮痛目的ではないものの,定期的にビスホスホネート製剤を投与していた.投与後4〜12週の鎮痛効果を示した研究も散見されることから[2],骨転移痛に対しては使用継続することを検討したい薬剤である.

〈文 献〉
1)McCarberg BH:Pain Med, 8:S3-7, 2007
2)「がん疼痛の薬物療法に関するガイドライン 2014年版」(日本緩和医療学会/編),金原出版,2014
3)有賀悦子:ペインクリニック,29:877-888, 2008
4)谷村紀代子,他:Palliat Care Res, 5:301-307, 2010

# 4. 薬の切れ目による突出痛

赤司雅子，有賀悦子

## POINT
- レスキュー使用のタイミング，効果と副作用を評価すること
- レスキューを使用する理由を評価すること
- 痛みに対して鎮痛薬の増量が本当に有効かを評価すること

## 薬の切れ目による突出痛の特徴

定時内服の直前で血中濃度が低下することにより疼痛が生じる場合がある（end-of-dose failure）。この薬の切れ目による痛みが考えられるのは，薬物血中濃度の低下により次のような現象を呈する場合である．
①定時内服時刻前数時間以内に疼痛増強を認める
②①のときにレスキューを内服することで，疼痛は改善する
③①以外の時間帯では，疼痛誘発がなければ増強を認めない

## 症例で学ぶ薬の使い方

### 症例　オピオイドの定時服用前の疼痛悪化

肺がんで骨転移を合併した50歳代の男性．骨転移によると考えられる，左腰部第2腰椎周辺の疼痛を認めていた．上記疼痛に対してオキシコドン徐放製剤（オキシコンチン®錠）1回15 mg，1日2回，8時と20時に内服していた．病棟看護師から，レスキューとしてオキシコドン速放製剤（オキノーム®散）を朝7時30分ごろに内服したいと，毎日患者から希望があり，8時に定時のオキシコドン徐放製剤（オキシコンチン®）の内服もあるため，レスキューを内服させることを悩んでいるがどのように対応すればよいか，と相談を受けた．

身体所見では腰部第2腰椎周辺に叩打痛を認めた．下肢への放散痛はなく，感覚障害や運動障害は認めなかった．基礎疾患として，肝腎機能障害の合併はなく，消化管通過障

害や薬物の吸収障害となる合併症も認めなかった．

## 1 行われた治療

### 1) 症状の評価

患者のオピオイド内服時刻について診療録を調べたところ，朝7〜8時，夜は19〜20時の間に，疼痛が増強し，レスキューを内服したいという希望があることがわかった．そのほかの時刻ではレスキューの内服はほとんど認められなかった．患者からレスキュー内服後と定時のオキシコドン徐放製剤（オキシコンチン®錠）内服後の疼痛変化と副作用としての眠気について話を聞いたところ，疼痛はNRSにて8/10から3/10に改善するが，レスキューと定時薬内服後は眠気が増強し，目が覚めると疼痛が改善している状態であるとのことであった．

### 2) 治療

「がん疼痛の薬物療法に関するガイドライン2010年」[1]では，"定時鎮痛薬の切れ目の痛み（end-of-dose failure）のある患者において，オピオイドの定期投与量の増量，または，投与間隔の短縮を行う．1B（強い推奨，弱いエビデンスレベル）"と記載されており，定時投与薬の増量あるいは投与間隔の短縮を行うことをはじめに検討することが推奨されている．

オキシコドンの血中濃度の推移と痛みの程度を推測し，30 mg/日で多くの時間は鎮痛できているが，次の内服の前にオキシコドンの血中濃度が低下して疼痛が増強していると考えられた．

また，レスキューや定時内服薬後に眠気が生じていることから，薬の切れ目以外の時間では薬物の血中濃度は至適量であり，オピオイドを増量することで副作用が強く出現する可能性があることが考えられた．この場合，血中濃度を低下させないような内服方法の変更が有効と考えられた．

これらより，オキシコドン徐放製剤（オキシコンチン®錠）1回10 mg，1日3回，6時，14時，22時に内服と変更した．

以上の対応の流れを図に示した．

## 2 この症例での薬物選択のポイント

鎮痛薬使用中の患者が疼痛増強している場合，疼痛が生じるパターンや薬剤への反応と副作用を考慮しながら疼痛が増強している原因を考える必要がある．ガイドラインで推奨されている定時投与量の増量か，投与間隔の短縮のどちらを選択するかについては，われわれの施設ではレスキュー使用後や定時投与薬内服後の眠気等の副作用を評価し，増量が安全に行えるかどうか検討したうえで選択している．

```
                    ┌──────────┐
                    │  突出痛  │
                    └────┬─────┘
                    ┌──────────────────┐
                    │ 痛みの種類のアセスメント │
                    └──────────────────┘
```

- 定時内服薬の**内服時刻の前に**増悪
- レスキュー内服で**改善あり**

- 刺激により**誘発あり**
- 疼痛出現が**予測可能**

- 疼痛出現は**予測不可能**
- 増悪因子なし

**薬の切れ目の突出痛**

疼痛増悪時または予防的レスキュー投与

疼痛増悪時レスキュー投与または定時薬の増量

レスキューあるいは定時薬内服後の眠気・呼吸回数低下

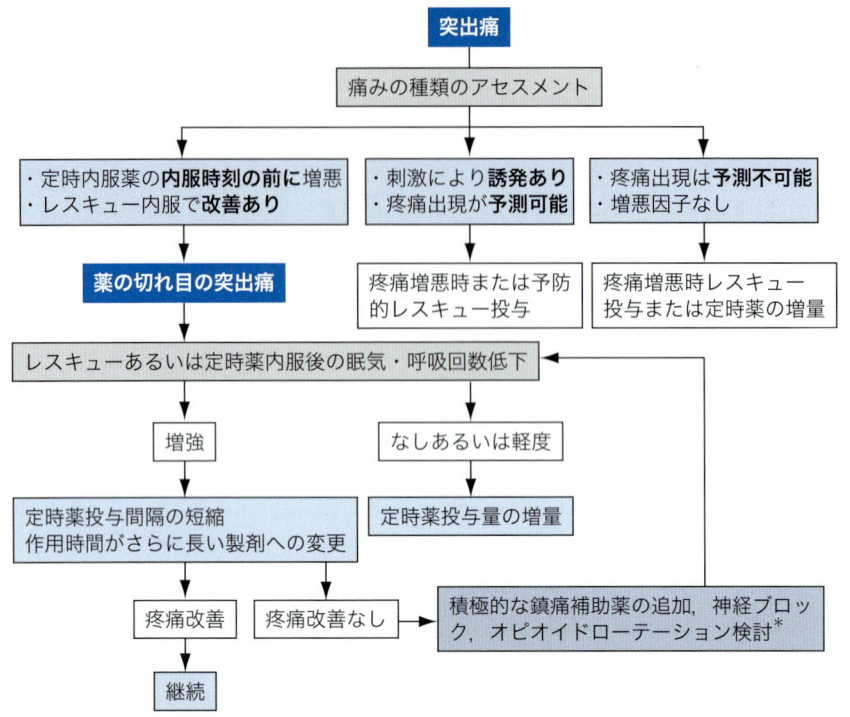

増強 → 定時薬投与間隔の短縮　作用時間がさらに長い製剤への変更

なしあるいは軽度 → 定時薬投与量の増量

疼痛改善 → 継続

疼痛改善なし → 積極的な鎮痛補助薬の追加，神経ブロック，オピオイドローテーション検討*

**図　本症例における薬の切れ目による突出痛への対応**

## 3 この症例の注意点

　1日複数回のレスキューを内服している場合，その量を翌日の定時薬に振り分け，タイトレーションを行うことがある．この際，疼痛悪化を認めたレスキューであるか，本症例のような次の服薬前の薬の切れ目によるレスキューかの判断を問診やチャートレビューをもとに行うことが重要である．この点を見落として，単純にレスキュー分を定時薬に上乗せしてしまうと，眠気の増強や呼吸回数の減少といったオピオイドの副作用が出現する可能性が高くなる．

　オキシコドン速放製剤（オキノーム®散）は1回2.5 mgの投与で半減期4.5時間，1回5 mgの投与で半減期6時間であり，徐放製剤の1回20 mg投与時の半減期5.7時間と比較しても差がなく，頻回に使用することで予想以上に血中濃度が上昇することがある．特に，臓器障害などがある患者では，少量の増量でも強く副作用が出現することがあるため，注意深く観察し，疼痛の原因が鎮痛薬の切れ目にあると考えられた場合は，投与方法の変更等を検討していく必要がある．

> **Advice** **レスキューの使用イコール疼痛悪化ではない**
> レスキューを使用していること＝痛みが改善していないというわけではない．まずはなぜ，レスキューを使用しているのかを評価する．

## 4 患者と家族への説明

本症例では，次のような説明を行った．
「現在決まった時間で内服している鎮痛薬が，次の薬を飲む時間の前に身体の中で少なくなったために，十分に痛みを抑えることができなくなっているようです．このような痛みには，鎮痛薬を飲む間隔を狭くすることで，谷間をつくるのを防ぐことができます．これまでは12時間おきに内服していたものを8時間おきに変更しましょう」

## 5 次の一手

同一の薬剤の増量や内服間隔の調整を行うほかに，さらに持続時間が長い薬剤の選択の検討も選択肢に含まれる．また，薬物の血中濃度が安定しない原因の検索も必要な場合がある．例えば，ドレナージや下痢・嘔吐，患者が内服を定期的に決められた量で行っていない場合などがあげられる．さらに，薬物血中濃度の低下では説明がつかない疼痛が生じている可能性についても検討し，鎮痛補助薬の追加，神経ブロック，あるいはオピオイドスイッチングを考慮していく必要があるか判断する．

〈文　献〉
1）「がん疼痛の薬物療法に関するガイドライン 2010年版」（日本緩和医療学会/編），金原出版，2010

第6章 症例で学ぶ突出痛への対応

# 5. フェンタニル即効製剤による治療

樋口比登実

## POINT

- フェンタニル即効製剤は，強オピオイド鎮痛薬の定時投与により持続痛が適切に管理されているがん患者における突出痛に対して適応
- 定時薬投与量には関係なく最少量からタイトレーションを行い，至適投与量を決定する
- レスキュー使用回数最大4回/日まで，最大投与量800μg/回まで，最大投与錠数4錠/回まで
- 最短投与間隔がイーフェン®バッカル錠で4時間以上・アブストラル®舌下錠で2時間以上と規定されている
- イーフェン®バッカル錠とアブストラル®舌下錠を相互に代用してはならない．変更時はタイトレーションが必要

## 1 フェンタニル即効製剤の特徴と使用法

　フェンタニル即効製剤のようなROO（rapid onset opioids）は強オピオイド鎮痛薬（モルヒネ・オキシコドン・フェンタニル）の定時投与により**持続痛が適切に管理されているがん患者における突出痛**に対してのみ適応となる．

　ROOの発現時間はSAO（Short acting opioids, モルヒネ錠・オプソ®・オキノーム®）より早いこと，持続時間は短いことが報告[1, 2]されており，予測できない突出痛に有効とされている（図1）．フェンタニル製剤の特徴と口腔粘膜吸収薬の特徴を生かし，腎機能障害・肝機能障害を有する症例，便秘やイレウス症状のある症例，経口摂取困難や嚥下困難症例などに有用である．

　使用法として，定時薬投与量には関係なくイーフェン®バッカル錠（以下イーフェン®）は開始投与量50μgまたは100μg（モルヒネ換算30mg～60mg未満の場合50μg，それ以上の場合は100μg），アブストラル®舌下錠（以下アブストラル®）は100μgから**タイトレーションを行い，至適投与量を決定する**．突出痛に対しイーフェン®・アブストラル®を投与し30分以後も痛みが継続する場合には，30分後同一製剤・同一用量を1回のみ追加投与可能である．**最低投与間隔**はイーフェン®が**4時間**，アブストラル®が**2時間**であるが，追加投与した場合は初回投与時間から計算する．両剤とも**1日4回まで使用可能**との**回数制限**がある（追加投与はカ

| | 薬剤 | 効果発現時間 | 効果持続時間 | 利点と欠点 |
|---|---|---|---|---|
| 水溶性 | モルヒネ(経口) | 30〜40分 | 4時間 | 利点：いろいろな投与量に対応可能<br>欠点：突発性突出痛に対し効果が遅い |
| ↑<br>↓ | オキシコドン<br>(経口) | 30分 | 4時間 | 利点：いろいろな投与量に対応可能<br>欠点：突発性突出痛に対し効果が遅い |
| | ハイドロモルフィン<br>(経口) | 30分 | 4時間 | 欠点：突発性突出痛に対し効果が遅い |
| | メサドン(経口) | 10〜15分 | 4〜6時間 | 利点：小さな研究で効果発現が早い<br>欠点：個体差が大きい薬物動態 |
| 脂溶性 | フェンタニル<br>(口腔粘膜) | 5〜10分 | 1〜2時間 | 利点：効果発現が早く，持続も短い<br>欠点：タイトレーションが必要 |

モルヒネ・オキシコドン　　　　　　　　フェンタニル
レスキュー薬　　　　　　　　　　　　レスキュー薬

血中濃度の立ち上がり
血中濃度の持続性

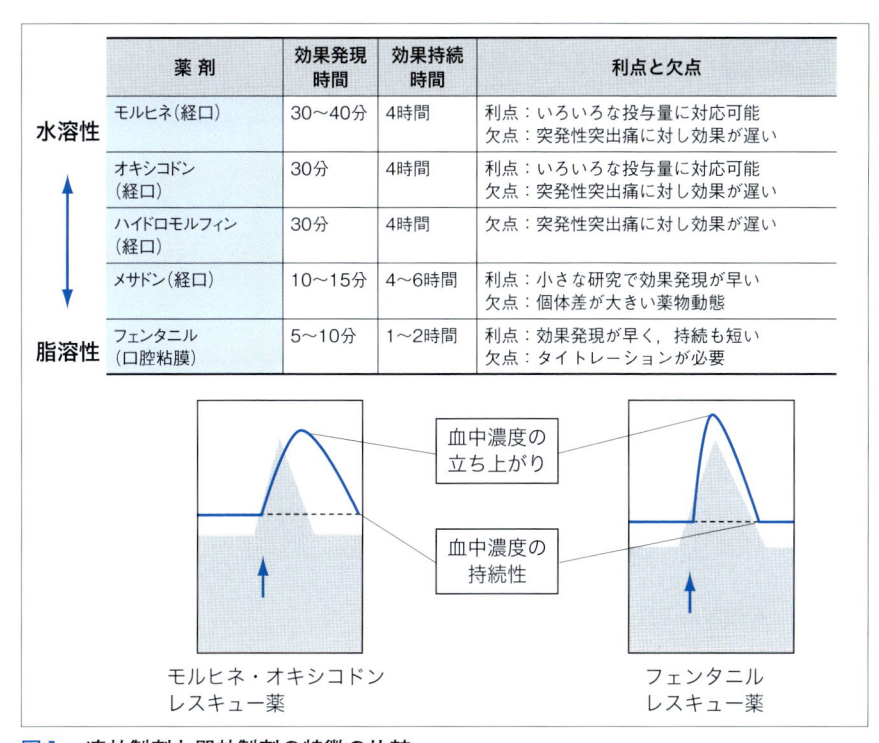

**図1　速放製剤と即効製剤の特徴の比較**
文献1を参考に作成

ウントしない)．両剤とも**1回投与量は800μgを超えてはならない**．さらに**使用上限を同一用量薬剤を4錠**までと定めてあるなどSAOとは大きく異なる使用法となっている（図2，表1）．

最も重大な副作用として呼吸抑制があげられる．モルヒネ・オキシコドンに比し呼吸抑制に対する安全域が狭いとの報告があり[3,4]，タイトレーションを行いながら安全に使用することが必要とされる（図3）．

> **MEMO　タイトレーションの意味**
>
> タイトレーションとは，化学用語「滴定」の意味である．医学用語として適当な日本語訳はないが，臨床現場では用量の調節・最適化といった意味合いで一般的に使用されている．新たな薬物療法を開始する場合に，効果と副作用のバランスを注意深く観察しながらその患者にあった至適用量を決定することをいう．オピオイドスイッチングを行う際にタイトレーションすることは一般的である．ROOの使用に関しては規格少量から徐々に増量・調節し至適用量を決定するため，タイトレーションを行うことが必須条件である

**追加投与** 30分後同一用量以下の追加投与を1回のみ可能

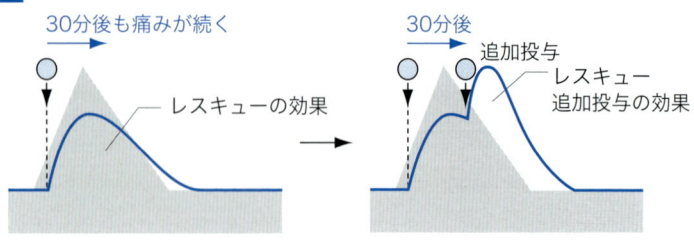

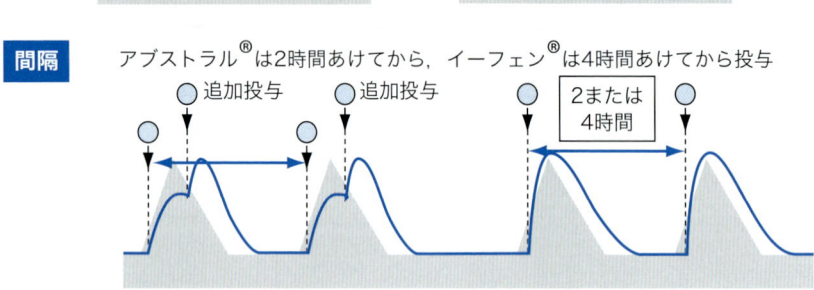

**間隔** アブストラル®は2時間あけてから，イーフェン®は4時間あけてから投与

**図2 即効製剤の投与量・間隔**
両剤ともに1日4回までのみ使用可

**表1 アブストラル®とイーフェン®の用法・用量の比較**

|  | アブストラル® 舌下錠 | イーフェン® バッカル錠 |
|---|---|---|
| 開始用量 | 100μg | 50μgまたは100μg |
| 1回最大投与量 | 800μg | 800μg |
| 溶解に要する時間 | 2分以内 | 15〜24分 |
| 効果発現時間 | 10分 | 10分 |
| 用量調節期 | ・30分後以降に追加投与可能<br>・追加投与は同一用量以下を1回のみ | ・30分後以降に追加投与可能<br>・追加投与は同一用量以下を1回のみ |
| 投与間隔 | 2時間以上あける | 4時間以上あける |
| 維持期 | 1回の突出痛に対して至適用量を1回投与 | 1回の突出痛に対して至適用量を1回投与 |
| 最大投与回数 | 1日あたり4回以下の突出痛に対する投与 | 1日あたり4回以下の突出痛に対する投与 |
| 生物学的利用率 | 70％(推定値) | 65％(口腔粘膜50％,消化管15％) |
| 製剤の特徴 | キャリア粒子にフェンタニルクエン酸塩原末・崩壊剤・粘膜付着剤を混合 | Ora Vescentテクノロジーを応用し,炭酸ガス発泡・pH調節により速やかに吸収 |
| 包装 | SPシート(半面は透明) | ブリスターパック包装 |
| その他の注意点 | ・必要最小限の錠数を処方する<br>・含量の異なる本剤を同時に処方しない<br>・なめたり,噛み砕いたりせずに使用する<br>・ほかのフェンタニル速放性製剤から本剤に変更する場合でも,100μgから用量調整する<br>・1回あたりの投与錠数は4錠まで | ・必要最小限の錠数を処方する<br>・含量の異なる本剤を同時に処方しない<br>・噛んだり,舐めたりせずに使用する<br>・ほかのフェンタニル速放製剤から本剤に変更する場合でも,50μgまたは100μgから用量調整する<br>・1回あたりの投与錠数は4錠(左右の上顎臼歯の歯茎と頬との間に2錠ずつ)まで |

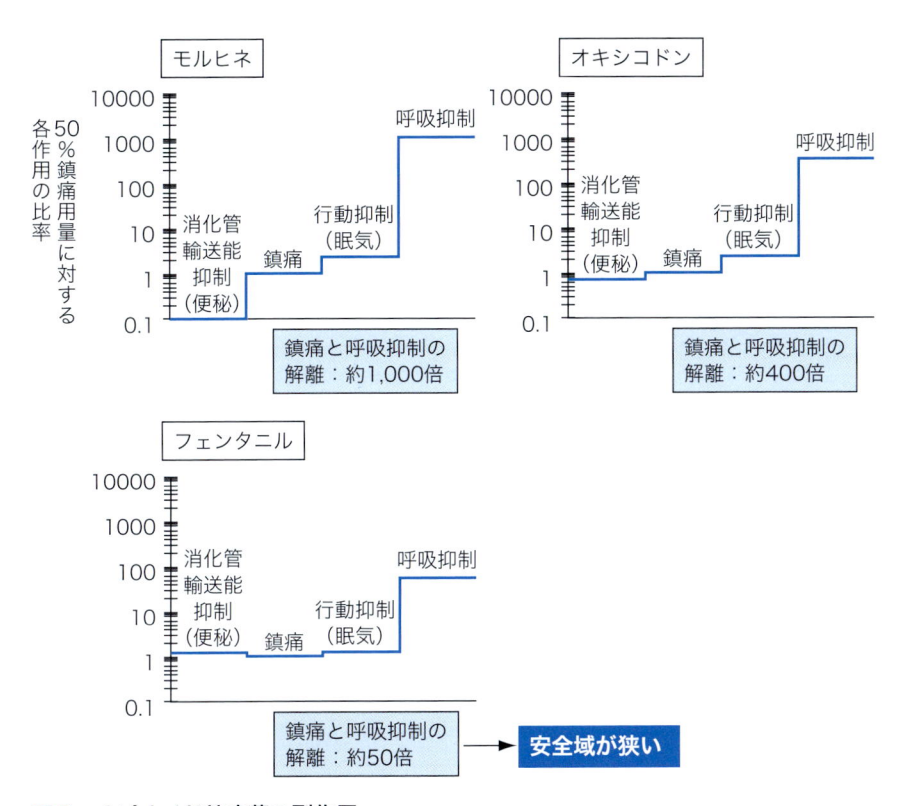

#### 図3　オピオイド鎮痛薬の副作用
主な薬理作用の50％有効用量の比較（50％鎮痛作用を1として換算）．フェンタニルでは効果発現域と呼吸抑制発現域の差が約50倍しかないと考えられており，効果発現域が狭い
→少量から至適投与量を決定する必要有り
文献3，4を参考に作成

## 2 ROO適応と使用上の注意点

1) **適応**[5]
   - ①経口摂取困難，嚥下困難，嚥下不能な患者
   - ②SAOが眠気・嘔気嘔吐・便秘などの副作用で使用し難い患者
   - ③便秘やイレウスを有する患者
   - ④腎機能障害・肝機能障害を有する患者
   - ⑤より早い鎮痛を希望する患者　　　など

2) **注意点**[6]
   - ①患者選択が最も重要．オピオイドを使用したことのない患者や急性（非がん）疼痛・術後痛患者などには使用しない．**オピオイドの定時投与患者であることは必**

須条件である
② **1回投与量の上限**がある．推奨最大量は800μgであり，それ以上は処方しない
③ イーフェン®・アブストラル®投与後30分で評価し，痛みが残存した場合には同一用量以下を **1回1錠のみ追加投与**を考慮する
④ 使用回数・間隔に関し，レスキューとして1日4回までの**使用回数制限**があり，使用間隔はイーフェン®で4時間，アブストラル®で2時間あける必要がある
⑤ イーフェン®・アブストラル®を**相互に代用してはならない**．製剤を切り替えるときには改めて最低用量からタイトレーションを行う
⑥ COPD・重症筋無力症・高齢・悪液質など呼吸抑制の素因のある症例は特に注意する

## ❶ イーフェン® バッカル錠

OraVescentテクノロジーをフェンタニルクエン酸塩に応用した口腔粘膜吸収薬（バッカル錠）である．バッカル部位とは上顎臼歯の歯茎と頬粘膜の間で，この部分に挟み込むように挿入する．炭酸ガス発泡および唾液のpH調節を行うことで，口腔粘膜からの速やかな吸収と高いバイオアベイラビリティが得られる薬剤である．本邦で唯一のバッカル錠であるため，使用する際は挿入部位をきちんと確認する必

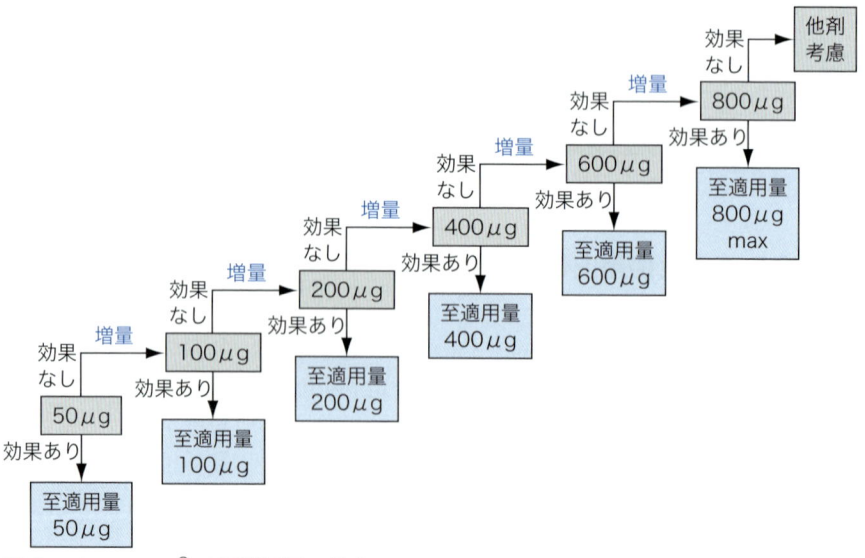

**図4 イーフェン®の至適用量の決定**
50μg→100μg→200μg→400μg→600μg→800μgと増量

要がある．溶解に要する時間が15分以上かかる場合もあり，30分を超えても残存している感じを訴える患者もある．発泡の感じのみで，錠剤は消失していることもあるため，製剤見本でチェックする際に指導することが必要となる．さらに，ブリスターパック包装（片面を比較的堅い材質の板状のものを使う薬の包装）であるため，開封時の錠剤飛び出しなどに注意する．

規格は50μg，100μg，200μg，400μg，800μgがあり，**初回は50μgか100μgから開始**する．定時オピオイドが低用量症例や高齢者，全身状態の悪い患者（呼吸・循環・腎機能障害など）は50μgから開始とする（図4）．

## 症例で学ぶ薬の使い方

### 症例　SAOの副作用によりイーフェン®にスイッチした症例

70代女性，肺腺がん，胸膜転移
**主訴**：右側胸部痛

| | | |
|---|---|---|
| X年 | 9月 | 右側胸部痛にて近医受診，胸部単純レントゲンにて異常陰影あり当院呼吸器内科紹介され受診<br>胸部CT，気管支鏡などにて肺腺がんと診断 |
| X年 | 10月 | 呼吸器外科にて右肺下葉切除リンパ節郭清施行<br>10月末よりエペリゾン（ミオナール®）150 mg/日 分3，メコバラミン（メチコバール®）1,500 mg/日 分3開始<br>疼痛時頓用ジクロフェナクナトリウム（ボルタレン®錠）25 mg/回（頓用） |
| X年 | 11月 | 中旬よりロキソニン®錠1回60 mg 1日2回，レバミピド（ムコスタ®錠）1回100 mg 1日3回定期投与開始 |
| X＋1年2月 | | 縦隔リンパ節腫脹および多発肺結節認め化学療法開始 |
| | 12日 | 化学療法導入および疼痛コントロール目的にて入院<br>入院後，まず夜間痛を改善するために，就寝前ブロチゾラム（レンドルミン®D）0.25 mg/回，トラゾドン（デジレル®）25 mg/日，オキシコドン速放製剤（オキノーム®）2.5 mg/日内服，突出痛に対しオキノーム®2.5 mg/回，レスキュー使用開始．レスキュー使用3～4回/日にて調整→翌朝回診時，「久しぶりにとってもよく眠れました．一度も起きずすっきりしました．何カ月ぶりかしら…」とのこと．経過観察中も，夜間痛で悩まされることはなく，この組み合わせは非常に有効との評価（退院後も継続）． |

13日　ゲフィニチブ（イレッサ®）開始
14日　オキシコドン徐放製剤（オキシコンチン®）1回5 mg 1日2回開始　プロクロルペラジン（ノバミン®）1回5 mg 1日3回，酸化マグネシウム（マグミット®）1回330 mg 1日3回，センノシド1回12〜24 mg/便秘時．20日過ぎ頃より，悪心・食思不振の訴え出現，便秘なし．オキノーム®有効．
26日　オキシコンチン®10 mg/日からフェントス®テープ1 mg/日変更，肋間神経ブロック（局所麻酔薬使用）施行
28日　連日オキノーム®レスキュー4〜5回/日（有効）のためフェントス®テープ2 mgに増量

X＋1年3月

3日　肋間神経ブロック（局所麻酔薬使用）非常に有効との印象あり，くも膜下フェノールブロック考慮
5日　レスキュー1〜2回/日でコントロール可能となる．オキノーム®内服すると悪心出現の訴えあり，イーフェン®に変更．50 μg/回よりタイトレーション
9日　肺塞栓症および両下腿深部静脈血栓の診断のもとヘパリン開始→ワーファリンに変更継続となる→フェノールブロック考慮中止
12日　イーフェン®50 μg/回→100 μg/回（50 μg×2錠）に増量（左右のバッカル部位に1錠ずつ挿入）
　　　13日頃より食思不振改善傾向，嘔気嘔吐の訴え無し
　　　18日以降は一般食全粥10割摂取可能となり，レスキューも2〜3回/日にコントロールされ，4月5日退院，外来治療継続となった．
　　　**退院時処方**：プレガバリン（リリカ®）朝1回25 mgおよび就寝前50 mg，アセトアミノフェン（カロナール®）1回600 mg 1日3回，フェントス®テープ2 mg/日，イーフェン®100 μg/回，マグミット®1回330 mg 1日3回，レンドルミン®D 1回0.25 mg 1日1回就寝前，デジレル®1回50 mg 1日1回，カンデサルタンシレキセチル（ブロプレス®）1回4 mg 1日1回，ワーファリン1回0.5 mg 1日1回，ランソプラゾール（タケプロン®OD）1回15 mg 1日1回，イレッサ®は外来にて体調確認のうえ，継続予定．

## ■1 行われた治療

### 1）痛みの治療
#### ①薬物療法
　　胸膜浸潤・転移による痛み，肋間神経障害による痛みに対し，オキシコドンを選

択．鎮痛補助薬としてリリカ®（75mg/日）なども開始．開胸後症候群の痛みもあり，リドカインクリーム使用．オキシコドンにて食思不振，嘔気嘔吐症状出現のためオピオイドスイッチング施行．副作用軽減，痛みも改善傾向．

②神経ブロック

痛みの領域が明確であるため，肋間神経ブロック施行．ブロック効果，痛みの部位など考慮のうえ，くも膜下フェノールブロック予定．経過観察中，抗凝固薬内服継続することとなり，フェノールブロックは中止．以後も適宜局所麻酔薬による肋間神経ブロック継続．

2）不安・不眠の治療

介護力不足，夫も脊柱管狭窄症にて手術．療養体制に対する不安なども大きく，病状の進行などもあり気分の落ち込み認める．

①薬物療法

不眠に対し，睡眠誘導剤．気分の落ち込みに対しデジレル® 1回25 mg 1日1回を1回50 mg 1日1回へ増量

②療養体制

社会資源・介護保険申請，ヘルパー手配，医療資源・往診医・訪問看護師導入

## 2 注意点

開胸後症候群の痛みとがん疼痛が混在している症例である．WHO方式3段階除痛ラダーに従い薬剤を調整していくが，痛みの種類を鑑み，オピオイドの特性を考慮し，薬剤を選択した．痛みに対する効果はあり．投与開始より副作用対策は行ったが，食思不振が増悪し，経口摂取が困難になったため，貼付薬に変更．レスキューは経口で継続するも，レスキュー内服後の悪心の訴え強く，イーフェン®に変更．変更後は安心してレスキュー使用し，疼痛管理良好となった．食思不振も改善し退院にむけた準備がはじめられた．

## 3 患者・家族への説明

現在の痛みは非常に複雑で，簡単にすべて解決するわけではない．夜痛みで目覚めないことが最優先．第1目標：夜間痛がない，第2目標：安静時痛がないことを明確にし，治療開始・継続することを説明する．夜間痛のみでも改善すると，1つの達成感があり，その後の治療が円滑に進むことが多い．痛みの改善の説明もNRSやVASなどではわかり難い．夜眠れている，食事がとれている，姿勢がよくなった（胸部X線などで説明するとより一層理解が深まる）など，患者・家族が目に見えるような，QOL・ADLの向上を示す説明をすることが大切である．

## 4 イーフェン® 服薬指導

バッカル錠はこの薬剤だけのため，誰しも初体験だということを説明する．そのうえで，挿入部位および発泡の感じなどを製剤見本で確認．**15分以上バッカル部位に留置**することが可能か，溶解までにどれ程の時間が必要かなどチェックする．薬剤の性質上，徐々に増量する必要性を十分説明し，服薬記録の記載を指導する．使用前に**口腔内の観察（口内炎，入れ歯，かみ合わせ，口腔内乾燥など）は必須**．1錠の場合は，**右→左→右と交互に挿入**する．2錠の場合は1錠ずつ左右に挿入する．患者によっては100μg/回の場合，100μg錠1錠より50μg錠2錠の方が使用しやすいとの感想もある．しかし薬価は100μg錠1錠の方が安価となる．

## 5 次の一手

痛みの範囲が限局している場合は，ワーファリンを一時休薬し，くも膜下フェノールブロックを施行する．

# ❷ アブストラル® 舌下錠

速い崩壊性，舌下粘膜上での滞留性の実現を目的に，キャリア粒子にフェンタニルクエン酸塩原末，崩壊剤，粘膜付着剤を混合した舌下錠である．舌下投与するとキャリア粒子が溶け薬剤は粘膜に付着し投与部位にとどまるため，フェンタニルは飲み込まれず口腔粘膜から速やかに吸収される．溶解は非常に速やかで，1～2分でアッという間に溶けてしまう．総入れ歯の患者では，舌下に挿入し難いとの感想

| 投与量 | 100μg錠 | 200μg錠 | 400μg錠 |
|---|---|---|---|
| 100μg | 100 | | |
| 200μg | 100 100 | 200 | |
| 300μg | 100 100 100 | | |
| 400μg | 100 100 100 100 | 200 200 | 400 |
| 600μg | | 200 200 200 | |
| 800μg | | 200 200 200 200 | 400 400 |

**図5 アブストラル® 投与量における組み合わせ**
・100μg→200μg→300μg→400μg→600μg→800μgと増量
・誤用防止のため，含量の異なる本剤を同時に処方しない
・1回あたりの投与錠数は4錠まで
・1回投与量は最大800μg（追加投与が600μgの場合まで）

もある．舌下錠に不慣れな患者もいるため，製剤見本で指導することは必要である．包装はSPシート（半面が透明）であるため，未開封の状態で錠剤の確認が可能である．

規格は100μg，200μg，400μgがあり，**初回は100μgから開始**する（図5）．

## 症例で学ぶ薬の使い方

### 症例 SAOの副作用対策および即効性を期待しアブストラル®にスイッチングした症例

40代男性，右副腎腫瘍，脊椎転移
**主訴**：左腰下肢痛
20XX年Y月頃より主訴出現　徐々に歩行困難となる

| | | |
|---|---|---|
| Y+1月11日 | | 当院救急外来受診　MRI施行　Th12，L3-4脊椎腫瘍 |
| | 12日 | 本院整形外科紹介され受診 |
| | 16日 | 全身麻酔下脊椎腫瘍生検にて転移性骨腫瘍と診断される． |
| | 17日 | 緩和ケアチームへ依頼：すでに投与されていたペンタゾシンを今後の治療計画を考慮しモルヒネ注射剤に変更することとした |
| | 18日 | モルヒネ持続注射（12mg/日）開始 |
| | 19日 | 泌尿器科転科 |
| | 30日 | 副腎腫瘍摘出術，病理：悪性褐色細胞腫と診断 |
| Y+2月 | 6日 | 術後創部痛軽快傾向 |
| | | モルヒネ皮下注部位のかゆみ出現→デュロテープ®MTパッチ 4.2 mg/3日ごと，レスキューをモルヒネ速放製剤（オプソ®）10mg/回にスイッチング，クロナゼパム（リボトリール®）1回1mg 1日1回就寝前 |
| | 10日 | ゾレドロン酸（ゾメタ®）4 mg/ 4週ごと開始 |
| | 11日 | オプソ®の効きが遅く，便秘が発生したためアブストラル® 100μg/回に変更 |
| | 14日 | リハビリ目的にて整形外科転科 |
| | | コルセット装着し，リハビリ開始（平行棒内往復） |
| | | 数回連続しアブストラル® 100μg追加投与必要，有効性を確認し200μg/回に増量 |
| | | リハビリ開始後一時レスキュー回数増加するも4回/日に留まる |
| | 20日 | 筋力低下なし．日により波はあるものの痛み安定 |
| | 24日 | 歩行時の痛みも改善，退院強く希望．試験外泊問題なく退院となる． |

Y+3月　9日　**退院時処方**：デュロテップ®MTパッチ 4.2mg/3日ごと，レスキューとしてアブストラル®200μg/回，リボトリール®1回1mg 1日1回就寝前，ロルメタゼパム（エバミール®）1回1mg 1日1回就寝前，酸化マグネシウム（マグミット®）1回330mg 1日3回，ジクロフェナク（ボルタレン®坐薬）25mg/回 疼痛時屯用
外来にて経過観察（胸・腰椎放射線照射30Gy/10回）
在宅療養体制を整え，家族とともに自宅で過ごし，バックベットとして緩和ケア病棟予約．

## 1 行われた治療

### 1）痛みの治療
#### ①薬物療法
骨転移痛および脊髄圧迫による神経障害性疼痛の治療目的でオピオイド導入．全身麻酔手術予定もあり，突然の診断による気分の落ち込みも認めたため多幸感の作用も期待しモルヒネ注射剤を選択した．夜間の点滴終了となり持続皮下注射に変更．スイッチングの予定であったが，持続皮下注部位の痒み出現し，その時点でデュロテップ®MTパッチに変更した．レスキューはオプソ®で対応していたが，効果出現まで時間がかかること，便秘の副作用が強いことなどで，アブストラル®に変更．効果の発現が早く，便秘も改善．一石二鳥との評価．体動時に出現する痛みに即効性があり，痛みへの不安感が払拭されたとのことであった．アブストラル®使用後も継続して痛みが残存する場合には，坐薬の追加投与を指示したが，ほとんど使用することはなかった．神経障害性疼痛緩和目的にて鎮痛補助薬使用．不眠の訴えがあり，眠気の副作用のあるクロナゼパム選択．

#### ②放射線療
疼痛改善および麻痺予防のため，放射線治療施行（30Gy/10回）．

#### ③免荷硬性コルセット作成
コルセットを装着し，リハビリを行った．

### 2）不安・不眠の治療
#### ①薬物療法
多幸感を目的としモルヒネ選択．睡眠援助のためリボトリール®1回1mg 1日1回，睡眠誘導剤エバミール®1回1mg 1日1回処方．夜間痛なし，睡眠良好であった．

#### ②療養体制
社会資源・介護保険申請（ベッドのレンタルなど），医療資源・往診医導入

#### ③試験外泊
自宅での生活に不安あり．試験外泊繰り返した後，退院とした．

## 2 注意点

　骨転移による体性痛および脊髄圧迫による神経障害性疼痛のため，薬物療法では難渋する痛みである．WHO方式3段階除痛ラダーに従い薬剤を調整するが，全身麻酔による手術などを控えていたため，注射剤を選択した．

　神経障害性疼痛を考慮するとオキシコドン注射剤の方が望ましいとも考えたが，突然の病名告知，急激な病状の変化に気持ちがついてきておらず，不眠・不安感も強いためモルヒネを選択した．

## 3 患者・家族への説明

　脊髄圧迫による痛みは非常にコントロールが困難であり，最も難渋する痛みであることを説明．さらに病状が進行し，脊髄の圧迫が強くなると脊髄損傷に近い状態，下肢麻痺が発症する場合もある．そうなると歩けないだけではなく，排尿排便も困難になることを画像で示す．日常生活では，転倒しないことが非常に大切で，これ以上，別の痛みを増やさないことが大切であることなどを指導する．夜間痛がないことを最大の目標とし，夜ゆっくり休むことができれば合格とする．希望通りの自立した生活を目指すことは困難であるが，痛みと折り合いをつけて生活していく術を提案し，医療チームが常にサポートする体制を整えていることを明確にしておく．

## 4 アブストラル®服薬指導

　製剤見本を使用し，舌下への挿入法，溶解の感覚などを確認する．1分以内で溶けてしまうことが多いためあまり問題にはならないが，唾液を飲んではいけないと思い込む患者がいる．錠剤が溶解すれば粘膜に付着し安定するため，唾液を飲み込んでも問題ないことなど説明する．若干の甘味を感じることがあるが，マンニトールが核になっているためである．抗がん化学療法で味覚が変化している場合には，アブストラルをメントールの味と評した患者もいた．薬剤の性質上，徐々に増量する必要性を十分説明し，服薬記録の記載を指導する．**使用前に口腔内の観察（口内炎，入れ歯，かみ合わせ，口腔内乾燥など）が必要**である．

## 5 次の一手

　メサドン（メサペイン®）へのスイッチングも有効と考えている．また，在宅では困難であるが，ケタミンの持続注射も考慮していた．

## ■おわりに

　**痛み治療の基本は診断**であり，きちんとした**痛みのアセスメント**なしに薬剤が生かされることはない．これは突出痛に関しても同様であり，フェンタニル即効製剤のような素晴らしい薬剤が導入されても使い方を間違えると呼吸抑制などの副作用

で大きな事故につながる可能性がある（慢性疼痛にフェンタニル貼付薬が適応拡大になった際，呼吸抑制による死亡例の報告がある）．フェンタニル即効製剤はSAOと使用法など大きく異なっているため，**適応を見極め**，**用法用量を十分留意**することが重要である．もちろん痛みに対する患者の理解なくして，痛み治療は行えない．特に突出痛に対しては，その原因・対応の必要性などを説明し，**自己管理**なども含めた処方薬に関するきめ**細やかな服薬指導**が重要となってくる．ROOは医療者の技量に差がでる薬剤と考えている．患者・家族背景なども十分考慮し，痛みを正確に判断したうえで適正使用を心掛け，患者のADL・QOL向上のために処方していただきたい．

〈文 献〉
1）Bennet D,et al：Pharmacol Ther, 30：354-361, 2005
2）Giovambattista Z, et al：Journal of Pain and Symptom Management, 47（4）：772-785, 2014
3）鈴木勉：PharabTribune, 5（1）：46, 2013
4）Nakamura A,et al：J.Pain Palliative Care Pharmacotherapy, 25（4）：318-334, 2011
5）佐藤淳也：Pharama Media, 32（1）：89-97, 2014
6）樋口比登実，佐々木佐枝子：医学のあゆみ，248（6）：445-452, 2014

# 第7章 Patient-Controlled Analgesia と持続皮下注入

# 1. Patient-Controlled Analgesia

粕田晴之

## POINT

- Patient-Controlled Analgesia は，PCA ポンプとよばれる機器を用いて，痛みに対し患者自身の判断で鎮痛薬を注入投与する方法である
- PCA ポンプは，①持続投与量，②レスキュー投与量，③ロックアウト時間の3つのモードを設定することによって，有効かつ安全に使用することができる
- PCA の利点は，迅速な疼痛コントロールが可能で，経口薬や座薬が使用できない場合にも使用でき，患者自らの手で痛みのコントロールができること等である

## 1 PCA ポンプの機能を規定する3つのモード

　Patient-Controlled Analgesia（PCA，自己調節鎮痛法）とは，患者が痛みを感じたとき，**PCA ポンプ**と呼ばれる機器を用いて，患者自身の判断で静脈内，皮下あるいは硬膜外腔に鎮痛薬を注入投与する方法で，がん疼痛や術後痛のコントロールに用いられている．

　PCA ポンプは，鎮痛薬を投与するためのスイッチ（PCA ボタン）が装備されている持続注入機で，**①持続投与量，②レスキュー投与量，③ロックアウト時間**の3つのモードを設定することによって，有効かつ安全に使用することができる（表1）．

## 2 PCA の利点と欠点

　**PCA の利点**は，①鎮痛効果の発現が速く，患者個々の活動度に合わせた迅速な疼痛コントロールが可能である，②痛みの発現をあらかじめ予想できる場合に予防的に薬液を投与できる（傷の処置，姿勢の変更や特定の動作時，リハビリや検査前の移動時など），③経口薬や坐剤が使用できない場合にも使用できる，④鎮痛薬の必要量を迅速に測定（タイトレーション）することができる，⑤患者自らがボタンを押して痛みをコントロール（自らの治療に参加）することによって患者の治療に対するモチベーションが向上するなどである．

　**PCA の欠点**は，①機器操作法の習得（医療スタッフと患者の教育）が必要，②PCA ポンプの携帯が必要，③意識障害患者では使えないなどである．

表1　PCAポンプの機能を規定する3モード

| ① 持続投与量 | 持続痛を緩和するために持続投与される薬液量(mL/時) |
|---|---|
| ② レスキュー投与量 | ・PCAボタンを押すことによって投与される薬液1回量(mL/回)<br>・レスキュー1回投与量は持続投与1時間量と同量を基本とし,適宜調節する<br>・突出痛や体動時痛の緩和を目的として投与される<br>・PCAボタンを押す回数の増加は持続投与量を増量する目安となる |
| ③ ロックアウト時間 | ・PCAボタンを押して薬液が注入投与された後,一定時間が経つまではボタンを押しても薬が注入されない,薬液の過剰投与を防ぐ安全管理上の仕組み<br>例)ロックアウト時間10分:10分の間にボタンを何回押しても薬液は1回しか注入されない,1時間(60分)に最高6回までしか注入されない<br>・鎮痛薬の最大効果が発現するのに必要な時間が設定の目安 |

表2　PCAポンプの種類と特性

| PCAポンプの型 | 長所 | 欠点 | 適応 |
|---|---|---|---|
| ① シリンジ型<br>（輸液ポンプの応用） | ・経済的 | ・患者の痛みの訴えをきいて医療者が操作 | ・主に術後痛向き<br>・主に硬膜外腔・静脈内投与に使用 |
| ② リザーバー型 | ・痛みに応じた細かい設定ができる | ・操作がやや複雑<br>・コストが高い(レンタルもある) | ・適応範囲が広い<br>・静脈内・皮下・硬膜外投与に使用 |
| ③ バルーン型 | ・保険請求が可能<br>・構造単純で操作簡単 | ・痛みに応じた細かい設定ができない<br>・充填量が少ない<br>・アラーム機構がない | ・投与量の安定した痛み<br>・主に皮下・硬膜外投与に使用 |

コストについては，薬剤（オピオイド）経費は削減できるが，機材（PCAポンプと付属品）経費と保険点数との兼ね合いがあり，一概に評価することはできない．

## 3 PCAポンプの種類

PCAポンプには，①シリンジ型PCAポンプ（輸液ポンプの応用），②リザーバー型PCAポンプ，③バルーン型PCAポンプの3種類（表2）があり，それぞれの特性に合わせて選択することができる．

# 症例で学ぶ薬の使い方

**症例** モルヒネ持続皮下注入に，局所麻酔薬とモルヒネの胸部硬膜外注入を併用して疼痛コントロールが好転した症例

50代男性，右肺がんのため他院で右下葉切除術を受けた．
1年後に胸膜播種で再発し右胸水と右胸背部痛が出現，化学療法施行されたが症状進行し，オピオイド内服薬と胸部脊髄くも膜下フェノールブロック（Th4-7）で疼痛コントロールが図られていた．オキシコドン徐放製剤（オキシコンチン® 1回30 mg 1日2回）等の内服とHOT導入（酸素1.0〜1.5 L/分）で一時退院となったが，まもなく呼吸困難と疼痛が増強，ADL低下して，居住地に近い当センターに紹介・緊急入院となった．入院時，右前胸部から背部にかけて疼痛の訴えがあり，疼痛コントロール不良のため，入院当日にモルヒネ持続皮下注入投与へのオピオイドスイッチングを試みた．1％モルヒネ注射剤50 mL（モルヒネ500 mg）をPCAポンプ（デルテック：スミスメディカル・ジャパン）に充填し，①持続投与量：0.1 mL/時（モルヒネ24 mg/日），②レスキュー投与量：1回0.1 mL（モルヒネ1 mg/回），③ロックアウト時間：10分，で投与開始したが，コントロール不十分なため4時間後に，①持続投与量：0.2 mL/時（モルヒネ48 mg/日），②レスキュー投与量：1回0.2 mL（モルヒネ2 mg/回）と増量したところ，疼痛軽快して翌朝に「こんなにゆっくり眠れたのは久しぶり」との言葉が聞かれた．しかし，その後，次第に病状進行し，疼痛と呼吸困難が増強して，1カ月後には，4％モルヒネ注射液75 mL（3,000 mg）＋生理食塩液25 mL，合計100 mLをPCAポンプに充填し，①持続投与量：0.3 mL/時（モルヒネ216 mg/日），②レスキュー投与量：1回0.3 mL（モルヒネ9 mg/回）まで，酸素投与も3.0L/分まで増量となった．再診察したところ，右胸部Th4-7レベルの半周性のしびれを伴う持続痛で，「ブロック前くらいの痛みがある」との訴えがあり，前病院でのくも膜下フェノールブロックの効果が消失したと推測された．

モルヒネの持続皮下注のみでは疼痛コントロール不十分と判断し，持続硬膜外ブロックの併用を試みた．呼吸困難と胸背部の疼痛のため側臥位をとれず，座位にて胸部硬膜外カテーテルを挿入し，0.2％ロピバカイン（アナペイン®）80 mL＋生理食塩液19 mL＋モルヒネ注射液1 mL（10 mg），合計100 mLをPCAポンプに充填し，①持続投与量：2 mL/時，②レスキュー投与量：1回2 mL，③ロックアウト時間：30分，で投与開始した．その後，24時間でのレスキュー回数が6回を数えたため，①持続投与量：2.5 mL/時，②レスキュー投与量：1回2.5 mLに増量したところ，疼痛コントロール良好で，併用していたモルヒネ持続皮下注入は，216 mg/日から120 mg/日に減量することができ，眠気が軽快するなどADLの改善がみられた．その後，病状はさらに進行し，胸部硬

膜外持続注入開始25日後に永眠された．硬膜外カテーテルによるカテーテル感染は発生しなかった．

## 1 行われた治療
①経口オピオイドからモルヒネ持続皮下注入投与へのオピオイドスイッチング
②局所麻酔薬とモルヒネを用いた胸部硬膜外注入の併用

## 2 この症例での薬物選択のポイント
①オピオイドの持続皮下注入にはモルヒネが適している
②持続硬膜外注入には局所麻酔薬とモルヒネの併用が適している

## 3 この症例での注意点
　経過中に，前病院でのくも膜下フェノールブロックの効果が消失したことに気づいて疼痛コントロール法を変更したが，この痛みの再評価が重用なポイント．硬膜外腔への局所麻酔薬投与量が増加すると血圧低下の危険性が増すので，ロックアウト時間を30〜60分と長めに設定する．

## 4 患者と家族への説明
①モルヒネ持続皮下注入法：「入れた薬の効果がすぐにわかるので痛みの強さに合わせた薬の量の調節が簡単にできる方法です」と説明する
②硬膜外注入法：「少量の薬で十分な効果が得られるで，眠気などの副作用がでにくい方法です」と説明する

## 5 次の一手
　上記の処方で改善がみられない場合は，くも膜下へのオピオイドの投与，ケタミンの併用などを考慮する．

# 第7章 Patient-Controlled Analgesia と持続皮下注入

## 2. 持続皮下注入

粕田晴之

### POINT

- ◆ モルヒネ持続皮下注入法はがん疼痛のコントロールに頻用されている
- ◆ オピオイドの静脈内投与は血中濃度の急上昇による呼吸抑制の危険が高いが，持続皮下注入は静脈内投与より安全性が高く，血管確保の必要がない点で優れている
- ◆ 高用量の皮下注入では皮下に硬結のできることがあるため，投与量が1 mL/時（24 mL/日）以下になるように濃度を調整する
- ◆ モルヒネ注射剤には1％液と4％液があり，幅広い濃度の薬液を調整することができるので皮下注入に適しているが，フェンタニル注射剤は，50 μg/mLの低濃度のものしかないため皮下注入にはむかない

### 1 持続皮下注入の手順と管理

　　PCAの投与経路には，静脈内・皮下・硬膜外腔があるが，がん疼痛のコントロールに頻用されているのは皮下投与である．オピオイドの静脈内投与では血中濃度の急上昇による呼吸抑制の危険が高いのに対し，持続皮下注入によるPCAは，①静脈内投与より安全性が高く，②血管確保の必要がなく，したがって点滴漏れの心配もない．欠点は，高用量で皮下に硬結のできることがあり，薬液の投与量に限界がある（**1.0 mL/時以下**が目安）ことで，フェンタニル注射剤やオキシコドン注射剤のように高濃度規格のないものは使いにくい．

**1）機材**

　　24〜27 Gプラスチック静脈留置針もしくは金属翼状針，内腔の細い延長チューブ，透明の被覆材等を準備する．

**2）持続注入部位の選択**

　　前胸部，腹部，大腿部など体動があってもずれにくく，皮下脂肪があり浮腫のない部位が穿刺に適している．皮膚のしわの方向に穿刺すると針固定の安定性が保たれやすい．固定には，発赤・硬結が見分けられるように透明の被覆材が適している．

### 3）薬剤の調整（表）

皮下注入では高用量で皮下に硬結のできることがあるため，高用量の投与が必要になった場合には注入量を増量するのでなく濃度の高い薬液に替える必要がある．実際には，投与量が 1.0 mL/時（24 mL/日）以下になるように濃度を調整する．

### 4）投与量の再調整

一定量のオピオイドが投与されたのちは，痛みと眠気を目安に増減を図る．例えば，痛みが強ければオピオイドを 1/3～1/2 程度増量，眠気が強ければオピオイドを 1/5 程度減量する．また，前日に投与された量（持続皮下注入量＋レスキューとしての早送り投与量）が，次の日の持続投与量に反映されるように，①持続投与量，②レスキュー投与量，③ロックアウト時間の 3 つのパラメータの設定を変更する．

### 5）穿刺部位の観察と管理

①穿刺部に発赤・硬結・痒みがみられた場合は，針を抜き，穿刺部を変更する．金属翼状針をプラスチック静脈留置針に変更する，あるいは投与薬剤のなかに少量のステロイド，例えばデキサメタゾン 0.5～1 mg/日を混合することで皮膚症状が解消されることもある．

②風呂に入る場合は，針を抜き，刺入部を透明の被覆材で覆う．入浴後は，別の場所から穿刺する．

③投与量が 1 mL/時を越え，かつ刺入部の発赤・硬結がみられる場合は，ルートを 2 つにする（注入器も 2 つになり，やや煩雑），穿刺部をこまめにかえる，持続静注に変更する等の対策をとる．

## 2 モルヒネを用いた持続皮下注入

皮下注入では高用量で皮下に硬結のできることがあるため，高用量の投与が必要になった場合には注入量を増量するのでなく濃度の高い薬液に替える必要がある．モルヒネ注射液には 1 ％液と 4 ％液があり，幅広い濃度の薬液を調整することができるので，皮下投与に適している．臨床の現場では，モルヒネ投与量が 1 mL/時（24 mL/日）以下になるように濃度を調整する（表）．オピオイドスイッチングでモルヒネの皮下注に変更する場合は**換算表**（**第 8 章 - 2 図 1** 参照）を参考にする．

フェンタニル注射剤は，50 μg/mL の低濃度のものしかないため皮下注にはむかない．フェンタニル原液を用いて 1 mL/時で投与しても 50 μg/時で，これは経口モルヒネ 100～120 mg と同等量でしかなく，これ以上の投与量が必要になっても増量できないからである．

### 表　モルヒネ持続皮下注（PCAポンプ）濃度作成早見表

**0.5％モルヒネ（1％モルヒネ2倍希釈）**

生理食塩液10 mL＋1％モルヒネ10 mL（モルヒネ100 mg/10 mL：プレペノン®1A）

総量：100 mg /20 mL

濃度：5 mg/mL，0.5 mg/0.1 mL

例）速度0.1 mL/時＝0.5 mg/時＝12 mg/日（2.4 mL/日）
　　速度0.2 mL/時＝1 mg/時＝24 mg/日
　　速度0.4 mL/時＝2 mg/時＝48 mg/日
　　皮下総投与量が1.0 mL/時なら ⇒ 120mg/日（24.0 mL/日）となるため**約1日分**として使用できる

**1％モルヒネ（1％モルヒネ原液）**

1％モルヒネ50 mL（モルヒネ500 mg/50 mL：プレペノン5A）

総量：500 mg/50 mL

濃度：10 mg/mL，1 mg/0.1 mL

例）速度0.1 mL/時＝1 mg/時＝24 mg/日（2.4 mL/日）
　　速度0.2 mL/時＝2 mg/時＝48 mg/日
　　速度0.4 mL/時＝4 mg/時＝96 mg/日
　　皮下総投与量が1.0 mL/時なら ⇒ 240 mg/日（24.0 mL/日）となるため**約2日分**として使用できる

**2％モルヒネ（4％モルヒネ2倍希釈）**

生理食塩液25 mL＋4％モルヒネ25 mL（モルヒネ1,000 mg/25 mL：4％モルヒネ5A）

総量：1,000 mg/ 50 mL

濃度：20 mg/m，2 mg/0.1 mL

例）速度0.1 mL/時＝2mg/時＝48 mg/日（2.4 mL/日）
　　速度0.2 mL/時＝4 mg/時＝96 mg/日
　　速度0.4 mL/時＝8 mg/時＝192 mg/日
　　皮下総投与量が1.0 mL/時なら ⇒ 480 mg/日（24.0 mL/日）となるため**約2日分**として使用できる

**4％モルヒネ（4％モルヒネ原液）**

4％モヒ50 mL（モルヒネ2,000 mg/50 mL：4％モルヒネ10A）

総量：2,000 mg/50 mL

濃度：40 mg/mL，4 mg/0.1 mL

例）速度0.1 mL/時＝4 mg/時＝96 mg/日
　　速度0.2 mL/時＝8 mg/時＝192 mg/日
　　速度0.4 mL/時＝16 mg/時＝384 mg/日
　　皮下総投与量が1.0 mL/時なら ⇒ 960 mg/日（24.0 mL/日）となるため**約2日分**として使用できる

※注意：皮下総投与量（持続皮下注入量＋レスキューとしての早送り投与量）が1時間1.0 mL以上になると，皮膚が硬結し吸収されにくくなる．モルヒネのタイトレーションを実施する際には，1時間投与量が1.0 mLを超えないよう順次濃度をあげる必要がある．したがって低濃度モルヒネは少量処方（例えば20 mL）で開始することが勧められる．

## 症例で学ぶ薬の使い方

**症　例** モルヒネ持続皮下注入へのオピオイドスイッチングにより良好な疼痛コントロールが得られた症例

70代男性．初発から8年を経過した進行性の悪性リンパ腫で，化学療法や放射線療法が施され，軽快と増悪を示しながら再発を繰り返していた．

今回は，CT検査で右第Ⅷ胸椎および肋骨の胸膜側に軟部影を認め，これに起因すると思われる胸背部痛が出現した．同病変に対し放射線治療が行われ，胸背部の痛みに対しオキシコドン（オキシコンチン®錠）1回20 mg 1日2回，プレガバリン（リリカ®カプセル）1回50 mg 1日2回，セレコキシブ（セレコックス®錠）1回10 mg 1日2回でコントロール中であったが，病状は進行，傾眠傾向・経口摂取不能・全身状態不良となり，せん妄もみられるようになった．

これまでの経過から，せん妄のためカテーテルや針類は抜かれてしまうことが危惧されたため，まずフェンタニル貼付薬（フェントス®テープ2 mg/日）とモルヒネ速放製剤（アンペック®坐剤，1レスキュー1回10 m g）へのオピオイドスイッチングを試みたところ，せん妄は軽減したが疼痛の増強がみられた．「痛みが全身にあって辛い」との訴えがあり，迅速な疼痛コントロールが必要と判断して，モルヒネ持続皮下注入へのオピオイドスイッチングを試みた．1％モルヒネ注射剤10 mL（モルヒネ100 mg）＋生理食塩液10 mL，合計20 mLをPCAポンプに充填し，①持続投与量：0.2 mL/時（モルヒネ24 mg/日），②レスキュー投与量：1回0.2 mL（モルヒネ1 mg/回），③ロックアウト時間：10分で投与開始した．翌日までのレスキュー投与回数3回，「眠くても痛みのない方がよい」という患者の希望で，①持続投与量：0.3 mL/時間（モルヒネ36 mg/日），②レスキュー投与量：1回0.3 mL（モルヒネ1.5 mg/回）に増量した．以後疼痛コントロール良好で，7日後に安らかに永眠された．

## 1 行われた治療

胸背部の痛みに対して投与されていたオキシコドンをフェンタニル貼付薬へとオピオイドスイッチングした．次いで，迅速な疼痛コントロールが必要と判断して，モルヒネ持続皮下注入へのオピオイドスイッチングを試みた．

## 2 この症例での薬物選択のポイント

①経口投与できない場合の薬剤選択肢として，貼付剤・坐剤・注射剤などあがる
②オピオイドの持続皮下注入にはモルヒネが適している

## 3 この症例での注意点

　症状の進行と共に傾眠傾向・経口摂取不能・せん妄等がみられるようになっており，オピオイドスイッチングのタイミングを逃さない注意が必要である．

## 4 患者と家族への説明

　モルヒネ持続皮下注入法について「入れた薬の効果がすぐにわかるので痛みの強さに合わせた薬の量の調節が簡単にできる方法です」と説明する．

## 5 次の一手

　硬膜外腔へのオピオイドの投与，ケタミンの併用などを考慮する．

第8章 治療困難ながん疼痛

# 1. オピオイド抵抗性のがん疼痛の判断

中島信久, 佐竹宣明

## POINT

- ◆ 難治性の痛みに対処する際, 痛みの病態生理やメカニズムを理解することが重要である
- ◆ 難治性の痛みの原因は1つとは限らず, 複数の原因やメカニズムが関与していることが多い
- ◆ 痛みのアセスメントに際しては, 問診が重要で, そのなかでも痛みの性状の表現を聞き出すことが大切である
- ◆ 神経障害性疼痛に対して鎮痛補助薬をあれこれと試すよりも, オピオイドの投与を十分に行うことが重要である

## 1 オピオイドの効きにくい痛み

がんの進行に伴い, 70％以上の患者で痛みを経験する. 1986年に確立したWHO方式がん疼痛治療法に基づくマネジメントを行うことで, そのうちの80％以上の患者で良好な鎮痛が可能となるが, このことは残りの20％近い患者においては十分に満足のいく鎮痛を得られていないことを意味する.

表にがん疼痛の分類を記す. 痛みのアセスメントを行う際に, 各種画像診断や理学的所見と同様に問診が重要であり, そのなかでも痛みの性状の表現を聞き出すことが大切である. オピオイドが効きにくいとされる痛みとしては, 腫瘍による神経浸潤や神経炎, 手術, 放射線, 化学療法などのがん治療に起因する神経障害性疼痛あるいは骨転移痛などがここに含まれていることが多い. がんの痛みの発生原因や特徴を調査した研究において, 約40％で神経障害機序が関与することが示されている. 有効な治療を提供する前提として, その痛みの病態生理やメカニズムを理解することは必須である. 原因は単一であるとは限らず, 複数の原因やメカニズムが関与している場合が多いことも知っておくべきである.

ここでは骨転移による痛みと神経障害性疼痛, 有痛性筋攣縮について解説する.

## 2 骨転移痛

骨転移痛には, ①腫瘍の骨への直接浸潤により, 骨の侵害受容器が活性化されて

**表　がん疼痛の分類**

| | | 痛みの性質 | 例 | オピオイドの反応 |
|---|---|---|---|---|
| 侵害受容性疼痛 | 内臓痛 | 局在**不明瞭**な・鈍い痛み<br>「**鈍い**・ズーン」<br>「**このへんが**重苦しい」 | 膵がん<br>腹膜播種 | ◎ |
| | 体性痛 | 局在**明瞭**な・**鋭い**痛み<br>「**鋭い**・ズキズキ」<br>「**ここが**ズキッと」 | 骨転移 | ○（安静時）<br>△（体動時） |
| 神経障害性疼痛 | | 「しびれ・ピリピリ」<br>「走る・ビリッ」<br>「焼ける・冷たい」 | 神経浸潤<br>化学療法の<br>神経障害 | △ |

文献 1 より引用

痛みを引き起こす場合と，②近傍の神経，軟部組織，血管構造などを圧迫することが関与する場合とがある．②では骨の痛みに合併して，近傍の神経組織への浸潤，すなわち神経障害性疼痛の要素を含み，①よりもオピオイドに反応しにくい痛みとなる．

骨転移の代表的なものとしては，脊椎転移〜脊髄圧迫ならびに股関節への転移による疼痛とがある．前者は頻度が最も高く，乳がん，肺がん，前立腺がんなどに合併することが多い．緊急性が高いものに脊髄圧迫がある．この病態を見逃すと，患者は両下肢に対麻痺を生じてしまう．背部のデルマトームに一致した感覚障害（感覚低下，感覚過敏，異常感覚，アロディニアなど）や下肢の筋力低下，歩行時のふらつき，膀胱直腸障害などを呈していれば，この病態をまず疑い，緊急脊髄除圧術，放射線治療，大量ステロイド投与などのうちから状況に合わせて適切な対策を緊急に講じる必要がある．

## 3 神経障害性疼痛

神経障害性疼痛という用語は，末梢や中枢神経系における異常な体性感覚処理が関与した，急性または慢性の疼痛症候群のすべてに用いられる．疼痛の病態生理の区別は，疼痛表現や身体所見を含めて総合的に判断されるが，実際の症例では複数の病態生理が関与した痛みであることも多い．

神経障害性疼痛の代表例は①神経根性疼痛，②骨盤内臓神経叢障害，③脊髄圧迫，④帯状疱疹後疼痛，⑤化学療法に伴う末梢神経障害による痛み，⑥幻肢痛などである．①は脊椎病変において神経根レベルで障害された場合に生じるもので，障害された神経根の末梢領域では，その神経線維の走行領域に沿って，知覚低下，痛覚低下，痛覚過敏，アロディニアなどの訴えが生じる．障害された神経叢に一致する多くの神経根レベルでの症状が出現する．②では膀胱直腸障害が必発である．排尿障害，便秘，失禁などが病変発見の手掛かりとなることが多い．

めであると考えられている．

### 2）副作用が強いために，オピオイドの投与の継続や増量が困難な場合

オピオイドスイッチングにより，現在投与中のオピオイドやその代謝物により引き起こされている副作用（せん妄，眠気，幻覚，悪心嘔吐，便秘など）が改善することが知られている．高度な腎機能障害を有する患者において，モルヒネを使用した場合，代謝産物であるM6G，M3Gの排泄が低下することでこれらが蓄積し，副作用が出現しやすくなることがある．この場合，オキシコドン，フェンタニルへの変更が有用な場合がある．

> **MEMO　不完全交叉耐性**
> 交叉耐性とは，1種類の薬物に対して耐性を獲得すると，同時に同じような構造をもつ別の種類の薬剤に対する耐性も獲得してしまうことである．異なるオピオイド間では，この交叉耐性が不完全である．したがって，現在使用中のオピオイドに対して患者が耐性を獲得し，鎮痛効果が低下した場合でも，オピオイドの種類を変更することにより，鎮痛効果の回復を期待できる．
> オピオイドスイッチングに際して，新たなオピオイドが計算上の等鎮痛用量よりも少ない量で有効なことがある．その一方で，過量投与となったり，すでに耐性ができていた眠気などの副作用が再度出現することもある．そのため，注意深い観察が重要となる．

## 3 オピオイドスイッチングの実際

オピオイドスイッチングを行う際の基本的なポイントは，1）等鎮痛用量の設定と2）適切な変更のタイミングの2点である．

### 1）等鎮痛用量の設定

等鎮痛用量は投与量の換算の際に必要であり，「"これまで"のオピオイド量は"これから"のオピオイドで何mgに相当するのか？」ということである．図1に各オピオイドを剤型ごとに換算したものを示した．ここでは経口モルヒネ（MSコンチン®など）の1日投与量が60 mgの場合を基準にして記した．実際の患者ではこれに一定数を乗じることで新たなオピオイドの投与量を決定するとよい．

### 2）適切な変更のタイミング

適切な変更のタイミングとは，「"これまで"のオピオイドをどの時点で終了し，"これから"のオピオイドをいつから開始するか？」ということである．図2に代表的なものを示した．

これら2つのポイントをもとに新たなオピオイドによる疼痛治療を開始するわけだが，その際に患者の痛みの訴えに丁寧に対応し，こまめにレスキュー投与前後の

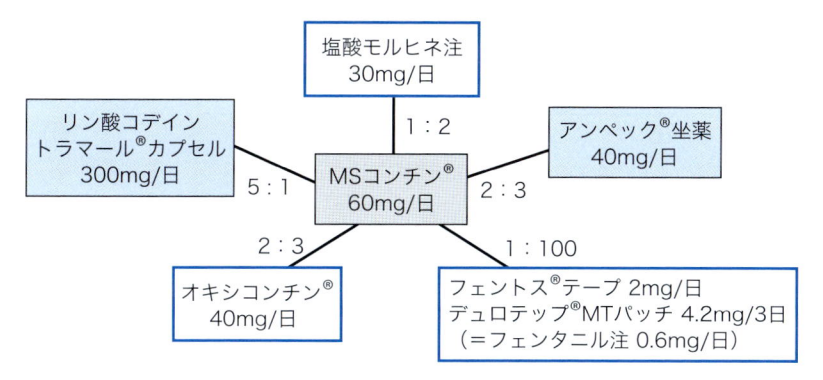

```
            塩酸モルヒネ注
              30mg/日
                │
                │ 1:2
  リン酸コデイン        │         アンペック®坐薬
  トラマール®カプセル   MSコンチン®    40mg/日
    300mg/日  ─5:1─  60mg/日  ─2:3─
              2:3 │ 1:100
                │
      オキシコンチン®    フェントス®テープ 2mg/日
        40mg/日      デュロテップ®MTパッチ 4.2mg/3日
                    （＝フェンタニル注 0.6mg/日）
```

**図1　等鎮痛用量：頻用薬剤による具体例**

痛みの変化の評価や副作用対策を継続し，タイトレーションしていくことがオピオイドスイッチングを成功させるカギである．

## 4 大量のオピオイドからのスイッチング

　現在使用中のオピオイドの投与量が大量の場合（経口モルヒネ換算でおおむね120mg/日以上），オピオイドスイッチングを行うにあたり注意が必要である．この場合，換算比に個体差があり，相対的不足があると鎮痛レベルは悪化し，相対的過剰があると過鎮静，呼吸抑制などを引き起こすことが問題点としてあげられる．こうした状況において安全かつ有効にオピオイドスイッチングを行うポイントは，「大胆にならない」，「一気に進めようとしない」ことであり，20〜30％量ずつ，数回に分けて部分的スイッチングを行うのが実際的である．その結果，鎮痛レベルが改善した場合には残りのスイッチングを繰り返していくことで，「過量」になる可能性があることに注意する．

　通常，1種類のオピオイドで疼痛治療を行うが，部分的スイッチングを進めていくプロセスにおいて，疼痛マネジメントの内容が改善し，さらにスイッチングを進めていくよりも現時点でのマネジメントの方がよいであろうと考えられる場合，"これまで"のオピオイドと"これから"のオピオイドによる「オピオイドの2種併用」を行うことが望ましい場合もある．

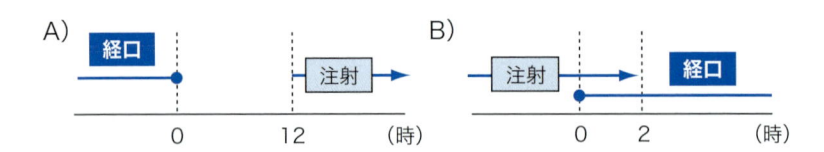

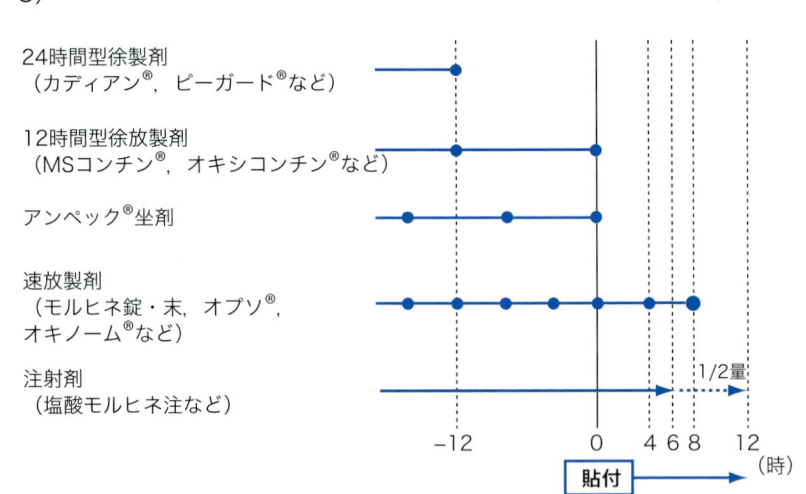

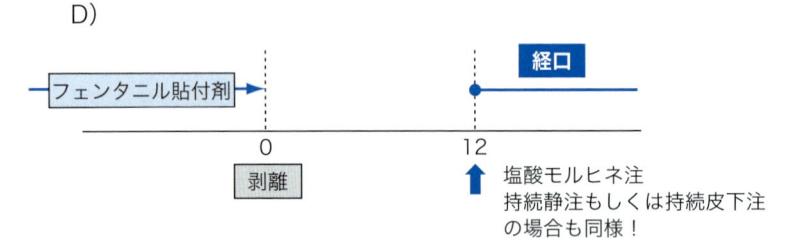

**図2 変更のタイミング**
A) モルヒネ/オキシコドンの経口徐放製剤→注射剤への変更（例：MSコンチン®，オキシコンチン® → 塩酸モルヒネ注）．MSコンチン®最終内服の12時間後（次回内服予定であった時刻）に塩酸モルヒネ注を開始（持続静注もしくは持続皮下注）
B) 持続注射→経口徐放製剤（塩酸モルヒネ注 → MSコンチン®，オキシコンチン®）．MSコンチン®内服の2時間後に塩酸モルヒネ注を終了
C) モルヒネ製剤などからフェンタニル貼付剤へのスイッチング
D) フェンタニル貼付剤からモルヒネ徐放製剤へのスイッチング．パッチ剥離後も皮内のフェンタニルの減衰に時間がかかる（12〜24時間）ので，モルヒネ徐放製剤の内服は剥離12時間後に開始する

## 症例で学ぶ薬の使い方

**症例** 大量のオピオイドからのスイッチングを行った症例

45歳女性．乳がん（術後），多発性骨転移，がん疼痛．
疼痛マネジメント（ロキソプロフェンナトリウム（ロキソニン®）1回60mg 1日3回，オキシコドン徐放製剤（オキシコンチン®）1回160mg，1日2回は良好で経過していた．
未明より急性胃腸炎症状（悪心，嘔吐，下痢）が出現し，今朝より内服できず，腰背部痛が増強してきたため，救急車で搬入となった．
早速入院のうえ，モルヒネ持続静注による疼痛コントロールを開始したところ，塩酸モルヒネ注240 mg/日で疼痛コントロールは安定した．その後，消化器症状は改善し，食事摂取状況も普段通りとなったため，退院に向けて塩酸モルヒネ注からオキシコンチン®内服へのスイッチングを試みることとした．

| | | | |
|---|---|---|---|
| 開始前 | 塩酸モルヒネ注 240mg | | |
| 1日目 | オキシコンチン® | | 痛みなし，OK！ |
| 2日目 | 180mg + ㊵㊵ | | 突出痛（＋）→レスキューとしてオキノーム（30 mg）1回使用（塩酸モルヒネ注60mg＝オキシコンチン®80mg） |
| 3日目 | 120mg + ㊵㊵㊵㊵ | | オキノーム（30mg）2回使用 |
| 4日目 5日目 | 120mg + ㊵㊵⑳㊵㊵⑳ | | 4日目のオキシコンチンはレスキュー分を追加：（塩酸モルヒネ注60mg＝オキシコンチン®120mg）4，5日目の2日間，レスキューの使用なし． |
| 6日目 | 60mg + ㊵㊵㊵⑳㊵㊵㊵⑳ | | オキシコンチン®をあまり増やしたくないので，6日目のオキシコンチン®は塩酸モルヒネ注60mg分の"＋80mg"とした． |
| 7日目 | | | 7日目にオキノーム1回のみ |
| 8日目 | ㊵㊵㊵㊵⑳㊵㊵㊵㊵⑳ | | 8日目のオキシコンチンも"＋80mg"とした．同日，オキノーム1回のみ |

スイッチングめでたく終了！

**図3** 大量のオピオイドからのスイッチングの一例

## 1 スイッチングの実際

　投与量が経口モルヒネ換算で480 mg/日と大量であったため，1/4日量ずつの部分スイッチングを行うこととし，鎮痛効果や副作用に注意しながら換算量の調節をしたところ，1週間をかけて有効かつ安全にスイッチングを終了しえた（図3）．今回の症例は初期研修医が緩和ケア経験の豊富な上級医の指導のもとに行ったが，基本となるポイントを押さえることと，その後の注意深い観察を継続することで，安全かつ有効にオピオイドスイッチングを完遂しえることを強調したい．

＜文　献＞
1) 「がん疼痛の薬物療法に関するガイドライン2010年版」（日本緩和医療学会/編），pp41-42，金原出版，2010
2) Fallon M, et al：「Oxford Textbook of Palliative Medicine 4th ed」（Hanks G, et al, eds），pp661-698，Oxford University Press，2010
3) 服部政治，他：ペインクリニック，31：S337-S348，2010

第8章 治療困難ながん疼痛

# 3. オピオイドの硬膜外持続注入（硬膜外鎮痛法）

小杉寿文

### POINT
- オピオイドの一投与経路としての硬膜外持続注入は簡便で確実な効果を期待できる
- 局所麻酔薬と併用することで効果を調節
- 検査や放射線治療を行う一時的な使用，長期間の効果が期待できるほかの神経ブロックまでの架橋的鎮痛法

## ■はじめに

　手術麻酔やペインクリニック領域で日常的に施行されている硬膜外ブロックは，頸髄レベルから仙髄レベルまでの硬膜外腔に局所麻酔薬を注入する神経ブロックで，分節性と調節性に優れている．硬膜外腔に投与された局所麻酔薬が脊髄および神経根に作用して侵害入力を遮断して鎮痛効果を発揮する．局所麻酔薬に加えて，オピオイドを併用またはオピオイドを中心とした硬膜外注入を硬膜外鎮痛法とよび，オピオイドをくも膜下腔に持続注入するくも膜下鎮痛法とあわせて脊髄鎮痛法とよばれる．がん疼痛においては，局所麻酔薬とオピオイドを併用することにより，鎮痛効果を高め，それぞれの使用量を減量し，局所麻酔薬による血圧低下や脱力，オピオイドによる眠気や悪心・嘔吐，便秘などの副作用軽減が期待できる．

## 1 使用薬剤

### 1）局所麻酔薬
- 0.5〜0.125％ブピバカイン
- 0.1〜0.2％ロピバカイン
- 0.125〜0.25％レボブピバカイン

血圧低下や四肢脱力，尿閉などを観察しながら濃度や流量を調整する．

### 2）オピオイド
- モルヒネ塩酸塩注
- フェンタニル注

　脂溶性の低いモルヒネ塩酸塩は局所麻酔薬による硬膜外ブロックの範囲よりも広範囲に鎮痛効果を期待できる．また脂溶性の高いフェンタニルは局所麻酔薬と同様

**表 モルヒネの投与経路による換算**

| 投与経路 | モルヒネ（mg/日） |
|---|---|
| 経口 | 100〜300 |
| 静注・皮下注 | 50 |
| 硬膜外 | 10 |
| くも膜下 | 1 |

に分節性に鎮痛効果を得ることができ，眠気などの中枢性の副作用が比較的少ない．表に示すように，硬膜外モルヒネは経口投与の30〜10分の1で同等の鎮痛効果が得られるとされている．

## 2 適応と禁忌[1]

### 1）難治性がん疼痛の治療

がん疼痛においては，WHO方式がん疼痛治療法に則って治療しても十分な鎮痛効果が得られない場合や，副作用により治療継続が困難な場合が適応である．特に，①脊髄や末梢神経への浸潤や転移に伴う神経障害性疼痛，②腹壁・皮膚・骨格などへの局所浸潤や転移に伴う体性痛，③膵がんや胃がんに代表される内臓痛などがよい適応である．

### 2）痛みの診断的治療

痛みの原因，痛みの種類や性質，脊髄高位を判断することができ，腹腔神経叢ブロックなどの適応を判断する参考にすることができる．

### 3）架橋的鎮痛法

激しい痛みで苦しんでいる場合に早急に鎮痛効果を得ることができ，長期間の効果を期待した腹腔神経叢ブロックやくも膜下フェノールブロック，くも膜下鎮痛法を施行するまでの架橋的な鎮痛を得るために行うことができる．また，画像検査や放射線治療などの際に，痛みで体位保持が困難な場合にも有用で，その後の治療効果が発現するまでの架橋的治療を担うことができる．

### 4）禁忌

禁忌は一般的な神経ブロックの禁忌である刺入部位付近の感染，出血傾向などである．また脊柱管内に腫瘍がある場合はそれより尾側で穿刺することによって対麻痺の進行を助長する可能性があるので注意が必要である[1,2]．

## 症例で学ぶ薬の使い方

**症例　腕神経叢浸潤の痛みに対して硬膜外鎮痛法が有効であった症例**

50代女性，乳がんで左腋窩リンパ節転移・腕神経叢浸潤（図）による左上肢の電気が走るような激しい痛み（NRS 9/10）としびれ，麻痺が出現．オキシコドン徐放製剤（オキシコンチン®）1回100 mg 1日2回，プレガバリン（リリカ®）1回100 mg 1日2回でも鎮痛困難かつ眠気と便秘が強く，さらなる増量は困難であり，放射線治療時の体位保持も困難であった．C7/Th1椎間より硬膜外カテーテルを挿入し，0.2％ロピバカイン（アナペイン®）を4 mL/時で持続注入すると痛みが軽減（NRS 2/10）し放射線治療を行うことができた．持続硬膜外にモルヒネ塩酸塩を0.1 mg/mL（10 mg/日）追加し，オキシコンチン®を2日ごとに漸減し1回20 mg 1日2回まで減量したところ，眠気と便秘は解消した．麻痺は残ったが，放射線治療による鎮痛効果発現後に持続硬膜外鎮痛を中止することができた．

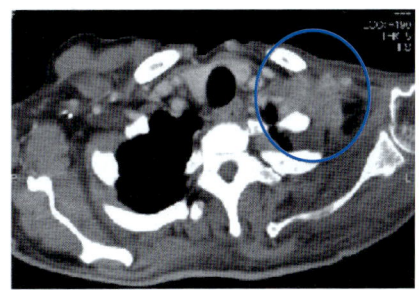

**図　50代女性乳がん**
左腋窩リンパ節転移による腕神経叢浸潤（○）

## 1 薬物選択のポイント

腕神経叢浸潤が明らかな神経障害性痛であるため，オピオイド単独での鎮痛効果は期待できず，局所麻酔薬であるロピバカインを当初から積極的に用いた．さらにモルヒネ塩酸塩を持続硬膜外に併用することで経口オキシコドンを減量し，副作用を軽減することができた．

## 2 注意点

硬膜外ブロックによる血圧低下や脱力などを観察し，局所麻酔薬の濃度や持続投与量を調整する必要がある．全身投与オピオイドを減量する際には，急激な中止によってオピオイドの退薬症状（不眠，発汗，振戦，下痢など）が出現する可能性があり，数日おきに半減してゆく．退薬症状が出現した際は，モルヒネ速放製剤やオキシコドン速放製剤を頓用することで症状は改善する．

## 3 患者と家族への説明

「以前，手術の際に，痛み止めとして使用した硬膜外ブロックという神経ブロックを行いましょう．今の痛みを和らげて，長期間効果の期待できる放射線治療を受けることができるようにしましょう．眠気や便秘の原因になっている飲み薬を減らすことができるかもしれません」と説明する．また，起こりうる合併症などについても丁寧に説明する．

## 4 次の一手

硬膜外鎮痛によって放射線治療やほかの神経破壊薬を用いた神経ブロックなどを行うことができるような，架橋的な効果を期待する．硬膜外鎮痛が無効であったり，長期使用できないときは，くも膜下鎮痛法を検討する．

## 5 合併症

### 1）感染症

硬膜外膿瘍は重篤化すると脊髄を圧迫し麻痺や膀胱直腸障害，髄膜炎などを引き起こす．硬膜外ブロックは手技的には病室でも行うことができるが，全身状態が悪く，免疫力の低下している症例に長期間留置するためには手術室など清潔環境でマキシマムプリコーションで行うことが重要である．長期間留置する場合には皮下トンネルを作成したり，皮下ポートを埋設することも感染対策となる．刺入部位を清潔に保ち，ドレッシング材で保護すると共に薬液充填や補充なども清潔操作で行う．施行中の発熱や刺入部付近の痛み，髄膜刺激症状などを認めた場合は感染を疑って，迅速にMRI検査を行う必要がある．

### 2）硬膜穿刺と神経損傷

硬膜穿刺は比較的頻度の高い合併症である．低髄圧症状が出現し，坐位や立位で頭痛や悪心を訴えるが，臥位で消失する．輸液と安静臥床していれば数日で改善することが多いが，遷延する場合は自己血パッチを必要とする場合がある．穿刺時に神経損傷し，症状が遷延する場合がある．

### 3）硬膜外血腫

穿刺部付近の痛みや神経根症状，脊髄圧迫などの症状が出現する場合は迅速にMRI検査が必要である．

### 4）カテーテルトラブル

刺入時や抜去時の断裂，長期留置により屈曲，閉塞，位置のずれ，断裂などの可能性がある．また，硬膜外腔の線維化などにより薬液の広がりが障害されることもある．

〈文　献〉

1）「がん性痛に対するインターベンショナル治療ガイドライン」（日本ペインクリニック学会／編），pp37-42, 真興交易医書出版部，2014
2）De Médicis E & de Leion-Casasola OA : Anes-th Analg 92, 1316-1318, 2001

第8章 治療困難ながん疼痛

# 4. オピオイドのくも膜下持続注入（くも膜下鎮痛法）

小杉寿文

## POINT

- ◆ オピオイドの一投与経路としてのくも膜下持続注入は，少量の薬液で確実な鎮痛効果と副作用軽減を期待できる
- ◆ 薬液量が少なく，交換頻度も少なくてすむことから，経済的である
- ◆ 感染対策を徹底すれば長期使用が可能である

## ■はじめに

　脊髄鎮痛法のなかの1つであるくも膜下鎮痛法は，WHO方式がん疼痛治療法に従って，オピオイドの全身投与（経口，口腔内粘膜投与，貼付，座薬，皮下注・静注など）や鎮痛補助薬の併用によっても十分な鎮痛効果が得られないような難治性のがん疼痛や，オピオイドによる副作用で治療継続が困難な場合において，有効な手段として海外では広く用いられている[1]．くも膜下鎮痛法は，局所麻酔薬のみのくも膜下ブロックとは区別され，オピオイドの1つの投与経路として位置づけられている．禁忌は一般的な神経ブロックの禁忌である刺入部位付近の感染，出血傾向などである．また脊柱管内に腫瘍がある場合はそれより尾側で穿刺することによって対麻痺の進行を助長する可能性があるので注意が必要である[2]．
　くも膜下鎮痛は脊髄くも膜下腔内にカテーテルを留置して，モルヒネやフェンタニルなどのオピオイド，または局所麻酔薬などを併用して持続くも膜下注入することで，確実な鎮痛効果と副作用の軽減を期待する．モルヒネのくも膜下投与では脳や脊髄のオピオイドレセプターに直接作用するため，経口投与の1/300〜1/100，静注・皮下注の1/50，硬膜外投与の1/10に相当すると言われている（第8章−3表参照）．
　少ない投与量で確実に鎮痛効果が得られ，経済的であり，副作用が軽減できることが最大の利点である．硬膜外鎮痛法に比べて薬液交換の頻度が少ないことなどは，在宅医療において訪問頻度が少なくて済み，経済的である．感染対策は確立されており，数カ月から数年単位の長期使用においても硬膜外鎮痛法とは差がない．カテーテルの管理方法では，皮膚から出したカテーテルを介して注入する体外カテーテル法，体外から皮下ポートを介して注入する皮下ポート法と体内植え込み型持続髄腔

**表　参考：海外ガイドラインにおけるくも膜下鎮痛法のアルゴリズム[3]**

| | |
|---|---|
| 1stLine | ・モルヒネ<br>・Hydromorphone<br>・Ziconotide |
| 2ndLine | ・フェンタニル<br>・モルヒネ / Hydromorphone + Ziconotide<br>・モルヒネ / Hydromorphone + ブピバカイン /Clonidine |
| 3rdLine | ・Clonidine<br>・モルヒネ / Hydromorphone/ フェンタニル / ブピバカイン / Clonidine<br>　+Clonidine+ Ziconotide |
| 4thLine | ・Sufentanil<br>・Sufentanil + ブピバカイン + Clonidine + Ziconotide |
| 5thLine | ・ロピバカイン，ブプレノルフィン，ミダゾラム，Meperidine, Ketorolac |
| 6thLine | ・Experimental Agents: Gabapentine, Octreotide, Conpetide, Neostigmine, Adenosine, XEN2174, AM336, XEN, ZGX160 |

（　　：日本において添付文書上のくも膜下投与が認められているもの）
文献3より引用

内注入ポンプシステム（IDDS）法とあるが，日本ではIDDS法は痙性にのみ保険適応となっており，がん疼痛および非がん慢性痛にたいしては認可されていない．海外では3カ月以上の長期間使用する場合はIDDS法が経済的であるとされている．

使用される薬剤は日本ではオピオイドとしてモルヒネとフェンタニルのみが用いられているがオキシコドンは効果の面で海外においても使用されていない．局所麻酔薬はブピバカインやレボブピバカインが用いられているが，リドカインには神経毒性があり使用できない．海外ではほかにジコノタイドやクロニジンなどが使用されているが，日本では認められていない（表）．

## 症例で学ぶ薬の使い方

### 症例　脊柱管内浸潤による神経障害性疼痛にくも膜下持続注入を行った症例

60代男性，腎細胞がん術後再発
左腎細胞がんにたいして根治的腎摘出術および下大静脈腫瘍塞栓除去を受けたが再発し放射線化学療法を受けた．Th11椎体転移・脊柱管内浸潤にて対麻痺となった（図1）．再発部位周囲の横断的なしびれと背部痛に対してフェンタニル貼付薬（デュロテップ®MTパッチ）37.8 mg/3日と，レスキューとしてオキシコドン速放製剤（オキノーム®）1回40 mg，エトドラク1回200 mg 1日2回，アミトリプチリン1回25 mg寝る前を

使用していたが体動時を中心とする激しい電撃痛と，眠気，便秘を訴えていた．激しい便秘は嘔気嘔吐を伴うほどで，術後のサブイレウス状態とも考えられた（図2）．プレギャバリンなどの鎮痛補助薬も検討したが，眠気と便秘の解消にはつながりにくいと判断して，くも膜下鎮痛法を選択した．Th11付近は腫瘍によって脊柱管内が狭窄しているため，それより高位で，診察上穿刺が容易であったTh6/7より17G硬膜外針を穿刺し，硬膜外腔を確認ののちさらに慎重に穿刺し，髄液の逆流と造影剤の速やかな拡散をもってくも膜下腔を確認した．頭側にむけてカテーテルを挿入してTh3椎体レベルにカテーテル先端を留置した．皮下ポートを右前胸部肋骨上に造設した．薬液は1％モルヒネ塩酸塩10 mL＋0.5％ブピバカイン40 mL＋生理食塩液50 mL合計100 mL（モルヒネ塩酸塩1 mg/mL，ブピバカイン2 mg/mL）として0.4 mL/時から持続くも膜下注入を開始した．鎮痛効果を確かめながらデュロテップ®MTパッチを漸減し，約2週間で中止することができた．これによって眠気が改善し，浣腸などの処置は必要であったが便秘もコントロールできるようになり，嘔気嘔吐もなくなった．最終的には4％モルヒネ塩酸塩30 mL＋0.5％ブピバカイン120 mL＋生理食塩液100 mL合計250 mL（モルヒネ塩酸塩4.8 mg/mL，ブピバカイン2.4 mg/mL）を0.55 mL/時で持続くも膜下投与し，353日間使用した．フィルム材で保護しながら入浴をしたが，感染などの問題は認めなかった．

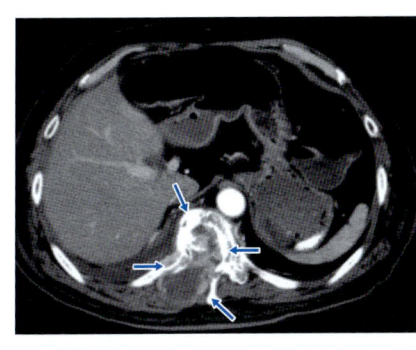

図1 Th11に転移し脊柱管内に浸潤し狭窄（→）

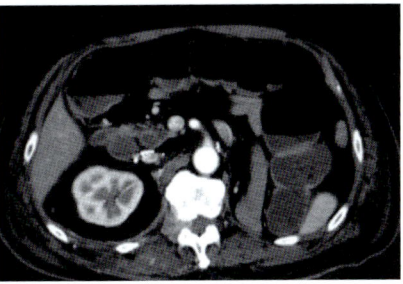

図2 術後およびオピオイドによりサブイレウス状態で，嘔気嘔吐が出現していた

## 1 この症例での薬物選択のポイント

脊柱管内浸潤による神経障害性痛が明らかなため，局所麻酔薬を増量した．すでに対麻痺となり膀胱直腸障害もあるため，局所麻酔薬を十分量増量することを試みたが，体位交換時の血圧低下を生じたため，ブピバカインは約32 mg/日に留めてモルヒネを増量したが，有害事象がなければ一般的にブピバカインは60 mg/日程度まで増量が可能である．

## 2 この症例の注意点

硬膜外鎮痛法同様に血圧低下や脱力などを観察し，局所麻酔薬の濃度や持続投与量を調整する必要がある．全身投与オピオイドを減量する際には，急激な中止によってオピオイドの退薬症状（不眠，不安，振戦，下痢など）が出現する可能性があり，数日おきに半減してゆく．退薬症状が出現した際は，モルヒネ速放製剤やオキシコドン速放製剤を頓用することで症状は改善する．

## 3 患者と家族への説明

当院では院内の倫理委員会で承認された治療法として施行している．効果と合併症を十分説明し，施行後の療養環境（在宅や他施設への移動なども含めて）を考慮してから施行することが重要である．また，鎮痛効果は強力であるが，それ以外の身体症状（呼吸困難感や倦怠感など）には効果はなく，痛みが軽減することで精神的な辛さや不安が強くなることも多く，十分な説明と共に痛みや精神状態の評価が不可欠である．

## 4 合併症

非がん性痛およびIDDSを含めたシステマティックレビュー[4,5]から以下のような報告がある．

### 1）オピオイドの副作用

嘔気嘔吐25％，便秘38％，そう痒17〜26％，眠気・鎮静2〜17％，ミオクローヌス18％，呼吸抑制3％，大量投与時にオピオイド誘発性痛覚過敏（頻度不明）．

### 2）尿閉

オピオイドおよび局所麻酔薬で尿閉が19〜24％に生じるが，一時的な導尿や，α1受容体阻害薬の投与，局所麻酔薬の減量などで対応する．

### 3）感染など

創感染12％，髄膜炎2〜3％，カテーテル関連トラブル5〜18％（閉塞，屈曲，ポンプトラブル，CSF漏出，皮下水腫など）．感染対策としては細菌フィルターの使用，カテーテル挿入時の清潔操作（マキシマムプリコーション）と薬液充填，皮下

ポートの穿刺などを清潔操作で行うことが重要である．発熱や頭痛，嘔気などの随膜刺激症状が出現した場合は，カテーテルから髄液を採取し検査を行うことによって早期に髄膜炎の診断を行うことができる．

### 4) 内分泌系への影響
性機能障害25％が報告されているが，がん疼痛よりも非がん慢性痛で長期使用において問題となる．

### 5) 硬膜穿刺後頭痛
硬膜穿刺後頭痛0〜31％．穿刺回数など，術者の習熟度合いなどで報告に差がある．安静臥床や輸液などで対応し，硬膜外自己血パッチが必要となることもある．

### 6) 肉芽形成
カテーテルの物理的な圧迫や高濃度の薬液注入によるものなどが原因として考えられており[6]，肉芽の発生率は1年で0.04％，6年で1.15％と報告されている[7]．

〈文　献〉
1) 「がん性痛に対するインターベンション治療ガイドライン」（日本ペインクリニック学会/編），pp43-51, 真興交易医書出版部, 2014
2) De Médicis E & de Leion-Casasola OA：Anes- th Analg, 92：1316-1318, 2001
3) Timothy RD, et al：Pain Physician, 14：E283-E312, 2011
4) Turner JA, et al：Clin J Pain, 23：180-195, 2007
5) Williams JE, et al：Health Technol Assess, 4：1-65, 2000
6) Miele VJ, et al：Eur J Pain, 10：251-261, 2006
7) Follet KA：Anesthesiology, 99：5-6, 2003

第8章 治療困難ながん疼痛

# 5. 鎮痛補助薬の検討

中島信久，佐竹宣明

## POINT

- 神経障害性疼痛をはじめとするオピオイド抵抗性の痛みに対して，鎮痛補助薬を鎮痛薬と併用することにより鎮痛効果を高めることが可能となる
- 神経障害性疼痛に対する臨床試験データの主たるものは非がんに対するもので，がんによるものは少ない
- NNTが小さくNNHが大きい鎮痛補助薬を用いることが治療戦略として重要である
- 投与開始後は鎮痛効果と副作用を定期的に評価し，漫然と投与を継続しないようにしなければならない

## 1 定　義

　鎮痛補助薬とは，主たる薬理作用には鎮痛作用を有しないが，鎮痛薬と併用することにより鎮痛効果を高め，特定の状況下で鎮痛効果を示す薬物のことである．

## 2 概　要

　神経障害性疼痛を始めとするオピオイド抵抗性の痛みに対して，現在，多くの薬剤が鎮痛補助薬として使用されているが，がんに関連した神経障害性疼痛への治療方針を立てる根拠となる質の高い臨床研究は少なく，適正な使用方法についてはいまだ確立していない．帯状疱疹後神経痛，糖尿病性末梢神経障害などは，対象となる痛みの性質が比較的均一と考えられ，鎮痛補助薬はこれらの非がん性神経障害性疼痛に使用されることが多く，そこで得られた知見をもとにがん患者の痛みに対して使用されることが多い．痛みの機序に基づいて治療法を選択し，NNT（number needed to treat）が小さく，NNH（number needed to harm）が大きな薬物を選択することが，神経障害性疼痛に対する効果的かつ安全な治療戦略となるが，前述の通り，十分な臨床試験に基づくデータが少ないうえに，本邦で使用できる薬剤は限られている．また，現状においては，そのほとんどが保険適用外の使用となる．
　また，「神経障害性疼痛＝オピオイドが効きにくい痛み」という考えにより，十分量のオピオイドが投与されていない場合がしばしばみられる．十分量のオピオイド

投与のもとに適切な鎮痛補助薬を選択することが良質な神経障害性疼痛治療の基本であることを強調したい．

図に鎮痛補助薬の選択にあたってのステップラダーを示す．また，表1に代表的な鎮痛補助薬の作用機序を，表2に鎮痛補助薬のNNTとNNHを記す．使用経験がない，または乏しい鎮痛補助薬の投与を考える場合，緩和ケアチームや緩和ケアの専門家にコンサルテーションすることが望ましい．投与開始後は鎮痛効果と副作用を定期的に評価し，漫然と投与を継続しないようにすることが大切である．

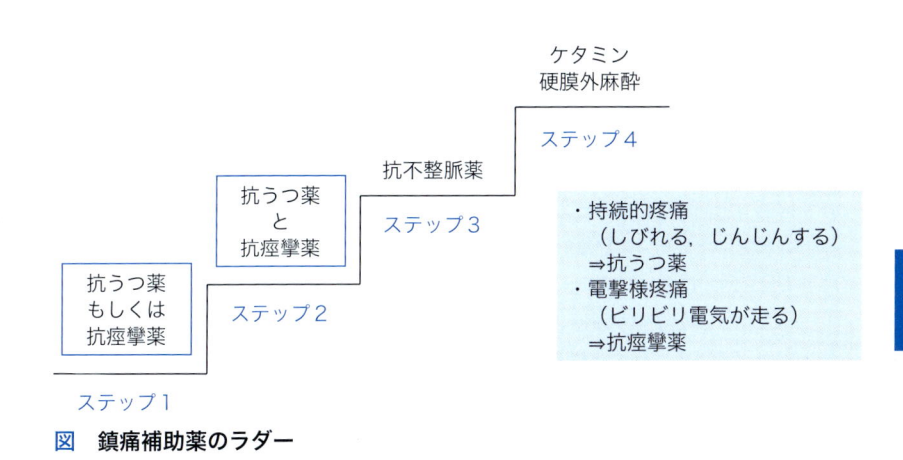

```
                                            ケタミン
                                            硬膜外麻酔
                              抗不整脈薬  ─────────
                    抗うつ薬              ステップ4
                      と
                    抗痙攣薬    ステップ3      ・持続的疼痛
           抗うつ薬                              （しびれる，じんじんする）
           もしくは                            ⇒抗うつ薬
           抗痙攣薬    ステップ2               ・電撃様疼痛
                                                （ビリビリ電気が走る）
                                              ⇒抗痙攣薬
           ステップ1
```

**図　鎮痛補助薬のラダー**

**表1　鎮痛補助薬の作用機序**

| 作用機序 | 薬効分類 | 代表的な薬剤 |
|---|---|---|
| 下行抑制系の賦活 | 抗うつ薬 | アミトリプチン（トリプタノール）<br>アモキサピン（アモキサン®） |
| Naチャネルの阻害 | 抗不整脈薬<br>抗痙攣薬の一部 | リドカイン（キシロカイン®）<br>メキシレチン（メキシチール®）<br>カルバマゼピン（テグレトール®） |
| Caチャネルの阻害 | 抗痙攣薬の一部 | ガバペンチン（ガバペン®） |
| GABA作動薬 | 抗痙攣薬の一部 | クロナゼパム（リボトリール®）<br>バルプロ酸ナトリウム（デパケン®） |
| NMDA受容体拮抗薬 | 静脈麻酔薬 | ケタミン（ケタラール®）<br>デキストロメトルファン（メジコン®）<br>アマンタジン（シンメトレル®）<br>イフェンプロジル（セロクラール®） |
| 抗炎症作用 | ステロイド | ベタメタゾン（リンデロン®）<br>デキサメタゾン（デカドロン） |

> **MEMO** NNT，NNH，NNQ
>
> NNT（number needed to treat）：1例の効果を得るためにその治療を何人の患者に用いなければならないかを示す指標
>
> NNH（number needed to harm）：何人の患者を治療すると1例の有害症例が出現するかを示す指標
>
> NNQ（number needed to quit）：何人の患者を治療すると1例の副作用による治療中断が出現するかを示す指標

## 症例で学ぶ薬の使い方

### 症例 プレガバリンの少量からの漸増投与が有用であった症例

60歳代女性，右肺上葉がん，リンパ節転移，胸壁浸潤，腕神経叢浸潤

経過：上記診断にのもと，化学療法を3rd lineまで行ったがPD（進行）であったため，これを中止した．背部痛に対してオキシコドン徐放製剤（オキシコンチン®）1回40mg 1日2回，ロキソプロフェンナトリウム（ロキソニン®）1回60mg 1日3回を投与していたが，胸壁浸潤が増悪し同部の疼痛が増強したため放射線治療を行い，疼痛の軽減を得た．その後，腕神経叢浸潤による右上肢痛が出現した．レスキューとして，オキシコドン速放製剤（オキノーム®散）1回10mgを投与したが疼痛の改善は不良であったため，プレガバリン（リリカ®）1回75mg 1日2回，朝夕食後を追加した．同日の夕食後に初回服用をし，就寝したが，夜間にトイレに起きようとした際にめまいが出現し，ふわふわした感じが強くなり，壁を伝いながらようやくトイレに行ったとのことであった．そのため翌日からはリリカ®の内服を中止し，オキノーム®によるレスキュー投与を1日に2〜3回使用していたが，十分な除痛は得られず，眠気が出現していた．

## 1 治療の実際

1週間後の再診時に上記経緯を確認し，リリカ®1回25mg 1日1回，夕食後で開始した．3日間内服後，副作用がないことを確認したうえで，同剤を1回25mg 1日2回，朝夕食後に増量し，さらにその1週間後に1回50mg 1日2回朝夕食後に増量した．これにより疼痛はNRS 5から2となり，めまいや眠気などの副作用は出現しなかった．

## 2 薬剤選択のポイント

リリカ®には25 mg製剤と75 mg製剤があり，後者は腎機能障害用と位置づけられることが多いが，より早い時期から鎮痛補助薬の適応を検討し，少量から開始す

表2 鎮痛補助薬のNNTとNNH（NNQ）

| 薬剤の種類 | | 文献1より改変引用 | | | | Cochrane Review 文献2～8より引用 | | |
|---|---|---|---|---|---|---|---|---|
| | | 神経障害性疼痛全般 NNT注1 (95% CI) | 中枢性疼痛 NNT注1 (95% CI) | 末梢性疼痛 NNT注1 (95% CI) | NNH注2 (95% CI) | NNT注1 (95% CI) | NNH注3 (95% CI) | NNQ注4 (95% CI) |
| 抗うつ薬 | 抗うつ薬（全般） | 3.3(2.9～3.8) | 3.1(2.7～3.7) | 3.1(2.7～3.7) | 16.0(12～25) | | | |
| | 三環系抗うつ薬 | 3.1(2.7～3.7) | 4.0(2.6～8.5) | 2.3(2.1～2.7) | 14.7(10～25) | 3.6(3.0～4.5) | 6(4.2～10.7) | 28(17.6～68.9) |
| | SSRI | 6.8(3.4～441) | ND | 6.8(3.4～441) | ns | NA | | |
| | SNRI | 5.5(3.4～14) | ND | 5.5(3.4～14) | ns | ND | | |
| | アミトリプチリン | | | | | 3.1(2.5～4.2) | | |
| | デシプラミン | | | | | 2.6(1.9～4.5) | | |
| | イミプラミン | | | | | 2.2(1.7～3.22) | | |
| 抗てんかん薬 | 抗てんかん薬（全般） | 4.2(3.8～4.8) | ns | 4.1(3.6～4.8) | 10.6(9～13) | | | |
| | カルバマゼピン | 2.0(1.6～2.5) | 3.4(1.7～105) | 2.3(1.6～3.9) | 21.7(13～79) | 2.5(2.0～3.4) | 3.7(2.4～7.8) | |
| | バルプロ酸 | 2.8(2.1～4.2) | ns | 2.4(1.8～3.4) | ns | | | |
| | フェニトイン | 2.1(1.5～3.6) | ND | 2.1(1.5～3.6) | ns | | 3.2(2.1～6.3) | |
| | ガバペンチン | 4.7(4.0～5.6) | NA | 4.3(3.7～5.2) | 17.8(12～30) | 4.3(3.5～5.7) | 3.7(2.4～5.4) | ns |
| 抗不整脈薬 | メキシレチン | 7.8(4.0～129) | NA | 5.2(2.9～26) | ns | | | |
| NMDA受容体拮抗薬 | NMDA受容体拮抗薬（全般）注5 | 7.6(4.4～27) | ND | 5.5(3.4～14) | 12.5(8～36) | | | |
| | デキストロメトルファン | 4.4(2.7～12) | ND | 3.4(2.2～7.6) | 8.8(6～21) | | | |
| オピオイド（参考） | オピオイド（全般） | 2.5(2.0～3.2) | ND | 2.7(2.1～3.6) | 17.1(10～66) | | | |
| ビスホスネート | ビスホスネート（全般） | | | | | 11※(6～36)<br>＜4週投与＞<br>7※(5～12)<br>＜12週投与＞ | | 16(12～27) |

ND：no studies done（研究なし）、NA：dichotomized data are not available（研究はあるが個々のデータがないためNNTを計算できなかった）、ns：relative risk not significan（t 有意差なし）、※：骨転移、注1：文献1においては、有害事象のために治療中断となった事例をNNHとして表現しているため、文献2～8のNNQ（注4）と同様とって、治療中止に至らない有害事象の発現頻度はより多く、注3を参照のこと．注3：中断に至らない有害事象、「50％以上の疼痛改善」に準じている．注2：文献1においては、有害事象のために治療中断となった事例をNNHとして表現しているため、文献2～8のNNQ（注4）と同様とって、治療中止に至らない有害事象の発現頻度はより多く、注3を参照のこと．注3：中断に至らない有害事象．注4：副作用による中断．注5：デキストロメトルファン、riluzole, memantineなど
文献9より引用

ることで，副作用を回避すると同時に良好な鎮痛効果を得られることがある．

〈文　献〉

1) Finnerup NB, et al：Pain, 118, 289-305, 2005
2) Wiffen PJ, et al：Cochrane Database Syst Rev, Issue 3, 2005
3) Saarto T, et al：Cochrane Database Syst Rev, Issue 4, 2007
4) Bell RF, et al：Cochrane Database Syst Rev, Issue 1, 2003
5) Challapalli V, et al：Cochrane Database Syst Rev, Issue 4, 2005
6) Wong R & Wiffen PJ：Cochrane Database Syst Rev, Issue 2, 2002
7) Eisenberg E, et al：Cochrane Database Syst Rev, Issue 3, 2006
8) Wiffen PJ, et al：Cochrane Database Syst Rev, Isuue 3, 2005
9) 「がん疼痛の薬物療法に関するガイドライン2010年版」(日本緩和医療学会/編), pp66-71, 金原出版, 2010
10) Lussier D & Portenoy RK："Oxford Textbook of Palliative Medicine 4th ed"(Hanks G, et al), pp706-733, Oxford University Press, 2010
11) 「トワイクロス先生のがん患者の症状マネジメント 第2版」(武田文和/監訳) 医学書院, 46-51, 2010

# 6. 非薬物療法：神経ブロック

小杉寿文

## POINT

- ◆ 神経ブロックは薬物治療で不十分な効果を補い，副作用を軽減する
- ◆ 神経障害性疼痛や骨折などの特殊な痛みに対しても効果が期待できる
- ◆ 早期に適応を検討することで，生活の質を確保することにつながる

## ■ はじめに

　がん疼痛に対する治療は，WHO方式がん疼痛治療法に則って行うことが重要である．すなわち，①経口的に（by mouth），②時刻を決めて規則正しく（by the clock），③除痛ラダーにそって効力の順に（by the ladder），④患者ごとの個別の量で（for the individual），⑤その上で細かい配慮を（with attention to detail）[1]を遵守した薬物療法である．これによって80～90％の患者が有効な鎮痛を得ることができると報告されている[2]．しかし，この原則に沿って行っても満足のゆく鎮痛が得られないことも，臨床の現場では決して珍しいことではない．8％のがん疼痛患者に神経ブロックが必要となり，3％で神経破壊薬による神経ブロック，3％で脊髄鎮痛法による神経ブロックが必要であったとの報告もある[2]．すなわちがん疼痛患者の10％程度に神経ブロックの適応が検討されてもよいのかもしれない．

　骨転移痛に対する放射線治療と同じように，神経ブロックもがん疼痛治療においてその適応を常に念頭にあげておきたい．神経ブロックを考慮する際のポイントは以下の通りである．

①WHO方式がん疼痛治療法によっても痛みがコントロールできない場合
②便秘や吐気嘔吐，眠気やせん妄などのオピオイドの副作用がコントロールできない場合
③体動時などの一瞬だけに激しい突出痛がある場合
④薬物だけでコントロールできない神経障害性疼痛や病的骨折などで，神経ブロックにより鎮痛できうる限局的な痛み
⑤鎮痛薬が大量となり経済的な問題が生じた場合

輸液を行った．消化管狭窄によるイレウスを疑って上部消化管内視鏡を行ったが，狭窄は認めず，麻痺性であった．0.2％ロピバカインによる持続硬膜外ブロックにて痛みが消失すると共に腸管の蠕動を認めたため，CTガイド下経椎間板アプローチによる内臓神経ブロック（無水エタノール15 mL）を施行した（図2）．良好な鎮痛が得られたため，オピオイドを使用せず，便秘もなく経過し，食事摂取が可能となり，高カロリー輸液を中止して在宅療養が可能となった．

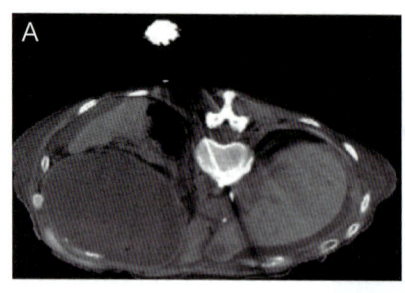

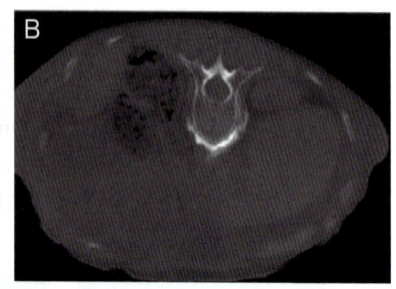

**図2　内臓神経ブロック**
A）CTガイド下経椎間板アプローチによる内臓神経ブロック
B）椎体前面のretrocrural spaceに造影剤が良好に広がっている

### Advice　神経ブロック施行のタイミング

比較的全身状態のよいときに施行することによって，オピオイドを減量したり中止することができ，良好な日常生活を確保することができる．状態が悪化してから施行しても鎮痛効果が得られなかったり，鎮痛できても生活の質（QOL）は改善しないことが多い．また，腹腔神経叢ブロック（内臓神経ブロック）や上下腹神経叢ブロックは腸管蠕動を亢進させるため，麻痺性イレウスやオピオイドによる便秘に対しても効果が期待できる．

〈文　献〉
1）「がん疼痛の薬物療法に関するガイドライン2010年版」（日本緩和医療学会緩和医療ガイドライン作成委員会／編），金原出版，2010
2）Zech DFJ, et al：Pain, 63：65-76, 1995

第8章 治療困難ながん疼痛

# 7. 非薬物療法：放射線治療

江島泰生

### POINT

- がん疼痛の多くは放射線治療の適応があり，積極的に行うことを考慮する
- 疼痛がある場合，骨折または神経障害の恐れがある場合は照射適応がある
- 神経圧迫による麻痺症状を伴う場合は緊急的放射線治療の適応
- 骨転移の痛みに対する奏効率はおよそ80％で，1～2週で効果が発現する
- 骨転移に比べ腫瘍浸潤の痛みは緩和され難く，効果発現までに1カ月ほど要する

## 放射線治療が有効ながん疼痛の特徴

　がん疼痛には主に骨転移による痛みと，神経への腫瘍浸潤による痛みがある．これら疼痛の責任病巣さえ同定できれば，早い段階で積極的に放射線治療を行うことで良好な疼痛コントロールを得ることが可能である．特に**神経圧迫**のある脊椎転移や**荷重骨**の進行した**溶骨性転移**では放射線治療を遅らせるべきではない．

　骨転移に対する放射線治療の疼痛緩和効果の奏功率は80％と高い．1～2週で効果が現れ，1～2カ月でさらに緩和されることが多い．奏功期間は平均で3～6カ月である．

　早期効果の機序は腫瘍からの疼痛に関連するサイトカインの放出抑制で，晩期効果の機序は腫瘍縮小と再骨化による骨強度の回復であると推測されるが，不明な点も多い．

　**緩和的放射線治療**では3 Gy×10回/2週の線量スケジュールがよく用いられるが，8 Gy×1回という短期スケジュールでも一時的な緩和効果は同等である．総線量が少ないと奏功期間は短い傾向がある．予後や全身状態を考慮してスケジュールを決定する．

　腫瘍が神経・骨などへ直接浸潤した場合の疼痛は，骨転移に比べると緩和され難く高線量の投与が必要であり，効果発現までに1カ月ほどを要する．また，広範囲な病巣は放射線治療には不向きであるが，丹念に診察と画像診断を行うことで疼痛の責任病巣を同定すれば効果的に治療することが可能である．

　同じ部位への再照射は有害事象が起こりやすいために困難であることも多い．照

射する部位によっては有害事象が起こりにくい場合もあり，また，重篤な有害事象が起こりうる時期は主に3〜6カ月以降であると予想されるため，期待される生命予後が短い場合などでは，**再照射**が可能である．

## 症例で学ぶ放射線治療

### 症例① 神経根障害を伴う脊椎骨転移例

63歳男性，食道がん，骨転移．
両手のビリビリとしたしびれ感と握力低下を認める．
治療前CT画像では，第7頸椎（図1A）および第2胸椎（図1B）で椎体から背側へ膨隆し，造影効果を伴う腫瘤を認める．第7頸椎では右椎間孔狭窄があり（→），第2胸椎では両側椎間孔と脊柱管狭窄を認める（▶）．骨破壊は目立たない．脊椎骨転移の**両側神経根障害**による疼痛と脱力であると考えられる．
また，疼痛には関連しないが，左鎖骨上窩リンパ節転移も認める（⇨）．

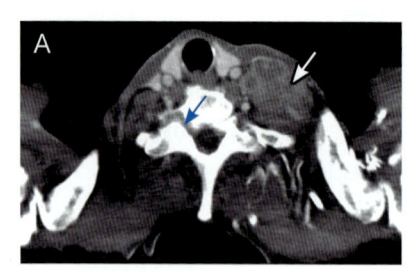

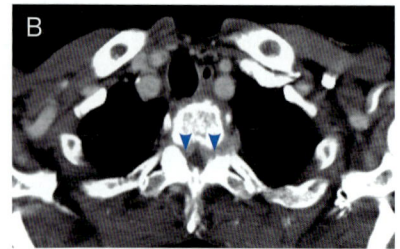

**図1** 治療前のCT画像

### 1 行われた治療

放射線治療30 Gy/10回/2週を行った．照射標的は第6頸椎から第3胸椎および左鎖骨上窩リンパ節を含み，前後方向から照射している（図2）．
また，5-FUとシスプラチンによる抗がん薬治療も同時に併用した．

### 2 治療経過

治療開始後2週間で疼痛としびれは軽減し，握力は左がやや改善した．
1カ月後，疼痛は消失し，左握力はスプーンが使えるまで回復した．右握力は改善していない．
放射線治療終了後1カ月のCT画像（図3A，B）では，椎体骨から膨隆していた

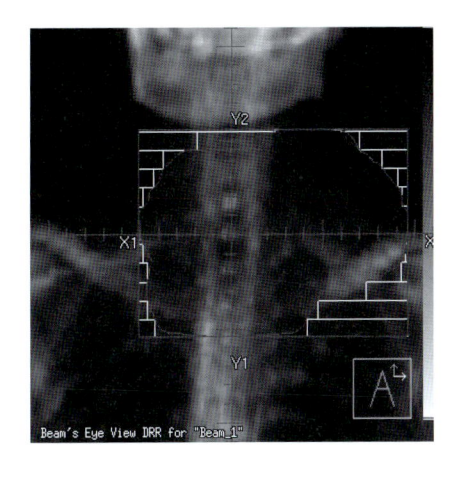

図2　放射線治療の照射野

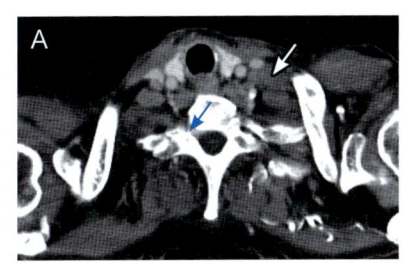

図3　治療後のCT画像

腫瘍影は消失し（→，▶），左鎖骨上窩リンパ節の縮小も認める（⇨）．

## 3 治療選択のポイント

**神経圧迫を伴う骨転移は放射線治療の絶対適応**である．神経障害が高度であったり，長期間であったりするほど治療後の回復も期待し難くなるため，速やかに照射開始することが重要である．

## 4 注意点

本症例のように，**骨破壊が目立たない骨転移はCTで見落としやすく，骨外に腫瘍を形成する場合も，神経圧迫を見落としやすい**．症状から神経障害が疑われる場合は緊急でMRIを行うと，より確実に診断できる．

疼痛の責任病巣が脊椎である場合は，常に神経障害の起こる可能性を念頭におき，薬物療法のみで**画像評価を省略してはならない**．

## 5 患者と家族への説明

「骨転移による神経圧迫があるために放射線治療が必要です」「痛みの改善は2週間後くらいに約8割で期待でき，握力の改善は5割で期待できます」「副作用で食道炎による嚥下時痛が予想されますが，1ヵ月ほどで改善します」と説明する．

## 6 次の一手

オピオイド鎮痛薬やプレガバリンを考慮する．症状が再燃した場合は，再照射も検討する．

### 症例② 胸膜播種による神経障害性疼痛の例

60歳女性，肺小細胞がん，Ⅳ期（脳，肝，骨），胸膜播種
左前胸部から側胸部にかけての肋骨に沿った痛み．
オキシコドン徐放製剤（オキシコンチン®）1回15 mg 1日2回で緩和が不十分で，眠気が強くなるために増量が困難であったため，放射線治療を提案した．
CT画像（図4A）では左肺舌区の無気肺があり，背側の胸膜肥厚（播種）を認める（▶）．胸膜肥厚は傍椎体部で深く浸潤し，椎間孔近傍まで及んでいる（→）．**胸膜播種が肋間神経に及んだことで放散痛が生じている**と考えられた．

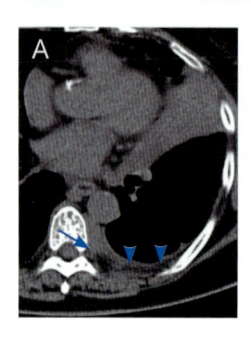

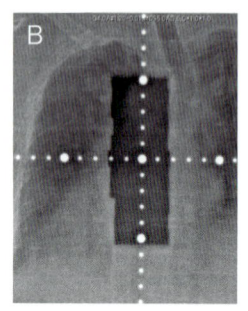

図4　CT画像（A），およびP→A方向照射野（B）

## 1 行われた治療

播種巣の浸潤が深い第5〜7肋骨基部を標的として，背側方向から放射線治療30 Gy/10回/2週を行った（図4B）．

同時に，眠気に対してオキシコンチン®1回15 mg 1日2回からフェンタニル貼付薬にスイッチングと増量を行い（フェントス®テープ2 mg/日→3 mg/日），ロキソプロフェンとアセトアミノフェンも併用した．

## 2 治療経過

照射開始から2週後での疼痛はNRSが10→2に改善した．しかし，8週後には照射野外での胸膜播種の進行で疼痛がやや再燃したために，フェントス®テープを4 mg/日に増量し，プレガバリン（リリカ® 1回75 mg 1日2回）の併用を行った．

## 3 治療選択のポイント

胸膜播種による疼痛は薬物療法でのコントロールが難しいことが多いが，放射線治療を併用することでうまくいくこともある．特に小細胞癌は放射線治療の感受性が高いために効果が期待できる．

## 4 注意点

胸膜播種は広範囲で，疼痛の責任病巣も複数個所であることが多い．広範囲の照射では肺障害が問題となるため，**問診と画像診断で責任病巣をしっかり同定する**ことが重要である．

## 5 患者と家族への説明

「胸膜の腫瘍が神経に障って痛みが出ており，放射線治療で和らぐ可能性があります」「効果は6割くらいで期待できます」「副作用で肺の一部が障害されますが軽いので症状は出ません．軽度の食道炎が起こることがあります」と説明する．

## 6 次の一手

再照射も可能である．オピオイドおよびプレガバリンの増量，肋間神経ブロックなども考えられる．

# Column

## 麻薬性鎮痛薬の依存・乱用

### 1. 依存・乱用の定義と発生機序

　日本で使用される麻薬性鎮痛薬にはモルヒネをはじめ，フェンタニル，オキシコドンなどのオピオイド鎮痛薬があげられるが，これらはいずれも$\mu$-オピオイド受容体に作用し，鎮痛作用のみならず乱用や依存を引き起こす危険性をもっている．一般に乱用とは，薬物を医療上の用法・用量を逸脱して使用することを指し，また，依存とは薬物乱用の繰り返しの結果，生じた脳機能の異常のために，薬物を再度使いたいという渇望をコントロールできずに，薬物を再び使ってしまう状態を指す．このような依存には，腹側被蓋野から側坐核に投射している中脳辺縁ドパミン神経系が関与している．中脳辺縁ドパミン神経系は，内因性オピオイドである$\beta$-エンドルフィンが，腹側被蓋野に高密度に分布する$\mu$-オピオイド受容体に結合して，$\gamma$-アミノ酪酸（GABA）神経系を抑制する，いわゆる脱抑制機構によって活性化されることが知られており，その結果，側坐核でのドパミンの遊離が増加する．日常において$\beta$-エンドルフィンは，ストレスなどの侵害刺激により産生され，鎮痛・鎮静作用を発現し，社会的安心感に寄与すると考えられている．オピオイド鎮痛薬も$\beta$-エンドルフィンと同様に，腹側被蓋野の$\mu$-オピオイド受容体を介して，側坐核でのドパミン遊離量を増加させ，多幸感や精神依存を誘導する．

### 2. オピオイド鎮痛薬における依存形成の可能性

　一般に，がん疼痛や術後痛に対するオピオイド鎮痛薬の有用性については使用が推進されているが，非がん性の慢性疼痛に対するオピオイド鎮痛薬使用の安全性については欧米においても未だ確立されておらず，オピオイド鎮痛薬の乱用や依存が指摘されている．当教室において，疼痛下では内因性オピオイド作動神経系が不活化され，報酬系に対するオピオイド鎮痛薬の作用が減弱するため精神依存形成が起こりにくいことを明らかにしている．すなわち，がん疼痛下では，末梢から脳に伝達された痛みの情報が，腹側被蓋野に持続的に入力した結果，$\mu$-オピオイド受容体機能の低下が誘導され，中脳辺縁ドパミン神経系の機能が破綻するため，オピオイド鎮痛薬による精神依存が起きにくくなると考えられる．しかし，慢性疼痛患者にオピオイド鎮痛薬を使用した場合，患者の20％にオピオイド鎮痛薬の乱用が認められ，2～5％に依

存が認められるなど，その依存形成の可能性が示唆されている．近年，日本では麻薬性鎮痛薬の種類が増えてきており，さらに，適応の拡大により，がん疼痛のみならず非がん性の慢性疼痛に対しても使用できるようになってきた．このようなことから，今後，慢性疼痛における麻薬性鎮痛薬の不適切な使用による，乱用や依存の問題が引き起こされる可能性を秘めている．

### 3. ほかの薬物依存症との関連

また，乱用されやすいオピオイド鎮痛薬の製剤があることも知られており，特に，速放製剤が好まれることから，その乱用には注意が必要である．速放製剤は服用後，オピオイド鎮痛薬の血中濃度が速やかに上昇し，血中から消失することで強力な多幸感などの気分変調を引き起こすことから，乱用されやすいと考えられる．

さらに，慢性疼痛において，アルコール，ニコチンなど薬物依存症既往歴がある患者への麻薬性鎮痛薬の使用は，依存症への脆弱性が知られていることから，その使用には注意が必要である．この詳細な機序については未だ不明な点が多いが，海外ではアルコール依存症に対し$\mu$-オピオイド受容体拮抗薬であるナルトレキソンが使われることから，$\mu$-オピオイド受容体を介する中脳辺縁ドパミン神経系調節機構が，薬物依存の既往歴により麻薬性鎮痛薬に対して容易に依存症を形成しやすく変化していると推察される．

このように，疼痛管理に対しオピオイド鎮痛薬は非常に有用な薬物であるが，使い方次第では，乱用や依存という負の作用を誘導しかねない．今後，疼痛管理において，麻薬性鎮痛薬が適正使用されることを念願している．

鈴木　勉，芝﨑真裕

# 略語一覧

| | | | |
|---|---|---|---|
| AAOMS | American Association of Oral and Maxillofacial Surgeons<br>米国顎顔面外科学会 | CSHT | context sensitive half time |
| | | CV | central vein<br>中心静脈 |
| ADL | activities of daily livings<br>日常生活動作 | DIC | disseminated intravascular coagulation<br>播種性血管内凝固症候群 |
| alb | albumin<br>アルブミン | DLT | Dose-limiting toxicity<br>用量制限毒性 |
| ALP | alkaline phosphatase<br>アルカリホスファターゼ | DVT | deep venous (vein) thrombosis<br>深部静脈血栓症 |
| ALT | alanine aminotransferase<br>アラニンアミノトランスフェラーゼ | eGFR | estimated glomerular filtration rate<br>推定糸球体濾過量（率） |
| ASCO | American Society of Clinical Oncology<br>米国臨床腫瘍学会 | EGFR | epidermal growth factor receptor<br>上皮成長因子受容体 |
| AST | aspartate aminotransferase<br>アスパラギン酸アミノトランスフェラーゼ | EPOCH | etoposide, prednisone, vincristine (oncovin), cyclophosphamide, doxorubicin hydrochloride<br>エトポシド＋プレドニゾン＋ビンクリスチン塩酸塩＋シクロホスファミド＋ドキソルビシン塩酸塩 |
| AUC | area under the blood concentration time curve<br>薬物血中濃度−時間曲線下面積 | | |
| BP | blood pressure<br>血圧 | FS | fase scale<br>フェイススケール |
| BRONJ | bisphosphonate-Related Osteonecrosis of the Jaw<br>ビスフォスフォネート誘発顎骨壊死 | GABA | $\gamma$-aminobutyric acid<br>γアミノ酪酸 |
| | | HLA | human leukocyte antigen<br>ヒト白血球抗原 |
| BSC | best supportive care<br>最善の支持療法 | HOT | home oxygen therapy<br>在宅酸素療法 |
| BUN | blood urea nitrogen<br>血中尿素窒素 | HPA | hypothalamus-pituitary-adrenal<br>視床下部−下垂体−副腎皮質 |
| CAM | confusion assessment method<br>せん妄評価法 | IASP | International Association for the Study of Pain<br>国際疼痛学会 |
| CART | cell-free concentrated ascites reinfusion therapy<br>腹水濾過濃縮再静注法 | IBW | ideal body weight<br>理想体重 |
| CDDP | cisplatin<br>シスプラチン | IDDS | implantable drug delivery system<br>体内植え込み型持続髄腔内注入ポンプシステム |
| CGRP | calcitonin gene-related peptide<br>カルシトニン遺伝子関連ペプチド | ISS | injury severity score<br>外傷重症度スコア |
| CHDF | continuous hemodiafiltration<br>持続的血液濾過透析 | IVLBL | Intravascular large B cell lymphoma<br>血管内大細胞型B細胞リンパ腫 |
| CIPN | Chemotherapy-induced peripheral neuropathy<br>化学療法剤の副作用による末梢神経障害 | JAMA | The Journal of the American Medical Association<br>米国医師会雑誌 |
| CKD | chronic kidney disease<br>慢性腎臓病 | LAO | Long Acting Opioid<br>長時間作用型オピオイド |
| Cmax | 最高血中濃度 | LDH | lactate dehydrogenase<br>乳酸デヒドロゲナーゼ，乳酸脱水素酵素 |
| COX | cyclooxygenase<br>シクロオキシゲナーゼ | | |
| CR | complete remission<br>完全寛解 | LN | lupus nephritis<br>ループス腎炎 |
| Cre | creatinine<br>クレアチニン | M3G | Morphine-3-glucuronide<br>モルヒネ−3−グルクロナイド |

| | | | |
|---|---|---|---|
| M6G | Morphine-6-glucuronide<br>モルヒネ-6-グルクロナイド | PTPS | Postthoracotomy pain syndrome<br>開胸術後疼痛症候群 |
| MAO | monoamine oxidase<br>モノアミン酸化酵素 | QOL | quality of life<br>生活の質 |
| MASCC | Multinational Association of Supportive Care in Cancer<br>国際癌サポーティブ学会 | RCT | randomized controlled trial<br>多施設ランダム化比較試験 |
| MDAS | memorial delirium assessment scale<br>せん妄重症度評価尺度 | RI | radioisotope<br>放射性同位元素 |
| MMSE | mini-mental state examination<br>ミニメンタルステート検査 | ROO | rapid onset opioids<br>即効性オピオイド |
| MSW | medical social worker<br>医療社会福祉士，医療ソーシャルワーカー | SAO | Short Acting Opioid<br>短時間作用型オピオイド |
| MTX | methotrexate<br>メトトレキサート | SNRI | serotonin noradrenaline reuptake inhibitor<br>セロトニン・ノルアドレナリン再取り込み阻害薬 |
| NA | dichotomized data are not available | SRE | skeletal related events<br>骨関連事象 |
| NCCN | National Comprehensive Cancer Network | SSRI | selective serotonin reuptake inhibitor<br>選択的セロトニン再取り込み阻害薬 |
| ND | no studies done<br>研究なし | SSTR | somatostatin receptor<br>ソマトスタチンレセプター |
| NMDA | N-methyl-D-aspartate receptors<br>N-メチル-D-アスパラギン酸 | T1/2 | 血中半減期 |
| NNH | number needed to harm | TAE | transcatheter arterial embolization<br>肝動脈塞栓術 |
| NNQ | number needed to quit | TBI | traumatic brain injury<br>外傷性脳損傷 |
| NNT | number needed to treat | TENS | trans cutaneous electric nerve stimulation<br>経皮的電気神経刺激 |
| NRS | numerical rating scale<br>数値評価スケール | TKI | tyrosine kinase inhibitor<br>チロシンキナーゼ阻害薬 |
| ns | relative risk not significan<br>有意差なし | Tmax | 最高血中濃度到達時間 |
| NSAIDs | nonsteroidal anti-inflammatory drugs<br>非ステロイド性消炎鎮痛薬 | TXA2 | thromboxane A2<br>トロンボキサン A2 |
| PBSCT | peripheral blood stem cell transplantation<br>末梢血幹細胞移植 | VAS | visual analogue scale<br>視覚的評価スケール |
| PCA | patient-controlled analgesia<br>患者自己管理鎮痛法 | VDC | Vincristine, Doxorubicin, Cyclophosphamide<br>ビンクリスチン＋ドキソルビシン＋シクロホスファミド |
| PFS | progression free survival<br>無増悪生存期間 | VEPA | vincristine, cyclophosphamide, prednisolone, adriamycin<br>ビンクリスチン＋エンドキサン＋プレドニゾロン＋アドリアマイシン |
| PG | prostaglandin<br>プロスタグランジン | VIP | vasoactive intestinal peptide<br>血管作動性小腸ペプチド |
| PHN | Postherpetic neuralgia<br>帯状疱疹後神経痛 | VRS | verbal rating scale<br>口述式評価スケール |
| PMPS | Postmastectomy pain syndrome<br>乳房切除後疼痛症候群 | VZV | Varicella Zoster Virus<br>水痘帯状疱疹ウイルス |
| PPI | proton pump inhibitor<br>プロトンポンプ阻害薬 | | |
| PR | partial remission<br>部分寛解 | | |
| PS | performance status<br>全身状態 | | |
| PSL | prednisolone<br>プレドニゾロン | | |
| PT-INR | prothrombin time-international normalized ratio<br>プロトロンビン時間国際標準比 | | |

# 索引

## 英　字

| | |
|---|---|
| Abbey Pain Scale | 37 |
| BRONJ | 224 |
| Ca$^{++}$チャネルα2δサブユニット | 165 |
| CART | 260 |
| CGRP | 166 |
| chemoreceptor trigger zone | 219 |
| CIPN | 162 |
| context sensitive half time | 98 |
| COX-1 | 213 |
| COX-2 | 213 |
| COX-2選択性阻害薬 | 50 |
| COX-2選択的阻害薬 | 81 |
| CTZ | 219 |
| CY3A4 | 96 |
| CYP2D6 | 46 |
| CYP3A4 | 108 |
| EGFR遺伝子変異 | 280 |
| end-of-dose failure | 347, 420, 421 |
| GABAA,B受容体 | 166 |
| IC | 288 |
| informed consent | 288 |
| NMDA受容体拮抗薬 | 151, 176 |
| NNH | 345 |
| NNH | 464 |
| NNT | 345 |
| NNT | 464 |
| NRS | 42, 360 |
| NRS | 37 |
| NSAIDs | 48, 77, 81, 249, 257, 267 |
| number needed to harm | 464 |
| number needed to treat | 464 |
| numerical rating scale | 37 |
| Patient-Controlled Analgesia | 437 |
| PCA | 360, 361, 437 |
| PG | 213 |
| PS | 360 |
| QT延長 | 359 |
| ROO | 424 |
| SAO | 424 |
| Simpson徴候 | 258 |
| Skeletal Related Events | 199 |
| SNRI | 162 |
| SRE | 199 |
| VAS | 37 |
| verbal rating scale | 37 |
| visual analogue scale | 37 |
| VRS | 37 |
| WHOがん疼痛治療指針 | 39 |
| WHO方式3段階除痛ラダー | 52, 256, 259, 270, 359, 431, 435 |
| WHO方式がん疼痛治療法 | 48, 218, 446 |
| δオピオイド受容体 | 46 |
| κオピオイド受容体 | 46 |
| μオピオイド受容体 | 46 |
| μ1受容体選択性 | 104 |

## あ

| | |
|---|---|
| 悪液質症候群 | 187 |
| 悪性リンパ腫 | 288 |
| アセスメント | 378 |
| アセトアミノフェン | 48, 71, 216, 231, 249, 257, 267, 355, 360 |
| アブストラル®舌下錠 | 424 |
| アミトリプチリン | 344, 158 |
| アモキサピン | 347 |
| アラキドン酸カスケード | 45 |
| アラキドン酸代謝経路 | 50 |
| 安静時痛 | 410 |
| イーフェン®バッカル錠 | 99, 424 |
| 胃がん | 238 |
| イフェンプロジル酒石酸塩 | 176 |

# INDEX

イミプラミン……………………………………159
イレウス管………………………………………261
胃瘻………………………………………………237
エトドラク…………………………………………84
塩化ストロンチウム……………………………203
嘔気嘔吐…………………………………………217
オキシコドン………58, 60, 142, 145, 148, 278, 360
オキシコドン塩酸塩水和物………………………43
オキシコドン徐放製剤…………………………357
オクトレオチド……………………210, 249, 260
オピオイド…………………230, 246, 249, 339
オピオイドスイッチング
　　　　………43, 217, 105 231, 260, 341, 418, 449
オピオイドタイトレーション……………………40
オピオイド鎮痛薬…………………………157, 165

## か

開胸後症候群……………………………………431
開胸術後疼痛症候群……………………………393
化学療法ニューロパチー………………………165
化学療法誘発性末梢神経障害…………………157
顎骨壊死……………………200, 201, 224, 274
下行性抑制系………………………………………46
ガバペンチン…………………………268, 347, 165
下部腰仙部神経障害……………………………242
カルシウムチャネルα2δリガンド……………354
カルシトニン製剤………………………………263
肝がん……………………………………………246
肝機能障害………………………………………248
がん性神経障害性疼痛…………………………151
がん性疼痛………………………………………165
がん性腹膜炎………………………173, 260, 412
がん性リンパ管症………………………………187
がん疼痛……………………………………………20
漢方薬……………………………………………193
緩和ケアチーム…………………………………433
緩和的放射線治療………………………………473
気管・気管支浸潤………………………………234
気管食道瘻………………………………………234

強オピオイド………………………………52, 56
胸痛………………………………………………234
胸部違和感………………………………………234
胸膜播種……………………………………284, 476
胸膜癒着療法……………………………………261
筋膜性疼痛…………………………………378, 383
くも膜下サドルブロック………………………258
くも膜下ステロイド投与………………………271
くも膜下鎮痛法……………………………272, 275
グルタミン酸……………………………………166
経尿道的尿管ステント留置……………………257
経鼻胃管…………………………………………261
傾眠傾向…………………………………………268
ケタミン塩酸塩…………………………………176
ケタラール®……………………………………176
倦怠感……………………………………………186
抗うつ薬……………………………………157, 162
高カルシウム血症………………………………262
抗痙攣薬…………………………………………165
口腔粘膜吸収薬…………………………………424
抗コリン作用……………………………………413
抗コリン薬………………………………………207
口頭式評価スケール………………………………37
口内炎……………………………………………390
口内乾燥…………………………………………159
抗破骨細胞療法……………………………256, 261
抗不整脈薬………………………………………170
呼吸器症状………………………………………234
呼吸困難……………………………………59, 234, 276
呼吸抑制……………………………359, 363, 425
骨関連事象………………………………………199
骨転移………………………316, 319, 322, 325, 338
骨肉腫……………………………………………316
コデイリン酸塩……………………………………42
コデイン……………………………53, 54, 86, 88, 268
コデインリン酸塩水和物…………………………86
コルセット………………………………………338
混合性疼痛…………………………………………20

483

## さ

| 項目 | ページ |
|---|---|
| サブスタンスP | 166 |
| 三環系抗うつ薬 | 157, 167 |
| サンドスタチン® | 210 |
| 視覚的アナログスケール | 37 |
| 子宮がん | 256 |
| シクロオキシゲナーゼ | 45, 81 |
| 自己調節鎮痛法 | 437 |
| 持続痛 | 35 |
| 持続的鎮静 | 248 |
| 持続皮下注 | 232 |
| 持続皮下注射 | 434 |
| 持続皮下注入 | 441 |
| ジヒドロコデイン | 88, 90 |
| ジヒドロコデインリン酸塩水和物 | 86, 90 |
| ジヒドロモルヒネ | 90 |
| ジヒドロモルヒネ-6-グルクロニド | 90 |
| 弱オピオイド | 52, 54, 56 |
| 消化管出血 | 415 |
| 消化管蠕動 | 412, 413, 415 |
| 消化管閉塞 | 187, 238, 415 |
| 消化器症状 | 235, 238 |
| 上下腹神経叢ブロック | 258 |
| 上大静脈症候群 | 186 |
| 静注用キシロカイン®2% | 170 |
| 小児固形腫瘍 | 311 |
| 小児白血病 | 306 |
| 上部腰仙部神経障害 | 242 |
| 上腕骨転移 | 319 |
| 上腕骨病的骨折 | 320 |
| 食道がん | 234 |
| 食道通過障害 | 235 |
| 食欲不振 | 186, 187, 157 |
| 徐放製剤 | 39 |
| 侵害受容性疼痛 | 20, 35, 249, 447, 165 |
| 腎がん | 266 |
| 腎機能 | 340 |
| 腎機能障害 | 238, 242 |
| 腎機能低下 | 57, 59 |
| 神経根障害 | 474 |
| 神経障害性疼痛 | 20, 35, 40, 49, 55, 60, 238, 249, 273, 284, 338, 354, 361, 378, 393, 397, 434, 447, 464, 476, 157, 165, 242 |
| 神経ブロック | 341 |
| 心血管系合併症 | 83 |
| 心毒性 | 159 |
| 膵がん | 252 |
| スイッチング | 356 |
| 睡眠障害 | 167 |
| 数値的評価スケール | 37 |
| ステロイド | 184, 249, 272, 286, 348 |
| 整形外科的手術 | 336 |
| 生物学的利用率 | 46 |
| 脊髄圧迫 | 186, 187, 271, 336 |
| 脊髄鎮痛法 | 359 |
| 脊椎転移 | 340 |
| 舌下錠 | 432 |
| セレコキシブ | 82, 360 |
| セロクラール® | 176 |
| セロトニン症候群 | 160, 164, 227 |
| セロトニン・ノルアドレナリン再取り込み阻害薬 | 157 |
| 線維筋痛症 | 160 |
| 全身倦怠感 | 187 |
| 全人的苦痛 | 19 |
| 選択的セロトニン再取り込み阻害薬 | 157 |
| せん妄 | 188, 221 |
| せん妄による疼痛修飾 | 222 |
| 前立腺がん | 273 |
| そう痒感 | 249 |
| 速放製剤 | 39 |
| ゾレドロン酸水和物 | 199, 224 |

## た

| 項目 | ページ |
|---|---|
| 体性痛 | 21, 35, 435, 447 |
| 大腸がん | 242 |
| 体動時痛 | 407 |
| タイトレーション | 276, 422, 425 |

| 退薬症状 | 283 |
| 多発性骨髄腫 | 294 |
| タペンタドール | 154 |
| 胆嚢がん | 249 |
| 致死性不整脈 | 363 |
| 腸管浸潤 | 259 |
| 長期臥床 | 383 |
| 腸閉塞 | 186, 249, 259, 415 |
| 鎮静 | 159 |
| 鎮痛補助薬 | 40, 49, 284, 338, 416, 419, 434 |
| 通過障害 | 238, 239 |
| 手足症候群 | 390 |
| 低カルシウム血症 | 201 |
| デカドロン®錠 | 184 |
| デキサメタゾン | 184, 271 |
| デノスマブ | 201 |
| デュロキセチン | 157, 162 |
| 天井効果 | 218 |
| 頭蓋内圧亢進 | 186, 187 |
| 頭頸部がん | 230 |
| 等鎮痛用量 | 450 |
| 疼痛 | 276 |
| 疼痛下行性抑制系 | 157 |
| トータルペイン | 19 |
| 突出痛 | 35, 407, 416, 417, 418, 435 |
| トラマドール | 53, 54, 92, 355, 161 |
| トラマドール塩酸塩 | 43 |
| トラムセット® | 355 |
| トルサード・ド・ポアント | 152 |

## な

| 内臓痛 | 22, 35, 238, 246, 447, 242 |
| 乳がん | 262 |
| 乳房切除後疼痛症候群 | 394 |
| 尿閉 | 159 |
| 眠気 | 217 |
| ノルトリプチリン | 158 |
| ノルフェンタニル | 96 |

## は

| 肺炎 | 234 |
| 肺がん | 276, 280 |
| 排便コントロール | 238 |
| バッカル部位 | 428 |
| 白血病 | 300, 306 |
| パンコースト腫瘍 | 342 |
| 非オピオイド | 230, 246 |
| 非オピオイド鎮痛薬 | 360 |
| 非がん疼痛 | 55 |
| ビスホスホネート | 199, 256, 262, 274 |
| ビスホスホネート製剤 | 264 |
| 不安 | 416, 417, 418, 419, 167 |
| フェイススケール | 37 |
| フェンタニル | 43, 58, 96, 99, 104, 267, 278, 424 |
| フェンタニル徐放製剤 | 104 |
| フェンタニル貼付薬 | 104, 231 |
| 不完全交叉耐性 | 449 |
| 腹腔神経叢浸潤 | 238 |
| 腹腔神経叢ブロック | 269 |
| 腹水貯留 | 247 |
| 腹水濾過濃縮還元法 | 248 |
| 腹水濾過濃縮再静注法 | 260 |
| 腹部膨満感 | 259 |
| 腹膜播種 | 259 |
| 服薬記録 | 432 |
| 服薬コンプライアンス | 361 |
| 服薬指導 | 432 |
| ブスコパン® | 207 |
| ブプレノルフィン | 53 |
| 不眠 | 157 |
| プレガバリン | 343, 345, 356, 360, 165 |
| プレドニゾロン | 184 |
| プレドニン® | 184 |
| プロスタグランジン | 45 |
| 分割照射 | 271 |
| ベタメタゾン | 184, 360 |
| ベンゾジアゼピン系薬剤 | 167 |
| ペンタゾシン | 53 |

485

| | |
|---|---|
| 便秘 | 217, 238, 159 |
| 膀胱がん | 270 |
| 放射性同位元素内用療法 | 203 |
| 放射線照射後疼痛症候群 | 397 |
| 放射線性腸炎 | 398 |
| 放射線治療 | 274, 286, 336, 473 |

## ま

| | |
|---|---|
| 末梢性オピオイド受容体 | 46 |
| ミオクローヌス | 348 |
| ミューオピオイド受容体 | 217 |
| ミルタザピン | 161 |
| ミルナシプラン | 157 |
| メキシチール®カプセル | 170 |
| メキシレチン塩酸塩 | 170 |
| メサドン | 58, 151, 359 |
| メタストロン® | 203 |
| メトロニダゾール軟膏 | 265 |
| メロキシカム | 85 |
| モルヒネ | 58, 88, 113, 117, 126 |
| モルヒネ塩酸塩 | 231 |
| モルヒネ-3-グルクロニド | 87, 267 |
| モルヒネ-6-グルクロニド | 87, 267 |

## や

| | |
|---|---|
| 夜間痛 | 338 |
| 薬物依存歴 | 177 |
| 有効限界 | 56 |
| 腰仙骨神経叢障害 | 397 |
| 腰部硬膜外ブロック | 258 |
| 抑うつ | 167 |

## ら

| | |
|---|---|
| 卵巣がん | 259 |
| ランマーク® | 201 |
| 理学療法併用 | 383 |
| 離脱症状 | 268 |
| リドカイン | 170, 286, 357 |
| 療養体制 | 434 |
| リリカ | 355 |
| リンデロン 184 | |
| リンパ性白血病 | 307 |
| リンパ浮腫 | 258, 262 |
| レスキュー | 232, 340, 416, 417, 418, 419, 420, 421, 422 |

## わ

| | |
|---|---|
| 腕神経叢障害 | 397 |
| 腕神経叢浸潤 | 360 |

# 症例で身につくがん疼痛治療薬
効果判定から薬の増減、次の一手まで、患者にあった処方がわかる

| | | |
|---|---|---|
| 2014年9月15日　第1刷発行 | 編　集 | 山口重樹，下山直人 |
| | 発行人 | 一戸裕子 |
| | 発行所 | 株式会社 羊 土 社 |
| | | 〒101-0052 |
| | | 東京都千代田区神田小川町2-5-1 |
| | | TEL　03（5282）1211 |
| | | FAX　03（5282）1212 |
| | | E-mail　eigyo@yodosha.co.jp |
| | | URL　http://www.yodosha.co.jp/ |
| ⓒ YODOSHA CO., LTD. 2014 | | |
| Printed in Japan | 装　幀 | 日下充典 |
| ISBN978-4-7581-1754-8 | 印刷所 | 株式会社加藤文明社 |

本書に掲載する著作物の複製権，上映権，譲渡権，公衆送信権（送信可能化権を含む）は（株）羊土社が保有します．
本書を無断で複製する行為（コピー，スキャン，デジタルデータ化など）は，著作権法上での限られた例外（「私的使用のための複製」など）を除き禁じられています．研究活動，診療を含む業務上使用する目的で上記の行為を行うことは大学，病院，企業などにおける内部的な利用であっても，私的使用には該当せず，違法です．また私的使用のためであっても，代行業者等の第三者に依頼して上記の行為を行うことは違法となります．

JCOPY ＜(社)出版者著作権管理機構 委託出版物＞
本書の無断複写は著作権法上での例外を除き禁じられています．複写される場合は，そのつど事前に，(社)出版者著作権管理機構（TEL 03-3513-6969，FAX 03-3513-6979，e-mail：info@jcopy.or.jp）の許諾を得てください．

## 羊土社のオススメ書籍

### 改訂第3版 がん化学療法レジメンハンドブック
治療現場で活かせる知識・注意点から服薬指導・副作用対策まで

日本臨床腫瘍薬学会／監，
遠藤一司，加藤裕芳，
松井礼子／編

抗がん剤治療の必須知識がレジメンごとに一目でわかる大好評書，新薬を大幅追加し充実の改訂！前投薬や投与速度，輸液を含めたレジメンの他，副作用，服薬指導，調製法も掲載．がん診療に携わる全てのスタッフ必携！

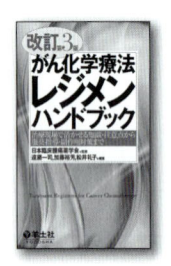

- 定価（本体4,200円＋税）　■ B6変型判
- 479頁　■ ISBN 978-4-7581-1733-3

### がん化学療法副作用対策ハンドブック
副作用の予防・治療から，抗がん剤の減量・休薬の基準，外来での注意点まで

岡元るみ子，佐々木常雄／編

がん治療に携わるすべての医療スタッフ必携！具体的な処方例で副作用の予防・治療にすぐ役立つ！副作用症状の頻度・発現時期をビジュアルに解説しており，抗がん剤の用量調整，患者指導も上手くなる充実の1冊！

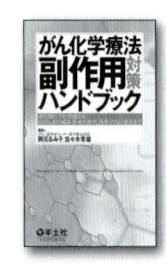

- 定価（本体4,200円＋税）　■ B6変型判
- 375頁　■ ISBN 978-4-7581-1700-5

### 類似薬の使い分け 改訂版
症状に合った薬の選び方とその根拠がわかる

藤村昭夫／編

大好評書の改訂版！よく出会う疾患別に，類似薬の特徴と使い方の違いを比較して解説．類似薬が一覧できる分類図や豊富な症例も掲載し，患者に合った適切な使い分けがわかる．薬選びに困っている全ての医師へ！

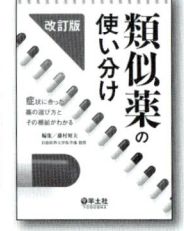

- 定価（本体3,700円＋税）　■ A5判
- 342頁　■ ISBN 978-4-7581-1753-1

### Dr.浅岡の本当にわかる漢方薬
日常診療にどう活かすか？漢方薬の特徴，理解の仕方から実践まで解説．さまざまな疑問の答えがみつかる！

浅岡俊之／著

「風邪には葛根湯，インフルエンザには麻黄湯」と暗記しても漢方は使いこなせない！漢方の講演で大人気の著者が，日常診療での漢方の正しい活用法を明快に伝授します．驚くほど良くわかる切れ味抜群の解説は必読！

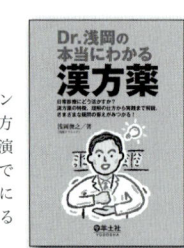

- 定価（本体3,700円＋税）　■ A5判
- 197頁　■ ISBN 978-4-7581-1732-6

発行　羊土社 YODOSHA　〒101-0052　東京都千代田区神田小川町2-5-1　TEL 03(5282)1211　FAX 03(5282)1212
E-mail：eigyo@yodosha.co.jp
URL：http://www.yodosha.co.jp/

ご注文は最寄りの書店，または小社営業部まで